中国古医籍整理丛书

医 钞 类 编

（四）

清·翁藻 编撰

崔 为　王姝琛　苏 颖　史双文

陈 曦　李 萍　刘迎辉　陈稳根　校注

何珮珩　马宜敏　刘婧瑶　朱柱泉

中国中医药出版社

·北 京·

图书在版编目（CIP）数据

医钞类编：全 4 册/（清）翁藻编撰；崔为等校注．—北京：中国中医药出版社，2015.12

（中国古医籍整理丛书）

ISBN 978 - 7 - 5132 - 2967 - 8

Ⅰ．①医…　Ⅱ．①翁…　②崔…　Ⅲ．①中国医药学—古籍—汇编—中国 - 清代　Ⅳ．①R2 - 52

中国版本图书馆 CIP 数据核字（2015）第 289899 号

中国中医药出版社出版

北京市朝阳区北三环东路 28 号易亨大厦 16 层

邮政编码　100013

传真　010 64405750

保定市中画美凯印刷有限公司印刷

各地新华书店经销

＊

开本 710×1000　1/16　印张 159.5　字数 1405 千字

2015 年 12 月第 1 版　2015 年 12 月第 1 次印刷

书　号　ISBN 978 - 7 - 5132 - 2967 - 8

＊

定价　398.00 元

网址　www.cptcm.com

卷二十一　外科上

目　录

痈疽门

总 论

朱丹溪曰：痈疽皆因阴阳相滞而生。盖气，阳也；血，阴也。血行脉中，气行脉外，相并周流。寒与湿搏之，则凝滞而行迟为不及；热与火搏之，则沸腾而行速为太过。气得邪而郁，津液稠黏，为痰为饮，积久渗入脉中，血为之浊，此阴滞于阳也。血得邪而郁，隧道阻滞，或溢或结，积久渗出脉外，气为之乱，此阳滞于阴也。百病皆由于此，不止痈疽而已也。

痈疽辨证

《集解》云：浅者为疖，实者为痈，深则为疽。发于外者为背疽、脑疽、眉须等疽，发于内者为肝痈、肺痈、肠脐等痈。外证易识，内证难明。太阳经虚，从背而出；少阳经虚，从鬓而出；阳明经虚，从髭而出；督脉经虚，从脑而出。

痈疽顺证

痈疽初起，从小而大，渐渐憎寒壮热，渐渐疼痛焮赤。气盛者，顶尖高肿而起；血盛者，则根脚收束而红，此顺证也。阳证十四日而脓即熟，阳性速也。阴证必待二十一日而脓始成，阴性迟也。

痈疽逆证

初起形如黍米，不知疼痛，漫肿不热，顶见平塌，未溃白头，按之坚硬，舌干烦躁，此等逆证，决不化脓。肉肿，疮不肿而陷，其色如猪肝之紫者，是毒邪已深也。若见遗尿直视，循衣撮空，唇青面黑，皮槁唇白，腹脉种种恶候，断无生理。已溃之后，肉坚皮烂。腐后心烦，脓水清稀，新肉不生，臭秽难近，头低项软，形容憔悴。阳病指甲青黑，阴病两颧红赤，以致眼眶迷漫等证。无论毒之肿溃，皆为凶证，难治。

痈疽辨肿

人之气血周流不息，稍有壅滞，即作肿矣。然肿有虚实、寒湿、风痰郁结伤肝作肿，有气肿，有跌扑瘀血作肿，有产后与闪挫瘀血作肿。诸肿形势各异。如虚者漫肿，实者高肿。火肿者色红皮光，焮热僵硬。寒肿者，其势木硬，色紫黯青。湿肿者，皮肉重坠，深则按之如烂棉，浅则起光亮水泡，破流黄水。风肿者，皮肤拘皱不红，其势宣浮，微热微疼。痰肿者，软如棉、硬如馒，不红不热。郁结伤肝作肿者，不红不热，坚硬如石，棱角状如岩凸。气肿者，以手按之，皮坚而内软，遇喜则消，遇怒则长，无红无热，皮色如常。跌扑瘀血作肿者，暴肿大热，胖胀不红。产后闪挫瘀血作肿者，瘀血久滞于经络，忽发则木硬，不热微红，若脓已成而将溃者，其色必紫。诸肿形状如此，不可一概而论也。

痈疽辨痛

痛由不通，然亦种种不一，有轻重、虚实、寒热、风气、脓血之别。轻痛者，肌肉皮肤作痛，属浅；重痛者，痛彻筋骨，属深。虚痛者，腹饥则甚，不胀不闭，喜人揉按，暂时可安；实痛者，食饱则甚，又胀又闭，畏人挨按，痛不可言。寒痛者，痛处定而不移，皮色不变，遇暖则喜；热痛者，皮色焮赤，遇冷则欢。脓痛者，憎寒壮热，形势鼓胀，按而复起。瘀血凝结作痛者，初起隐隐作痛，微热微胀，将溃则色紫微痛，既溃则不疼。风痛者，走注甚速。气痛者，流走无定，刺痛难忍。诸痛如此，不可不详辨也。

痈疽辨脓

凡看痈疽疮疡，形势未成者，即用内消之法；若形势已成，即用内托之法。当辨脓之有无浅深。以手按之坚硬者，无脓之象。按之不热者无脓，热者有脓。按之太软者，内脓已熟；半软半硬者，脓未全成。按之指起即复者，有脓；不复者，无脓。其气血必穷，而虚甚也。深按之而速起者，内是稀黄水；深按之而缓起者，内是坏污脓。按之实而痛甚者，内必是血；按之虚而不疼者，内必是气。轻按即疼者，其脓浅；重按方痛者，其脓深；薄皮剥起者，其脓必浅；皮色不变不高阜者，其脓必稠。大抵痈疽疮疡，宜先出黄白稠脓，次宜出桃花脓，再次宜流淡红水。胖人宜脓多，瘦人宜脓少。若胖人脓少是肉不腐，瘦人脓多是肉败坏，皆非吉也。又凡气实者，多稠黄脓；气虚者，多稀白脓；半虚半实者，多稠白脓。又有脓出如粉浆，如污水者，谓之败浆，不治之证也，惟汗后脓秽者可愈。若脓已出而身犹大热不休者，治亦无功。盖痈疽之得脓如伤寒之得汗，汗出而反大热者，坏伤寒也；脓出身犹大热者，坏痈疽也。

痈疽辨痒

痒虽属风，亦各有因。凡肿疡初起，皮肤作痒者，为风热相搏；溃后作痒者，轻由脓沤，甚由疮口冒风，故突起疙瘩，形如小米。抓破之后，津水者是脾湿，津血者是脾燥。若将敛作痒者，缘初肿时肌肉结滞，气血不周，及至将敛，气血渐充，助养新肉，故痒也。然必痒若虫行，方为吉兆。他如疥癣作痒，皆属风淫，勿视为一类也。

痈疽辨晕

俗以肿痕为晕，非真晕也。真晕生于疮口之旁，状若红筋，皆由脏腑蕴受锐毒而成，二三晕可治，五晕难医。

痈疽治法

痈疽疮疡初起如粟，若麻痒焮痛者，即毒甚也。七日以前，形势未成，不论阴阳，俱先当灸之。轻者使毒气随火而散，重者拔引郁毒，通彻内外，实良法也。灸完即用汤洗之法，法①完用太乙膏贴于疮顶之上预防风袭，内服疏解宣利之剂如神授卫生汤、内疏黄连汤三方俱见后、蟾酥丸见疔疮之类，外围敷药如冲和膏、玉龙膏俱见后，四围束之。轻证以神火法照之，每用三枝详后。如形势已成，当因证施治。平塌者，宜投补剂以益其不足，使毒外出；高肿者，不可过于攻伐，以伤元气，致难溃敛；内热盛者，

---

① 法：据文义当作"洗"。

须佐消毒之剂以防毒炽；二便秘结者，急用通利之方，使脏腑宣通，方为佳兆。如十日之后，疮尚坚硬，必须用铍针当头点破。半月之后，脓尚少者，急用药筒拔法见本门第三十三条拔之。脓血稠黏者为顺，紫血稀水者为逆。过二十一日，纵有稀脓，亦难治矣。若已溃之后，腐仍不脱，堵塞疮口者，用刀剪当头剪开寸余，使毒管流通，自然疮不闭塞。拔脓剪腐已完，用方盘一个，疮下放定，将猪蹄汤见后以软棉淋洗疮上，并入孔内，轻手捺净内脓，庶败腐宿脓随汤而出，以净为度，再以软棉叠成七八重，勿令太干，带汤乘热覆于疮上，两手轻按片时，帛温再换，如此洗按四五次，血气疏通，患者自然爽快。每日如是洗之，谨避风寒，以黄灵药见后掺之，候腐内脱尽，已见红肉。洗后随以抵脚挑玉红膏见后于手心上捺化，涂疮口内，外用太乙膏见后盖之。不数日，新肉顿生，疮势将敛，以生肌散见后或珍珠散见后撒之，保养谨慎，不可怠缓。脓出后，切忌投以寒凉之药。患者冬宜温室防风寒也，夏宜明窗避暑热也。肌肉长平，疮口将敛，尤宜小心谨慎调理，偶一疏忽，恐致虚脱暴变，命必危矣。

内消治法

经云：发表不远热。又云：汗之则疮已，故宜内消表散。然惟脉证俱实者，方可用之。若脉证俱虚，便宜兼补。发渴便秘，急须疏行，不可概施表散也。痈疽皆因气血凝结，火毒太盛所致，故以清热解毒、活气活血为主。更宜详看部位属何经络，即用引经之药以治之，则肿病自消，肌肉自平矣。

内托治法

凡疮肿已成，不能突起，亦难溃脓，或坚肿不赤，或痛或不痛，而脓少清稀，疮口不合，皆气血虚也。宜以大补气血，调和荣卫为君，祛毒为佐，加以辛香行其郁滞，加以温热御其风寒，候脓出肿消，腐肉尽去，气血充足，肌肉自生。

虚实治法

凡治痈疽不问阴阳表里，日数远近，但未见脓，俱宜灸之。

焮肿发热，脉浮者，宜用托里之药。若脉紧，发热恶寒，遍身拘急，无汗者，宜用表散之药。肿硬口干，二便秘结者，宜用下利之药以泄其热毒。焮痛势深，烦躁饮冷，口燥舌干，便和者，宜用清热之药。内脓不出，瘀肉堵塞疮口者，用刀割开之。软漫无脓，不腐溃者，阳虚也，助以温补以生其阳。溃后新肉生迟如冻色者，肉冷肌寒也，宜倍加温热。大汗不止者，亡阳也，宜用桂附。自汗肢厥者，宜投四逆。溃后肌肉消瘦，脓水清稀，面色黄白，脾虚也。不寐发热，虚火上炎也。疮口懈大者，气陷不固也。食小作渴，大便溏者，脾虚热也。俱宜清补助脾之药。以上本《金鉴》。

内消法

程钟龄曰：凡病痈疽、发背、对口、疔毒，其初起憎寒壮热，有似伤寒，而痛偏一处，饮食如常者，蓄积有脓也。当初起时，脓尚未成，不过气血乖违逆于肉里耳。外敷以远志膏，或贴普救万全膏，内服银花甘草汤俱见后，即时消散。若气疔疮急，宜刺破或艾灸肿处，搽上蟾蜍饼，贴以万全膏，内服菊花甘草汤俱见后，随即平伏。其中亦有挟风寒而发者，宜先用芎芷香苏散见后以散之，随服菊花、银花等药，即可内消。须及早下手，不可迟滞。

艾灸法

隔蒜灸法，胜用刀针。凡治痈疽疔肿流注及一切无名肿毒，以大蒜切片安疮顶上，用陈艾炷安蒜上，香点灸之。其艾炷大小，看疮毒大小为取裁。若痈疽之大者，以蒜捣饼敷上灸之。若内已有脓，即将乌金膏见后涂灸处，外用万全膏贴之，烂开大口，卸却瘀脓已收功也。若口不收或腐肉不脱，洗用防风汤，敷以海浮散，外贴万全膏俱见后，腐去新自生，计日可愈，真神药也。凡用灸宜先服护心散，以防火气入内。〔批〕《金鉴》云：肾俞发，禁灸，恐消肾液。手背不宜灸，因皮肉浇薄也。

《集解》云：凡人初觉发背，欲结未结，赤肿焮痛，以湿纸覆其上，先干处即痈头也，取独头大蒜切片，安于痈顶上，用艾灸之，三壮换一蒜片。痛者灸至不痛，不痛者灸至痛时方止，最要早觉早灸为上。若有十数头者，即用蒜研作饼铺头上，聚艾于饼上烧之。若初发赤肿一片，中间有黄粟米头子，便用独蒜片安于头上，着艾灸十四壮或四十九壮，使毒气外出，则易愈。

史源曰：有灸至八百壮者，约艾一筛，初坏肉不痛，直灸于好肉方痛。至夜火燎满背，高阜头孔百数，则毒外出，否则内逼五脏而危矣。

李迅曰：痈疽着灸，胜于用药，三壮一易，百壮为率。但头顶以上切不可用，恐引气上，更生大祸也。《纲目》曰：《精要》谓头上发毒不得灸，此言过矣。头为诸阳所聚，艾炷宜小，壮数宜少，小者如椒粒，少者三五壮而已。汪𬩽庵曰：按东垣灸元好问脑疽，以大艾炷如两核许者，灸至百壮，始觉痛而痊。由是推之，则头上发毒，灸之痛者，艾炷宜小，壮数宜少；若不痛者，艾炷大，壮数多，亦无妨也。

《金鉴》云：诸书云，头上发毒不可灸，然遇纯阴下陷之证，必当灸之。若半阴半阳之证，仍当禁灸也。〔批〕钟络又云：头面阴毒平填顽麻，非艾灸无功，但炷宜小如黍粒耳。

神火照法 余详火照散条下，见后外治方。

凡肿在头面以上者，不宜艾灸，恐引火气上攻，宜用火照法，神乎其神。法用火照散见后安纸捻中，以麻油浸点，每用火三枝，离毒半寸许，照之，自外而内，俾气透入。皮色紫滞者，立转红活。若疮势平塌者，立转高耸。仍须不时照之，则毒气顿解，转阴为阳，以收全功。

刀针砭石法

凡毒有胀痛紧急，脓已成熟，无暇待灼艾火照者，即宜用刀法开之。但刀法须在的确脓熟之时，又须要深浅合度。以左手按肿处，先看脓之成否。如按下软而不痛，肿随手起者，脓已成也。按下硬而痛，或陷下不起者，脓未成也。已成者，可刺；未成者，姑待之。若脾气虚弱不能作脓，宜托补之。又须看其脓之浅深，以手指按下软、肉深者，其脓必深；肉浅者，其脓亦浅。脓浅刀深，恐伤好肉；脓深刀浅，恐脓不出而内败，最宜斟酌。更有伏骨疽，脓腐于内，皮色不变，宜以刀刺入深处，放出瘀脓，或灸开大口放出。不得姑息因循，俾毒气愈烂愈深也。砭法施于头面及耳前后，因其漫肿无头，急宜以此泻其毒。取上细瓷锋，竹箸夹住紧扎，放锋出半分，对患处，另以箸敲之，遍刺肿处，俾紫血多出为善。刺毕，以精肉切片贴，再用鸡子清调乳香末润之。此地不宜成脓，头肉中空，耳前后更多曲折，提脓拔毒，恒多未便，故砭法断宜早施。

围药法

书云：用膏顶上贴，敷药四边围。凡肿毒之大者，将已成脓，用乌金膏药贴疮顶上，然后用万全膏盖之，四旁用芙蓉膏俱见后敷之。贴膏处取其出脓，敷药处取其消散，并能箍住根脚，不令展开。共作三层敷围：第一层用乌金膏贴疮头。若漫肿无头，以湿纸贴上，先干处是疮头也。第二层万全膏贴之。第三层芙蓉膏围之。然余常用万全膏遍覆肿处，连根脚一齐箍住，其中消处自消，溃处自溃，竟收全功，可见膏药之妙。

开口除脓法

凡治痈疽，口小脓多则脓不出，或出而不尽，或薄脓可出，硬脓难出，以致瘀不去而新不生，延绵难愈。法当烂开大口，俾瘀脓尽出为善。其烂药，乌金膏见后外治最佳。祛瘀肉，不伤新肉，且不甚烘痛为妙。若有脓管，以绵纸捻裹药纤入，频换数条，即化去耳。亦有顽硬之极，非乌金散所能去者，则用化腐紫霞膏见后搽之，然终不若乌金膏为至稳。

收口法

凡痈疽最难收口者，由瘀肉夹杂，瘀脓不尽所致。庸工不识，妄用补涩之剂，勉强收口，恐他日内毒复发，更甚于目前。惟余所用海浮散见后敷上，瘀肉自脱，不必用刀，新肉自生，又不脏毒，万举万当也。大法先用防风汤_{见后}洗之，再上末药。洗时须避风为主。书云：频将汤洗，切忌风吹是也。又有体虚不能收口者，须内服补药以助之。

服药法^{附阴毒阳毒半阴半阳之毒}

痈疽服药，宜照顾脾胃为主，不得已而用清凉，但期中病，切勿过剂。大法初起时有挟风寒者，宜先用芎芷香苏散_{见后}一剂以散之，散后肿未消，随用银花甘草汤_{见后}以和解之。若肿势焮痛，大便闭结，内热极盛者，则用卫生汤_{见后}加大黄疏利之。若病势虽盛而元气渐虚者，清药中须兼托补透脓散_{见后}主之。若脓水已溃，必须托补元气，参芪内托散_{见后}主之。或元气虚寒，则补托药中须佐以辛热。脾虚者，理中汤_{见中寒}、参苓白术散_{见脾胃}。气虚下陷者，补中益气汤_{见劳倦}。胃中受寒，饮食停滞者，藿香正气散_{见霍乱门}。气血两虚者，十全大补汤_{见劳损}加附子、鹿茸辈。间有虚而挟热者，即于前方中去附子、姜、桂，加麦冬、银花、丹皮等药以收功，此又不可不知也。大抵有阳毒、阴毒、半阴半阳之毒。阳毒疮势红肿，疮顶尖耸，根脚不散，饮食如常，口渴便结，五心烦热，脉洪或数；阴毒疮势灰白平塌，顽麻少痛，根脚走散，食少便溏，手足厥冷，鼻口气冷，脉沉而迟；半阴半阳之毒，疮虽红肿，不甚尖耸，饮食稍减，大便不结，寒热往来，微渴喜热，脉虚而软。此三者必须细辨。俾用药寒温得宜，方为合法。治阳者，清凉解毒；治阴者，温中回阳；半阴半阳之治，清不伤胃，温不助邪，如斯而已矣。

五善七恶救援法

五善者，饮食知味，一也；便溺调匀，二也；脓溃肿消，脓水不臭，三也；神气清爽，动息自宁，四也；脉息有神，不违时令，五也。七恶者，大渴发热，泄泻淋闭，一也；脓溃犹肿，脓稀臭秽，二也；目精无神，语声不亮，三也；食少不化，服药作呕，四也；恍惚嗜卧，气短乏力，腰背沉重，五也；唇青鼻黑，面目浮肿，六也；脉息无神，或燥动不和，七也。古语云：五善得三则吉，七恶得四则凶。余谓七恶之凶，不待四矣。然而救之法不可不讲。大抵热渴淋闭，喘息内热，皆真阴受伤，宜六味汤加麦冬、五味。不应，用八珍汤加麦冬、五味。更不应，用十全大补汤兼服六味地黄丸四方俱见劳损，此乃补阳生阴之法也。若气短倦怠、昏愦乏力、饮食不化，乃阳虚之候，宜用补中益气汤见劳倦。若睡卧不①宁，宜归脾汤见血门。若饮食减少，面目浮肿，宜香砂六君子汤见脾胃。若兼脾胃虚寒，更用理中汤。肾气虚寒，须用附桂八味丸俱见中寒，兼十全大补汤加附子，此温补回阳之法也。若痈疽溃后，脓血去多，变为角弓反张、手足搐搦、肢体振摇而发痉者，宜参、芪、归、术并附子等药以救之。不应，用十全大补汤，间有得生者。此时性命急如悬缕，司命者可不熟思而审处乎？

将息法

痈疽初起，有挟风寒者，即宜断去荤腥油腻，微服散剂，俟外邪祛尽，再用滋味调补。大抵将息痈肿，不可缺少滋味，以血肉能生血肉也。但不宜过使肉气胜谷气。更忌生冷滞气之物，恐反伤脾胃。并宜避风邪，戒嗔怒，寡思虑，少言语，兢兢保养为贵。至于病后将息，毒大者三年内，小者期年内。宜远帷房，犯之则成虚损，或偏枯，或阴减天年，不可不慎。其他戒怒慎风，亦须常作有病时想以上本《心悟》。

程钟龄曰：以上十法，乃治痈疽发背之大纲。大者可为，小者可知已。余生平善治外证，其心法全在此。约而能该，确而能守，学者识之。

疮伤慎下宜和气血之法②

李东垣曰：疮疡及诸病面赤，虽伏火热，禁不得攻里，为阳气怫郁，邪气在经，宜发表以去之。故曰：火郁则发之，虽大便数日不见，宜多攻其表以发散阳气，少加润燥药以润之。如见风

---

① 不：原脱，据《医学心悟·外科证治方药·发背》补。
② 疮伤……之法：底本目录作"疮疡慎下宜和血气法"。

脉风证，只宜发表风药，便可以通大便。若只干燥秘涩，尤宜润之，慎不可下。九窍不利，疮疡郁胃，皆不可下，汗之则愈。《纲目》曰：大便秘实，不知其气不降也，便以为实而行大黄。些少寒热，不知其血气不和也，便以为有外感而行表散。如此害人甚速。〔批〕《集解》云：痈疽不因膏粱、丹毒、火热，因虚劳气郁者，只宜补形气调经脉，自当消散，不待汗之、下之也。

痈疽溃后宜补气血之法

朱丹溪曰：痈疽溃后，补气血、理脾胃为切要。否则数月、半年之后，虚证仍见，转成他病也。又曰：痈疽未溃，以内托解毒为主；痈疽既溃，以托补元气为主。二语可为外科枢要。

止痛之法

齐德之曰：世人皆谓乳没珍贵之药，可止疼痛，不知临病制宜，殊非一端。热痛凉之，寒痛温之；风痛除其风，湿痛导其湿；燥痛润之，塞痛通之；虚痛补之，实痛泄之；脓郁而闭者开之，恶肉败溃者引之；阴阳不和者调之，经络闭塞者利之。不可执一而无权也。

肿毒治法①

《绳墨》云：气聚而为肿，气结而为毒。肿有红肿、白肿，毒有阴毒、阳毒。白肿者，伤于气；红肿者，伤于血。伤气用当破气，以南星、半夏为末，鸡子清调敷自可；伤血宜当散血，以大黄、黄柏为末，猪胆汁调敷自散。设若阴毒附骨，酸痛转彻难移，宜以荣卫返魂汤见后或蟾蜍解毒丸见后加官桂、木香之类。阳毒肌肉红肿，大便不通，未溃者，如前敷散；已溃者，生肌托里，用十全大补汤见劳损为妙。

赵之弼曰：按肿毒一证，凡肿按实者可治，肿发虚者难治。肿大按如豆腐，成凹不起者，不治。毒如阳毒者可治，毒如阳毒

---

① 法：原作"治"，据底本目录改。

流水者难治。作痒而无脓者，不治，其初起也，宜与大剂真人活命饮见后以散其毒气，继则用前法敷之。若系发背、痈疽毒肿，其证多起于七情六欲，忿怒郁结，煎炙厚味，或服种子壮阳燥剂，以致腠理固秘，气盛于内。经云：气盛则火有余，火有余则痈疽生。故痈者，壅也；疽者，阻也。气血壅阻，轻者赶于六腑，属阳，名痈，主面赤便秘、寒热交作、红肿高大、根清皮薄、气热炙手、昼夜疼痛，势难凶猛，宜性平之药解散为主。重者赶于五脏，属阴，名疽，根大毒沉，面色青惨，见食恶心，大小便如常，骨肉间隐隐而痛，肿与肉色稍异，热虽觉缓，其证阴恶，外急宜隔蒜灸之，内服姜、桂辛温之剂转阴为阳，此妙理也。倘错认其候，或宣或下，或以寒凉围贴，毒不能出，势必内攻，变证百出，死生反掌。又有一种大毒，初起痒入骨髓，口渴饮水，呕吐不食，似阴非阴，似阳非阳，最恶之候。若误投以败毒凉药，血复受寒，肌肉变黑，遂成危殆。虽治毒旧有汗下之法，然下之当止，救目前之急，溃后必难收口。若下不得当，则为害不少矣。至于疔肿，惟以菊花一味，夏苗冬根捣汁酒服，未有不轻者也。

附子饼灸法

生川附子为末，黄酒合作饼，如三钱厚，安疮上，以艾壮灸之，每日灸数壮。但令微热，勿令疼痛，如饼干，再易饼灸之，务以疮口红活为度。此治溃疡气血俱虚，不能收敛，或风寒袭之，以致血气不能运行者，实有奇验。

豆豉饼灸法

痈疽发背，已溃未溃，用江西淡豆豉为末，量疮大小，黄酒合作饼，厚三分，安患处，灸之，饼干再易饼。如已有疮孔，勿覆孔上，四布或列艾其上灸之，使微热，勿令肉破，如热痛，急易之。日灸三度，令疮孔出汗，即瘥。

蛴螬灸法

凡疳瘘恶疮，诸药不验者，取蛴螬剪去两头，安疮口上，以艾灸之，七壮一易，不过七枚，无不验者。

桑柴火烘法

凡痈疽初起肿痛，重若负石，坚而不溃者，桑柴烘之，能解毒止痛，消肿散瘀，毒水一出，即能内消。若溃而不腐，新肉不生，疼痛不止者，用之助阳气，散瘀毒，生肌肉，移深居浅，实有奇验。法用新桑树根劈成条，或桑木枝长九寸劈如指粗，一头燃着，旋即吹灭，用火向患处烘，片时火尽再换，每次烘三四枝，每日烘二三次，以知热肿溃肉腐为度，此古法也。但桑柴火方甚猛，宜用于未溃之先，可以生发阳气，速溃速腐。若已溃之后，或疮口寒，或天气寒，或肌肉生迟者，亦须烘之，使肌肉常暖。法以桑木烧作红炭，漏勺盛之，悬患上，自四围烘至疮口，或高或低，总以疮知热为度。每日烘后，再用敷贴之药，盖肌肉遇暖则生。溃后烘法，亦疡科所不可缺也。

牛胶蒸法

痈疽、发背、痔漏、恶疮、臁疮、久顽不敛等疮，用牛皮胶一块，水熬稀稠得所，摊厚纸上，每剪一块贴疮口，次用酽醋煮软布二块，乘热罨胶纸上，蒸之，稍温再易，蒸至疮痒脓出至尽。预用贯众二两煎汤热洗，去胶纸，外用膏药贴之。次日，照前蒸洗，直至脓尽疮干为度。

药筒拔法

痈疽阴证十五日前后，疮不起，发脓至深，不能外溃，疮势坚硬，重如负石，毒肿内溃好肉，致生烦躁，宜用药筒拔法，能令毒脓得门路而出。预将竹筒药水煮热煮药方详外治，次用铍针置疮顶一寸之内，品字样放开三孔，深一寸或半寸，量疮之高下，取竹筒乘热合于疮孔上，拔出脓血，红黄鲜明者为顺证，易治。若脓血紫黑者，为败证，难治。

升打灵药固罐法

宜用阳城罐，将罐熥热，捣大蒜，于罐外遍擦之，再熥再擦，如是三四次。次以姜醋入罐内，荡之煮之，以干为度。次用黄土三分，煤灰二分，以马尾盐水合之，固罐一指厚，阴干，裂缝再固，必要完固听用。

升打灵药封罐口法

入药罐内后，罐口上盖铁盏，用铁丝襻①毕，以石膏、无名异等分，食盐减半，俱煅过为极细末，醋调成膏，次加炭火二三块于盏内，烧热盏，以笔蘸膏，周围涂之，随干随涂，以口平为率。一法用石膏、生矾、食盐三味等分为末，以水调涂之如前。

炼金顶砒法

用铅一斤，小罐内炭火煨化，投白砒二两于化烊铅上，炼尽烟为度，取起，冷定，打开金顶，砒结在铅面上取下听用。

痈疽主治方

仙方活命饮 治一切恶毒疔肿初起未消者。

金银花三钱 陈皮去白，一钱五分 当归在头用头，在身用身，在四肢用尾，酒洗，一钱五分 白芷 防风 贝母 甘草节 花粉一钱 乳香五分 没药二味另研，候药熟下五分 皂刺五分 穿山甲三大片，锉，蛤粉炒，去粉用

用好酒煎，毒在上饱服，在下饥服。善饮者，多饮酒以行药势。忌酸物、铁器。〔批〕一方加赤芍。

在背，角刺为君。在腹，赤芍为君。在胸，加栝楼仁。在四肢，金银花为君。煎法：须用瓶以细纸密封，瓶口勿令泄气。当服于未溃之先。未成者散，已成者溃，溃后不可服。

汪讱庵曰：金银花散热解毒，痈疮圣药，故以为君。花粉清痰降火，白芷除温祛风并能排脓消肿，当归和阴活血，陈皮燥湿行气，防风泻肺疏肝，贝母利痰散结，甘草化毒和中，故以为臣。乳香调气托理护心，能使毒气外出，不致内攻；没药散瘀消肿定痛，故以为佐。穿山甲善能走散，皂角刺辛散剽锐，皆厥阴阳明

---

① 襻（pàn 盼）：绕住。

正药，能贯穿经络，直达病所而溃壅破坚，故以为使。加酒者，欲其通身周身，使无邪不散也。

金银花酒　治一切痈疽恶疮，不问发在何处。或肝痈、肠痈，初起便服，甚效。

金银花五钱，干者亦可，不如鲜者力速　甘草一两

水二碗，煎一碗，再入酒一碗，略煎。分三服，一日夜服尽，重者日二剂。服至大小肠通利，则药力到。外以生者捣烂，调敷毒四围。

回毒金银花汤　治痈①疮色变紫黑者。

金银花二两　甘草一两　黄芪四两

酒一斤，重汤煮服。四月采金银鲜花，捣汗②熬膏，茶酒任点服，名忍冬膏。此方养阴退阳，补虚疗风，尤宜于火热炽盛之人，永无痈疽之患。浸酒亦佳，花叶同。〔批〕忍冬膏。

银花甘草汤　治肿毒初起，服此可立消。

金银花一两　甘草二钱

水煎，清酒冲服。毒在下部，加牛膝一钱。

凡肿毒初起，内服此药，外敷远志膏，一切恶毒无不消散。但宜早服为妙，若疮已成脓，必须外溃，否则无从消散也。

芎芷香苏灵散　生毒多有挟风寒而发者，宜先用此散之。如毒不消，随服银花、甘草等药。

川芎　白芷　紫苏叶　赤芍　陈皮　甘草各一钱　荆芥　香附　秦艽一钱五分

连须葱白二寸，水煎服。

兼伤食，加山楂、麦芽、卜子。内热盛，如③连翘、牛子。

复元通气散《金鉴》　治乳痈、腹痛、便毒、耳痈、耳聋等证。皆由毒气滞塞不通，服此则气通毒散。

---

①　痈：原作"痛"，据文义改。

②　汗：疑作"汁"。

③　如：当作"加"。

青皮　陈皮四两　山甲炒　栝楼仁二两　金银花　连翘一两
甘草二两，半生半炙

研末。每二钱，黄酒调下。

卫生汤《心悟》　解毒消痈，消热活血止痛，初起相宜。

白芷　连翘　花粉各八分　荆芥　牛子　甘草节各一钱　防风
乳香　没药五分　银花三钱　贝母　归尾一钱五分

水煎。大便闭结，热势极盛者，加酒炒大黄二三钱。

神授卫生汤　治一切痈疽未成者即消，已成者即溃。能宣风，
行瘀活血，解毒消肿，疏通脏腑。药性平和，功效甚速。

羌活八分　防风　白芷　穿山甲土炒，研　沉香　红花　连翘
石决明煅，各六分　金银花　皂角刺　甘草节　天花粉　归尾各一钱
乳香五分　大黄酒炒一钱，便利者不用

水二碗，煎八分。病在上，先服药，随后饮酒一杯；病在下，
先饮酒一杯，随后服药，以行药势。

内消散　治一切无名肿毒。能令内消，化毒为黑水，从小便
而出。

金银花　知母　贝母　天花粉　白及　半夏　穿山甲　皂角
刺　乳香各一钱

酒水各一碗，煎八分。随病上下，食前后服之。药渣捣烂，
加芙蓉叶细末一两，白蜜调敷，一宿自消。

连翘败毒散　治风热热毒。

羌活　独活　柴胡　前胡　川芎　枳壳　桔梗　茯苓　大连
翘　银花　薄荷　甘草

加姜煎。

硝黄败毒散　治热毒壅积。

羌活　柴胡　桔梗　前胡　独活　茯苓　枳壳　川芎　大黄
芒硝　甘草　薄荷

加姜煎。

内疏黄连汤《金鉴》　治痈疽阳毒，火热发狂发热，二便秘涩，
烦躁呕哕，舌干，口渴饮冷，六脉沉数者，以除里热。

山栀　连翘　薄荷　黄芩　黄连　桔梗　当归　炒芍　木香
槟榔一钱　大黄二钱　甘草五分

水煎，食前服，加蜜二匙亦可。

双解黄金丸《金鉴》　治背疽诸毒初起，木闷坚硬，便秘，脉沉
实者悉效。随证加药。

生大黄一斤　白芷十两

为末，水丸。每三五钱，五更时用。连须葱大者三根，黄酒
一碗煮葱烂，取酒送药。服毕，盖卧出汗，过二三时，俟大便行
一二次，立效。

此宣通攻利之剂也。济之以葱酒，力能发汗，故云双解。弱
者随用中剂，行后以四君子汤补之。老弱人，每一钱用人参加生
姜煎汤送下，过一时再服，得睡，上半身得汗则已。

透脓散《金鉴》　治痈疽诸毒，内脓已成，不穿破者。

生黄芪四钱　川芎三钱　当归二钱　穿山甲一钱，炒　皂刺一钱
五分

水三钟，煎一钟。疮在上，先饮酒一杯，后服药；疮在下，
先服药，后饮酒一杯。

《心悟》云：此方加白芷、牛子、银花，水酒各半煎。

托里透脓汤《金鉴》　治证同上。

人参　白术炒　白芷一钱　升麻　甘草节五分　当归二钱　生
黄芪三钱　皂角刺一钱五分　青皮五分，炒

水煎。服法同上。疮在中，药纳入酒半钟，热服。

托里排脓汤《金鉴》　治证同上。

当归　白芍酒炒　人参　白术炒　茯苓　连翘　金银花　浙贝
母去心，一钱　生黄芪二钱　陈皮八分　肉桂六分　桔梗胸之上加一钱
牛膝下部加八分　白芷顶之上加五分　生甘草四分

姜一片，煎。

托里消毒散《金鉴》　治痈疽已成，内溃迟滞，因血气不足，不
能助其腐化也。宜服此托之，令其速溃。

皂角刺　桔梗　白芷　甘草五分　银花　川芎　生黄芪　当归

白芍　白术　人参　茯苓一钱

水二钟，煎八分，食远服。脾弱者去白芷，加人参。下部牛膝。

千金内托散　治证同前。

当归　芍药　白芷　川芎　羌活　桔梗　穿山甲焙　皂角刺烧存性，各一钱

连翘一钱二分　人参　官桂各七分　黄连　甘草各五分

水煎，食远服。此方妙在用人参、官桂。庸医不知而误去之，即无效矣。

加味十奇散　内托痈疽，已成未成。

人参　黄芪盐水浸，蒸焙　当归酒洗　厚朴姜制　桔梗　肉桂　川芎　防风　白芷　甘草　乳香　没药二味另研

等分为末。每三钱，温酒调服。〔批〕十宜散即十补汤。此即《局方》十宜散加乳、没。不饮酒者，木香、麦冬随一味，煎汤下。

此方一切痈疽疮疖服之，已成者速溃，未成者速散。败脓自出，恶肉自去。止痛排脓生肌，其效如神，年衰气弱者尤宜。

丹溪曰：若冬月肿疡用之，可转重就轻。若溃疡夏月用之，以桂朴之温散佐以防风、白芷。吾恐虽有参芪，难为倚伏。世人不分冬夏，无论经络，不能无误也。

托里温中汤　治疮疡为寒，变而内陷，脓出清，皮肤凉，心下痞满，肠鸣切痛，大便微溏，食则呕逆，气短呃逆，不得安卧，时发昏愦。

附子炮，四钱　炮姜　羌活三钱〔批〕羌活辛温，能透关节　木香一钱五分　茴香　丁香　沉香　益智仁　陈皮　炙草一钱

加生姜五片，煎。

此孙彦和治王伯禄臂疡方也。六脉沉微，色变肤凉，加以呃逆，胃中虚寒极矣。遂于盛夏用此大辛热之剂，盖舍时从证之变法也。

独胜散　治痈疽由郁怒得者。

香附一味，姜汁制，研末

初作米饮调服，代茶饮之。溃后亦可服。大凡疮毒，喜服香

药，行通气血，最忌臭秽不洁触之。康祖左乳病痈，又腋间生核，痛楚半载，祷于神，梦授一方：以姜汁制香附为末，每服二钱，米饮下之，遂愈。

回阳三建汤 治阴疽发背，起不疼不肿，不热不红，硬若牛皮，坚如顽石。十日外，脉细，身凉，肢体倦怠，或根脚平散，软陷无脓。又皮不作腐，手热足冷者，急宜服之。

附子 人参 黄芪生 当归 白术 茯苓 枸杞 陈皮 枣皮各一钱 木香 甘草 紫草 厚朴 苍术 红花 独活各五分

煨姜三片，皂角树根上白皮二钱，水二碗，煎八分。入酒一杯，随病上下，食前后服之。服后手足温暖，疮毒发热，焮肿疼痛，是药之效。再以别法治之。

一方有川芎，无白术。

飞龙夺命丹 治一切疔肿痈疽恶疮初发，或发而黑陷，毒气内攻者。

天南星 雄黄 巴豆去油，一钱 黄丹 乳香 硇砂 信石五分 斑蝥十六个，去头足，炒 麝香少许

为末，蟾酥和为丸，如麦米大。每服十丸或十四五丸，量人虚实，好酒送下。疮在上者，食后服；在下者，食前服。忌油腻鱼肉荤辛之物。

汪讱庵曰：此十二经通行之药也。毒气内攻，疮疡黑陷，非平剂所能胜。南星、雄黄、黄丹味辛性燥，能杀毒破痰。巴豆、硇砂大毒大热，能祛邪化积。斑蝥、蟾酥辛寒至毒，能拔疔肿，下恶物。信石燥烈劫痰，麝香香窜通窍，乳香能使毒气外出，不致内攻。引之以酒，使行经络，无毒不泻也。〔批〕斑蝥能泻毒从小便出，巴豆能泻毒从大便出。

《玉机微义》曰：此方世俗多用之。然香窜燥毒之剂，无经不至，备汗吐下三法。病因食一切禽兽毒发及疮，脉沉细紧数，毒气在里，并湿毒，用之神效。若大热大渴，毒气焮发，脉浮洪在表及膏粱积热之人不可轻用。

蜡矾丸 李梴 治一切疮痈恶毒。先服此丸护膜托里，使毒不

攻心。

黄蜡二两　白矾一两

先将蜡熔化，候少冷，入矾和匀为丸。酒下，每服十丸，渐加至百丸则有力。疮愈后服之，亦佳。加雄黄，名雄矾丸，治虫毒蛇犬咬毒。〔批〕雄矾丸。

汪讱庵曰：心为君主，不易受邪。凡患痈疽及蛇犬所伤，毒上攻心，则命立倾。黄蜡甘温，白矾酸涩，并能固膜护心，解毒定痛，托里排脓，使毒气不致内攻，故为患诸证者所必用也。

琥珀蜡矾丸《金鉴》　治痈疽发背，疮形已成，而脓未成之际。其人即不虚弱，恐毒气不能外出，内攻于里，预服此丸，护膜护心，亦且活血解毒。

黄蜡　琥珀一两，另研极细　白矾一两二钱　雄黄一钱二分　朱砂一钱，研细　白蜜二钱

先将琥珀、白矾、朱砂、雄黄研细末，另将蜡蜜入铜勺内熔化，离火片时，候蜡四边稍凝，方将药味入内，搅匀，共成一块。将药火上微烘，急作小丸，如绿豆大，朱砂为衣，瓷罐收贮。每二三十丸，食后白汤下。毒甚者，早晚服，其功最速。

护心散《金鉴》　治疮毒内攻，口干烦躁，恶心呕吐，宜服此护心解毒。

绿豆粉一两　乳香三钱，净末　朱砂一钱　甘草一钱

四味研细。每二钱，白滚汤调，早晚二服。

麦冬粳米饮《金鉴》　治痈疽阴疮，法当艾灸，或灸太过，或伤毒不应灸，以致火毒入里，令患者头项浮肿，神昏痰涌，吁吁作喘，急服此药以清解火毒，甚效。

麦门冬去心　粳米各三钱

水二钟，煎，徐徐热服。

荣胃返魂汤　肿毒主方。〔批〕一名通顺散，一名何首乌散。

何首乌不犯铁　当归　木通去皮尖　赤芍药炒　怀香炒　白芷不见火　土乌药炒　陈枳壳面炒，若恶心，加姜汁炒　甘草等分

水酒汤，使随证用之，水酒相半亦可。惟流注，加独活。每

四钱。病在上，食后服；在下，食前服。方谷曰：此药扶植胃本，不伤元气，荡涤邪秽，自然顺通，不生变证，真仙剂也。凡流注、痈疽、发背、伤折，非此不能效。至于救坏病，活死肌，弭患于未萌之前，拔根于既愈之后。中间君臣佐使，如四时五行，更相迭旺，随证加减，其效无穷。盖此药大能顺气匀血故也。

止痛当归汤《总录》　治脑疽、背疽、穿溃疼痛。

当归　生地黄　芍药　黄芪　人参　炙草　官桂各一两

水煎服。

汪讱庵曰：归地活血凉血，参芪益气补中，官桂解毒化脓，芍药和脾、酸以敛之，甘草扶胃、甘以缓之，则痛自减矣。〔批〕毒化成脓，则痛渐减。

独参①汤《金鉴》　治溃疡脓水出多，元气虚馁，外无邪气，自汗脉虚者。

人参二两　水二钟　枣十枚

或莲肉、龙眼肉煎好，徐徐服之。若煎至稠厚，即成膏矣作二次。用醇酒热化，服之亦可。

托里黄芪汤《总录》　治诸疮溃后，肿多内虚。

黄芪　人参　当归　桂心　茯苓　远志　麦冬　五味炒，酸温，善收肿大

等分。每五钱，食远服。〔批〕阴阳两竭，宜补气血。

参芪内托散《心悟》　治痈疽既溃，大补元气。

人参一钱，虚甚者倍用　黄芪三钱，酒炒　当归二钱　川芎酒炒，五分　陈皮五分　炙草一钱五分　金银花五钱　丹皮一钱　远志甘草水浸，炒去心，一钱五分

大枣五枚，水煎服。

加味地黄丸《金鉴》　治痈疽已溃，虚火上炎，口干作渴者。

熟地八两，酒蒸，捣膏　山茱肉五两，去核　山药炒　丹皮酒洗白茯苓四两　泽泻蒸　五味子炒，三两　肉桂六钱

---

① 参：原作"里"，据底本目录改。

为末，蜜丸。空心盐汤下。

太乙紫金锭 一名紫金丹，一名玉枢丹。

雄黄三钱，鲜红大块者，研末 朱砂三钱，有神气者，研末 麝香三钱，拣净皮毛，研末 川五倍子二两，敲破，研末 红芽大戟杭州紫大戟为上，江南土大戟次之。取上品者，去芦根，洗净，焙干为末，一两五钱。北方棉大戟，色白者性烈峻利，弱人服之，反致吐血，慎之勿用 山慈菇二两，洗去毛皮，焙干研末 千金子一两，一名续随子，仁白者，去油

各择精品，于净室中制毕，候端午、七夕、重阳或天月德、天医黄道、上吉之辰。凡入室合药之人，三日前俱宜斋沐，更换新洁衣帽，临日方入室中，净手熏香，预设药王牌位，主人率众焚香拜祷。事毕，各将前药七味称准，入于大干钵内，再研数百转，方入细石臼中，渐加糯米浓汁调和，软硬得中，用杵捣千余下，极至光润为度。每锭一钱，每服一锭。病势重者，连服二锭，以取通利，后用温粥补之。修合时，除合药洁净之人，余皆忌见，此药惟在精诚洁净方效。

此方治一切饮食，药毒，虫毒，瘴气，恶菌，河豚中毒；自死牛马猪羊六畜等类之肉，人误食之，必昏乱卒倒，或生异形之证。并用水磨灌服，或吐或泻，其人必苏。

南方山岚瘴气，烟露疬疫，最能伤人，感之才觉意思不快、恶寒恶热、欲呕不呕，即磨一锭服之，得吐痢便愈。

痈疽、发背、对口、疔疮、天蛇、无名肿毒、蛀节红丝等疔及杨梅疮、诸风瘾疹、新久痔疮，并用无灰酒磨服，外用水磨涂疮上，日夜数次，觉痒而消。

阴阳二毒、伤寒心闷、狂言乱语、胸膈塞滞、邪毒未出、瘟疫烦乱、发狂喉闭、喉风，俱用薄荷汤，待冷磨服。

赤白痢疾、肚腹泄泻急痛、霍乱、绞肠痧及诸痰喘，并用姜汤磨服。

男子妇人急中颠邪、喝叫奔走、鬼交鬼胎、鬼气鬼压、失心狂乱、羊儿猪颠等风，俱用石菖蒲煎汤磨服。

中风中气、口眼歪邪①、牙关紧急、言语謇涩、筋脉挛缩、骨节风肿、遍身疼痛、行步艰难、诸风诸痫，并用酒磨，炖热服之。

自缢、溺死、惊死、压死、鬼魅迷死，但心头温未冷者，俱用生姜、续断，酒磨服。

恶蛇、风犬、毒蝎、溪涧诸恶等虫伤人，随即发肿，攻注遍身，甚者毒气入里，昏闷响叫，命在须臾，俱用酒磨灌下，再吃葱汤一碗，被盖出汗立苏。

新久疟疾，临发时，东流水煎桃柳枝汤磨服。

小儿惊风，五疳五痢，脾病黄肿，瘾疹疮瘤，牙关紧急，并用薄荷浸水，磨浓加蜜服之，仍搽肿上。儿幼者，每锭分作数服。

牙痛，酒磨涂痛上，仍含少许，良久咽下。

打扑伤损，用松节无灰酒研服。

小儿父母遗毒，生下百日内，皮塌烂斑，谷道眼眶损烂者，俱用清水磨服。

年深月近，头胀头痛，太阳痛极，偏头风，及时疮愈后，毒气攻注脑门作胀者，俱用葱酒研服一锭，仍磨涂太阳穴上。

妇人经水不通，红花汤下。

天行疫证，相传遍染，用桃根汤磨浓，滴入鼻孔，次服少许，任入病家，再不传染。

又治传尸劳瘵，诸药不效。一方士教令每早磨服一锭，至三次后，逐下恶物，尸虫异形怪类，后遂病痊。以此相传，活人不计其数。

一女子久患劳瘵，为尸虫所噬，磨服一锭，片时吐下小虫十余条，后服苏合香丸，其病顿失，调理月余而愈。诚济世卫生之宝药也。

保安万灵丹 治痈疽疔毒，对口发颐，风寒湿痹，湿痰流注，附骨阴疽，鹤膝风及左瘫右痪，半身不遂，血气凝滞，遍身走痛，步履艰辛，偏坠疝气，偏正头痛，破伤风，牙关紧闭，截解风寒，无不

---

① 邪：疑作"斜"。

应效。

茅山苍术八两　麻黄　羌活　荆芥　防风　细辛　川乌　草乌炮，去皮　金钗石斛　川芎　全蝎　当归　天麻　甘草　何首乌各一两　明雄黄六钱

共为末，蜜丸，重三钱，朱砂衣，瓷罐收贮。视老弱、病势缓急酌用。如恶疮初起，或痈疽已成，头痛烦渴，拘急恶寒，肢体疼痛，恶心呕吐，闷乱壮热，及伤寒感冒，传变疫证，宜用葱白九根煎汤，调服一丸，被盖出汗为效。汗迟以葱汤催之，汗后忌风寒，戒冷物、房劳。如病无表里相兼，不必发散，只用热酒化服。妇人有孕者勿服。

痈疽外治方

火照散　治对口、发背、脑疽、肚痈、乳痈、囊痈、腿毒、疔毒、一切不识恶疮，并效。

真血竭　朱砂　没药　明雄黄各一钱　麝香二分

各为细末，和匀，用棉纸裁条，长六寸，阔三指，入药三分，成捻。真麻油浸透，将患人坐定，燃捻，离肉半寸许，周围照之，自外旋内至中央，猛力向外一提，次次如法。毒小，照二三捻止；势大，照五七捻止。每日照二次，不拘日数，以毒散止照。若势已成脓，以脓出肿消止照。若是阴疽，照后肿疼必甚，此阴变为阳，起死之验，慎勿疑是火毒之过。

《心悟》云：此方能使疮毒随药气解散，自不内侵脏腑。初用三条，渐加至七条，疮势渐平，又渐减之，照罢，随上乌金膏，贴以万全膏。若肿势漫衍周围，用芙蓉膏敷之，如再照，须洗去末药，其贴膏药处，药油可不必洗。

煮竹筒方《金鉴》　治痈疡肿毒。

羌活　独活　蕲艾　菖蒲　白芷　甘草五钱　连须葱二两

水十碗，熬数滚，听用。次以鲜嫩竹一段，长七寸，径口一寸半，一头留节，刮去青皮，厚约分许，靠节钻一小孔，以杉木条塞之，放前药水内煮数十滚。将药水锅置患人榻前，取筒倾去

药水，乘热急合疮顶针孔上按紧，自然吸住。待片时，药筒已温，拔去杉木塞子，其筒易落。外用膏药盖贴，勿令受风。脓血不尽，次日再煮，仍按旧孔再拔。治阴疮挤脓，不受疼之良法也。阳疮不必用此法，恐伤气血。

陈艾丸

每岁端午日，蓄蕲艾一二斤，愈久愈良。用时取药为炷，或加麝香、木香、明雄黄末，搓成丸，安蒜上灸之，名药艾丸。

蟾蜍饼 治疔毒、脑疽、乳痈、附骨疽、臀痈、一切恶证，或不痛、或大痛、或麻木，用此敷贴疮头。

蟾蜍二钱，酒化 轻粉五分 乳香 没药 雄黄 巴豆各二钱 麝香二分 朱砂 朝脑各一钱

以上各为细末。于五月五日午时，在净室中，用蟾蜍酒和药，丸如绿豆大。每用一丸，口涎调涂，贴疮上，以膏盖之。

海浮散《心悟》云：敷此，腐肉自化，新肉自生。外科回生保命之灵丹也，余治外证全倚之。

乳香 没药等分

安箬皮上，火炙干，为极细末。撒患处，再贴膏药。此散毒净则收口，毒不净则提脓外出。其神妙难以言喻。

二味拔毒散《金鉴》 治风湿诸疮、红肿痛痒、疥痱等疾，甚效。

明雄黄 白矾等分

为末，用茶清调化。鹅翎蘸扫患处，痒痛自止，红肿即消。

如意金黄散 治痈疽发背、诸般疔肿、跌扑损伤、流毒时肿、漆疮火丹、风热天泡、肌肤赤肿、干湿脚气、乳痈丹毒、一切诸般顽恶热疮，无不应效。

南星 陈皮 苍术二斤 黄柏 姜黄 白芷 大黄五斤 甘草 厚朴二斤 上白天花粉十斤

共咀片。晒干，磨三次，细绢筛过，贮瓷罐，勿泄气。凡遇红赤肿痛发热，未成脓者及夏令之时，俱用茶酒同蜜调敷。如欲作脓者，用葱汤同蜜调敷。如漫肿无头、皮色不变、湿痰流毒、

附骨痈疽、鹤膝风等证，俱用葱酒煎，调敷。如风热所生，皮肤亢热、色亮，游走不定，俱用蜜水调敷。如天泡、火丹、赤游丹、漆疮、恶血攻注等证，俱用大蓝根叶捣汁调敷，加蜜亦可。汤泼火烧、皮肤破烂，麻油调敷。此别寒热温凉之法也。

真君妙贴散

荞麦面五斤　明净雄黄一斤，为末　白面五斤

三味共一处，用清水微拌，干湿得宜，赶①成薄片，微晒，单纸包裹，风中阴干，收用。临时研细末，新汲水调敷。如皮破血流湿烂者，用麻油调敷。天泡、火丹、酒刺，用靛汁调搽，并效。

《金鉴》云：此散治痈疽诸毒、顽硬恶疮、散漫不作脓者，用此敷之，不痛者即痛，痛者即止。如皮破血流、湿烂疼痛、天泡火丹、肺风酒刺，皆宜用之。

蝌蚪拔毒散　治无名大毒，一切火毒瘟毒，敷之神效。

寒水石　净皮硝　川大黄各研极细末，等分　虾蟆子初夏时水中有蝌蚪成群，大头长尾者，捞来收罐内，泥封口，埋至秋天，化成水

用蝌蚪水一大碗，入前药末各二两，阴干，再研匀，收瓷罐内。临用，以水调，涂患处。

四虎散　内痈疽肿，硬厚如牛皮，不作脓腐。

草乌　狼毒云即大南星　半夏　南星等分

为末。用猪脑同捣，遍敷疮上，留顶出气。〔按〕此方俱生用，炕干研末，姜汁调敷，阴毒浸肿无头者更宜。

三黄散　治发热阳毒。

大黄　黄连　黄柏等分

为末，水酒调敷。

艾茸敷法

硫黄　雄黄各五钱　艾茸一两

以硫雄二味为末，同艾入水煎半日。水将干，取艾出，捣烂，温敷患处，再煎再易，十余次为度。

---

① 赶：疑作"擀"。

《金鉴》云：此方膏治阴疮黑陷而不痛者，用之为良。以知则生，不知痛，出紫血者死。然必内服大补回阳之剂以助之。

芙蓉外敷法

凡一切痈疽肿毒，用芙蓉花，或叶或根皮，烂捣或干研末，蜜调，涂四围，中间留头，干则频换。初起者，即觉清凉，痛止肿消；已成者，即脓出；已溃者，则易敛疮。医秘之，名为清凉膏、清露散、铁箍散，皆此物也。或加赤小豆末，或苍耳烧存性为末，加入亦妙。〔批〕芙蓉辛平，性滑涎粘，清肺凉血，散热止痛，消肿排脓。

芙蓉膏

赤小豆　芙蓉叶　香附　菊花叶　白及各四两

为细末，每末一两，加麝香一分，米醋调，涂住根脚，鸡子清调亦可。

化腐紫霞膏　治痈疽发背，瘀肉不腐及不作脓，又恶疮内有脓，而外肉不穿溃者。

轻粉　蓖麻仁研，各三钱　巴豆研白仁，五钱　血竭二钱　胡脑螺蛳肉各一钱　金顶砒煅，五分

共为末，瓷瓶收贮。临用时，麻油调搽顽硬肉上，以万全膏贴之。至顽者，不过二次即软。其力大于乌金散。〔批〕《金鉴》此方无蓖麻仁、螺蛳肉，晒干为末，一两。

远志膏　治一切痈疽肿毒初起，随用即效。

远志肉二三两

清酒煮烂，扪如泥，敷患处。用油纸隔布扎定，越一宿，其毒立消。屡试屡验，神效。

冲和膏《金鉴》　治痈疽发背，阴阳不和，冷热相凝者，能行气疏风，活血定痛，散瘀消肿，祛冷软坚，诚良方也。

紫荆皮五两，炒　独活炒　白芷三两　赤芍二两，炒　石菖蒲两半

共为细末，葱汤、热酒俱可调敷。

回阳玉龙膏《金鉴》　治痈疽诸疮，不发热，不臖痛，不肿高，不

作脓及寒湿流注、冷痛痹风、脚气、手足顽麻、筋骨疼痛及一切皮色不变、浸肿无头、鹤膝风等证，俱无肌热者，一概敷之，俱有功效。

军姜三两，炒　肉桂五钱　赤芍三两，炒　南星一两　草乌三两，炒　白芷一两

共为细末，热酒调敷。

乌龙膏《金鉴》　治一切诸毒红肿赤晕不消者，用此药敷上，极有神效。

木鳖子二两，去壳　草乌半斤　小粉四两　半夏二两

将四味于铁铫内，慢火炒焦，黑色为度，研细。以新汲水调敷，一日一换。自外向里涂之，须留疮顶，令出毒气。

葱归塌肿汤《金鉴》　此汤治痈疽疮疡初肿将溃之时，用此洗之，以疮内热痒为度。

独活　白芷　当归　甘草各三钱　葱头七个

水三大碗，煎至汤醇，滤去渣，以绢帛蘸汤热洗，如温再易之。

猪蹄汤　治痈疽诸毒流脓者。熬好洗之，以助肉气，消肿散风，脱腐止痛，去恶肉，活死肌，润疮口。如腐尽者，不必用之，当以米泔水热洗之，令疮洁净。不可过洗，过洗则伤水，皮肤破烂，难生肌肉敛口矣。

黄芩　甘草　当归　赤芍　洗蜂房　羌活等分

共为粗末。看证之大小定药之多寡。先将獖猪前蹄一只，用水六碗煮，蹄软为度。将汁滤清，吹去汁上油花，即用粗药一两投于汁中，再用微火煎十数沸，滤去渣，候汤微温，即用方盘一个，靠身于疮下放定，随用软绢蘸汤，淋洗疮上，并入孔内，轻手捺尽内脓。庶败腐宿脓随汤而出，以净为度。再以软帛叠七八层，蘸汤，勿令大汗，覆于疮上，两手轻按片时，帛温再换。如此再按四五次，可以流通血气，解毒止痛去瘀。洗讫，用绢帛抑干，即随证以应用之、药贴之。

防风汤

防风　白芷　甘草　赤芍　川芎　归尾各二钱　雄猪蹄一节

加连须葱白五根，用水三大碗煎。以绢片蘸水洗之，拭干，然后上药。其深曲处，以羊毛笔洗之。

乌金膏　去腐肉，不伤新肉，最为平善。

巴豆去壳

新瓦上炒黑，研烂，听用。多寡看疮势酌量。

巴膏贴　一切痈疽发背恶疮，化腐生肌甚效。

象皮六钱　穿山甲六钱　山栀子八十个　儿茶二钱，另研极细末　头发一两二钱　血竭一钱，另研极细末　硇砂二钱，另研极细末　桑、槐、桃、柳、杏枝各五十寸　黄丹飞　香油

先将桑、槐、桃、柳、杏枝用香油四斤炸枯，捞出，次入象皮、穿山甲、人发炸化，再入山栀子炸枯。用绢滤去渣，将油复入锅内，煎滚，离火少顷，每油一斤，入黄丹六两，搅匀，用慢火熬至滴水成珠，将锅取起。再入血竭、儿茶、硇砂等末，搅融，用凉水一盆，将膏药倾入水内，以手扯药千余遍，换水数次，拔去火气，瓷瓶收贮。用时不宜见火，须以银勺盛之。重阳炖化，薄纸摊贴。

离宫锭①子　治疗毒肿毒，一切皮肉不变，漫肿无头，搽之立效。

血竭　胆矾　蟾酥三钱　朱砂二钱　麝香一钱五分　京墨一两　为末，凉水调成锭。磨浓涂之。

坎宫锭子　治热毒肿痛焮赤诸疮，并搽痔疮最妙。

京墨一两　胡连　儿茶二钱　熊胆三钱　冰片七分　麝香五分　牛黄三分

为末。用猪胆汁为君，加生姜汁、大黄水浸，取汁，酽醋各少许，和药成锭。凉水磨浓，以笔蘸涂之。

白膏药　专贴诸疮肿毒，溃后流脓，甚效。

净巴豆肉十二两　蓖麻子十二两，去壳　香油三斤　活鲫鱼十尾　虾蟆五个，各衔人发一团

---

① 锭：原作"定"，据底本目录改。

先将巴豆肉、蓖麻子入油内浸一二日，再将虾蟆浸一宿，临熬时，入活鲫鱼，共炸焦，去渣，净，慢火熬油，滴水成珠，离火，倾于净锅内；再加宫粉二斤半，乳香末五钱，不时搅之，冷定为度。用时重汤炖化，薄纸摊贴。

陀僧膏《金鉴》　专贴诸般恶疮、流注、瘰疬、跌扑损破、金刃误伤等证。

南陀僧二十两，研末　赤芍　全当归　赤石脂研　百草霜各二两，筛，研　乳香去油，研　没药去油，研　血竭研　孩儿茶研，各五钱　苦参四两　银黝一两　桐油二斤　香油一斤　大黄半斤

先将赤芍、当归、苦参、大黄入油内炸枯，熬至滴水不散。再下陀僧末，用槐柳枝搅至滴水将欲成珠，将百草霜细细筛入，搅匀。再将各药及银黝筛入，搅极匀，倾入水盆内，众手扯千余下，再收入瓷盆内，常以水浸之。

琥珀膏《金鉴》　治诸疮毒，能活瘀解毒化腐。

定粉一两　血余八钱　轻粉四钱　银朱七钱　花椒十四粒　黄蜡四两　琥珀末，五分　麻油十二两

将血余、花椒入麻油炸焦，捞去渣，下黄蜡熔化尽，用夏布滤净，倾入瓷碗内。预将定粉、银朱、轻粉、琥珀四味各研极细，共合一处，徐徐下入油内，用柳枝不时搅之，以冷为度，绵胭脂摊贴。红绵纸摊贴，亦可。

绛朱膏《金鉴》　治溃疡诸毒，去腐定痛生肌，甚效。

天麻子肉八十一粒　鸡子黄十个　麻油十两　血余五钱　黄丹二两，水飞　白蜡三两　血竭三钱　朱砂二钱　轻粉三钱　乳香三钱　没药三钱　儿茶三钱　冰片一钱　麝香五分　珍珠三钱

先将麻油炸血余至焦枯，加麻子肉、鸡子黄，再炸枯，去渣，入蜡候化，离火少时，入黄丹搅匀，再加细药和匀，收用摊贴。

生肌玉红膏《金鉴》　治痈疽发背，诸般溃烂，棒毒等证。

当归一两　白芷五钱　白蜡三两　轻粉四钱　甘草一两二钱　紫草二钱　爪儿血竭四钱　麻油一斤

先将归、芷、紫草、甘草四味入油内浸三日，大勺内慢火熬

微枯色，细绢滤清，将油复入勺内，煎滚，入血竭化尽。次下白蜡，微火令化，用茶钟四个，预放水中，将膏分作四处，倾入钟内。候片时，方下研极细轻粉，各投一钱，搅匀，候至一日夜用之。

此膏用在已溃流脓时，先用甘草汤洗患上，软绢拭净，挑膏掌中捺化，遍搽新肉上，外以太乙膏盖之。大疮洗换二次，内服大补气血之药。新肉即生，疮口自敛。此外科收敛药中之神药也。

万应膏《金鉴》　治一切痈疽发背，对口诸疮，痰核流注等毒，甚效。

川乌　生地　白蔹　白及　象皮　官桂　白芷　当归　赤芍羌活　苦参　乌药　甘草　独活　元参　定粉　大黄　土木鳖穿山甲各五钱

上除定粉在外，用净香油五斤浸之，春五、夏三、秋七、冬十，入洁净大锅内，慢火熬至药枯浮起为度。住火片时，用布袋滤去渣，将油称准，每油一斤对定粉半斤，用桃柳枝不时搅之，以黑如漆、亮如镜为度。滴入水内成珠，薄纸摊贴。

普救万全膏《心悟》　治一切风气走注疼痛，以及白虎历节风、鹤膝风、寒湿流注、痈疽发背、疔疮瘰疬、跌打损伤、腹中食积、疮块多年、疟母顽痰、瘀血停蓄、腹痛泄痢、小儿疳积、女人癥瘕诸证，并贴患处。咳嗽、疟疾，贴背心第七椎。余制此膏，普送，其取效神速。如贴后起泡出水，此病气本深，尽为药力拔出，吉兆也，不必疑惧，记之，记之。

藿香　白芷　归尾　贝母　大枫子　木香　白蔹　乌药　萝白子　生地　丁香　白及　蓖麻子　僵蚕　细辛　檀香　五加皮秦艽　蜂房　防风　白鲜皮　苦参　肉桂　蝉蜕　丁皮　高良姜羌活　桂枝　全蝎　京赤芍　元参　南星　鳖甲　两头尖　荆芥独活　苏木　威灵仙　枳壳　连翘　桃仁　红蓝花　牛膝　续断杏仁　花百头　苍术　艾绒　藁本　骨碎补　川芎　黄芩　麻黄黑山栀　甘草　川乌　牙皂　法半夏　草乌　紫荆皮　青风藤以上各两五钱　大黄三两　蜈蚣三十五条　蛇蜕五条　槐枝　桃枝　柳枝

桑枝　楝枝　榆枝　楮枝各三十五寸　男人血余三两，以上俱浸油内　真麻油十五斤，用二十两秤称　松香一百斤，棕皮滤净　百草霜十斤，细研，筛过

冬浸九宿，春秋七，夏五，分数次入锅，文武火熬，以药枯油黑、滴水成珠为度。滤去渣，重称，每药油十二两，下滤净片子松香四斤，同熬至滴水不散。每锅下百草霜细末六两，勿住手搅，俟火候成，则倾入水缸中，以捧搅和成块，用两人扯拔数次，瓷钵收贮。治一切风寒湿气疮疽等证，其效如神。又法：治疮疖，用血丹收更妙。各油一斤，用丹六两。

加味太乙膏

白芷　当归　赤芍　元参各二两　柳枝　槐枝各一百寸　肉桂二两　没药三钱　大黄　土木鳖　生地各二两　轻粉四钱　阿魏三钱　乳香五钱　血余一两　黄丹四十两，水飞

将白芷、当归、赤芍、元参、肉桂、大黄、木鳖、生地八味并槐柳枝，用真麻油足秤五斤浸之，春五、夏三、秋七、冬十日，入大锅内，大火熬至药枯浮起为度，住火片时，用布袋滤净药渣，将锅展净，将油秤准，用细旧绢将油又滤入锅内，要清净为佳，随将血余投上，慢火熬至血余浮起，以柳枝挑看似膏熔化，方算熬熟。净油一斤，将飞过黄丹六两五钱，徐徐投入，火加大些，夏秋亢热，每油一斤加丹五钱，不住手搅，俟锅内先发青烟，后至白烟叠叠旋起，气味香馥，其膏已成，即便住火，将膏滴入水中，试之，要软硬得中如老，加热油，稀加炒丹，每各少许，务令冬夏老嫩得所为佳。候烟尽，掇下锅来，阿魏切成薄片，散于膏上，俟化尽，次下乳、没、轻粉，搅匀，倾入水中，以柳棍搂成一块，再换冷水，浸片时，乘温，每膏半斤，扯拔百转成块，又换冷水浸。临用时，每取一块，铜勺内复化，随便摊贴，至妙。

〔批〕《心悟》此方无槐柳枝二味，而分两各不同。云：治一切痈疽肿毒，用此提脓，极效。

《金鉴》云：此膏治发背痈疽及一切恶疮，湿痰流注，风湿，遍身筋骨走注作痛，汤泡火烧，刀伤棒毒，五损内痈，七伤外证，

俱贴患处。又男子遗精，女子白带，俱贴脐下。脏毒肠痈，亦可丸服。诸般疮疖，血风，癞痒，诸药不止痛痒者，并效。

五色灵药《金鉴》　治痈疽诸疮已溃，余腐不尽，新肉不生，撒之最效。

食盐五钱　黑铅六钱　枯白矾　枯皂矾　水银　火硝二两

先将盐铅熔化，入水银，结成砂子，再入二矾、火硝同炒干，研细，入铅汞再研，以不见星为度。入罐内，泥固济封口，打三炷香，不可太过不及。一宿取出，视之，其白如雪，约有二两，为火候得中之灵药。

如要色紫者，加硫黄五钱；要色黄，加明雄黄五钱；要色红，用黑铅九钱，水银一两，枯白矾二两，火硝三两，辰砂四钱，明雄黄三钱升炼，火候俱如前法。

凡升打灵药，硝要炒燥一方用烧酒炒燥，方研入罐。矾要煅枯。

一法：凡打出灵药，倍加石膏，和匀，复入新罐内，打一枝香，用之不痛。

白降丹《金鉴》　治痈疽发背，一切疔毒，用少许。疮大者，五六厘；小者，一二厘，水调敷疮头上。初起者，即起疱消散。成脓者，即溃腐者，即脱而消肿。此诚夺命之灵丹也。

朱砂　雄黄二钱　水银一两　硼砂五钱　火硝　食盐　白矾皂矾一两半

先将朱、雄、硼三味研细，入盐、矾、硝、皂、水银共研匀，以水银不见星为度。用阳城罐一个，放微炭火上，徐徐起药，入罐化尽，微火通令干，取起。如火大太干，则汞走；如不干，则药倒下无用。其难处在此。再用一阳城罐合上，用绵纸裁半寸宽，将罐子泥、草鞋灰、光粉三样研细，以盐滴卤汁调极湿。一层泥，一层纸，糊合口四五重及糊有药罐上二三重。地下挖一小潭，用饭碗盛水放潭底，将无药罐放于碗内，以瓦挨潭口四边齐地恐炭灰落碗内也。有药罐上，以生炭火盖之，不可有空处。约三炷香，去火冷定，开看，约有一两外药矣。炼时罐上如有绿烟起，急用笔蘸罐子盐泥固之。

红升丹《金鉴》　治一切疮疡溃后。拔毒去腐，生肌长肉。疮口坚硬，肉黯紫黑，用丹少许，鸡翎扫上，立刻红活。疡医若无红白二丹，决难立时取效。

朱砂　雄黄五钱　火硝四两　水银　白矾一两　皂矾六钱

先将二矾、火硝研碎，入大铜勺内，加火硝一小杯，炖化。一干即起，研细。另将汞、朱、雄研细，至不见星为度，再入硝矾末研匀。先将阳城罐用纸筋泥搪一指厚，阴干，常轻轻扑之，不使生裂纹罐子泥亦可用。如有裂纹，以罐泥补之，极干再晒，无裂纹方入前药。在内罐口以铁油盏盖定，加铁梁盏，上下用铁绊、铁线扎紧，用绵纸捻条，蘸蜜，周围塞罐口缝间，外用熟石膏细末醋调封固，盏上加炭火二块，使盏热，罐口封固易干也。以大钉三根钉地下，将罐子放钉上，罐底下置坚大炭火一块，外砌百眼。炉升三炷香，第一炷香用底火如火大，则汞先飞上，二炷香用大半罐火以笔蘸水擦盏，三炷香火平罐口，用扇搧之频频擦盏，勿令干，干则汞先飞上。三香已完，去火冷定，开看，方气足，盏上约有六七钱，刮下研极细，瓷罐盛用，再以盐卤汁调罐子泥，用笔蘸泥水扫罐口周围，勿令泄气。盖恐有绿烟起，汞走也。绿烟一起，则无用矣。

生肌散　敛疮长肉，初起禁用。

寒水石　滑石二两　龙骨　海螵蛸一两　密陀僧　枯矾　定粉即铅粉　干胭脂五钱

共为细末，掺疮口上。

汪讱庵曰：疮口不敛，盖因脓水散溢而溃烂也。石膏亦名寒水石、滑石解肌热，龙骨、枯矾善收涩，胭脂活血解毒，螵蛸、陀僧、定粉收湿燥脓，故能敛疮而生肉也。

生肌定痛散《金鉴》　此散治溃烂红热肿痛。有腐者用此，化腐定痛生肌。

生石膏一两，为末，甘草水飞五七次　辰砂三钱　硼砂五钱　冰片三分

共为末，撒患处。

轻乳生肌散《金鉴》 治溃烂红肿热痛。脱者用此，定痛生肌。

石膏一两，煅 血竭 乳香 轻粉各五钱 冰片一钱

为末，撒患处。有水，加龙骨、白芷各一钱。不收口，加鸡内金炙一钱，即鸡肫皮。

腐尽生肌散 治一切痈疽等毒。诸疮破烂不敛者，撒上即愈。

儿茶 乳香 没药 血竭 旱三七三钱 冰片一钱 麝香二分

为末，撒之。有水，加龙骨煅一钱。欲速收口，加珍珠一两，蟹黄二钱用蟹蒸熟，取黄，晒干听用。或用猪脂油半斤去渣，加黄蜡一两，熔化，倾碗内，稍温，加前七味调成膏，摊贴痈疽破烂等证。若杖伤，则旱三七倍用。

一方用鲜鹿腿骨，纸包，灰内煨之，以黄脆为度，为细末撒之，生肌甚速。

月白珍珠散 治诸疮新肉已满，不能生皮及汤火伤痛，并下疳腐痛等证。

青缸花五分 轻粉一两 珍珠一钱

为末，撒之。下疳腐烂，用猪脊髓调搽。一用鸡子清倾瓦上，晒干，取为末，撒之。

姜矾散《金鉴》 治一切诸疮发痒者。

干姜 枯矾等分

为末。先用细茶、食盐煎汤洗之，后用此散撒之，甚效。冷疮不收口，用干姜一味为末撒之，觉热如烘，生肌甚效。

整骨麻药《金鉴》 此药开取前头，先服此汤则不痛。

麻黄 胡茄子 姜黄 川乌 草乌各等分 闹羊花倍用

共为末。每服五分，茶酒任下。欲解，用甘草煎汤，服之即苏。

外敷麻药《金鉴》 此药敷于毒上，麻木，任割不痛。

川乌尖 草乌尖 生南星 生半夏各五钱 蟾酥四钱 胡椒一两

共为末，烧酒调敷。

一方加荜茇五钱。

一方加细辛为末。

痈疽上部

百会疽

《金鉴》云：又名玉顶发。生在颠顶正中，属督脉经百会穴。由膏粱太过，火毒凝结而成。初起形如粟米，渐肿，根大如钱，甚则形似葡萄，坚硬如铁，高尖红肿，焮热疼痛，疮根收束，憎寒壮热，大渴，随饮随干，口苦唇焦，便秘烦躁，脉见洪①数者，此属气实，宜黄连消毒饮见后以清毒火，外敷冲和膏见痈疽外治。若慢②肿平塌，紫黑坚硬，臖痛根散，恶寒便泻，脉见细数者，此属阳虚，宜十全大补汤见劳损以温补之，外敷回阳玉龙膏见痈疽后治。若面赤过烦，口干不渴，唇润者，此属虚阳浮泛，宜桂附地黄丸见劳损引火归原，更用生附子饼见痈疽法门置两足心涌泉穴，左右各灸五壮，以泄其毒。初起贴琥珀膏见痈疽外治；已溃，参黄灵药、太乙膏见痈疽外治盖贴，腐尽，再易生肌之药治之。若肿连耳项，痰如拽锯，七日无脓，不溃神昏者，命必危矣。

佛顶疽

一名顶门疽。生于头顶囟门之前，属督脉经上星穴。由脏腑阴阳不调，热毒上壅而成。色紫坚硬肿痛、脉洪大而数者为实，脉微细而数者为虚，皆属阴证。若溃烂黑陷，六脉散大，神昏谵语，二便闭结者，为逆，首尾内外治法俱按百会疽。

额　疽

生前额正中者属督脉经，或生左右额角者属膀胱经，总由火毒而成。初起疮顶塌陷，干焦，色紫，不生大脓者，其势重而险。若红肿高耸，疮根收束者，其势轻而顺。初服荆防败毒散见各种瘟疫汗之，次服仙方活命饮消之。将溃气虚者，宜托里透脓散三方俱见痈疽主治，外敷冲和膏见外治方。已溃者，宜服托里排脓汤见主

---

① 洪：原作"红"，据《医宗金鉴·外科心法要诀》改。
② 慢：疑作"漫"。

治方，外贴琥珀膏见外治方。

鬓疽

发于鬓角，属手少阳三焦、足少阳胆二经。由于相火妄动，外受风热，或性情急怒，欲念火生，凝结而成。此二经俱属气多血少，最难腐溃。更兼须角肌肉浇薄，不宜针灸，候其自溃，溃后不宜多见脓，脓多过耗血液难敛。初起宜服柴胡清肝汤见后解之，脓成者宜托里消毒散，多敷二味拔毒散俱见痈疽内外治方。已溃治法按痈疽门。

脑后发

属督脉经，枕骨之下风府穴。由积热外受风邪，凝结而成。初如粟米，焮肿作疼，痛引头顶肩项，气粗鼻塞。渐大如盘如碗，红活速溃出稠脓者，顺；紫暗难溃时津血水者，逆。初俱宜神授卫生汤消解之。虚者，宜托里消毒散，外敷冲和膏方俱见痈疽内外治。其余俱按痈疽门治法。

面发毒

生面上颊车骨间。初生一个，渐发数枚，形如赤豆，色红焮痛，坚硬似疔，时津黄水，由风热客于阳明，上攻而成。初宜荆防败毒散见瘟疫汗之。若胃火盛，则唇焦、口渴、便燥，即服凉膈散见火热下之，外以清凉消毒散见后敷之，即愈。

痄腮

一名髭发，一名含腮疮。生于两腮，脱肉不着骨之处，无论左右，总发端于阳明胃热也。初起焮痛，寒热往来。若高肿色红焮热者，系胃经风热；若平肿色淡不鲜者，由胃经湿热始，则俱以柴胡葛根汤见后表之。若口渴便秘，宜四顺清凉饮见后解之。其余治法俱按痈疽门。

颊疡

生于耳下颊车间，由阳明胃经积热而生。始发如粟，色红，渐大如榴。初起宜犀角升麻汤见后解之。若失治或过敷凉药，以致肌冷凝结，坚硬难消难溃者，宜升阳散火汤见后宣发之。将溃，宜托里消毒散见主治。脓熟针之，脓出肿退，疮口易敛则愈。或牙关紧急不开，或旁肿不消，脓水清稀，因而成漏，复被寒侵，疮孔致生多骨，经年缠绵难愈，服桂附地黄丸见中寒，外用豆豉饼见痈疽法门垫灸艾炷，初用九壮，以知热痒为止。每日灸之，以朽骨脱出，脓稀少而肌渐平为度，兼用红升丹捻入疮口内，万灵膏俱见痈疽外治盖贴，每日一易。患者慎起居，戒口腹，渐渐收功。

发　颐

此证又名汗毒。发于颐颔之间，属足阳明胃经。初起身发寒热，肿如结核，微热微痛，渐肿如桃如李，疼痛倍增，由伤寒发汗未尽，或疹形未透，壅积而成。初起宜荆防败毒散见瘟疫汗之，外以二味拔毒散见痈疽外治敷之即消。如不应，肿痛日增，势必溃脓，宜托里透脓汤见痈疽主治，溃后按痈疽门治法。若失于调治，或误投寒凉克伐之药，毒必内陷，肿至咽喉，痰涌气堵，汤水难咽者，逆。

程钟龄曰：生于两颐，名曰发颐。初起宜用银花甘草汤加柴胡、荆芥、薄荷、牛子，以清散之。若肿势甚极，须用砭法。若已成脓而未溃者，以乌金膏搽疮头上，盖以万全膏自然得溃。溃后则用海浮散，并贴万全膏方俱见痈疽外治，自应寻愈。

时　毒

初起状类伤寒，憎寒发热，令人恍惚不宁，肢体酸疼，或兼咽痛。一二日间发于项腮、颔颐，作肿无头，渐渐焮赤疼痛，或似结核，有根漫肿，色赤，俱由感冒四时不正邪气客于经络，酿结而成，非发于病后之颐毒也。治法须宜疏解，不可骤用寒凉，致毒不外发而内攻咽喉，致成险候。初宜荆防败毒散见瘟疫汗之。肿不消者，宜连翘消毒饮见酒毒发。脓势将成，宜透脓散，外敷二味拔毒散方俱见痈疽内外治。脓熟针之。余治同法。〔批〕《心悟》云：项下漫肿无头，名曰时毒，俗名虾蟆瘟。头面尽肿，名曰大头瘟。治法另详瘟疫。肿势极盛者，兼用砭法。

眉心疽 ^{附疡}

生于两眉中间，名曰印堂疽。初起色暗，根平，肿硬疼痛。至二十一日，腐溃出稠脓者顺，无脓黑陷者逆。疡名曰面风毒。初起色赤，浮肿焮痛，易治。七日脓溃，若色黑木痛，麻痒太过，根硬如铁钉之状，寒热并作，即眉心疔也。俱由督脉经风热壅结气滞所成。疽疡二证，俱按百会疽_{见前}、眉心疔_{另见疔疮}治法。

虎髭毒

一名颏痈，肿痛焮赤，速溃易治。一名承浆疽，坚硬痛肿，迟溃难治。若根深形小似豆，麻痒痛甚，恶寒发热，心烦作呕者，疔也，当从疔治_{另见疔疮}。皆由过食炙煿，以致肾胃二经积热，上攻任脉而成。二证初起，宜仙方活命饮加升麻、桔梗消之。若便秘唇焦大渴者，宜内疏黄连汤_{俱见痈疽主治}清之。余治俱按痈疽大法。

脑疽 ^{偏脑疽}

此疽有正有偏，正属督脉经，入发际，名为脑疽，俗名对口；偏属太阳膀胱经，名为偏脑疽，俗名偏对口。正脑疽系阳亢热极而生，其证多焮赤肿痛，色鲜红活，根束顶尖，时痛时止。督脉纯阳，走于尾闾，上贯颠顶，挟毒上升，故易脓易腐易敛，多属顺证。若偏脑疽，系寒热错杂所生，其证漫肿色暗，平塌坚硬。然足太阳经外阳内阴，从头走足，阳降阴凝，难脓难腐难敛，多属逆证。更有兼风湿者，其疮根又易于散大旁流。故顺逆二证，治法当辨别是痈是疽。脑痈者，皮薄易破；脑疽者，皮薄难破。初起有表证，令人寒热往来，宜荆防败毒散_{见瘟疫}；有里证，令人口唇焦紫、大渴便结，宜内疏黄连汤_{见痈疽主治}。疮势已成，按痈疽门大法治之。

程钟龄曰：生于脑，名曰脑疽。生于颈后，名曰对口。生于颈旁，名曰偏对口。对口易治，偏对口难治，以其软肉与喉相近也。多因膏粱醇酒，风寒壅遏所致。宜用神火照法，外贴万全膏，取其易溃。溃后，则用防风汤洗之，掺以海浮散，仍贴万全膏方俱见痈疽内外治，频换数次即愈。〔批〕《方便集》云：茄子蒂七个，何首乌七钱，忌铁。陈酒一碗煎，去渣。服后，以被盖出汗，其患如失。又方，用水仙花根捣敷四围，留一孔，即消或出脓，些小，立愈。

耳　发

生于耳后，属三焦经，风热相搏而成。初如椒粒，渐肿若蜂房，将腐亦多眼孔，焮赤疼痛，肿连耳轮。盖发者，乃痈证之毒甚者也。不可听其自溃，恐溃迟脓通耳窍。当在十一日后，剪破疮顶。出黄白脓者，吉；出紫鲜血者，凶。初起俱宜仙方活命饮消之，外敷二味拔毒散俱见痈疽内外治。其余俱按痈疽门治法。

耳根毒

生于耳后，初起形如痰核，渐增肿势，状如伏鼠，焮赤疼痛，由三焦风火，胆经怒气上冲，凝结而成。但此证暴肿溃速，根浅易愈，非若痈疽之势大毒甚也。初起寒热往来，宜荆防败毒散见瘟疫汗之。发热痛甚者，仙方活命饮消之。脓成者，服透脓散。虚者，服托里透脓汤。

溃后外撒红灵药，贴太乙膏。脓尽，换搽生肌玉红膏方俱见痈疽四外治生肌敛口。若遇虚者，脓水清流，或疮口敛迟，即服香贝养荣汤见瘰疬，补之自敛。

猛疽 即结喉痈

此痈发于项前结喉之上，又名猛疽，以其毒势猛烈也。盖项前之中经属任脉，兼肝肺二经积热忧愤所致。肿甚则堵塞咽喉，汤水不下，其凶可畏。若脓成不针，向内溃穿咽喉者，则难生矣。初宜服黄连消毒饮见百会疽，外敷二味拔毒散见痈疽外治，将溃调治之法同痈疽门。

腮痈

《心悟》云：生腮下，绕喉壅肿，先用荠汁调元明粉，搅去其痰，看其紫黑处针去瘀血，宜六味汤_{见劳损}加生地、麦冬、牛膝、元参，并吹柳花散_{见口病}。

痈疽上部方

黄连消毒饮 <small>治百会疽。</small>

苏木 陈皮 泽泻二分 人参 甘草三分 桔梗 黄芩 黄柏 藁本 防己五分 防风 知母 独活 连翘 生地 归尾四分 羌活一分 黄连一钱 黄芪二钱

水煎，食远温服。并治疽疡诸般大毒。

柴胡清肝汤 <small>治鬓疽。</small>

柴胡 生地 赤芍 牛子炒，研，一钱五分 当归 连翘去心，二钱 川芎 黄芩 栀子生研 花粉 防风 甘草节一钱

水二钟，煎八分，食远服。

清凉消毒饮 <small>治面发毒。</small>

白及 乳香 雄黄 花粉 乌药 山慈菇 黄柏 麝香等分

研细末。鸡子清和蜜水调敷。

柴胡葛根汤 <small>治痄腮。</small>

柴胡 葛根 石膏煅 花粉 黄芩五钱 牛子炒，研，一钱 生甘草五分 连翘 桔梗一钱 升麻三分

水煎，不拘时服。

四顺清凉饮 <small>治痄腮。</small>

防风 栀子生 连翘去心 甘草生 当归 赤芍 羌活一钱 大黄二钱

灯心五十寸煎，食远服。

犀角升麻汤 <small>治颊疡。</small>

犀角二钱五分 升麻一钱七分 黄芩 白附子面裹，煨熟 白芷 川芎 防风八分 羌活一钱二分 甘草生，五分

水煎，食远热服。

升阳散火汤　治烦①疡。

抚芎　蔓荆子　白芍酒炒　防风　羌活　独活　人参　葛根
升麻　甘草半生半炙，一钱　柴胡　香附　僵蚕炒，一钱五分

生姜一片，红枣肉一枚，水煎，食远服。

多骨疽方《石室秘录》

芙蓉叶晒干　大黄　五倍子一两　腾黄　生矾三钱　麝香　冰
片三分

共为末。米醋调如厚糊样，涂于四围，中留头如豆大，不时
以醋用鹅翎扫之，若任其干，则无效。

痈疽中部

中脘疽

此证一名胃疽。发于心胸之下，脐上四寸，任脉经中脘穴。
隐痛日久，向外生疽，坚硬漫肿，皮色无红无热，由过食炙煿，
胃腑火毒而成。人迎脉盛，是毒气攻里。作呕不食，咳嗽脓痰者
逆。初宜仙方活命饮见痈疽主治。色紫坚硬，宜山甲内消饮见后。
脓势将成，内外俱按痈疽门治法。

膻中疽

生于心窝之上，两乳中央，属任脉经膻中穴。由脏腑不和，
七情不平，火毒凝结而成。初起如粟，色紫坚硬，渐生焮热肿痛，
憎寒壮热，宜急服仙方活命饮见痈疽主治加苏叶、薄荷汗之。或烦
躁作呕，唇焦大渴，宜夺命丹见黄瓜痈清之。表证已退，急服托里
透脓汤见痈疽主治。若疮势不起，属虚，宜十全大补汤见劳损托
之。但膻中为气海，气之所居，施治贵早，迟则毒陷攻里，伤膜
透气者逆。

内外吹乳产后乳病又详妇科

乳房属胃，乳头属肝。内吹者，怀胎六七月，胸满气上，乳

---

① 烦：当作"颊"，可参考上文"颊疡"篇。

房结肿，疼痛色红者，多热；不红，气郁兼胎旺也。多热者，宜柴胡清肝汤<small>见鬓疽</small>；气郁者，宜服逍遥散<small>见后</small>，外俱敷冲和膏<small>见痈疽外治</small>，必消。或初肿失于调治，或伤气怒以致大肿大痛，其势必欲成脓，宜逍遥散加黄芪、白芷、连翘，以养血排脓。脓溃之后，宜调养血气，待产后按痈疡治法，方得收口。外吹者，由乳母肝胃气浊，兼子吮乳睡熟，鼻孔凉气袭入乳房，与热乳凝结，肿痛，令人寒热往来。初宜荆防牛蒡汤<small>见后</small>，用隔蒜灸法<small>见痈疽法</small>。俟寒热退，仍肿者，宜橘叶栝楼散<small>见后</small>，外敷冲和膏消之。如不应，将欲作脓，即用透脓散<small>见痈疽主治</small>。余法俱按痈疽门。又有内未怀胎，外未行乳而生毒者，系皮肉为患，未伤乳房，此肝胃湿热凝结成毒，当按疮疖法治之，即效。

乳疽乳痈

俱由肝气郁结，胃热壅滞而成。男子生者稀少，女子生者颇多，俱生于乳房。红肿热痛者为痈，十四日脓成。若坚硬木痛者为疽，月余方成脓。初起寒热往来，宜栝楼牛蒡汤<small>见后</small>。寒热退，肿硬不消，宜复元通气散<small>见痈疽主治</small>消之。若不应，复时时跳动者，势将溃脓，宜托里透脓汤<small>见痈疽主治</small>。脓胀痛者针之，宜服托里排脓汤<small>见痈疽主治</small>。虚者补之。敷贴之药，俱按痈疽法施治。

乳发乳漏

此证发于乳房。焮赤肿痛，其势更大如痈，皮肉尽腐，由胃腑湿热相凝而成。治法按乳痈，未成形者，消之；已成形者，托之。腐脱迟者，黄灵药<small>见痈疽外治</small>撒之，以免偏溃乳房致伤囊楄，难以收敛。若久不收口，外寒侵入，失于调养，时流清水者，即成乳漏，外用红升丹<small>见痈疽外治</small>作捻，以去腐生肌，兼用豆豉饼<small>见痈疽治法灸法</small>，缓缓灸之以祛寒。内当大补气血，节劳烦，慎起居，忌发物，渐可生肌敛口而愈。

乳中结核

乳房结核坚硬，小者如梅，大者如李，按之不移，推之不动，时时隐痛，皮色如常，由肝脾二经气郁结滞也。形势虽小，不可轻忽。若耽延日久不消，轻成乳劳，重成乳岩，慎之。初起气实者，宜清肝解郁汤见后；气虚者，宜香贝养荣汤见瘰疬；郁结伤脾，食少不寐者，宜归脾汤见血门。外用木香饼见后灸法，消之甚效。

乳　劳

此证即由乳中结核而成，渐大如盘如碗，坚硬疼痛，根形散漫，窜延胸肋腋下，其色或紫或黑。未溃先腐，外皮霉点，烂斑数处，渐渐通破，轻津白汁，重流臭水，即败浆脓也。日久溃深伤膜，内病渐添，午后烦热，干嗽颧红，形瘦食少，阴虚等证俱见，变成疮劳。初结肿时，气实者宜蒌贝散见后及神效栝楼散见后，气虚者逍遥散见后及归脾汤见血门合而用之，阴虚者宜六味地黄汤见劳损以培其本。外治法按痈疡门。然此疮成劳至易，获效甚难。

乳　岩

由肝脾两伤，气郁凝结而成。自乳中结核，初起如枣栗，渐如棋子，无潮热恶寒，始觉大痛，牵引胸腋，肿如覆碗，坚硬形如堆栗，高凸如岩，顶透紫色光亮，内含血丝，先腐后溃，污水时津，有时涌冒臭血，腐烂深如岩壑翻花，突如泛莲，疼痛连心。若复因急怒，暴流鲜血，根肿愈坚，其时五脏俱衰，即成败证，百无一救。果能清心涤虑，静养调理，初宜神效栝楼散见后，次宜清肝解郁汤见后，外贴鲫鱼膏见后，其核或消。若反复不应，疮势已成，不可过用克伐，致损胃气，宜香贝养荣汤见瘰疬；或心烦不寐，归脾汤见血门；潮热恶寒，逍遥散见后，稍可苟延。如于肿核初起时，即加医治，用豆粒大艾炷，当顶灸七壮，次日起疱，挑破，用三棱针刺入五六分，插入冰螺散见后捻子，外用纸封糊至十余日，其核自落。外贴绛珠膏、生肌玉红膏俱见痈疽外治，内服舒肝养血理脾之剂，生肌敛口，自愈。

肩风毒

生于肩梢臑上骨尖处，经属大肠肩髃穴，由邪风深袭骨缝，与湿羁留化热而成。初起宜肿色赤，大者如桃，小者如杏，痛连肩臑，更兼拘急。初服蠲痛无忧散见后，汗之即消。若肿痛日深，不能尽消者，脓势将成也，宜托里透脓汤见痈疽主治，溃后内外治法同痈疽门。

石榴疽

生于肘尖上寸余，属三焦经天井穴。初起黄粟小疱，根脚便觉开大，色红焮肿，坚硬疼痛，肿如覆碗，破翻如榴，寒热如疟，由三焦相火与外湿相搏而成。初起宜蟾酥丸见疔疮汗之，外以艾灸九壮，贴蟾酥饼即蟾酥丸料捏作，用万应膏见痈疽外治盖之，焮肿处敷冲和膏见痈疽外治，服菊花清燥汤见后。烦躁热甚者，服护心散见痈疽主治。九日后，作稠脓，痛减，喜食，表里证俱退者顺，反此者逆。破后用菊花蕊煎汤洗之，次以菊花烧灰存性，加轻粉少许和匀，敷之神效。

臂痈附疽

此证生臂外侧，属三阳经；臂里侧，属三阴经。高肿红活焮痛，溃速者，为痈；平陷紫暗，坚硬木痛，溃迟者，为疽。俱由荣卫不通，感受风邪，逆于肉里而成。初起形如粟粒，憎寒壮热，宜荆防败毒散见瘟疫汗之。焮痛烦热，宜白芷升麻汤见后消之。脓势将成，宜托里透脓汤见痈疽主治。脓熟针之。若疽证木痛不红无热，此属气血两虚，无论已溃未溃，宜十全大补汤见劳损托之。溃后，内外俱按痈疽门治法。若拳缩，筋不能舒，疼痛彻骨者，系溃深伤脉也，属逆。

腕痈

生于腕背面，属手三阳经，由风火凝结而成。高肿红活，在十四日，溃破脓出痛减者，顺而易治。手腕乃皮肉浇薄之处，若迁延日久不溃，或漫肿平塌，溃烂露骨者，难以收功。初服荆防败毒散见瘟疫汗之，外用太乙紫金锭见痈疽主治敷之。成脓将溃，即按痈疽法施治。

穿骨疽

生于间使穴处，在掌后横纹上三寸两筋陷中，属包络经，蕴热凝结而成。初起如粟，渐增坚硬，漫肿微红，焮热疼痛，应期速溃者，顺。若溃破迟缓，脓毒溃穿骨缝，从臂外侧出脓者，险。内外治法按痈疽门。

手发背

生于手背，属手三阳经，由风火与湿凝滞而成。初起形如芒刺，渐觉疼痛，高肿红活，焮热溃速，为痈。若漫肿坚硬，无红无热，溃迟为疽。其证无论形势大小，但溃深露筋骨者，难痊。初宜羌活散见后汗之，次服内疏黄连汤见痈疽主治清之。其余内外治法同。

手丫发

生于手丫歧骨缝间，除大指合谷穴，其余指丫生患，即名手丫发。本于脾经湿火凝结而成。初起如粟色红，渐大如豆，焮热疼痛，溃后疼痛不止者，俟脓塞脱出方止。内外治法俱按疔疮门。

《方便集》治丫指，用石灰内未烧过石子，同生蜂蜜在粗石上磨浓，敷患处，一夜即消。

虎口疽合谷疔

生于合谷穴，在手大指次指歧骨间，属太阳经湿热凝结而成。初起如豆，漫大色青，木痛坚硬，名虎口疽。若初起黄粟小疱，痒热焮痛，根深有红线，上攻腋内，即名合谷疔。二证初起，俱宜羌活散见手发背汗之，内疏黄连汤见痈疽主治清之。疽证，脓熟针之。余治俱按痈疽门法。疔证初起，将疔根挑去，有红丝，尽处用针砭断，余法俱按疮门。

蛇头天蛇毒

此二证俱生于手指顶尖。手指虽各有专经，然俱兼脾经火毒而成。蛇头毒自筋骨发出，根深毒重。初起小疱，色紫疼痛，坚硬如钉，初宜蟾酥丸_{见疔疮汗之}，外敷雄黄散_{见后}。天蛇毒自肌肉发出，其毒稍轻。初起闷肿无头，色红，肿如火燎，初宜蟾酥丸汗之，外敷雄黄牡蛎散_{见后}。二证脓势将成，俱宜仙方活命饮_{见痈疽主治}。脓熟开之，外贴琥珀膏_{见痈疽外治}煨脓生肌。虚不能敛者，补之。但手指皮肉浇薄，不宜灸法，亦不用开早。若误治之，以致皮裂，努肉翻出，疼痛倍增，不能速愈，慎之。

上中下三发_{脾肚发、对心发、对脐发}

上中下三发背，俱属督脉经，皆由火毒而成。上发背，火毒伤肺，生天柱骨下，一名脾肚发，其形横广如肚。中发背，火毒伤肝，生于背心，一名对心发，其形中阔，两头有尖如爪。下发背，火毒伤肾，生于腰中，一名对脐发，其形平漫如龟。初起皆形如粟米，焮痛麻痒，周身拘急，寒热往来，因循数日，突然大肿。气实者，多焮痛；气虚者，多麻痒。初起治法不论虚实，即宜隔蒜灸之_{见痈疽证治}。不应，则就患顶当肉灸之，至知痛为效。以大化小，移深居浅。灸后，用针当疮顶点破一孔，随用药筒拔法_{见痈疽证治}，务令毒气内外疏通，庶毒不至内攻。如有表证，发热恶寒无汗者，宜荆防败毒散_{见瘟疫汗之}。如有里证，发热恶热，大便燥者，宜内疏黄连汤_{见痈疽主治}下之。表里证兼有者，宜神授卫生汤_{见痈疽主治}双解之，以减疮势。脓将成，必行托里。如溃破，腐肉不去，外贴巴膏_{见痈疽外治}以化之。其余俱按痈疽门治法。盖此三证，无论老少，总以高肿红活焮痛者为顺，若漫肿塌陷、焦枯紫黑者为逆。

凡灸不痛者，灸至知痛；痛者，灸至不痛方止。盖艾火着毒则不痛，至好肉则痛，必要灸至知痛者，令火气至毒方止也。着皮肉未坏处则痛，着毒则不痛，必灸至不痛者，令火气着毒也。

程钟龄曰：生于背，名曰发背，肺经火毒也。生于背下，与心相对，名曰对心发，心经火毒也。生于腰，名曰肾俞发，肾经相火之毒也。生于肩脊，名曰搭背，右为肺火，左为肝火也。

〔批〕生于手背，名手发。生足背，名足发。脾经湿热之毒也。有如莲子形者，头多突起。有如蜂窠形者，孔多内陷，外结螺靥。此二种须防毒陷。大率此证皆由膏粱厚味，或六淫外客，七情内郁，以致荣气不从，逆于肉里耳。初觉肿痛，即宜用药消散。散而不去，则用艾灸提脓等法。痈疽之证，始为热中，末为寒中，不可不察。

上搭手

生于足太阳膀胱经肺俞穴，在两肩骨之动处。无论左搭手、右搭手，其名虽同，而偏在左者属肝，偏在右者属肺，总由气郁痰热凝结而成。初宜神授卫生汤见痈疽主治双解之，次以逍遥散见后清之，兼以六郁汤见后调之。其余内外俱按痈疽门治法。

中搭手

生在脊骨两旁，属足太阳膀胱经膏肓穴，一名龙疽。由七情不和，愤怒火凝而生。如气寒而实，便燥不渴者，宜一粒金丹见后温下之。若气热血实，内疏黄连汤见痈疽主治寒下之。若气血虚，疮不能发长者，宜内托黄芪散见后托补之。其余内外俱按痈疽门治法。

下搭手

发于腰窝旁开三寸，属足太阳膀胱经肓门穴。由房劳过度，有伤肾水，水竭不能制火，以致荣卫不和，逆于肉里而生。初发红活焮肿，令人寒热往来，口渴烦躁，百节疼痛，宜服仙方活命饮见痈疽主治宣解毒火。次服内托黄芪散见后托毒发长。将溃，内外俱按痈疽门治法。若初肿腰痛如折，不能俯仰者，险。若色紫塌陷腐烂，孔深透膜穿肠者，逆。

酒毒发

生于脊背，皮色不变，累累如弹如拳，坚硬如石，时麻时木，痛彻五内，二便涩滞，周身拘急。数日后，头面手足虚肿，泄泻似痢。由过饮药酒，更兼厚味积毒所致。初起宜服连翘消毒散见后，次服内疏黄连汤见痈疽主治。其证或消或溃，须宜速治为顺。若迁延日久，不消不溃，必腐烂筋骨，即成逆证。其余内外俱按痈疽门治法。

痰注发

发于脊背，长形如布袋，短形如冬瓜，按之不硬，微觉疼痛，不热不红，皮色如常，由湿痰七情郁滞，凝结于肌肉之分，日积深久而成。初宜服疮科流气饮，外贴金凤化痰膏俱见后，溃后治法按痈疽门。

丹毒发

生于背，形如汤火所伤，细瘰无数，赤晕延开，发时其渴非常，由素服丹石刚剂所致。初服黄连消毒饮见痈疽主治兼国老膏见悬痈服之，外用牛肉薄片贴之。其色红活鲜润，神清者生。若紫黑神昏，兼脉躁膨胀，呕哕者死。

黄瓜痈

生于背旁，一名肉龟，由脾火积毒而生。皮肉色红，状若黄瓜，肿高寸许，长可尺许，四肢麻木，疼痛引心，红活速溃者，顺。紫陷，脉微，自汗，谵语坚破，溃迟者，逆。初起宜仙方活命饮见痈疽主治加羌活、柴胡或夺命丹见后。余治按痈疽门法。

肾俞发

生肾俞穴，在腰骨两旁陷肉处，有单有双。单者，由酒色湿热而成；双者，由房劳怒火而发。若疮形红活高肿，十四日生脓，属顺。若疮形紫黑，干枯坚硬，应期无脓，属逆。或脓稀伤膜者，系真阳血气大亏。初宜服人参养荣汤见劳损或加味地黄汤见痈疽主治以救其源。其顺逆内外，俱按痈疽门治法。

胁痈附疽

生于软胁，有硬骨者为肋，肋下软肉处为季胁。痈疽二证，皆由肝胆怒火凝结而成，多生于体虚之人。初如梅李，渐长如碗如盆，色红，焮痛，高肿，二七溃破，脓稠为痈。若坚硬平塌，漫肿木红，不痛不热，月余溃稀脓为疽。二证初肿时，俱宜柴胡清肝汤见鬓疽解郁泻火。如已成者，服托里透脓汤见痈疽主治。脓熟胀痛，俱用卧针开之。溃后以排余脓、补气血为要，补不应者，难治。

腹皮痈

生于腹皮里膜外，无论左右。隐疼日久后，发痈肿于皮外。右关脉见沉数，而腹痛甚者，是其候也。初起壮实者，用双解贵金丸见痈疽主治下之。虚弱者，减半用之，不应，再服半剂。下后腹痛不止，脓将成也，急用托里透脓汤见痈疽主治。溃后，治外按痈疡门。不可过用克伐，致伤胃气，则肿不能溃，溃不能敛，必成坏证。

脐痈附脐中出水

由心经火毒流入大小肠所致。生于脐中，属任脉经神阙穴。此穴禁针刺。肿大如瓜，高突若铃，无红无热，最宜隔蒜灸之。初宜仙方活命饮见痈疽主治加升麻消之。便结实者，内疏黄连汤见痈疽主治通利之。将欲成脓，内外治法俱按痈疽施治。溃后得稠脓者，顺；时出污水臭秽者，逆。亦有脐中不痛不肿，甚痒，时津黄水，此属肠胃湿热积久，宜服平胃散见脾胃加黄连，外用三妙散见后干掺即愈。忌酒面、生冷、果菜，不致再发。若水出不止，亦属逆。

痈疽中部方

护心散《心悟》 治井口疽，宜多用，他证亦宜。

远志一两五钱，去心，甘草水浸，炒 绿豆粉二两 甘草五钱，炒明乳香一两，箸上炙，研 辰砂二钱，研细，水飞

共为末。每三钱，开水下。〔批〕《金鉴》无远志。

山甲内消散 治中脘疽。

穿山甲三大片，炒 归尾 大黄 甘草节三钱 土木鳖三个 黑牵牛 僵蚕一钱，炒

酒水各一钟，煎服。大便行三四次，食稀粥淡味调理。

荆防牛蒡汤 治吹乳。

荆芥　防风　牛子炒，研　金银花　陈皮　花粉　黄芩　蒲公英　连翘　皂刺一钱　柴胡　香附子　生草五分

水煎服。

橘叶栝楼散 治吹乳。

橘叶二十个　栝楼半个或一个　川芎　黄芩　栀子生，研　连翘石膏煅，不红肿者去之　柴胡　陈皮　青皮一钱　生甘草五分

水煎，食远服。

栝楼牛蒡汤 治乳疽乳痈。

栝楼仁　牛子炒，研　花粉　黄芩　栀子生　连翘　皂刺　银花　生草　陈皮一钱　青皮　柴胡五分

水煎，入酒一杯，和匀服。

清肝解郁汤 治乳发乳漏。

当归　生地　白芍酒炒　川芎　陈皮　法半八分　贝母去心　茯苓　青皮　远志肉去心　桔梗　苏叶六分　栀子生　木通　生草四分　香附醋炒，一钱

加姜一片，煎服。

蒌贝散 治乳劳。

栝楼　贝母去心，研　南星　甘草　连翘一钱

水煎，入酒和匀，食远服。

一方加青皮、升麻。

神效栝楼散 治乳劳。

大栝楼一个，去皮，焙为末　当归　甘草五钱　没药　乳香二钱

共研粗末。每五钱，醇酒三钟，熬至一钟，去渣，食后服。

远志酒 治乳痈，兼托一切肿毒。

远志不拘多少，去心

米泔水浸洗，为末。每三钱，用好酒一钟调匀，澄清饮之，渣敷患处。

木香饼 治乳中结核。

生地黄一两，捣烂　木香五钱，研末

和匀，量结核大小为饼，贴肿上，以热熨斗间日熨之。坚硬木痛者，每日熨之。

鲫鱼膏季芝　治乳岩。

活鲫鱼肉　鲜山药去皮，等分

捣如泥，加麝香少许，涂核上。觉痒极，勿搔动，隔衣轻轻揉之。七日一换，旋涂即消。

冰螺捻　治乳岩。

硇砂二分　大田螺五枚，去壳，线穿，晒干　冰片一分　白矾一钱二分，面裹煨热，去面用矾

将螺肉切片，同白矾研末，再加硇砂、冰片，同研细，以稠末糊搓成捻子，瓷罐密收。用时将捻插入针孔，外以纸糊封贴核上，勿动。十日后，四边裂缝，其核自落。

蠲痛无忧散　治肩风毒。

番木鳖香油炸浮　当归酒洗　生甘草二两　麻黄三两　苍术漂穿山甲陈土炒　川乌黑豆酒煮，去皮尖　草乌姜汁煮　法半二两　威灵仙一两

各为末，和匀。每一钱，无灰酒调下。再饮酒，以醉为度。盖卧出汗，避风。〔批〕加闹羊花四两，亦治头风痛。

菊花清燥汤　治石榴疽。

甘菊花二钱　当归　生地　白芍酒炒　川芎　知母　贝母去心骨皮　麦冬去心，一钱　柴胡　黄芩　升麻　犀角末　甘草生五分

竹叶二十片，灯心二十寸，水煎，食后温服。

白芷升麻汤　治臂痈。

黄芩半生半熟，酒炒　连翘去心，二钱　黄芪三钱　白芷八分　升麻　桔梗五分　红花酒洗　炙草三分

酒水各一钟，煎，食远热服。

羌活汤①　治手发背。

① 汤：原作"散"，据底本目录改。

羌活　当归二钱　独活　乌药　威灵仙一钱五分　升麻　前胡
荆芥　桔梗一钱　生草五分　肉桂三分

酒水各一钟，煎，食远服。

雄黄散　治蛇头、天蛇二毒。

明雄黄二钱　轻粉五分　蟾酥二分　冰片一分

研末。新汲水调，浓重汤炖，温敷于患指，用薄纸盖之，日
换三四次。

雄黄牡蛎散　治天蛇毒。

牡蛎四钱，煅　明雄黄二钱

研细，和匀。蜜水调，浓重汤炖，温涂于患指，能止疼痛，
日用五六次。

天蛇头方《方便集》

猪胆一个入　雄黄末，三分

搅匀，套指上，缚二三时即愈。

又方：生鸭蛋二个　蜈蚣一条，焙为末

以一半入一鸭蛋内，套在指上，候热，再用一个并一半蜈蚣
末入内，套上即消。又云，用小泥鳅一条，捣烂敷上即愈。治中指
上生蛇头疔。

逍遥散　治上搭手。

当归酒洗　白芍酒炒　白茯苓　白术土炒　香附酒炒　陈皮一钱
柴胡八分　黄芩　薄荷五分　甘草六分

水煎，食远服。

六郁汤　治上搭手。

香附酒炒　茯苓　陈皮　法半　川芎　山栀一钱　苍术炒　砂
仁　甘草五分

姜三片，煎服。

一粒金丹　治中搭手。

木香　乳香　沉香五分　巴豆霜一钱五分

各为细末，和匀。用肥胶枣肉个半捣烂，和药末为丸，如芡
实大。每一丸，细嚼，用白滚水一口送下。少顷，再饮白滚水一

口，即泻一次。若饮两口，即泻二次。壮实者，或泻三四次，不可太过。毒滞泻尽，即以米饮补之。

内托黄芪散 *治中搭手。*

当归　白芍酒炒　川芎　白术炒　陈皮　穿山甲炒，研　皂刺　黄芪一钱　槟榔二分　紫肉桂五分

水煎，食远服。

连翘消毒饮 *治酒毒发。*

连翘　栀子　桔梗　赤芍　当归　元参　射干　黄芩　红花　葛根　陈皮一钱　生草五分　大黄　花粉一钱

水煎，食远服。有痰，加竹茹。

疮科流气饮 *治痰注发。*

人参　厚朴姜制　桔梗　防风　紫苏　黄芪盐水炒　枳壳　当归　肉桂　白芍酒炒　乌药　甘草七分　川芎　木香　槟榔　白芷五分

生姜一片，煎服。

金凤化痰膏 *治痰注发。*

凤仙花一捧，去青蒂，研末　葱汁一茶钟　米醋一茶钟　广胶三钱，切碎如米粒大，入葱汁内泡之　人中白八钱，火煅存性，研末

先将葱汁、米醋、广胶投入锅内熬化，次下凤仙花末，煎成膏，再入人中白末，将锅离火，不时搅匀。用时以重汤炖化，量痰包之大小，薄纸摊贴，候膏自落，再换新膏。

夺命丹 *治黄瓜痈。*

轻粉　麝香　白砒面裹，火煅，五分　白矾火煅　辰砂为衣　血竭一钱　雄黄　蟾酥干者，酒化入药　乳香　没药　寒水石煅　铜绿二钱　蜗牛二十一个，连壳

上为细末。先将蜗牛研烂如泥，匀合前药末丸。如不成，加好黄酒少许，打三百五百下为丸，如绿豆大。每二三丸，先将葱白五寸令病者嚼烂，自吐于手心内，男左女右手。将药丸裹入葱泥里，无灰酒一大钟，温热送下，被盖汗出为度。重者不过三服，不可多。〔批〕一方用胆矾，无白砒、血竭，名蟾酥解毒丸。宜端午

日作丸。忌妇人、鸡人见。

三妙散 <small>治脐疮。</small>

槟榔　苍术生　黄柏生，等分

研末。干撒肚脐，出水津淫成片，止痒渗湿。又治湿癣，以苏合油调搽甚效。

白玉霜<small>萧毓云传　治妇人乳痈及一切菌毒痈疽，排脓长肌肉。</small>

白玉霜镑末，炭火煅红，用一两　真蟾酥八两

上药以上冰片二钱于大田螺内，俟其水自出，和调白玉霜、蟾酥。用面糊作饼敷之，效，或作丸服亦可。

或四五月间，童便浸汁，久玉自出霜者佳。

痈疽下部

悬 痈

一名骑马痈。生于篡间，系前阴之后，后阴之前屏翳穴，即会阴穴，系任脉经首穴也。初起如莲子，微痒多痛，日久焮肿，形如桃李，由三阴亏损，兼忧思气结，湿热壅滞而成。其色红，作脓欲溃。若破后溃深，久则成漏，以致沥尽气血，变为疮劳。初起气壮，尚未成脓，小水涩滞者，宜用九龙丹<small>见后</small>泻去病根。稍虚者，仙方活命饮<small>见痈疽主治</small>利去湿热。如十余日后，肿势已成，不能内消，宜服托里消毒散，或托里透脓汤<small>俱见痈疽主治</small>，自破。如不破，肿高光亮胀痛者，用卧针开之，秽脓一出，其肿全消者，顺。朝服六味地黄丸，午服十全大补汤<small>俱见劳损</small>，温补滋阴。又有过食膏粱厚味气实者，初服龙胆泻肝汤<small>见火丹</small>，溃服滋阴八物汤<small>见后</small>。又有房劳过度羸弱者，初服八珍汤，溃服十全大补汤<small>俱见劳损</small>。日久成漏者，国老膏<small>见后</small>化汤，送服琥珀蜡矾丸<small>见痈疽外治</small>。当戒房劳、气怒、鱼腥、发物。余法同痈疡。

便毒<small>一名鱼口</small>

又名血疝，又名便痈。无论男女，皆可以生。发于少腹之下、腿根之上折纹缝中，经属肝肾。由强力房劳，忽精不泄，或欲念

不遂，以致精搏血留聚于中途，壅遏而成。初如杏核，渐如鹅卵，坚硬木痛，微热不红，令人寒热往来，宜荆防败毒散见瘟疫汗之。若过于坚硬大痛者，宜红花散瘀汤见后舒通之，用之不效，宜九龙丹见后攻之。无痛无热，则不可攻下，脓势将成，不可强消，宜黄芪内托散见后托之。虚甚者，托里透脓汤见痈疽主治。既溃，宜八珍汤、十全大补汤俱见劳损、补中益气汤见劳倦。外用五色灵药见外治撒之，化腐煨脓，兼万应膏见痈疽外治贴之，生肌敛口。此证溃后，即名鱼口。因生于折纹缝中，其疮口溃大，身立则口必合，身屈则口必张，形如鱼口开合之状，故有鱼口之名。

肾囊痈

生于肾囊，红肿焮热疼痛，身发寒热，口干饮冷，由肝肾湿热下注肾囊而成。初起，宜荆防败毒散见瘟疫汗之，外用葱盐熬汤烫之。寒热已退，服清肝渗湿汤见后消解之。不应者，脓势将成也，急宜滋阴内托散见后。若气怯食少者，宜托里透脓汤见痈疽主治，外用二味拔毒散见痈疽外治圈敷肿根。脓胀痛者，用卧针针之。出稠脓者，顺；出腥水者，险。宜服托里排脓汤，外用琥珀膏贴之，候肿消脓少痛减时，用生肌散、生肌玉红膏俱见痈疽内外治以生肌敛口。此痈本于肝肾发出，以滋阴培补气血为要。生肌敛口时，朝服六味地黄汤，暮服人参养荣汤俱见劳损门滋补之，甚效。若失治溃深，露睾丸者，险，宜杉木灰托之，苏子叶包之，患者仰卧，静以养之，或可取效。〔批〕《石室秘录》用银花、蒲公英、人参、当归、甘草、大黄、天花粉，水煎服。

鹳口疽

一名锐疽。生于尻尾骨尖处。初肿形如鱼肫，色赤坚痛，溃破，口若鹳嘴，属督脉经，由湿痰流结所致。朝寒暮热，夜重日轻，溃出稀脓为不足，或流稠脓鲜血为有余。少壮可愈，老弱难敛，易于成漏。初起宜滋阴除湿汤见后以和之。已成不得内消者，用和气养荣汤见后以托之。气血虚弱，溃而敛迟者，滋肾保元汤见后以补之。若失治，久而不敛者，宜服先天大造丸见后，兼服琥珀蜡矾丸见痈疽主治，久久收敛。外治法同痈疡。

坐马痈

生于尻尾骨略上，属督脉经，由湿热凝结而成。高肿溃速，脓稠者，顺。若漫肿溃迟，出紫水者，险。虚人患此，易于成漏。初宜艾炷隔蒜灸之法见痈疽门，以宜通结滞，令其易溃易敛。内服之药与鹳口疽同，余法同痈疡。

上马下马痈

生于臀肉之下折纹中，属膀胱经。湿热又兼七情不和，忧愤凝滞而成。初起如粟，黄脓小疱，渐生焮痛，寒热往来，高肿红亮为轻，平陷黑硬为重。初服荆防败毒散见瘟疫以退寒热，次服内托羌活汤见后。脓势将成，服托里透脓汤见痈疽主治。其余治法同痈疡。

臀　痈

此证属膀胱经湿热凝结而成。臀肉厚处，肿、溃、敛俱迟慢。初宜隔蒜灸法见痈疽门，服仙方活命饮消之。不应者，即服透脓散俱见痈疽主治。脓熟针之。溃后治法按痈疡。

脏毒肠风脏毒另详七卷

此证有内外阴阳之别。发于外者，由醇酒厚味，勤劳辛苦，蕴注于肛门两旁，肿穴形如桃李，大便秘结，小水短赤，甚者肛门肿坠紧闭，下气不通，刺痛如锥，脉数有力，多实多热，属阳，易治，宜服一煎①散见后通利二便，菩提散见后搽之。肿痛仍前不全退者，脓将成也，宜托里透脓汤见痈疽主治。脓胀痛，针之，脓出之后，治同溃疡门。发于内者，兼阴虚，湿热下注肛门，内结壅肿，刺痛如锥，大便虚门，小水淋漓，寒热往来，遇夜尤甚，脉数细微，为虚为湿，属阴，难治，宜服五灰散见后，脓毒自然溃出。脓生迟者，服十全大补汤见劳损托之。溃后治法同溃疡。

---

① 煎：底本作"前"，据本门后附方名改。

《心悟》云：脏毒生于肛门之两旁。初时肿痛，继则溃脓。总由湿热相火，内灼庚金而然。宜服国老散、生熟地黄丸俱见悬痈，并敷海浮散见痈疽外治，贴膏药，此一定之治法也。

脏毒治案

洪玉友曰：余肛门外忽生毒疮四五个，结成如雀卵大，红肿痛不可忍，拦阻肛门，大便难出。余以解毒为主。先用苍术、陈皮、厚朴、甘草、大黄、槟榔，次用大黄、黄芩、山甲、楂肉、天丁、白芷梢、赤芍梢、归尾、金银花、内红消，共为细末。早晚每服五钱，服三日，始有效，九日全消。外方，先用猫儿屎研烂，同井底泥敷之，痛略减后，用生甘草、朴硝、五倍子、黄柏煎汤，每日熏洗二三次。

又治一人，肛外生小毒，日流黄水，但痒不痛，此阴地阴疮，补之不可，凉之又不可，法宜从治。用制甘草一斤作丸，服完即愈一名国老散。

附骨疽 咬骨疽

此二证，生于大腿里外，外侧属足三阳经，里侧属足三阴经。附骨疽生于大腿外侧，咬骨疽生于大腿里侧。由体虚之人卧露风冷，浴后乘凉，寒湿浸袭，或房劳后盖覆单薄，寒邪乘虚入里而成。初觉寒热往来，如同感冒，随后筋骨疼痛，不热不红，甚则痛如锥刺，筋骨不能屈伸动转，积久阴极生阳，寒郁为热，热甚腐肉为脓，外形肿胖无头，皮色如常，渐透红亮一点，内脓已成。治此初起，寒热觉痛，即服万灵丹见痈疽外治。重者五积散见感冒加牛膝、红花。痛处用雷火针见后针之，发汗散寒，通行经络。脓成开之。溃后，余治同痈疡门。又有漫肿疼痛发于尻臀部位者，宜内托羌活汤见后。又有发于腿之里侧近膝者，属肝脾二经部位，宜内托黄芪汤见后。又有发于腿外侧者，属胆经部位，宜内托酒煎汤见后。又有发于腿之正面者，属胃经部位，头目昏眩，呕吐不食，胸膈不利，心烦热闷者，宜茯苓佐经汤见后。又有发于腿之里侧，属脾经部位，骨节焮肿，四肢拘急，自汗短气，小水不利，手足浮肿者，宜服附子六物汤见后。又有发于腿之后面，属膀胱经部位，腿足挛痹，关节重痛，憎寒发热，无汗恶寒，兼恶风头痛者，宜麻黄佐经汤见后。又有三阴不足，外邪过盛，大腿通肿，皮色不变，疼痛日增，不消不溃者，此属虚寒骨冷，急服大防风汤见后补虚逐寒，日久消之。不应者，势欲作脓，外用隔蒜灸法见痈疽门。灸之起疱，艾爆有声，为吉；灸之为疱，骨中不觉热者，属逆。灸后服十全大补汤加牛膝、羌活、防己，或八珍汤俱见劳损加附子补托之。脓成胀痛，针之，出粘白脓为顺；若出白浆水，或如豆汁者，俱为险候。溃后治法俱同痈疡门。总之，各证皆由沉寒痼冷中来，外敷内服不可用苦寒，损泄脾气，犯之必致气血冰凝，内肉瘀腐，日久化为污水，为不治之证也。

《心悟》云：此疽内里漫肿，皮色不变，宜用艾团灸之。伸其转阴为阳，乃吉。

伏兔疽

经云：伏兔不宜生疮。盖伏兔乃胃经穴道，在膝盖之上六寸正中，用力大如掌一堆高肉处。禁用针灸。始发寒热交作，疼痛彻心，由胃火毒滞而成。溃后最难收敛。初治同附骨疽，溃后按痈疡治法。〔批〕《心悟》云：膝上三寸，名曰伏兔。法在不治。

膝痈庇疽

生于膝盖，色红，焮肿疼痛，属气血实。庇疽亦生在膝盖，肿大如痈，其色不变，寒热往来，属气血虚。宜软为顺，坚硬如石者为逆。经云：肉之小会为溪。溪者，二肘、二膝、四腕也。凡脾病在溪，肾有邪，其气留于两膝。凡筋病，皆属于节，筋乃肝之余，故又属肝。是以溪会有病，皆从脾肾肝三经邪气乘之也。始终内外俱按痈疽门治法。惟两膝俱生，属败证，不治。

委中毒

生委中穴，穴在膝后腘中央约纹，动脉陷中即是。约纹者，折纹也，属膀胱经，俗名腿凹。经曰：腘中由胆经积热，流入膀胱，壅遏不行而成。木硬肿痛，微红，屈伸艰难，宜速用活血散瘀汤见后逐下恶血为效，缓则筋缩而成废疾。其余治法按痈疡。

黄鳅痈

生在小腿肚里则[①]。疼痛硬肿，长有数寸，形如泥鳅，其色微红，由肝脾二经湿热凝结而成。应期溃破出稠脓者，顺。若出污水败浆者，逆。初服五香流气饮见后，其次内外俱按痈疽门法。

接骨发

生于腿肚之下，接骨之上，胫骨与足后跟骨相接处，属膀胱经湿热凝结而成。初如核桃，其硬如物打磕硼之状，急胀微疼，色红漫肿，脓宜速溃，迟则脓毒损筋，筋脉既伤，肿缺踵行谓不能全足践地，惟恃足指着力而行也。始终治法俱按痈疽门。

内踝疽 外踝疽

二证生两足踝近腕之处。在内踝者，名走缓，又名鞋带疽。在外踝者，名脚拐毒。盖内踝骨属三阴经脉络也，外踝骨属三阳经脉络也。俱由寒湿下注，血涩气阻而成。其坚硬漫肿，皮色不变，时时隐痛，艰于行立者，初服疮科流气饮见痰注发加牛膝、木瓜、防己，以宣通之；外用蒜片灸法以消之。发三阴经者，服内托黄芪散见附骨疽；发三阳经者，服内托羌活汤见上马痈。若虚弱，将欲作脓，跳痛无时者，俱服十全大补汤见劳损，敷乌龙膏见痈疽外治。余治按痈疽门法。

湿毒流注 附瓜藤缠

生于腿胫，流行不定，或发一二处。疮顶形似牛眼，根脚湿肿，轻则色紫，重则色黑。溃破脓水浸溃好肉，破烂日久不敛。由暴风疾雨、寒湿暑热侵在腠理，而肌肉为病也。初起急服防风通圣散见火病加木瓜、牛膝、防己、苍术，消之。若腿胫至晚发热者，宜当归拈痛汤见湿病门加牛膝，外治初搽三妙散见脐痈。肿病

---

① 则：《医宗金鉴·外科心法要诀》作"侧"。

全消，搽轻粉散见后敛之，即效。若绕胫而发，即名瓜藤缠。结核数枚，日久肿痛，腐烂不已，亦属湿热下注而成，治法同前。

足发背

一名足跗发。凡足背，虽行三阳而偏在胆胃二经居多。证由七情内郁，或兼六淫外伤而成。经云：三背不宜生疮。惟足背多筋多骨，肉少皮薄，又在至阴之下。发疮疽者，升发迟慢，所以为险候也。发背者，大疮之通名也。或疽或痈，顺逆须细辨。初宜仙方活命饮见痈疽主治及隔蒜灸之，令疮速溃。余法按痈疡。

脱疽

多生足指之间，手指生者间有之。盖手足十指乃脏腑之干。未发疽之先，烦躁发热，颇类消渴，日久始发此患。初生如粟黄疱一点，皮色紫暗犹如煮熟红枣，黑气侵漫，腐烂延开，五指相传，甚则攻于脚面，痛如汤泼火燃，其臭气虽异香难解。由膏粱厚味、药酒房术、丹石热药致阳精煽惑，淫火猖狂，蕴蓄脏腑，消烁阴液而成。此五败之证，虽灵丹亦难获效。初起宜解毒济生汤见后，外用大麦米煮饭，拌芙蓉、桃花叶各五钱，贴之止痛。消之不应者，必施割法。内宜滋肾水，养气血，健脾安神之剂。初起不痛者，宜雌雄霹雳火灸之见后。其余滋补汤洗等法，俱按痈疡。

《心悟》云：此证先宜艾灸。若肿腐溃烂，掺以海浮散，贴以万全膏俱见痈疽外治。

涌泉疽

生在足心涌泉穴，一名足心发。属足少阴，由肾经虚，湿热下注而成。若十四日内即溃，脓浅为痈。初服仙方活命饮见痈疽主治，外用神灯照法见痈疽治法。虚甚，脓生迟者，十全大补汤见劳损。溃后兼用桂附地黄丸见中寒。余按痈疽门法。

痈疽下部方

九龙丹 治悬痈初起，气壮，小水涩滞。

木香　乳香　儿茶　血竭　巴豆不去油，等分

为末。生蜜调成一块，瓷盒收贮，用时作丸，如豆大。每九丸，空心热酒一杯送下。行四五次，方食稀粥。肿甚者，间日再一服，自愈。

滋阴八物汤　治痈疽。

当归　生地　白芍酒炒，一用赤芍　川芎　丹皮　花粉一钱　泽泻五钱　甘草节一钱

灯心五十寸并服。便秘，加炙大黄。

清火九味汤　治悬痈初起，肿痛，二便秘结，口渴。

白芍　川芎　当归　生地　黄连　花粉　知母炒　大黄炒黄柏

水煎服。

十四味大补汤　治悬痈已溃不敛。

人参　白术　茯苓　甘草　熟地　白芍　当归　川芎　黄芪丹皮　肉桂　附子炮　枸杞　泽泻

生姜、大枣煎服。

加减六味丸①《心悟》　治悬痈。

大熟地九蒸晒　生地酒洗，各三两　山药乳蒸　茯苓乳蒸　丹皮酒蒸，各一两五钱　建泽泻盐水蒸，一两　当归酒洗　白芍酒炒　丹参酒蒸　柏子仁去油，炒　自败龟板童便炙酥，研末　远志去心，甘草水浸，蒸，各四两

共为末。用金钗石斛四两，金银花十二两，熬膏和炼蜜为丸。每早淡盐汤下。

大防风汤《局方》　治中风及足三阴亏损，寒湿外邪乘虚内侵，患鹤膝、附骨等疽，不问已溃未溃，宜先用此。并治痢后脚膝软痛，不能动步，名曰痢后风。此药祛风顺气，活血壮筋骨，行履如故。

人参　白术　防风　羌活各二钱　黄芪一钱　熟地　杜仲各二钱官桂　甘草炙，各五分　白芍　牛膝　附子各一钱　川芎一钱五分

---

①　丸：原作"汤"，据底本目录改。

水煎服。

一方有当归，无官桂，加姜七片。

国老散　治悬痈脏毒，神效。

用甘草一斤，截五六寸长，以冷水浸一宿，次日取起，留水。以炭火炙甘草，炙干又放在原水内浸湿，随炙随浸，以水干为度。后以甘草为末，醋糊为丸。空心开水下。

又法：甘草七段，以长流水一碗浸之，炙干又炙，以水尽为度。研细末，每日开水调下一钱。忌炙煎炒、烟酒、炙煿、辛辣、发气等物。

一方用甘草四两，如前法制。再用当归四两同制甘草煎膏。酒化服。

《金鉴》用甘草二斤捶碎，河水浸一宿，揉，令浆汁浓，去尽筋渣，再用绢滤过，银器内熳①火熬成膏，瓷罐收贮。每三钱，无灰温酒或白汤调下。名国老膏。

九龙膏《心悟》　治鱼口，便毒，骑马痈。初起未成脓者，宜此。

儿茶　血竭　乳香　没药　青木香　穿山甲炒，各一两

为末。归尾三两，红花二两，酒煎膏，丸如桐子大。每二钱，空心热酒送下，数服自消。

胡桃散《心悟》　治同上。

大胡桃剖开，用全蝎二枚纳入，烧灰存性，研末。热酒冲服。

红花散瘀汤　治鱼口，便毒。

红花　归尾　皂刺一钱　生大黄三钱　连翘　苏木　穿山甲炙，研　石决明　僵蚕炒　乳香　贝母去心，一钱　黑牵牛二钱

酒水各一钟，煎，空心服。行五六次，方食稀粥补之。

黄芪内托散　治便毒。

黄芪　当归　川芎二钱　白术土炒　金银花　皂刺　天花粉一钱　泽泻　炙草五分

---

① 熳：据文义，当作"慢"。

水煎，食前服。

清肝渗湿汤 <small>治肾囊风。</small>

黄芩　栀子<small>生研</small>　当归　生地　白芍<small>酒炒</small>　川芎　柴胡　花粉　龙胆草<small>一钱</small>　生草　泽泻　木通<small>五分</small>

灯心五十寸煎服。

滋阴内托散 <small>治肾囊风。</small>

当归　熟地　白芍<small>酒炒</small>　川芎<small>一钱五分</small>　穿山甲<small>炙，研</small>　泽泻　皂刺<small>五分</small>　黄芪<small>一钱五分</small>

水煎，食前服。

滋阴除湿汤 <small>治鹳口疽。</small>

当归　熟地　川芎　白芍<small>酒炒，一钱</small>　陈皮　柴胡　知母　贝母<small>去心，研</small>　黄芩<small>八分</small>　泽泻　骨皮　甘草<small>五分</small>

姜三片，煎，食前服。

和气养荣汤 <small>治鹳口疽。</small>

人参　白术<small>土炒</small>　白茯苓　丹皮　陈皮　当归　熟地　黄芪　沉香　炙甘草<small>五分</small>

水煎，食前服。

滋肾保元汤 <small>治鹳口疽。</small>

人参　白术<small>炒</small>　白茯苓　当归身　熟地　黄芪　山萸肉　丹皮　杜仲<small>各一钱</small>　肉桂　炮附子　炙甘草<small>各五分</small>

姜三片，红枣肉二枚，建莲子七个，去心，煎，食前服。

先天大造丸 <small>治鹳口疽。</small>

人参　白术<small>炒</small>　当归身　白茯苓　菟丝子　枸杞　黄精　牛膝<small>二两</small>　故纸<small>炒</small>　骨碎补<small>去毛，微炒</small>　远志<small>去心</small>　巴戟肉<small>一两</small>　广木香　青盐<small>五钱</small>　丁香<small>三钱，以上共研末</small>　熟地<small>四两，同煮为膏</small>　仙茅<small>浸去赤汁，蒸熟，去皮，捣膏</small>　何首乌<small>黑豆去皮同煮，去豆，捣膏</small>　胶枣肉<small>各三两，捣膏</small>　肉苁蓉<small>去鳞并内膜，酒浸，捣膏，一两</small>　紫河车<small>一具，白酒煮烂，捣膏。以六膏共入前药末内</small>

捣合一处，再加炼过白蜂蜜为丸，如梧子大。每七十丸，空心温酒送下。

内托羌活汤　治上马、下马痈。

羌活　黄柏酒炒，二钱　黄芪一钱五分　归尾　陈皮　连翘　藁本　苍术炒　炙草　防风一钱　肉桂三分

水一钟，酒半钟，煎，食前服。

一煎散　治脏毒。

归尾　穿山甲炙，研　桃仁泥　甘草　皂刺二钱　川连一钱五分　枳壳炒　槟榔　天花粉　乌药　赤芍　生地　白芷一钱　大黄　元明粉三钱　红花五分

水二钟，浸一宿，次早煎一滚，空心服。候行三四次，以稀粥补之。

菩提露　治脏毒。

熊胆三分　冰片一分

凉水十茶匙调化开，搽于患处，甚效。

五灰散　治脏毒。

血管鹅毛　血余　蜈蚣　穿山甲　生鹿角各烧存性，等分

研细，合匀。每五钱，空心温黄酒调下。

内托黄芪汤　治附骨疽、咬骨疽。

黄芪盐水拌，炒　当归　木瓜　连翘　柴胡一钱　羌活　肉桂　生地　黄柏五分

酒水各一钟，煎，空心热服。

内托酒煎汤　治附骨疽。

当归　黄芪二钱　柴胡一钱五分　大力子　连翘　肉桂二钱　升麻　黄柏　甘草五分

酒水各一钟，煎，食前服。

茯苓佐经汤　治附骨疽。

白茯苓　苍术漂，炒　陈皮　白术土炒　法半一钱　厚朴　木瓜　柴胡　建泽泻　藿香　葛根　甘草五分

生姜三片，煎①服。

———————————————

① 煎：原作"前"，据文义改。

附子六物汤 治附骨疽。

附子 甘草一钱 防己 白术土炒 白苓八分 桂枝五分

生姜三片，煎服。

麻黄佐经汤 治附骨疽。

麻黄 苍术 防风 防己 羌活 白苓 葛根一钱 桂心 细辛 甘草五分

生姜三片，枣二枚，煎服。

雷火神针 治附骨阴疽。

蕲艾三钱 丁香五分 麝香二分

药与艾揉和，用夹纸一张，将药平铺纸上，用力实卷如指大，收贮。临用以纸七层，平放患处，将针点着一头，对患向纸捻实，待不痛方起针。病甚者，再针一次。七日后，火疮大发，其功甚效。

五香流气饮 治黄鳅痈。

金银花二两 小茴 僵蚕炒 羌活 独活 连翘 栝楼仁一两五钱 藿香五钱 丁香二钱 木香 沉香 甘草一钱

分为十剂，煎，随病上下服。

活血散瘀汤 治委中毒。

归尾 赤芍 桃仁去皮尖 大黄二钱,酒炒 川芎 苏木一钱五分 丹皮 枳壳 栝楼仁一钱 槟榔六分

水煎，空心服。

轻粉散 治湿毒流注。

轻粉一钱五分 黄丹 黄柏 密陀僧 高末茶 乳香三钱 麝香五分

共研末。先用葱汤洗患处，再搽此药。

解毒济生汤 治脱疽。

当归 远志去心 川芎 花粉 柴胡 黄芩 犀角 麦冬去心 知母 黄柏 茯神 金银花一钱 红花 牛膝 甘草五分

水煎，入童便一杯，食前服。如生手指间，去牛膝，加升麻。

阴阳二气丹 治脱疽。

天门冬去心　麦门冬去心　元参汤泡，去粗皮。以上三味各捣膏
五味子炒　人中白生　黄柏一两　泽泻　白矾枯　青黛　甘草三钱
冰片一钱

各研末，同天冬等膏加炼蜜捣丸，梧子大，朱砂衣。每六十
丸，童便、人乳各一酒钟送下，安睡一时。

雌雄霹雳火　治脱疽。

雌黄　雄黄　丁香一钱　麝香一分

为细末，用蕲艾茸二钱，将药末搓入艾内，作豌豆大丸，安
患上灸之。毋论痒痛，以肉焦为度。如毒已经走散，就红晕尽处
排炷灸之。痛则至痒，痒则至痛，以疮红活为妙。

产后痈疽流注①

产后痈疽②

因产后气血经络俱虚，或七情所伤，或六淫所感，与瘀血相
稽而成，最为险候。法宜扶助根本③，兼活瘀生新，其客病以末治
之。初宜生化汤随证加减以消毒，有表邪宜清魂散，有里热宜回
生丹方俱见后。势欲溃脓时，急宜托里，迟则恐毒内陷。药味宜和
平，最忌汗下峻剂。余法同。

疽　痈

因出大痘，浆灌不足，以致毒浆不得透发，留结经络之中，
随处可生。小如李者为毒，大如桃者为痈。漫肿不红，亦无焮痛，
身热多烦。若生单个者，毒在肌肉属顺，易治；连发数处者，船
小载重，属险。若结于骨节之间，或成对发出者，其毒已盛，溃
破之后，渗泄气血，不能敛口，属逆。初发不可强消，宜服透脓
散见痈疽主治，外敷乌龙膏。脓熟针之，以加味太乙膏俱见痈疽外

---

①　产后痈疽流注：原脱，据底本目录补。
②　产后痈疽：此后原衍"门"，据底本目录删。
③　本：原作"木"，据《医宗金鉴·外科心法要诀》改。

治贴之。若气血虚弱者，兼服保元汤见后。溃后，潮热全退，毒气方净，否则他处又发。忌食生冷发物。

流 注

此证名虽无殊，其原各异。盖人之气血，每日周流，自无停息。或因湿痰瘀血，或因风湿，或因伤寒余毒，或因房劳受寒，稽留于肌肉之中，致令气血不行，故名流注。发无定处，随在可生。初发漫肿无头，皮色不变。凝结日久，微热渐痛，透红一点，方是脓熟，即用针开之。若湿痰化成者，脓色粘白；瘀血化成者，脓色金黄；粘水风湿化成者，脓色稀白如豆汁；伤寒汗后，余邪化成者，脓色或黄或黑，稀脓臭秽。以上四证，发在肉厚处可愈，发在骨节及骨空处难痊。淫欲受寒化成者，脓色稀白而腥，此为败浆脓也。虽有治法，多成败证。初起因湿痰者，木香流气饮见疔疮导之；因产后瘀血者，通经导滞汤活之；跌扑瘀血者，散瘀葛根汤俱见后逐之；风热所中者，万灵丹见痈疽主治、五积散见感冒加附子温散之；伤寒余①邪发肿者，人参败毒散见感冒散之；欲后寒邪所中者，初五积散加附子，次服附子八物汤见后温之；又有妇女郁怒伤肝，思虑伤脾而成者，宜归脾汤见血病加香附、青皮以散之。此皆流注初起将成之法，一服至三四服皆可。外用乌龙膏或冲和膏俱见痈疽外治敷贴。皮肉不热者，雷火神针见痈疽下部针之。轻者即消，重者其势必溃。将溃时，俱宜服托里透脓②汤见痈疽主治。已溃，俱宜人参养荣汤见劳损。久溃，脓水清稀，精神渐少，渐成漏证者，俱宜先天大造丸见痈疽下部。溃后，余治同痈疡。

产后痈疽痘痈流注俱方

生化汤 治产后痈疽。

当归八钱　川芎四钱　炭姜　甘草四分，炙　桃仁十粒，去皮尖，

---

① 余：原作"除"，据《医宗金鉴·外科心法要诀》改。
② 脓：原作"肿"，据《医宗金鉴·外科心法要诀》改。

研泥

水煎，加无灰酒一小杯，和服。

清魂散 治产后痈疽，有表邪者。

荆芥一钱　川芎五分　人参　炙草　泽兰叶三分

为末，黄酒调服。

回生丹 治产后痈疽，有里热者。

黑豆三升，煮熟，取汁三碗，去豆　红花三两，炒黄色，入醇酒一大壶，同煮三五滚，去红花，用汁　生大黄一斤，研末　苏木二两，锉，河水五碗，煎汁三碗，去渣。先将大黄末以好米醋三四碗搅匀，文武火煮成膏，如此二遍。次下红花酒、苏木汤、黑豆汁，共熬成膏，离火再入后药　当归　熟地　川芎　茯苓　延胡索　乌药　香附　蒲黄　牛膝　桃仁另研　苍术泔浸，炒，二两　白芍酒炒　炙草　羌活　山茱萸酒浸　三棱　陈皮　地榆　木香　五灵脂五钱　人参　白术土炒　青皮　木瓜三钱　良姜　乳香　没药

共研细末。用大黄膏为丸，弹子大。每一丸，黄酒炖化，通口服。

保元汤 治痘痈。

人参　白术土炒　当归　黄芪一钱　炙草三分

姜、枣煎，食远服。

通经导滞汤 治产后瘀血流注。

当归　熟地　赤芍　川芎　枳壳炒　紫苏　香附　陈皮　丹皮　红花　牛膝一钱　独活　甘草节五分

水煎，入酒一杯，食前服。

散瘀葛根汤 治跌扑瘀血流注。

葛根　川芎　半夏制　桔梗　防风　羌活　升麻八分　细辛　甘草　香附　红花　苏叶　白芷六分

姜三片，葱三根，煎，服不拘时。

附子八物汤 治流注。

附子制　人参　白术土炒　茯苓　当归　熟地　川芎　白芍酒炒，一钱　木香　肉桂　炙草五分

姜、枣煎。

调中大成汤 治流注。

人参二钱 白术土炒 茯苓 黄芪 山药炒 丹皮 当归 白
芍酒炒 陈皮一钱 肉桂 附子八分，制 远志去心 藿香 砂仁
炙草五分

煨姜三片，红枣纳二枚，煎，食远服。

内痈门

内痈总论

《金鉴》云：凡人心腹有十一募。募者，如脏腑阴阳之所也。
《灵枢》云：发内痈内疽者，其本经募上肉必浮肿，募中必时时隐
痛。浮肿为痈，隐痛为疽。此即为痈内疽之验也。兹内痈有治法
而内疽无之，何也？盖内痈内疽，其病原无殊，惟在根浅根深之
别耳。根浅为痈，根深为疽。若临证用药，攻补得宜，无不收效。
至募有十一，而为痈仅九证，何也？盖胆腑形如膜皮，无出无纳，
汁清气洁，不生痈疽。膀胱亦如膜皮，中惟浊水，故古今书籍并
无讲及痈疽者，是以未敢赘载。虽然中极穴即膀胱募也，今人间
有中极穴或浮肿或隐痛者，所见证候竟同小肠痈，治法亦当按小
肠痈治之，可也。俟后之学者留意焉。

验内痈法

《金鉴》云：凡遇生内痈之人，与生黄豆五粒嚼之，口中无豆
味者，是其候也。凡内痈俱系膜内成患，外皮不腐。

胃 痈

经曰：喜怒不适，饮食不节，寒温不时，寒汁流于肠中，则
虫寒。虫寒则积聚守于下管，人食则虫上食，虫上食则下管虚，
虚则积聚已留，留则痈成。其痈在管内者，内痛深；在外者，则
痛外而痛浮，痛上皮热。

经曰：人有病胃脘痛。诊此者，当候胃脉，其脉当沉细。沉

细者，气逆。逆者，人迎甚盛，甚盛则热。人迎者，胃脉也。逆而盛，则热聚于胃中而不行，故胃脘①为痈也。

《圣济总录》云：胃脘痈由寒气隔阳，热聚胃口，寒热不调，故血肉腐坏，以气逆于胃，故胃脉沉细。以阳气不得上升，故人迎热盛。令人寒热如疟，身皮甲错，或咳嗽或呕脓唾血。若脉洪数，脓成也，急排之；脉迟紧，瘀血也，急下之，否则内毒攻胃，腐烂矣。

《金鉴》云：此证初起，中脘穴〔批〕中脘穴又名胃募，在脐上四寸必隐痛微肿，寒热如疟，身皮甲错，并无咳嗽咯吐脓血。由饮食之毒，七情之火热聚胃口成痈。脉来沉数者，初服清胃射干汤见后下之。脉涩滞者，瘀血也，宜丹皮汤见肠痈下之。脉洪数者，脓成也，赤小豆薏苡仁汤见后排之。体倦气喘作渴，小水频数者，肺气虚也，补中益气汤见劳损加麦冬、五味补之。其证候生死、治法与大小肠痈同。

脾痈

《金鉴》云：此证始发，章门穴〔批〕章门穴又名脾募，在脐旁开六寸，高上二寸必隐疼微肿。由过食生冷，兼湿热，或瘀血郁滞脾经而成。令人腹胀，咽嗌干燥，小便短涩，初宜大黄汤见肠痈、赤豆薏苡仁汤见胃痈，二方合而用之，以攻滞郁。二便通利，腹胀全消，宜六君子汤见脾胃扶脾，调理顺逆，看法与胃痈同。

肝痈

《金鉴》云：此证始发，期门穴〔批〕期门穴又名肝募，在乳旁一寸半，再直上寸半必隐痛微肿，令人两胠胀满，胁痛，侧卧则惊，便溺艰难。由愤郁气积而成。初服复元通气散，次服柴胡清肝汤俱见痈疽主治。痛胀已止，宜六味地黄丸。脾虚食少，佐以八珍汤俱见劳损。滋肾补脾，治之取效。禁用温补针灸。《石室秘录》用银花十两，栀仁、甘草各三钱，水煎服。

---

① 脘：原作"腕"，据文义改。

心痛

《金鉴》云：此证始发，巨阙穴〔批〕巨阙穴又名心募，在脐上六寸五分必隐痛微肿，令人寒热身痛，头面色赤，口渴随饮随干。由心火炽盛，更兼酷饮嗜热而成，宜凉血饮见后。酒毒为病者，宜升麻葛根汤见后。此证罕有，但治法不可不备。

肾痛

《金鉴》云：此证始发，京门穴〔批〕京门穴又名肾募，在身侧腰中监骨下肋间必隐痛微肿，令人寒热往来，面白不渴，少腹及肋下膜胀塞满。由肾虚不足，房劳太过，形身受寒，邪气自外乘之。初宜五积散见感冒加细辛。寒尽痛止，宜用桂附八味丸见中寒调理。

三焦痛

《金鉴》云：此证始发，石门穴〔批〕石门穴又名三焦募，在脐下三寸必隐痛微肿，令人寒热往来，二便秘涩。由湿热遇寒，凝结而成。治法与大小肠痈同。

肠痈

仲景云：肠痈为病，小腹肿而强，按之则痛，小便数似淋，时时汗出，发热而复恶寒，身皮甲错，腹急如肿状。甚者腹胀大，转侧有水声，或绕脐生疮，脓从疮出，或有出脐中者，或大便出脓血者，自愈。巢氏云：脉洪数者，已有脓；迟紧者，未有脓也。

经曰：肠痈不可惊，惊则肠断而死。患者坐卧转侧，宜徐缓，时饮薄粥，及服八珍汤见劳损固其元气，静养庶保其生。

肠痈治案

李士材云：光禄卿吴伯玉夫人患腹满而痛，喘急异常，大便不通，饮食不进。医者用理气利水之剂，二十日不效。余诊之，脉大而数，右尺为甚。令人按腹，手不可近。余曰：此大肠痈也。脉数为脓已成，用黄芪、皂刺、白芷之类，加葵根一两，煎一碗，顿服。未申时痛甚，至夜半而脓血大下，昏晕不知，即与独参汤见痈疽主治稍安。更与十全大补，一月而愈。

大小肠痈

《金鉴》云：此二证俱由湿热气滞凝结而成，或努力瘀血，或产后败血蓄积，流注于大小肠之门。初起发热恶风，身皮甲错，关元、天枢二穴〔批〕关元穴又小肠募，在脐下三寸。天枢穴又名大肠募，在脐旁开二寸隐痛微肿，按之腹内急痛。大肠痈多大便坠肿，小肠痈多小便涩滞，脉俱迟紧。此时痈脓未成，宜大黄汤见后利之。瘀血利尽，若小水闭涩，仍宜大黄汤加琥珀末通利之，自效。若痈成日久不溃，身皮甲错，内无积聚，腹急腹痛，身无热而脉数者，系肠内阴冷不能作脓，宜薏苡附子散见后。若脉见洪数，肚脐高突，腹痛胀满不食，转动侧身则有水声，便淋刺痛者，痈脓已成，宜薏苡汤见后。腹濡而痛，少腹急肿，时时下脓者，毒未解也，宜丹皮汤见后。如脓从脐出，腹胀不除，饮食减少，面白神劳，此属气血俱虚，宜八珍汤见劳损加丹皮、肉桂、黄芪、五味，敛而补之。若耽延日久，因败无脓，每流污水，烦躁不止，身热嗌干，俱属逆证。《石室秘录》治肠痈，用银花八两，当归三两，地榆一两，苡仁五钱，水煎服。又方：用银花、当归各二两，地榆一两，牛膝一两，甘草三钱，水煎一碗，调乳香、没药末三钱，饮之。

内痈门方 脾痈、肝痈、心痈、心漏。

清胃射干汤《金鉴》 治胃痈。

射干 升麻 犀角 麦冬去心 元参 大黄 黄芩一钱 芒硝 生栀子 竹叶五钱

水煎服。

射干汤 治人迎脉逆而盛，嗽脓血。〔批〕人迎脉，此宜指结喉旁。

射干去毛 赤茯苓去毛 栀仁 升麻各一两 赤芍一两五钱 白术五钱

每五钱，煎，去渣，入地黄汁一合，蜜半合，再煎，温服。

芍药汤　治胃脘积热，结聚为痈。

赤芍　石膏　犀角镑　麦冬　荸荠　木通各二两　朴硝　升麻　元参　甘草各一两

每五钱，煎。

赤豆薏苡仁汤《金鉴》　治胃痈成脓，脉洪数者。

赤小豆　薏苡仁　防己　炙草

等分，水煎，食远服。

芫花丸《本事》　治积聚，停痰水饮，生虫，久成反胃，及变胃痈。

芫花醋炒，一两　牛膝　狼牙根杀一切虫　桔梗炒黄色　藜芦炒　槟榔各五钱　巴豆十粒，炒黑

醋糊丸，赤豆大。每服二三丸，加①至五七丸，食前生姜汤下。

凉血饮　治心痈，心肺有热，或作寒热，口干好饮水，浑身疼，腹内作痛，头面赤色。

木通　瞿麦　荆芥　薄荷　白芷　栀仁　连翘　天花粉　麦门冬　赤芍　车前仁　干地黄　甘草等分

入灯心、竹叶煎。

升麻葛根汤《金匮》　治心痈因酒毒成者。

山栀　升麻　葛根　白芍　柴胡　黄芩一钱　黄连　木通　甘草五钱

水煎服。

鹿茸丸　《丹溪心法》云：胸前有乳，当出血水者，谓之心漏，宜服此丸。

鹿茸酥炙　附子炮

盐花等分为末，枣肉丸。每服三十丸，空心酒下。此方亦治虚寒腰痛。

---

①　加：原作"如"，据《普济本事方·风痰停饮痰癖咳嗽·芫花丸》改。

肠痈方

大黄牡丹汤《金鉴》　治肠痈，脉洪数，脓已成者。

大黄四两　牡丹二两　桃仁五十粒　芒硝三合　瓜子半升

先以四味水煮去滓，内芒硝，再煎沸，顿服之。有脓当下；如无脓，当下血。李彣曰：硝黄泄热，桃仁行瘀，丹皮逐血痹、去血分中伏火，瓜子主溃脓血。

薏苡附子败酱散《金匮》　治身皮甲错，腹皮急如肿状，本无积聚，无热脉数。

薏苡仁二钱　附子炮，二分　败酱即苦菜，五分

为末，水三合，煎服。

丹溪云：前证身无热，脉数。此肠内有痈，积久阴冷所致，故《金匮》有用附子温之，即此方也。

薏苡仁汤　治肠痈，腹中疠痛，烦闷不安，或胀满不食，小便涩。

薏苡仁　栝楼仁各三钱　桃仁　丹皮各二钱

水煎服。

妇人产后多有此病，或月经欲行，或行后作痛，疑似之间，便可服此。

千金牡丹皮散　治腹内生痈，当脐肿痛，转侧作水声。

牡丹皮三钱　苡仁五钱　桃仁十粒　瓜霜二钱，去油

水煎服。

牡丹汤　治小腹肿痞，按之即痛，小便如淋，时发热自汗而恶寒。

栝楼仁　桃仁　丹皮　芒硝　大黄

水煎。

法云：脉迟紧者，脓未成，可下之，当有血。洪数者，脓已成，不可下。

〔按〕此破血之剂也。丹溪云：此内结热所成。故《金匮》有用大黄利之，即此方也。若无上证，不宜用。

牡丹散 治冷证胀濡而痛，时时利脓。

牡丹皮 人参 天麻 茯苓 黄芪 木香 当归 川芎 肉桂 桃仁各七钱半 薏苡仁 白芷 炙草各五钱

为末。每三钱，食前温服。

大黄汤 治少腹坚硬，肿大如掌而热，按之则病，其上色或赤或白，小便稠数，汗出憎寒，脉迟紧。

桃仁去皮尖，炒 丹皮 大黄酒炒 芒硝 芥子各五钱

每五钱，水煎服。

排脓散 治小腹胀满痛，脉滑数，或里急后重，时下脓血。

防风 黄芪盐水拌，炒 当归酒炒 金银花 连翘 穿山甲蛤粉炒 白芷 栝楼仁杵碎 生甘草各一钱

水煎，食前服。

如脓未尽，去山甲、连翘，加川芎，为末。每三钱，食后，蜜汤调下。

梅仁汤 治里急隐痛，大便秘涩。

梅核仁十七枚，去皮尖 大黄三两 丹皮一两七钱五分 芒硝一两五钱 犀角一两五钱 冬瓜仁四两

每五钱，煎。以利下脓血三两行为度。

神效四圣散 治肠痈及痈疽生于胸髃、背腋、大孔，便毒。

黄栝楼干者二枚，生者一枚，去皮 粉草四两 没药三钱 乳香一钱，各研求

好红酒二碗，慢火煎至一碗。分二服，两日服尽。

毒已结成，即脓化为水。毒未成，即于小便中出，或大便顺导恶物为妙。疾甚，再合服，以退为度。

五香连翘汤 治缩脚肠痈，潮热如疟，小腹有边，有一块大如鸡卵，作痛，右脚不能伸缩，脉芤而洪实，此脓未成。

大黄 连翘 射干 独活 升麻 桑寄生 沉香 藿香 木香 丁香 甘草各七分 麝香三分

煎用。亦可加减，以利为度。

瘰疬门

瘰疬总论 附结核

《金鉴》云：小者为瘰，大者为疬。当分经络。如生于项前，属阳明经，名为痰瘰；项后属太阳经，名为湿瘰；项之左右两侧，属少阳经，形软，遇怒即肿，名为气疬；坚硬筋缩者，名为筋疬；连绵如贯珠者，即为瘰疬；或形长如蛤蜊，色赤而坚，痛如火烙，肿势甚猛，名为马刀瘰疬；又有子母疬，大小不一，有重台疬疬上堆，累上五枚，盘叠成攒；有绕项而生者，名蛇盘疬；如黄豆结萎者，又名锁项疬；生左耳根名蜂窝疬，生右耳根名惠袋疬；形小多痒者，名风疬；领红肿痛者，名燕窝疬；延及胸腋者，名瓜藤疬；生乳旁两胯软肉等处者，名痫①疬疬；生于遍身，漫肿而软，内含硬核者，名流注；疬独生一个，在囟门者，名单窠疬；一包生十数个者，名莲子疬；坚硬如砖者，名门闩疬；形如荔枝者，名石榴；如鼠形者，名鼠疬，又名鼠疮。以上诸疬，推之移动，为无根，属阳，外治宜因证用针灸、数贴、蚀腐等法。推之不移动者，为有根且深，属阴，皆不治之证也，切忌针砭考②追蚀等药。如妄用之，则难收敛。瘰疬形名各异，其受病虽不外痰湿，风热，气毒结聚而成，然未有不兼恚怒，忿郁，幽滞，谋虑不遂而成者也。有外受风邪，内停痰湿，搏于经络，其患身体先寒后热，疮势宣肿微热，皮色如常，易消易溃易敛，此为风毒，宜防风羌活汤、海菜丸见后。有天时亢热，暑湿偶中三阳经，兼过食膏粱厚味，酿结而成，其患色红微热，结核坚硬，缓肿难消，溃迟敛迟，此为热毒，宜升阳调经汤、柴胡连翘汤、鸡鸣散俱见后。有感冒四时杀厉之气而成，其患耳项胸腋骤成肿块，宣发暴肿，色红皮热，令人寒热头眩，项强作痛，此为气毒，如李杲连翘散、

---

① 痫（qí 其）：痫疬，指一种疖子。
② 考：《医宗金鉴·外科心法要诀》作"及"。

坚汤、散肿溃坚汤，俱可择用_{俱见后}。有肝伤恚忿，血虚不能荣筋，其患核坚，筋缩，推之不移者，此根瘰也。初服舒肝溃坚汤，次服香贝养荣汤_{见后}。有误食汗液、虫蚁鼠残、陈水宿茶，不净之物，其患初小后大，累累如贯珠，连接三五枚，不作寒热，初不觉疼，久方知痛，此为误食毒物而成。如杨氏家藏治瘰疬方法制灵鸡蛋_{见后}，随证虚实用之。其项后两旁湿瘰疬，经属膀胱寒水，外感风邪与湿凝结，漫肿瘀痛，皮色如常，有日久将溃，皮色透红，微热痛甚，其内外治法，用药总不宜寒凉。初肿宜用附子败毒汤，外敷神功散_{见后}。将溃已溃，俱按疡内外治法用药，首尾得温暖，即效。误犯寒凉，令人项背拘强，疮势塌陷，毒气攻里便泻者，逆。但凡生瘰疬者，男子不宜太阳青筋暴露，潮热咳嗽，自汗盗汗；女人不宜眼内红丝，经闭骨蒸，五心烦热。男妇有此，后必变疮劳，俱为逆证，难收功也。

小儿瘰疬

陈飞霞曰：其证由肝胆二经风热而成。盖二经常多气少血，倘怒则肝火动而血热，肾阴虚则不生水而血燥，燥则筋病，累累然结若贯珠，多生于耳之前后，连及颐项下，至缺盆及胸腋之侧。又谓之马刀。〔批〕或感热之邪，内搏于肝。肝主筋，故筋累累然。但初起必有憎寒恶热之证。初起如豆粒，渐如梅李，或一粒，或数粒，按之则动而微痛，不甚热，久之则日甚。或头项强痛，或午后微热，或夜间口干，饮食少思，四肢倦怠，或坚而不溃，或溃而不合，皆由气血不足，往往变成疳疬。此本非外科所能治，昧者不识病源，误以刀针烂药取去其核，致死者不可胜纪。不知肝胆二经内有相火，抑郁不伸而瘰疬生焉。为之益气养荣，舒筋散郁，犹恐不暇，何敢妄用刀针烂药，以致破烂不收，脓血交并耶。〔批〕蛇盘瘰疬围绕顶上，用荞麦炒去壳，海藻洗白，僵蚕炒，等分，白梅汤浸，取肉减半，合丸绿豆大。每服六七十丸，食后临卧米饮下，其毒当从大便泄去。忌豆腐、鸡、面。

《机要》云：瘰疬不系膏粱、丹毒、火热之变，而因虚劳气郁所致者，但宜补形气、调经脉，其疮自散。若脉洪大，元气虚败，面就面光，为金克木，皆不治。眼内赤脉贯瞳仁，见几条则几年死，便不治其本，妄用伐肝之剂，则脾土先伤，脾伤则损五脏之源矣，多致不治。

《心悟》云：瘰疬因肝火郁结而成，宜用消瘰丸见后兼服八味逍遥散见郁病门。盖此方治肝经郁火，颈生瘰疬，并胸胁胀痛，或作寒热，甚至肝木生风，眩晕振摇，或咬牙发痉诸证。经云：木郁达之是也。

《幼科》云：寒热焮痛者，肝胆风热而气病也，宜小柴胡汤见呕吐门以清肝火，兼服加味四物汤见后以养肝血。寒热既止而核不消者，肝经火燥而血病也，宜八味逍遥散加茯神以清肝火，兼服六味地黄丸见劳损以滋肾水。气血虚也，宜抑气养荣汤即香贝养荣汤去人参，加黄芪、柴胡，见后以补气血。

结 核

生于皮里膜外，结如果核，坚而不痛，由风火气郁结聚而生。初发令人寒热往来，有表证者，荆防败毒散见瘟疫门解之，解后服连翘消毒饮见痈疽中部。若湿痰气郁凝结者，宜行气化痰，以五香流气饮见痈疽下部、千金指迷丸见后辛凉之药治之，其核自消。若误投苦寒之剂，必致溃破。或有其势欲溃者，不可强消，以耗其气，宜透脓散见痈疽主治。溃而不愈属气虚者，宜补中益气汤见劳倦平补之。

患瘰疬治案

邓洪生曰：一妇人再醮而意未惬，终日卧床不起病证，常服药不效。及余诊视，六脉俱沉紧而数，乃郁火为患也。用逍遥散十余剂，脉平而神气清爽矣。一日云颈下瘰疬已生多年，合服药稍软，或可疗乎？予复制五倍散敷之，至二更时，忽吐顽痰、紫血一盆，惊惧之极。此积痰郁气所结，留滞颈项间，内服逍遥散以开郁，外敷五倍散以软坚。其病邪在上焦，故吐之，渐次瘰疬消化，病根去矣。旋以六味地黄丸加法制香附，服月余后，孕生一男。

瘰疬门方

防风羌活汤 *治风毒瘰疬，初发寒热者。*

防风　羌活　牛子炒　川芎　黄芩酒浸　昆布　海藻　薄荷一钱　连翘去心　夏枯草　白僵蚕酒炒，二钱　升麻七分　甘草五分

水煎服。

五伯散 *治瘰疬以及诸核结。*

五倍子数个，每个一小孔，共入干蜈蚣末二条许，用纸封固，取荞壳拌炒，烟尽为度。候冷，去荞壳，研倍子，研极细末。临用将真麻油抹瘰疬，旋以末药攙上。如干，仍如此攙之，以清消为度。

海菜丸 *治风痰瘰疬绕项而生，无寒热者，宜常服，消尽而止。*

海藻菜荞麦同炒，去荞不用　白僵蚕微炒，去丝

等分为末，用白梅肉泡汤为丸。食后，临卧米汤送下。忌鱼腥厚味。

升阳调经汤 *治热毒瘰疬绕于项下，或至颊车，证属阳明者。*

升麻八钱　连翘　胆草酒炒　桔梗　黄连去须，酒炒　三棱酒炒　葛根　甘草炙，各五钱　知母酒洗　广茂酒炒，各一两　黄芩酒炒，六钱　黄柏去粗皮，酒炒，七钱

上撮一剂，称一半为细末，蜜丸桐子大，每服百丸。一半研粗末，每用五钱，胃强便燥者，可加至七八钱。用水二钟，将粗末浸半日，煎至一钟，去渣，热服。服时仰卧，伸脚置高处，去枕头，噙药一口，作十次咽之。一钟将吃完，可留一口将丸药送下。服药毕，卧如常，此治法也。

柴胡连翘汤 *治男妇热毒、马刀瘰疬，并气寒、血滞、经闭等证。*

柴胡　连翘　知母酒炒　黄芩炒，各五钱　黄柏　生地　炙草各三钱　瞿麦穗六钱　牛子二钱，炒　归尾一钱五分　肉桂三分

共为细末，每三五钱，水煎，去渣，食后热服。

鸡鸣散 治瘰疬疼痛及热毒结核，或多烦闷，热而不寒。

黑牵牛一两 胡粉即定粉，一钱 生大黄二钱 朴硝炼成粉，三钱

为细末。每三钱，鸡鸣时，井花水调服，以二便利为度。

连翘散坚汤 李杲 治气毒瘰疬，或坚硬如石，推之无根，名马刀疮。或生耳下，两胁流脓，或未破者。

当归酒洗 连翘去心 莪术酒洗 三棱酒炒，五钱 土瓜根酒炒 胆草酒洗，一两 柴胡 黄芩半生半酒炒，一两二钱 炙草六钱 黄连酒炒 苍术炒，三钱 赤芍一钱

上以一半为细末，蜜丸如桐子大，每服百丸。一半研粗末，每五钱，水一钟浸半日，煎，去渣，热服。临卧，头低脚高，去枕而卧，每作十次咽之，留一口送下丸子，服毕如常安卧。

散肿溃坚汤 治气毒瘰疬，一切马刀，坚硬如石，推之有根者。

柴胡梢四钱 胆草酒炒 黄柏去粗皮，酒炒 知母炒 花粉 昆布去土，酒洗 桔梗各五钱 甘草根炙 三棱酒炒 广茂酒炒 连翘去心 当归各三钱 白芍酒炒 葛根 黄连各三钱 升麻六钱 黄芩梢八钱，半生半酒炒 海藻五钱

上共研为粗末。每六七钱，水二钟先浸半日，煎至一钟，去渣，热服。服时，于卧处伸脚在高处，头微低，每噙一口，作十次咽之。服毕依常安卧，取药在胸中多停留之意也。另制半料作细末，蜜丸如桐子大，每服百丸。此汤预留一口，以送丸药。

舒肝溃坚汤 治肝伤恚怒，血虚不能荣筋，核坚筋缩，推之不移，名为根瘰。

夏枯草 僵蚕二钱 香附酒炒 石决明煅，一钱半 当归 白芍醋炒 陈皮 柴胡 抚芎 山甲炒，一钱 红花 片子姜黄 甘草生五分

灯心五十寸，水煎，食远服。便燥，和乳香一①钱。便溏，加煅牡蛎一钱。

香贝养荣汤 治证同上。

---

① 一：原脱，据《医宗金鉴·外科心法要诀》补。

白术土炒，二钱　人参　茯苓　陈皮　熟地黄　川芎　当归贝母去心　香附米酒炒　白芍酒炒，一钱　桔梗　甘草五分

姜、枣煎，食远服。〔批〕去人参，加黄芪、柴胡，名抑气养荣汤。

家藏治瘰疬方杨氏　治误食毒物致成瘰疬，其功甚速。

荆芥　白僵蚕炒，去丝　黑牵牛二钱　蝥〔批〕蝥，音班蝥二十八个，去头翅足，大米炒

上为末。卧时，先将滑石末一钱，用米饮调服，半夜时再服一次，五更初，即用温酒调药一钱或二三钱，量人之强弱用之。服后，如小水中无恶物行下，次早再用一次，仍不行，第三日五更初，先吃糯米粥，再服一次，更以灯心汤调送琥珀末一钱服之，以小水利去恶物为愈。如尿孔痛，以青黛一钱，甘草汤调下，其痛即止。

法制灵鸡蛋　治误食毒物，致腋下生马刀瘰疬，其功稍缓。

斑蝥去头足翅，七个

将鸡子一个，顶上敲开小孔，入斑蝥在内，纸封固，于饭上蒸熟，取出，去壳，切开去斑蝥。五更，空心和米饭嚼服，候小水通，如米泔水，或如脂，即其验也。如大便小水不通，即服琥珀散见后二三贴催之，然后常服妙灵散、内消连翘丸俱见后尤佳。

千金指迷丸　治消坚，去核结，化痰涎。

半夏四两，制　白茯苓二两　枳壳二两，麸炒　风化硝三钱

共研末。河水煮糊为丸，如桐子大。每服二钱，白滚水送下。

妙灵散

海藻二两　川牛膝　何首乌　当归酒洗　海螵蛸　桑寄生一两海带　青葙子①酒洗　昆布酒洗　甘草节五钱　木香三钱　沉香二钱

为末，温酒调下。

内消连翘丸　此丸宜常服。

连翘二两　核桃仁　白及　射干　夏枯草　土瓜根　泽兰叶

---

① 青葙子：原作"清箱子"，据文义改。

沙参　漏芦各一两五钱

为末，入核桃仁研匀，酒糊丸。空心酒下，或盐汤送下。

附子败毒汤　治湿毒瘰疬。

羌活　附子炮　前胡　陈皮　防风一钱　僵蚕炒，三钱　连翘
生黄芪　蔓荆子　白苓一钱五分　金银花二钱　甘草节五分

加生姜煎服。

消核散　治颈项痰凝瘰疬。不论男妇小儿，用之无不神效。

海藻三两　牡蛎　元参四两　糯米八两　生草一两　红娘子二十
八个，同糯米炒胡黄色，去红娘用米

为细末，酒调服一钱或钱半，量人强弱。

犀角丸　治俱①般瘰疬，心火上攻，两目赤涩，服之有效。

犀角　青皮　黑牵牛半生半炒　陈皮一两　连翘五钱，去心　薄
荷二斤　皂角二枚

前五味，共研细末。用皂角，去子皮弦，泡，捶，以布绞取
汁一碗。又用新薄荷捣取汁，同熬成膏，和入药末内，为桐子大。
每三十丸，食后滚汤送下。

加味四物汤　治瘰疬因肝血虚。

生地　川芎　当归　白芍　知母　黄柏　川连　麦冬　杜仲
五味子　苍术　牛膝　人参

水煎服。

治痰核丸　外科方。

芫花粉四两，水浸一宿，去水，晒干　绿豆去壳，研粉，四两　薄荷
叶一两，蒸　川贝母去心，一两　香附米四两，童便浸一宿，焙　广牛
胶三两，切小块，用蛤粉一两，蒲黄一两，共炒成珠　茯苓一两　白术土
炒，一两　柿霜四两　牡蛎二两　白矾三两　百合二两　慈菇二两　杏
仁二两　硼砂三钱　青黛二钱

外用陈细茶一两，共研细末，蜜丸如绿豆大，空心白汤下。

夏枯草膏　治男妇小儿，忧思气郁，瘰疬坚硬，肝旺血燥，骤用

---

① 俱：疑作"诸"。

迅烈之剂，恐伤脾气，以此膏常服消之。

夏枯草半斤　当归　白芍酒炒　元参　乌药　浙贝母去心　僵蚕炒，五钱　昆布　桔梗　陈皮　川芎　甘草三钱　香附酒炒，一两　红花二钱

前药共入砂锅内，煎浓汤，布滤去渣。将汤复入砂锅内，慢火熬浓，加红蜜八两，再熬成膏，瓷罐收贮。每用一二匙，滚水冲服。戒气怒、鱼腥。亦可用薄纸摊贴，瘰疬自消。

神功散　治湿毒瘰疬，熬之神效。

制川乌头　嫩黄柏等分

为末。米醋调稠，温敷肿处，每日一换。

三妙散《幼科》　治瘰疬痰核初起。

忍冬花　蒲公英　夏枯草等分

水煎代茶，日夜饮之。

一用水酒各半煎，多服神效。此方屡用屡效，切勿轻视。

消瘰丸《心悟》　治瘰疬。

元参蒸　牡蛎煅，醋淬　贝母去心，蒸，各四两

共为末，蜜丸。每三钱，开水下，日二服。此方奇效，治愈不可胜计。云曾刻方普送矣。

紫霞膏　治瘰疬初起，未成者，贴之自消；已成者，贴之自溃；核存者，贴之自脱。及诸色顽疮，破烂不愈，疼痛不已者，皆神效。

明净松香一斤，研末　鲜色铜绿二两，研末

以麻油四两入锅内，先煎至滴水中不散，方下松香熬化，次下铜绿，煎至白烟将尽，其膏已成，退火倾入瓷罐收贮。用时，以热汤顿熔，旋摊旋贴。

简便方

小儿头顶结核，或三五粒、十数粒，或痛或不痛，或热或不热，用墙下凤尾草根，如铁线而黑，叶似凤尾，即墙缝中所生小蕨萁也。单取其根，洗净，每用一两，以浓酒一碗，瓦瓶浓煎，去渣服。每日一服，或一月二十日，其核渐消。此药气味平淡，可以久服，诚仙方也。勿求速效。

小儿瘰疬水溃者，令内消。已破者，能收口，服此一月全愈。真僵蚕半斤，先用清水洗三次，去石灰，净，晒干，炒枯。另将晚米半斤炒熟，共研末，米糊丸，每颗一钱。每日空心时，以夏枯草煎汤，儿大者二丸，小者一丸，研烂调服。常须以甘肥荤润之物滋泽之。

小儿耳前后或生瘰疬，马刀疮疽。桃树白皮切三指大，一块刮去外皮，留内一层贴疮上。以艾炷于桃皮上灸之，觉热痛即止，毋令伤皮。明日又灸，不数次而核消。

瘰疬破烂，年久不愈。用新出窑矿灰一块，滴水化开，以生桐油调匀。先将花椒、葱煎汤洗，疮净以此涂之，不数日全愈。经治多人，无不验者，真奇事也。本《集成》。

痰核瘰疬。用芫花、甘遂、自然铜等分，将大鲫鱼破腹，以药入内，泥裹，煨红透，取出，去泥研末，姜汁调敷，其核自消。此方得自陈贽卿。

瘰疬。用肥皂荚去核，入斑蝥在内，扎紧蒸，去斑蝥，加入贝母、天花粉、元参、甘草、牛蒡子、连翘，为丸，白汤下。以腹痛为妙。

瘿瘤门

瘿瘤总论 附血箭血痣

瘿者，如缨络之状；瘤者，随气留注，故有是名也。多外因六邪，荣卫气血凝郁；内因七情，忧恚怒气，湿痰瘀滞，山岚水气而成。发于皮肤、血肉、筋骨之处，皆不痛痒。瘿证属阳，色红而高突，皮宽不急，蒂①小而下垂，有五种：肉色不变者，为肉瘿；其筋脉现露者，名筋瘿；若赤脉交络者，名血瘿；随喜怒消长者，名气瘿；坚硬推之不移者，名石瘿。五瘿皆不可破，破则脓血崩溃，多致伤生。瘤证属阴，色白而漫肿，皮嫩而光亮，顶

---

① 蒂：原作"滞"，据《医宗金鉴·外科心法要诀》改。

小而根大，有六种：坚硬紫色，累累青筋，盘曲若蚯蚓状者，名筋瘤，又名石瘤；微紫微红，软硬间杂，皮肤中隐隐若红丝纠缠，时时牵痛，误有触破，血流不止者，名血瘤；或软如绵，或硬如馒，皮色如常，不紧不宽，始终只似覆肝，名肉瘤；软而不紧，皮色如常，随喜怒消长，无寒热者，名气瘤，日久化脓流出，又名脓瘤也；形色紫黑，坚硬如石，疙瘩叠起，推之不移，昂昂坚贴于骨者，名骨瘤；软而不硬，皮色淡红者，名脂瘤，即粉瘤也。凡瘿多生于肩项两颐，瘤则随处有之。夫肝统筋，怒气动肝，火盛血燥，致生筋瘿筋瘤，宜清肝解郁，养血舒筋，清肝芦荟丸见后主之。心主血，暴戾太甚，则火旺逼血沸腾，致生血瘿血瘤，宜养血凉血、抑火滋阴、安敛心神，芥连二母丸见后主之。脾主肌肉，郁结伤脾，肌肉浇薄，土气不行，致生肉瘿肉瘤，宜理脾宽中，疏通戊土，调理饮食，加味归脾丸见后主之。肺主气，劳伤元气，腠理不密，外寒搏之，致生气瘿气瘤，宜清肺气、调经脉，通气散坚丸见后主之。肾主骨，恣欲伤肾，肾火郁遏，骨无荣养，致生石瘿骨瘤。石瘿，海藻玉壶汤见后主之；骨瘤尤①宜补肾散坚、行瘀利窍，调元肾气丸见后主之。以上诸证，用药缓缓消磨，自然缩小。若久而脓血崩溃，渗漏不已者，皆为逆证，不可轻用刀针决破，以致出血不止，立见危殆。惟粉瘤可破，其色粉红，多生耳项前后，亦有生于下体者，全系痰凝气结而成，宜铍针破出脂粉，以白降丹捻子插入数次，将内膜化净，用生肌玉红膏俱见痈疽外治贴之，自愈。又有发瘤，多生耳后发下寸许，软小高突，按之不痛，亦用针刺之，粉发齐出。又有虱瘤，发后其痒彻骨，破开出虱无数，内有极大一虱出，其虱方尽。此二证外治皆同粉瘤之法。〔批〕项下气瘿。用小麦一升，醋一升，渍之。晒干为末，以海藻洗，研末，三两，和匀。每以酒服方寸匕，日三。

胎　瘤

由胎前孕母积热，以致胎热，更兼血瘀，滞结而成。多生头

---

① 尤：原作"丸"，据《医宗金鉴·外科心法要诀》改。

上及胸乳间。初如李核，渐大如馒，色紫微硬，漫肿，不甚疼痛。婴儿初生即有者，候过满月熟透，方可针之，放出赤豆汁或脓水汁，其肿即消。初服五福化毒丹见丹毒兼贴黄连膏见鼻疮，溃贴生肌玉红膏见痈疽外治生肌敛口。若满月后生者，必待脓灌，熟透针之。〔批〕《方便集》治瘤，用麝数厘重一整块，安放瘤痣当中，上加艾炷，绿豆大一丸，灸之。不起泡，下破，瘤自干毙如旧。

红丝瘤

由小渐大，发无定处，婴儿落草，或一二岁患之。瘤皮色红中含血丝，亦有自破者，治法同胎瘤。但此证由先天肾中伏火，精有血丝，以气相传，生子故有此疾，终变火证，溃处亦难收敛。

痘里夹瘰

结于颈项，或生耳后腋下，形如桃李枣瓜，身热烦渴，由痰气凝结所致。初起即发瘰者，治宜托里消痰解毒，如木通、桔梗、生地、甘草、蝉蜕、芍药、荆芥等药。若芩连苦寒及耗烁之剂，俱不可用。若痘后发在三四日而作瘰者，则毒随痘泄，随痘灌，自可挽全，无害，宜服三消散。倘斯时红肿溃破，则元气泄，而痘浆必不能充满，乘未溃时，急投黄芪卫元汤补之。若痘至七八日灌浆时而发瘰者，冲和饮子方俱见后主之。若痘疮苍蜡色而发瘰者，宜消毒兼保元气。溃后宜生肌玉红膏见痈疽外治贴之。

血箭 附血痣

一名肌衄。由心肺火盛，逼血从毛孔中射出如箭。宜服凉血地黄汤，外用桃花散以凉水调敷，或用金墨研末，醋调，凉涂，其血即止。血痣由肝经怒火郁血而成。初起如痣色红，渐大如豆，触破时流鲜血，用花蕊石散以上方俱见后撒之，血已止，宜冰螄散即水螺。捻，研末，见乳岩拈去本痣，以月白珍珠散、用太乙膏俱见痈疽外治盖贴生皮，即愈。血出甚者，亦宜服凉血地黄汤，兼戒厚味、发物。〔批〕《方便集》云：身上无故一孔出血，用猪肉切片，贴之立止。

瘿瘤门方

清肝芦荟丸 *治筋瘿筋瘤。*

当归　生地酒浸，捣膏　白芍酒炒　川芎一两　黄连　青皮　海粉　牙皂　甘草节　昆布酒洗　芦荟五钱

为末，神曲糊丸。白水下。

芩连二母丸 *治血瘿血瘤。*

黄连　黄芩　知母　贝母去心　当归　白芍酒炒　羚角　生地　熟地　蒲黄　骨皮　川芎一两　甘草五钱

为末，侧柏叶煎汤，打寒食曲糊为丸，灯心汤送下。

加味归脾丸 *治肉瘿肉瘤。*

人参　香附　枣仁炒　远志去心　当归　黄芪　乌药　陈皮　茯神　白术炒　贝母一两，去心　木香　炙草三钱

为末，合欢树皮四两煎汤，煮老米糊为丸。食远，白汤送下。

通气散坚汤 *治气瘿气瘤。*

人参　桔梗　川芎　当归　花粉　黄芩酒炒　枳实　陈皮　白茯苓　半夏制　胆星　贝母去心　海藻洗　香附　石菖蒲　甘草一两

为末，荷叶煎汤为丸，食远，灯心、生姜煎汤送下。

海藻玉壶汤 *治石瘿。*

海藻洗　陈皮　贝母去心　连翘　昆布　半夏制　青皮　独活　川芎　当归　甘草节一钱　海带五分，洗

水煎服。

调元肾气丸 *治骨瘤。*

生地四两，酒蒸，捣膏　山茱肉　山药炒　丹皮　白茯苓二两　泽泻　麦冬去心捣膏　人参　当归身　龙骨煅　骨皮一两　知母童便炒　黄柏五钱，盐水炒　砂仁炒　木香三钱

为末。鹿角胶四两，老酒化调，加蜜四两，同煎，滴水成珠，和药为丸，空心温酒下。忌萝卜、火酒、房事。

二消饮 *治痘里夹瘿。*

当归　赤芍　花粉　甘草　牛子炒　茯苓　生地　红花　蝉蜕去足翅　木通　半夏八分，制

灯心二十根，煎服。

黄芪卫元汤　治痘瘘未溃。

黄芪　人参　当归　桔梗　红花　甘草炙　白芍酒炒　防风一钱

水煎，不拘时服。

冲和饮子　治痘瘘。

麦冬去心　人参　桔梗　当归　黄芪　柴胡　白芍酒炒　茯苓花粉　荆芥　防风　连翘　白术七分，土炒

水煎服。

血箭血痣方

凉血地黄汤《金鉴》　治血箭。

生地三钱　黄连　当归一钱五分　栀子生研　元参　甘草一钱黄芩二钱

水煎，量病上下服之。

桃花散　治血箭。

白石灰半斤，用水泼成末　大黄切，一两五钱，与石灰同炒

以灰变色为度。去大黄，将石灰筛细，用凉水调敷。

花蕊石散《金鉴》　治血痣。

花蕊石五钱，火煅，入童便淬七次　草乌　南星　白芷　厚朴紫苏　羌活　没药　轻粉　龙骨煅　细辛　檀香　苏木　乳香　蛇含石火煅，童便淬三次　当归　降香三钱　麝香三分

共为细末，瓷罐收贮，用时撒于患处。〔批〕金刃伤，用葱汤洗净伤处，以此掺之，用纸盖扎，一日一换。

卷二十二　外科下

目　录

疔疮门

疮毒总论

《绳墨》云：大者为疮，小者为疡。由热毒蓄于脏腑，发于肌肉，为痒为痛，为脓为肿为胀。《原病式》曰：疡有头，小疹也。经曰：诸痛痒疮，皆属心火。又曰：微热则痒，热甚则痛，附①近则灼而为疮。虽系心火之有余，而实风湿之相搏也。盖因湿热蓄于内理②，乃生燥痒；风湿流于肌肉，乃成溃烂；风热发于皮肤，乃生疮疡。治疗之法，风胜者当驱其风，热胜者当清其热，湿胜者当燥其湿，是治之活法也。吾尝用之不验，不若以当归、芍药养血为君，黄芩、黄连凉血为佐，连翘、防己驱风为臣，生地、苦参和血为使，少加防风、白芷以达乎皮肤，天花粉、金银花以解其蕴毒，随用随效，未有不收其功者也。

治疮三法

《机要》曰：治疮须明托里、疏通脏腑、调和荣卫三法。内之外者，其脉沉实，发热烦躁，外无焮赤，痛深于内，其邪深矣，当疏通脏腑，以绝其源。外之内者，其脉浮数，焮肿在外，形证外显，恐邪气内攻，当先托里。内外之中者，外无焮恶之气，内亦脏腑宣通，知其在经，当和荣卫。用此三者，虽未即瘥，必无变证。

疔疮总论

《金鉴》云：疔者，如丁钉之状，其形小，其根深，随处可生。由恣食厚味，或中蛇蛊之毒，或中疫死牛马猪羊之毒，或受四时不正疫气，乃火证也，迅速之病。有朝发夕死，随发随死，三五日不死，一月半月亦必死。此系脏腑之乖逆，性情之激变，节候之寒温肃杀，且毒中有浅深也。若一时失治，立判存亡，不

---

① 附：原作"腐"，据《素问玄机原病式·五运主病》改。
② 理：疑作"里"。

可不慎。

疔疮辨证发无定处各证

有名火焰疔者，多生于唇口及手掌指节间，初生一点红黄小疱，痛痒麻木，甚则寒热交作，烦躁舌强，言语疏忽，此属心经毒火也。有名紫燕疔者，多生于手足腰肋筋骨之间，初生便作紫疱，次日破流血水，三日后串筋烂骨，甚则目红甲青，邪①视神昏，睡语惊惕，此属肝经毒火也。有名黄跂疔者，初觉黄疱光亮明润，四伴红色缠绕，多生口角、腮颧、眼胞上下及太阳正面之处，发时便作麻痒，重则恶心呕吐，肢体木痛，寒热交作，烦渴口哕，此属脾经毒火也。有名白刃疔者，初生白疱，顶硬根突，破流脂水，痒痛兼作，多生鼻孔、两手，易腐易陷，重则腮损咽焦，咳红痰涎，鼻掀气急，此属肺经毒火也。有名黑靥疔者，多生耳窍、牙缝、胸腹、腰肾偏②僻之处，初生黑斑紫疱，毒串皮肤，渐攻肌肉，顽梗如丁，痛彻骨髓，重则手足紫黑，惊悸沉困，软陷孔深，目睛透露，此属肾经毒火也。又有红丝疔，发于手掌及骨节间，初起形似小疮，渐发红丝，上攻手膊，令人寒热往来，甚则恶心呕吐，治迟者，红丝攻心，常能坏人。又有暗疔，未发而腋下先坚肿无头，次肿阴囊、睾丸，突兀如箸头，令人寒热拘急，掀热疼痛。又有内疔，先发寒热腹痛，数日间，忽然肿起一块，如积者是也。又有羊毛疔，身发寒热，状类伤寒，但前心后心有红点，又如疹形，现其斑点，色紫黑者为老，色淡红者为嫩色。

疔疮部位形色缓急顺逆

诸疔部位形色亦有缓急。生于头项胸背者最急，生于手足骨节之间者稍缓。一疔之外，别生一小疮者，名曰应候。四围赤肿而不散漫者，名曰护场。四旁多生小疮者，名曰满天星。有此者

---

① 邪：疑作"斜"。
② 偏：原作"徧"，据《医宗金鉴·外科心法要诀》改。

缓，无此者急。疔证初起至四五日间，由白色而至青紫色，疔头溃脓，形似蜂窝，内无七恶等证者七恶证见痈疽治法为顺；若初起似疔非疔，灰色顶陷如鱼脐、如蚕斑，青紫黑疱，软陷无脓，内见七恶等证者逆。

疔疮治法

凡疔证初起，通宜服蟾酥丸见后汗之。毒势不尽，仍然憎寒壮热者，宜五味消毒饮见后汗之。如发热口渴，便闭脉沉实者，邪在里也，宜黄连解毒汤见火门加生大黄一钱五分，葱头五个清之。证轻者，宜化疔内消散见后。疔毒欲走黄，急服疔毒复生汤见后。已走黄，令人心烦闷愦，急用七星剑汤见后以救之。若手足冷，六脉暴绝者，系毒气闭塞，元气不能宣通，先宜蟾酥丸，随服木香流气饮见后以行其气，其脉自见。若疔误灸，烦躁谵语者，乃逼毒内攻也，宜解毒大青汤见后。针后出脓之时，气虚惊悸者，宜内托安神散见后。若攻利太过，以致发渴，六脉虚大者，宜补中益气汤见劳损。若发汗之后，汗不止，热不退，疮不疼，便不利者，此属里虚，宜八珍汤见劳损加黄芪、麦冬。凡疔溃后，不宜补早，虽见真虚，只可平补，忌用温补之剂。盖疔俱由火毒而生，忌服辛热之药，恐助其邪也。忌敷寒凉之药，恐逼毒内攻也。即膏药亦不宜早贴，惟在将溃已溃时贴之，呼脓长肉，以避风寒。俱忌椒、酒、鸡、鱼、海味、鹅肉、猪首、辛辣、生冷等物。

《心悟》云：疔疮初起如疥，形如粉刺，或小疱坚硬如疔，故名曰疔。大抵肉色红肿，根脚不散者，吉；若平塌漫①肿，四围灰白者，凶。其状不一，其色不同，有红、紫、黄、白、黑五种，以应五脏。若生两足，多有红丝至脐，生两手多有红丝至心，生面唇多有红丝入喉，俱难治。速宜针红丝出血，多有生者。若患于肢末之处，毒愈凝滞，药难导达。艾灸之功为大，内服菊花甘草汤见后至效。如妄用疏利之剂，耗散真气，不惟无以去毒，而害

① 漫：原作"慢"，据《医学心悟·附录·疔疮》改。

反随之矣。

外治用药针灸法

书云：疗疮先刺血，内毒宜汗泄，禁灸不禁针，怕绵不怕铁。初觉贵乎早治，十证十全；稍迟者，十全五六；失治者，十坏八九。初发项以上者，三阳受毒，必用铍针刺入疮心四五分，挑断疗根，令出恶血。随用立马回疗丹见后，或蟾酥条插入孔内，外以巴膏见痈疽外治盖之。如项以下生者，三阴受毒，即当艾灸，以杀其势，灸之不痛，亦须针刺出血，插蟾酥条，旁肿以离宫锭见痈疽外治涂之。如旁肿顽硬，推之不动，用针乱刺顽硬之处，令多出恶血，否则必致走黄。走黄者，毒气内攻也，其疮必塌陷，急当随走黄处按经找寻，有一芒刺直竖，即是疗苗，急当用针针出恶血，即在刺处用艾灸三壮，以宣余毒。若身面漫肿，神昏闷乱，干呕心烦作渴，遍身起疱抽搐者，俱为逆证。惟红丝疗初起，急用磁针于红丝尽处砭断出血，寻至初起疮上挑破，即用蟾酥条插入，以万应膏见痈疽外治盖之，随服黄连解毒汤见火门。凡挑疗根，先出紫黑血，再挑刺至鲜血出，以知痛为止，随填拔疗散见后令满，以万应膏盖之，过三四时拨去旧药，易以新药。若药干无水不痛者，此挑法未断疗根也。再深挑之，必以上药知痛，药入水流为度。三四日后，疮顶干燥，以琥珀膏见痈疽外治贴之，令疗根托出，换九一丹见后撒之，黄连膏见鼻病抹之，外盖白膏药见痈疽外治生肌敛口。〔批〕针入疗根坚硬如针者为顺，若针刺入绵软如瓜瓤而不知痛者为逆，百无一生。

颧　疗

此证生在颧骨之间，属阳明胃经。不论左右，初如粟米，黄色小疱；次如赤豆，顶凹坚硬，按似疗头，麻痒疼痛。多因过食炙煿药酒，以致胃经积火成毒。初宜蟾酥丸见后汗之；次服黄连消毒饮见痈疽上部清之。外治法同。

鼻　疗

生于鼻孔内，鼻窍肿塞胀痛引脑，甚则唇腮俱作浮肿。由肺经火毒凝结而成，宜蟾酥丸汗之；再用此丸研细末，吹入鼻窍。若肿硬外发，用离宫锭见痈疽外治涂之。初起须速治，迟则毒气内攻，以致神昏呕哕、鼻肿如瓶者，逆。

黑疔

生于耳窍暗藏之处，由肾经火毒所发，亦有因服丹石热药，积毒而成者。色黑根深、形如椒目、疼如锥刺、痛引腮脑、破流血水，急服蟾酥丸汗之；再以此丸水调浓，滴于耳窍内，立效。毒甚者，以黄连消毒饮见百会疽疏解之，黄连解毒汤见火门清之，即瘥。

耳疔

《心悟》云：聤豆抵耳，耳内生疔也。乃肝经郁火所结，可用红绵①散见后，兼服八味逍遥散见郁病加菊花。

反唇疔锁口疔

俱由火毒而成。反唇疔生于唇棱偏里，上唇属脾，下唇属胃。锁口疔生于嘴角，系心脾二经所属。二证初起形如粟米，色紫坚硬如铁，肿甚麻痒木痛，寒热交作，烦闷作呕。反唇甚则令唇外翻，锁口甚则口不能开，俱属迅速之证，须当急治，迟则毒气攻里，令人昏愦恶心，即名走黄。治法按疔疮门，禁用灸法。〔批〕《方便集》云，唇疔用大虾蟆一个，取其肝一片，贴之立消。

喉疔

《心悟》云：喉疔先以小刀点刺，随用冰片散吹之，内服甘桔汤俱见咽喉，多加菊花煎之。菊花连根叶，皆消疔圣药。每用四两煎汤顿服，捣自然汁尤效。

牙疔

由胃经火毒或大肠经湿热，皆可致之。每生于两旁牙缝，肿起一粒，形如粟米，痛连腮项。若兼麻痒，破流血水，疼痛异常

---

① 绵：《医学心悟·附录·聤耳》作"棉"。

者，即黑疔也，属肾火毒。俱用银簪尖挑破，以见血为度，搽拔疔散见后，再以蟾酥丸嚼化，徐徐咽之。若烦躁口渴者，宜黄连解毒汤见火门即愈。若失治，毒反攻心，烦躁昏愦者，逆。

穿牙疔

嵩崖云：穿牙疔，先二日牙痛，寒热后痛更甚，龈上发一紫块，龈肉皆紫黑者是也。已破者毒色红，可治，青者不治。宜金丹加碧丹俱见舌病频吹，内服凉血清风解毒之剂。破者，口疳药见疳疮加牛黄敷之。

舌疔

《金鉴》云：心脾火毒，舌上紫胞，其形如豆，坚硬寒热，疼痛应心，初起宜用蟾酥丸含于舌下，随化随咽，或再服三粒，以解内毒，甚者刺之，服黄连解毒汤见火门，兼搽紫雪散见舌病，及徐徐咽之即愈。

蛇眼疔蛇背疔、蛀节疔、蛇腹疔、泥鳅疽

蛇眼疔生于指甲两旁，形如豆粒，色紫，半含半露，硬似铁钉。蛇背疔生于指甲根后，形如半枣，色赤胖肿。蛀节疔又名蛇节疔生于中节，绕指俱肿，其色或黄或紫。蛇腹疔又名鱼肚疔，生于指中节前面，肿如鱼肚，色赤疼痛。泥鳅疽一指通肿，色紫，形如泥鳅，焮热，痛连肘臂。初起俱宜蟾酥丸汗之，外敷雄黄散见痈疽中部；次服仙方活命饮见痈疽主治，脓熟开之，贴琥珀膏见痈疽外治煨脓生肌，不能敛者补之。

红丝疔

《方便集》云：若生在手足，有红根一条如丝，能渐长，至心则死。用烟袋油照其行处，渐照渐退，至疔头发处，抹此油于上，即愈。一法，用杜仲、故纸各二钱，水酒煎服，外以白及磨汁搽之。

一云：凡生红丝疔，须用针挑断其丝，将多年屎坑上碎木橼子煅灰研细，用饧糖拌，涂在疔上，听用。疔头即拔出无事，不

急治难愈。

水 疗

宜用杜仲、木子叶捣汁，水酒对服。如无木子叶，取其根，煎酒服亦可。后用白菊花三两，甘草五钱，煎服代茶。

羊毛疗

《方便集》云：此证别省常有，近来本地亦有。初起发寒发热，头疼作呕，极不好过。身生有红黑点，内里有细长毛，形迹颇微，难认其毒，最易攻心。一吃表药无救，如遇发寒发热，头疼作呕，切勿服表药，急脱衣细看，胸前背心，周身若有红黑小点，取针头将点处按下成窝，针起窝亦起者，不是。如窝不起，有将针尖插入肉内，无红血出，即是。急向原针眼内，频频挑出细毛，取铜镜一面，向心口连扑十数下，有毛随镜光而出，再用紫红地丁煎水洗澡，将渣周身擦遍，用绍酒坛上泥或黄泥打碎，将烧酒做成米粉一般，放贴胸口，泥干方取去。用羚羊角、虎骨、甘草各五钱，一服可愈。

痘 疗

此证名多，治非一法。痘生五六日间，或三五枚，或六七枚，杂于诸痘之间，其色紫黯，甚则黑硬如石，以致诸证蜂起，痘疮不能灌脓。如卷帘疗生于舌根底，小如黑豆，大似葡萄，令儿舌卷喉痛。急用银针针破，出净恶血，随以苦茶漱口，搽拔疗散见后，再以冰片、硼砂、青黛、黄连、薄荷、荆芥、炒僵蚕共为末吹之。火珠疗生于鼻孔内，填塞喷火，面赤眼红，亦用银针针破，用黄连膏见鼻病加冰片滴入鼻孔，内服泻金散见后。忘汲疗生于眼沿，肿如封蛤，烦热面紫，宜挑破，用胭脂唾汁点之，兼蒲公英、菊花煎汤洗之。豢虎疗生于耳内，于脓成之时挑破，搽拔疗散见后。燕窝疗生于腋下，肿硬，面赤谵语，如疗在左腋潜注，则右体之痘沉伏失色，右亦如之，亦宜挑破，去其根，用拔疗散搽之，内服消毒饮子见后。注命疗生两足心，肿硬如钱、如豆、如椒，有紫筋直透足股，挑之去净血，用田螺水见痔疮点之，次用慎火草，绿豆浸透，捣烂敷之。透肠疔生肛门旁，在六七朝，肿硬如锥，宜挑之，银花、防风煎汤洗之，次用轻粉、珍珠、冰片、白蔹末涂之，内服黄连解毒汤见火门。骊龙疔生尿孔内，于五六朝，身热谵语，眼翻肢厥，腹胀，小水闭涩，急用蟾酥、牛黄、冰片、麝香研末，用黄连细茶浓煎，候冷取半匙调末，以细软稻心蘸之，送入孔内，服消毒饮子甚效。

疔疮门方

蟾酥丸 统治一切疔毒。

蟾酥二钱，酒化　轻粉　铜绿　枯矾　寒水石煅　明矾　乳香　没药　麝香一钱　朱砂三钱　雄黄一钱　蜗牛二十一个

各为末，称准。于端午日午时，在净室中先将蜗牛研烂，同蟾酥和研，稠黏方入各药末，共捣极匀，丸如绿豆大。每三丸，用葱白五寸，令患者嚼烂，吐于手心内，男左女右，将药丸裹入葱泥内，用无灰热酒一茶钟送下，被盖，约人行五六里路，病者出汗为度，急者再用一服。外用亦可，搓条作饼，随证施治。修合时，忌妇人、鸡犬等见。

五味消毒饮 治疔毒。

金银花三钱　野菊花　蒲公英　紫花地丁　紫背天葵子二钱

水煎，入酒半钟，再滚二三沸，热服，被盖出汗为度。

化疔内消散 治疔毒稍轻者。

知母　贝母去心　穿山甲炙，研　蚤休　白及　乳香　天花粉　皂刺　银花　当归　赤芍药　甘草一钱

酒水各半，煎服。

疔毒复生汤 治疔急欲走黄。

金银花　栀子生，研　地骨皮　牛子炒，研　连翘去心　木通　牡蛎煅　大黄生　皂刺　没药　天花粉　乳香八分

酒水各半，煎。

七星剑 治疔毒走黄，心烦闷愦。

苍耳头　野菊花　豨莶草　地丁香　半枝莲三钱　蚤休三钱
麻黄一钱

好酒一斤，煎至一碗，去渣，热服，被盖出汗为度。

木香流气饮　治疗毒闭塞，元气不能宣通，手足逆冷。

当归　白芍酒炒　川芎　紫苏　桔梗　枳实炒　乌药　陈皮
法半　白苓　黄芪　防风　青皮一钱　腹皮　槟榔　枳壳炒　泽泻
甘草节　木香末，五分

加姜、枣煎。下部加牛膝。

解毒大青汤　治疗毒内攻，烦躁谵语。

大青叶　木通　麦冬去心　人中黄　栀子生，研　桔梗　元参
知母　淡竹叶　升麻　石膏煅，一钱

加灯心二十根，煎服。便秘加大黄，闷乱加烧人粪。

内托安神散　治疗毒出脓，气虚惊悸。

人参　麦冬去心　茯神　黄芪　白术土炒　元参　陈皮一钱
石菖蒲　炙草　酸枣仁炒　远志去心　五味子五分，研

水煎，临服入朱砂末三分，和匀，食远服。

菊花甘草汤《心悟》　治疗仙药。

白菊花四两　甘草四钱

水煎顿服，渣即再煎服。重者不过二剂即消，至稳至效。一
切有疔疮之剂，皆不及此。

疔疮方《方便集》

明矾三钱　葱白七茎

同捣烂，分作七块，每块以热酒一钟送下，服完衣被盖，汗。
如无汗，再服葱头汤一钟。少顷，汗出如淋，其病若失。此方不
独治疗，凡诸恶疮皆治，初起未成脓者更妙。

疔疮止痛方

野菊花根　菖蒲根　生姜各一两

水煎，水酒对服，其痛立止。

泻金散　治痘疗。

犀角　牛子炒　红花　生地　桔梗　赤芍　紫苏　甘草一钱

水煎服。

消毒饮子 *治痘疔。*

白茯苓　生地　连翘　牛子炒　红花　甘草　木通　犀角镑
赤芍

入灯心二十根，煎。

外治方

立马回疔丹 *治疔毒。*

轻粉　蟾酥酒化　白丁香　硇砂一钱　乳香六分　雄黄　朱砂
麝香三分　蜈蚣炙，一条　金顶砒五分

共为细末，面粉搓如麦子大。凡遇疔疮，用针挑破，以一粒
插入孔内，外以膏盖，追出脓血疔根为效。

九一丹

石膏九钱，煅　黄灵药一钱，灵药方，见痈疽外治

共研极细，撒于患处。

红绵散①《心悟》　治聤耳、耳疔。

白矾二钱　胭脂一钱，烧灰存性

研匀，先用棉杖子搅去脓水，更用棉杖子搅药，掺入耳底
即干。

若聤豆抵耳，加麝香五厘。

拔疔散《金鉴》　治牙疔。

硇砂　白矾　朱砂　食盐用铁镣刀烧红，将白矾、食盐放于刀上
煅之

各等分，择丁日午时研细末，收贮听用。

难治疔疮方《方便集》

白僵蚕　蝉蜕

等分为末，同饴糖捣涂，中留一孔，屡试神效。

---

①　红绵散：原作"细棉散"，据底本目录改。

疳疮门

疳疮总论

经曰：数食肥，令人内热；数食甘，令人中满。盖其病因肥甘所致，故名曰疳。儿童十六岁以前，其病为疳；十六岁以后，其病为劳。皆气血虚惫，肠胃受伤所致。凡病疳而形不魁者，气虚也；色不华者，血弱也。气虚血弱，知其脾胃必伤。有因幼小乳食，肠胃未坚，食物太早，耗伤真气而成者；有因乳母寒热不调，或喜怒、房劳之后，乳哺而成者；有因恣食肥甘瓜果，生冷停滞中焦，食多成积，积久成疳；复因取积太过，耗损胃气，或因大病之后，吐泻疟痢，饮食减少，以致脾胃失养。所因不同，总归于虚也。其证头皮光急，毛发焦稀，腮缩鼻干，口馋唇白，两眼昏烂，搔眉擦鼻，脊耸体黄，斗牙咬甲，焦渴自汗，尿白泻酸，肚胀肠鸣，癖结潮热，酷嗜瓜果、咸酸、炭米、泥土，爱伏地卧，皆其候也。然疳之为病，皆虚所致。即热亦虚中之热，寒亦虚中之寒，积亦虚中之积，故治积不可骤攻，治寒不可骤温，治热不可过凉。虽积为疳之母，治疳必先去积，然遇极虚者而迅攻之，则积未去而疳危矣。书曰：壮人无积，虚则有之。可见虚为积之本，积反为虚之标也。故壮者先去积，而后扶脾胃；衰者先扶胃气，而后消之。如恶食滑泄，牙龈黑烂，头软肢冷，下痢肿胀，面白肚硬，口吐黑血，吐痢蛔出，皆不治。

脾 疳

脾属土，色黄，主肌肉。故脾疳则现面黄，肌肉消瘦，身体发热，困倦喜睡，心下痞硬，乳食懒进，睡卧喜冷，好食泥土，肚腹坚硬疼痛，头大头细，有时吐泻，口干烦渴，大便腥黏诸证。宜先攻其积，用消疳理脾汤、肥儿丸俱见后主之。积退调理，以参苓白术散见脾胃主之。

疳 泻

多缘积热伤脾，以致水谷不分，频频作泻。法当清热渗湿，以清热和中汤见后主之。泻久不愈，当渐为调理，参苓白术散见脾胃主之。

疳肿胀

多因传化失宜，以致脾肺两伤。证见气逆喘咳，胸膈痞闷，肚腹肿胀，面色浮光。宜用御苑匀气散见后治之，肿胀自消。

肝 疳

肝属木，色青，主筋。故肝疳则现面目爪甲皆青，眼生眵泪，隐涩难睁，摇头揉目，合面睡卧，耳疮流脓，腹大青筋，身体羸瘦，燥渴烦急，粪青如苔诸证。治宜先清其热，用柴胡清肝散、芦荟肥儿丸见后。若病势稍退，当以八味逍遥散见郁证、抑肝扶脾汤见后调理。

心 疳

心属火，色赤，主血脉。故心疳则现面红，目脉络赤，壮热有汗，时时惊烦，咬牙弄舌，口舌干燥，渴欲饮冷，小便红赤，胸膈满闷，睡喜伏卧，懒食干瘦，或吐或痢诸证。热盛者，泻心〔批〕泻心者，即导赤散加黄连、栀仁、柴胡等药导赤散见火病；热而兼惊者，珍珠散；病久心虚者，茯苓汤俱见后调理。

疳 渴

多因肥疳积热，煎耗脾胃，以致津液亏损，故不时大渴引饮，心神烦热，速用清热甘露饮见后，其渴自愈。〔批〕陈云：若胃气下陷，津液不生，宜补其胃，使清阳上升，津液渐生，而渴自止，七味白术散。

肺 疳

肺属金，色白，主皮毛。故肺疳则现面白，气逆咳嗽，毛发焦枯，皮上生粟，肌肤干燥，憎寒发热，常流清涕，鼻颊生疮诸证。先宜生地清肺饮见后以疏解之，次用甘露饮见口病清之。日久肺虚者，以补肺散见后主之。

肾疳

肾属水，色黑，主骨。患此者，初必有解颅、鹤膝、齿迟、行迟、肾气不足等证，更因甘肥失节，久则渐成肾疳。故现面①色鳌黑，齿龈出血，口中气臭，足冷如冰，腹痛泄泻，啼哭不已诸证。先以金蟾丸治其疳，次以九味地黄丸调补之。若禀赋不足者，调元散俱见后主之。

疳 热

疳证身多发热，治者宜分别轻重虚实。初起者多实，宜鳖甲青蒿饮。日久者多虚，宜鳖甲散俱见后。

脑 疳

因儿素受风热，又兼乳哺失调，以致变生此证。头皮光急，脑生饼疮，头热手焦，发细如穗，鼻干心烦，腮囟肿硬，困倦睛暗，自汗身热诸证。脑热生疮者，龙脑胆②丸；烦热羸瘦者，龙脑丸，外用吹鼻龙胆散俱见后吹之。

眼 疳

疳热上攻于眼，故也。发时痒涩赤烂，眼胞肿疼，白睛生翳，渐渐遮满，不时流泪，羞明闭目。先用泻肝散疏解之，再用清热退翳汤俱见后消之。若日久不瘥，法当调补逍遥散见郁门，或羊肝散见后主之。

鼻 疳

疳热攻肺而成。鼻为肺窍，发时鼻塞赤痒疼痛，浸淫溃烂，下连唇际，咳嗽气促，毛发焦枯。热盛者，清金散见后、蒋氏化毒丹见幼科胎赤；虫蚀者，化虫丸。外用鼻疳散敷之，或以吹鼻蝉壳散俱见后吹入鼻内。

---

① 面：原作"而"，据《医宗金鉴·幼科杂病心法要诀》改。
② 胆：原作"脑"，据《医宗金鉴·幼科杂病心法要诀》改。

口疳 连珠疳

嵩崖云：口疳，一名脾疳①，由平日多食肥甘。食肥生热，食甘气满，热气上溢，则口生疳。宜兰草为君，加黄柏、黄连，为末掺之，口疳药见后皆妙。连珠疳，舌下生一小泡，渐至七八枚，亦宜口疳药掺之。

喉疳

一名阴虚喉疳。初觉咽嗌干燥，如毛草常刺喉中，又如硬物隘于咽下，呕吐酸水，哕出甜涎，淡红，微肿微痛。日久其色紫暗不解，颇似冻榴子色。由肾液久亏，相火炎上，销烁肺金，熏燎咽喉，肿痛日增，破烂腐衣，叠若虾皮，声音雌哑，喘急多痰，臭腐蚀延，其疼倍增，妨碍饮食，胃气由此渐衰，而虚火益盛。烦躁者，宜知柏八②味汤见劳损；吐酸哕涎者，宜甘露饮见后加川连；便燥者，兼服万氏润燥膏见后；面唇俱白，不寐懒食者，宜归脾汤见血门加酒炒黄连；肿吹，紫雪散见舌病；腐吹，八宝珍珠散见后。投方应病，或者十全一二，否则难救。

牙疳

因毒热攻胃而成，龈肉赤烂疼痛，口臭血出，牙枯脱落，穿腮蚀唇，病属危急。急用消疳芜荑汤泻其毒热，继以芦荟肥儿丸清其余热，外用牙疳散俱见后时时敷之。总之，此证必胃强能食，堪胜峻药，始有生机，否则难治。

嵩崖云：牙疳初出臭气，次则齿牙黑，甚则龈肉烂而宣露。宜芦荟消疳饮，外用人中白散俱见后敷之，使毒涎流出而愈。若上下唇破鼻穿，多不治。

钻牙疳

由肝胃二经积热所致，乃牙龈肉内钻出骨尖如刺，疼痛异常，

---

① 脾疳：原作"脾疽"，因《证治准绳·幼科·脾脏部下》有："齿断臭烂面无颜色，心不思食，是脾府，又名口疳。"故改。

② 八：原作"入"，据本书"虚损虚劳门"方名"知柏八味丸"改。

小儿多有之。法用铍针就患处刺开好肉，连牙齐根取出，若血出不止者，以湿纸换贴二次即止。内服芦荟消疳饮见后，外以冰硼散见十五卷痄病搽之。戒厚味，其牙复生如旧。

走马牙疳

多由癖疾积火，痘疹余毒上攻最为迅速，总由积火热毒而成。牙根作烂，随变黑腐，臭秽难闻。若癖积毒火攻牙者，宜芦荟消疳饮见后；脾胃虚，兼服人参茯苓粥见后。若痘疹余毒所中者，宜清疳解毒汤见后；外势轻者，俱用溺白散见后搽之。若坚硬青紫，渐腐穿腮齿摇者，宜芦荟散见后搽之。如牙缝黑腐不尽，及腐烂深坑，药不能到，宜勒马听徽丝见后塞之，再用手法去其黑腐肉，见红肉，流鲜血者，吉。若取时顽肉难脱，坚硬腐烂，以致穿腮破唇，宜贴青莲膏见后；身热不食者，逆。惟在调理饮食，如甜、辣、果品、菜物俱当禁忌。〔批〕陈云：肾受热邪，直奔上焦。走马者，言其速也。

嵩崖云：走马牙疳，牙龈腐烂如干酱，一日烂一分，两日烂一寸。或胎毒，或痘毒，杀人最速。其证鼻梁上发红点如珠者，不治。上唇龙门牙落者，死。宜口疳药见后加牛黄掺之。

青腿牙疳

此证自古方书罕载其名，仅传雍正年间，北路随营医官陶起麟，颇得其详略云：军中凡病腿肿色青者，其上必发牙疳；凡病牙疳腐血者，其下必发青腿，二者相因而至。推其原，皆因上为阳火炎炽，下为阴寒闭郁，以致阴阳上下不交，各自为寒为热，各为凝结，而生此也。相近内地，间亦有之，边外虽有，亦不甚多，惟内地人初居边外，得此证者，竟十居八九。盖中国之人，本不耐边外严寒，更不免坐卧湿地，故寒湿之痰生于下，致腿青肿。其病形如云片，色似茄黑，肉体顽硬，所以步履艰难也。又缘边外缺少五谷，多食牛羊等肉，其热与湿合，蒸瘀于胃，毒火上蒸，致生牙疳，牙龈腐肿出血。若穿腮破唇，腐烂色黑，即为危候。边外相传，仅有食服马乳之法。麟初到时，亦仅晓此，阅历既久，因悟马脑之力较马乳为效数倍，速令患者服之，是夜即能发出大汗，而诸病顿减。盖脑为诸阳之首，其性温暖，且能流通，故也。兼服活络流气饮、加味二妙汤俱见后，宜其血气，通其经络，使毒不得凝结。外用砭法见后，令恶血流出，以杀毒势；更以牛肉片贴敷，以拔出积毒，不数日而愈。盖黑血出则阴气外泄，阳气即随阴气而下降，两相交济，上下自安。由是习为成法，其中活者颇多，因不敢自私，著之于书，以公于世，应验诸方，备详于后。〔批〕一形气衰败，不思饮食；一牙齿俱落，紫黑流血，腐烂臭秽；一腿大肿腐烂，或细而干枯者，皆不治。

风疳血疳

风疳由风湿客于谷道而成，形如风癣，作痒，破流黄水，浸淫遍①体，微疼，宜用如圣膏见后搽之即愈。血疳由风热闭塞腠理而成，形如紫芥，痛痒时作，血燥多热，宜服消风散见钮扣风。

虫疳

嵩崖云：龈肿，出秽血，痛，恶寒热，皆肠胃湿热为患。兼风则肿痛，积热则臭烂，清胃散见齿病最佳。风加防风，热加栀仁。又须知喜寒恶热，胃血伤也，宜清胃散。若恶寒喜热，胃气受伤，又宜补中益气汤见劳倦。

脊疳

因积热生虫，上蚀脊膂也。以手击其背，必空若鼓鸣，脊骨羸瘦，状若锯齿，始为脊疳外证，身体发热，下痢烦渴，十指皆疮，频啮爪甲，其证可畏。须先以芦荟散杀其虫，继用金蟾散俱见后消其疳，随证调治。

蛔疳

因过食生冷油腻肥甘之物，以致湿热生蛔，腹中扰动，故有时烦躁多啼，有时肚腹搅痛，口唇或红或白，口溢清涎，腹胀青

---

① 遍：原作"偏"，据《医宗金鉴·外科心法要诀》改。

筋，肛门湿痒。先用使君子散治之，不效，下虫丸主之。蛔去又当调补其脾，宜肥儿丸俱见后。

无辜疳

其原有二：或因浣衣夜露，被无辜鸟落羽所污，儿着衣后，致成此证；或因乳母有病，传染小儿所致。其证颈项生疮，或项内有核如弹，按之转动，软而不疼，其中有虫如米粉，不速破之，使虫蚀脏腑，便痢脓血，身体羸瘦，面黄发热。治宜柴胡饮先清其热，次以芦荟肥儿丸俱见后消之。

丁奚疳

遍身露骨，其状似丁，故名。其证肌肉干涩，啼哭不已，手足枯细，面色黧黑，项细腹大，肚脐突出，尻削身软，精神倦怠，骨蒸潮热，燥渴烦急。先用五疳消积丸化其滞，继用人参启脾丸俱见后理其脾，病可渐愈。

哺露疳

因乳食不节，大伤脾胃。其证羸瘦如柴，吐食吐虫，心烦口渴，头骨开张，日晡蒸热。先用集圣丸消其积滞，再用肥儿丸清理其脾，日久肚大青筋者，又宜清补兼施，以人参丸俱见后主之。

疳劳即疳热兼骨蒸、咳嗽、盗汗等病

《汇参》云：蒸骨之病，多起于胃。其始也，邪火上冲而能啖，火销烁而善饥。盖胃为气血之海，气血不足，邪火杀谷，水谷之清气不足以济之，渐成口秽烦躁，夜热朝凉，毛焦口渴，气促盗汗，形如骨立，调之消疳。若大便日十余行，肢瘦腹大，频食多饥，谓之食㑊，此皆邪火为害，耗伤津液所致，宜大肥儿丸见后。虚热者，鳖甲散见后、蒸猪肚丸见后。

疳疮门方

甘露饮《局方》 治胃中湿热，口臭喉疮，齿龈宣露，及血衄、齿血证。

生地 熟地 天冬 麦冬 石斛 茵陈 枳壳 枇杷叶 甘

草　黄芩

上等分，每服五钱。一方加桂苓，名桂苓甘露饮。《本事》加犀角，云如此甚有道理，以犀角凉心、泄肝、清胃热也。

汪讱庵曰：此足阳明、少阴药也。烦热多属于虚，二地、二冬、甘草、石斛之甘，治肾胃之虚热，泄而兼补也。茵陈、黄芩之苦寒，折热而去湿。火热上行为患，故又以枳壳、枇杷叶抑而降之也。

河间桂苓甘露饮

滑石四两　石膏　寒水石　甘草各二两　白术　茯苓　泽泻各一两　猪苓　肉桂各五钱

为粗末，每服五钱。治中暑受湿，引饮过多，头痛烦渴，湿热便秘。此亦五苓、六一之合剂，以清六腑之热也。

张子和去猪苓，减三石一半，加人参、干葛各一两、藿香五钱、木香一钱，每服三钱。亦名桂苓甘露饮。治伏暑烦渴，脉虚水逆渴欲饮水，水入口即吐，故名水逆。

消疳理脾汤　*治脾疳。*

芜荑　三棱　莪术　青皮炒　陈皮　芦荟　槟榔　使君肉　黄连　胡连　麦芽炒　神曲炒　甘草

入灯心煎。

肥儿丸　*治脾疳。*

人参二钱半　白术土炒　胡连五钱　黄连二钱　使君肉四两　茯苓三钱　神曲　麦芽　山楂肉三钱半　芦荟二钱半，煨　炙草钱半

为末，黄米糊丸，黍米大，米汤下。

清热和中汤　*治疳泻。*

白术土炒　陈皮　厚朴姜炒　赤苓　黄连　神曲炒　谷芽炒　使君肉　甘草　泽泻

入灯心煎。

御苑匀气散　*治疳肿胀。*

桑皮蜜炒　桔梗　赤苓　甘草　藿香　陈皮　木通

入灯心、姜皮煎。

柴胡清肝散 治肝疳。

银柴胡　栀子微炒　连翘　胡连　生地　赤芍　胆草　青皮炒　生甘草

入灯心、竹叶煎。

芦荟肥儿丸 治肝疳。

五谷虫炒　扁豆炒　山药炒　神曲二两　芦荟　黄连姜炒　胡连　芜荑炒，一两　银柴胡炒，两二钱　山楂　君子肉炒，二两半　麦芽炒，两六钱　肉豆蔻煨，七钱　槟榔五钱　鹤虱炒，八钱　虾蟆四个，煅　朱砂飞　麝香二钱

为末，醋糊丸，米饮下。

抑肝扶脾汤 治肝疳。

人参　白术土炒　黄连姜炒　柴胡酒炒　茯苓　青皮醋炒　陈皮　白芥子　龙胆草　山楂　神曲炒　炙草

入姜、枣煎。

珍珠散 治心疳。

麦冬去心，五钱　天竺黄　胡连　羚羊角　大黄　当归　犀角三钱　金铂二十五片　珍珠　生甘草　朱砂二钱　牛黄　明雄黄一钱　茯神五钱

为末，每五分，茵陈汤调服。

茯神汤 治心疳。

茯神　当归　人参　炙草

入龙眼肉煎。烦热加麦冬。

清热甘露饮 治疳汤。

生地　麦冬去心　石斛　知母生　枇杷叶蜜炙　石膏煨　甘草　黄芩　茵陈

入灯心煎。

生地清肺饮 治肺疳。

桑皮炒　生地　天冬　前胡　桔梗　苏叶　防风　黄芩　生草　当归　连翘　赤苓

入姜、枣煎。

补肺散 *治肺疳。*

白茯苓　阿胶蛤粉炒　糯米　马兜铃　炙草　杏仁炒，去皮尖

水煎服。

金蟾丸 *治肾疳。*

干虾蟆五个，煅　胡连　黄连　肉蔻煨　苦楝根白皮　雷丸　芦荟生　芜荑三钱　鹤虱二钱

为末，面糊丸，雄黄为衣，米汤下。

九味地黄丸 *治肾疳。*

熟地　山茱肉五钱　赤苓　泽泻　丹皮　山药炒　当归　川楝子　使君肉三钱

为末，蜜丸，白水食前下。

调元散 *治肾疳。*

人参　茯苓　白术土炒　山药炒　川芎　当归　熟地　茯神　黄芪炙　白术炒　炙草

入姜、枣煎。

鳖甲青蒿饮 *治疳热。*

银柴胡　鳖甲　青蒿　甘草　生地　赤芍　胡连　知母　地骨皮

入灯心煎。

鳖甲散 *治疳热。*

人参　黄芪炙　鳖甲炙　生地　熟地　当归　白芍炒　地骨皮

水煎服。

龙胆丸 *治脑疳。*

胆草　升麻　苦楝根皮焙　赤苓　防风　芦荟　青黛　油发灰二钱　黄连三钱

为末，猪胆汁浸糕糊丸，薄荷汤下。

龙脑丸 *治腮疳。*

龙脑　麝香五分　雄黄二钱　胡连　芦荟生，三钱　牛黄一钱　朱砂钱半　干虾蟆灰，四钱

为末，熊胆合丸，麻子大。每二丸，薄荷汤下。

泻肝散 治眼疳。

生地　当归　赤芍　川芎　连翘　栀子生　胆草　大黄　羌活
防风　甘草

入灯心煎。

清热退翳汤 治眼疳。

栀子微炒　胡连　木贼草　赤芍　生地　羚角　胆草　银柴胡
蝉蜕　甘草　菊花　蒺藜

入灯心煎。

羊肝散 治眼疳。

青羊肝一具，去筋膜，切韭叶厚片　人参　羌活　白术土炒　蛤粉
等分

为末，令匀，将药置荷叶上，如钱厚一层，铺羊肝一层包固，外以新足青布包裹，蒸熟，任儿食之。如不食及夏月恐腐坏，则晒干为末。早晚白汤调服，服完再合，以瘥为度。若热者，减人参。

清金散 治鼻疳。

栀子生　黄芩　枇杷叶蜜炙　生地　花粉　连翘　麦冬去心
薄荷　元参　桔梗　甘草

入灯心煎。

化虫丸 治鼻疳。

芜荑　芦荟　青黛　川芎　白芷梢　胡连　黄连　虾蟆灰，
等分

为末，猪胆汁浸糕为丸，麻子大。每二十丸，食后杏仁煎汤下。

消疳芜荑汤 治牙疳。

大黄　芒硝　芜荑　芦荟生　川连　胡连　黄芩　雄黄

水煎服。服后便软及不食者，去硝黄，加羚羊角。

芦荟消疳饮 治牙疳。

芦荟生　胡黄连　石膏煅　羚羊角焙　栀子生，研　桔梗　牛
子炒，研　银柴胡　大黄生　黑元参五分　薄荷四分　生甘草三分

加淡竹叶一钱煎，食远服。

一方有黄连。

人参茯苓粥 <small>治牙疳，脾胃兼虚者。</small>

人参一钱　白茯苓六钱

共研末，同粳米一茶钟熬成粥。先以盐汤漱口净，然后食之。

清疳解毒汤 <small>治走马牙疳，痘疹余毒。</small>

人中黄　川黄连生　柴胡五分　知母生　连翘去心　牛子炒，研
犀角屑　黑参　荆芥穗　北防风一钱　石膏煅，一钱半　淡竹叶一钱
灯心五十寸，水煎，食远服。呕加芦荟根五钱。

万氏润燥膏 <small>治喉疳。</small>

猪脂一斤

切碎炼油，去渣，加炼过白蜜一斤，搅匀候凝，挑服二匙，
日用三五次。

活络流气饮 <small>起邻　治青腿牙疳。</small>

苍术　木瓜　羌活　附子生　山楂肉　独活　麻黄　淮牛膝二
钱　黄柏　乌药　干姜　槟榔　枳壳钱半，炒　甘草八分
黑豆四十九粒，生姜三片，水煎服。〔批〕一名和中既济汤。

牙疳盛，减去干姜、附子，加胡连、胆草各二钱。牙疳轻而
腿疼重，加肉桂二钱。寒热已退，减去羌活、麻黄，加威灵仙、
五加皮各二钱。

加味二妙汤 <small>治青腿牙疳。</small>

黄柏生　苍术漂，炒　牛膝三钱　槟榔　泽泻　木瓜　乌药二钱
归尾钱半

黑豆四十九粒，生姜三片，水煎服。

服马乳法 <small>治青腿牙疳。</small>

用青白马乳，早午晚随挤随服，甚效。如无青白马，杂色者
亦可。

服马脑法 <small>治青腿牙疳。</small>

用马脑一个，竹刀挑去筋膜，放在盆内。先将马脑搅匀，再
以滚黄酒冲服，或一斤、半斤俱可。倘一次不能服尽，分作二次

冲服。

芦荟丸 *治脊疳。*

生芦荟　青黛　朱砂　熊胆　胡连　贯众　地龙微炒　黄连　蝉蜕去足　雷丸五钱　麝香一钱　虾蟆一个，酥涂，炙焦

为细末，用蜗角研和，丸麻子大。每五丸，粥饮下，量儿大小与之。

金蟾散 *治脊疳。*

蟾蜍一枚，酥涂，炙焦　夜明砂炒　桃白皮　樗根白皮　地榆　黄柏　诃黎勒皮煨　百合　人参　大黄　白芜荑　胡粉三钱　槟榔一钱　丁香三十七粒

为末，每五分，粥饮调下。

使君子散 *治蛔疳。*

使君子十个，瓦上炒为末　苦楝子五个，泡，去核　白芜荑　甘草各一钱，胆汁浸一宿

为末，每一钱，水调服。

下虫丸 *治蛔疳。*

苦楝根皮新白者佳，酒浅焙　木香　栀仁浸，去皮尖　贯众　芜荑焙　鸡心槟榔二钱　轻粉三分　鹤虱炒，一钱　干虾蟆炒黑　使君子取肉，煨，三钱

为末，面糊丸，白水下。

柴胡饮 *治无辜疳。*

赤芍　柴胡　黄连　法半　桔梗　夏枯草　胆草　浙贝母　黄芩　甘草

入灯心煎。

五疳消积丸 *治丁奚疳。*

使君肉五钱，炒　麦芽炒　陈皮　神曲炒　山楂一两　芜荑　黄连　胆草三钱

为末，陈米饭为丸。每一钱，米饮下。

人参启脾丸 *治丁奚疳。*

人参　白术土炒　茯苓　扁豆炒　山药炒，五钱　陈皮四钱　壳

芽炒　神曲炒，三钱　木香煨　炙草二钱

为末，蜜丸，建莲汤下。

集圣丸　*治哺露疳。*

芦荟　五灵脂　夜明砂淘洗，焙干　缩砂仁　木香　陈皮　莪
术　使君肉　黄连　川芎酒洗　干蟾炙　青皮制，二钱　当归钱半

为末，雄猪胆汁和面糊为丸。每一钱，米饮下。〔批〕一方有
人参。

人参丸　*治哺露疳。*

人参　麦冬去心　法半　大黄炒　黄芪炙　茯苓　柴胡　黄芩
川芎　诃子肉煨　鳖甲　炙草

为末，蜜丸，粥饮下，量儿大小用。

大肥儿丸　*治疳劳骨蒸。*

人参焙　楂肉炒　白术炒　陈皮炒　莪术醋炒　神曲炒　厚朴制
地骨皮酒炒　黄连姜制　胡黄连酒炒　青皮醋炒　茯苓乳蒸　白芍酒
炒　泽泻炒　槟榔　肉豆蔻煨　川芎炒　使君肉　柴胡酒炒　干
蟾蜍煅　炙草五钱　五谷虫漂净，炒，一两

为末，蜜丸，弹子大，米饮下。或加芜荑、黄芩、秦艽。

蒸猪肚丸　*杨氏*　*治疳劳虚热。*

木香五钱　黄连　生地　青皮　鳖甲童便炙　银柴胡各一两　猪
肚一具

入药肚内，线缝，悬瓦罐内煮极烂，取出研细，捣丸麻子大，
米饮下。

加减肥儿丸《集成》　*治一切久病成疳，虚证不可以前法治之。*

人参　蜜芪　白术炒　陈皮酒炒　青皮醋炒　黄连姜制　鳖甲醋
炙　木香　使君肉炒　干蟾蜍酥炙　归身酒炒　炙草

为末，山药糊丸，米汤下。

外治方

吹鼻龙脑散　*治脑疳。*

龙脑　麝香少许，各研细末　蜗牛壳炒黄　虾蟆灰　瓜蒂　黄连

细辛　桔梗等分

为末，瓷盒收贮。每用少许，吹入鼻内，日二次。

鼻疳散　治鼻疳。

麝香少许　青黛一钱　熊胆五分

为细末，用猪骨髓调贴，湿者干上。

吹鼻蝉壳散　治鼻疳。

蝉壳微炒　青黛研　蛇蜕皮灰　滑石　麝香等分，研细

每用绿豆大，吹入鼻中，日三次，疳虫尽出。

鼻疳方　两乳穿烂者。

鹿角烧灰存性，二两　枯白矾一两　乱发烧灰，五钱

共为细末，用花椒煎汤，洗净后用药末掺上即愈。如不收口，以松香烧存性研末，掺之即收。

一方用杏仁，去皮尖，捣碎，以纸压去油，成白粉为度。每杏仁粉二分对轻粉一分，和匀，吹患处。

牙疳散　治牙疳。

人中白煅存性　绿矾烧红　五倍子炒黑，等分　冰片少许

为细末，先用水拭净牙齿，再以此散敷之。有虫者，加槟榔。

溺白散　治走马牙疳。

溺垢煅，五钱　白霜梅烧存性　枯白矾一钱

研细末，先用韭根、松萝茶煎成浓汁，乘热以鸡翎蘸洗患处，去净腐肉，见津鲜血，再敷此药，日三次。若烂至咽喉，以芦筒吹之。

芦荟散　治走马牙疳。

芦荟一钱　黄柏五钱，末　人信五分，用红枣五枚去核，每枣纳人信一分，火烧存性

共研末，先用米泔水漱净疳毒，后敷此药于坚硬及腐处。

勒马听徽丝　治走马牙疳。

白砒末，一分　麝香末，三分　青绵撕碎　青黛飞末，各一两

用香油拌匀成丝，用时先以清米泔水漱口，次用镊尖将丝挑少许，塞于牙根缝内，日三易之。

青莲膏 治走马牙疳。

青黛二钱 乳香 轻粉一钱 麝香五分 白矾一分

为细末，用香油调稠，薄摊纸上，用锤捶实，阴干收之。每于卧时，以泔水漱净口，拭干，随疳证大小剪膏贴之，至晓揭去，以泔水将口漱净吐之，至晚再贴。

午后年干漱口方 治走马牙疳。

午后汁即白马粪也。如一时不办，预取为末，临时水泡取汁亦可 万年干即粪碱。用新瓦合盖，烧灰存性，为末

用年干三钱，午后汁二钟漱口，去疳毒，再用同气散吹之。

同气散《心悟》 治走马牙疳。

五谷虫洗净，焙干 人中白各三钱，煅 黄连去须 薄荷叶 细辛 硼砂各一钱 青黛二钱 冰片二分

共为细末，掺齿缝中。

冰白散 治走马牙疳。

人中白煅 冰片少许 铜绿 杏仁等分

为末，敷患处。

北枣丹丹溪 治同上。

北枣十枚，去核

每个纳人信一厘，烧存性，以些少敷患处。

麝香散 治牙龈臭烂出脓，名曰疳。

白矾枯 青黛 胡连 芦荟二钱半 麝香二分半 虾蟆皮烧灰，五分

为细末，掺敷患处，加胡桐泪二钱半尤妙。

麝矾散 治走马疳危恶之候。

铜绿五钱 胆矾一钱 白矾生用，五分 麝香少许

为末，敷患处。

人中白散 治牙疳。

人中白煅 黄柏蜜炙 儿茶 青黛 冰片 薄荷

为末，敷患处，使毒涎流出，即愈。

擦牙牛黄青黛散 治青腿牙疳。

牛黄　青黛五分　硼砂二钱　朱砂　人中白煅　龙骨一钱，煅
冰片二分

共研末，先以甘草汤漱口净，再上此药。

砭刺出血法　治青腿牙疳。

此方用三棱扁针，形如锥挺者，向腿之青黑处，勿论穴道，
量黑之大小，针一分深，或十针、二十针俱可，务令黑血流出，
外以牛肉切片，贴针眼并黑处。次日再看，如黑处微退，仍针仍
贴。如无牛肉，当顶刺破，用罐拔法。

口疳药方

薄荷三分　儿茶一分五厘　黄柏一厘　龙骨醋煅，二厘　白芷二厘
半　生甘草五厘　珍珠半分　冰片三厘

为细末，吹入口中。

八宝珍珠散　治喉疳。

儿茶　川连末　川贝母去心，研　青黛一钱半　红褐烧灰存性
官粉　黄柏末　鱼脑石微煅　琥珀末，一钱　冰片六分　人中白二钱，
煅　硼砂八分　牛黄　珍珠五分，豆腐内煮半炷香久，取出研末　麝香
三分

各研细末，共合，再研匀，以细笔管吹喉内烂肉处。

如圣膏　治风疳。

当归五钱　巴豆三钱，去壳

香油八两将二药烁枯，去渣，入黄蜡三两，化尽离火，绢滤
净。将凝，入轻粉二钱，搅匀搽之。

简便方

小儿诸疳日久，头面生疮，烂成孔凹，如大人杨梅疮样。用
蒸糯米饭时甑盖四边滴下气水，以碗盛取，扫疮上，数日即效。
百药不验者，此方如神。

一法用川椒、橘叶、紫草焙枯研末，加花椒末、麻油调搽。

疳蚀口鼻，用粪蛆洗漂极净，晒干，微炒。褐衣烧灰，减半，
共研匀为末，频吹口内，效。

小儿耳疳及眉间满面，用蛇蜕、蜂房各一钱，焙枯研末，加

冰片一分，蛋油调搽，立效。

青腿牙疳，用煮马肉汤荡洗。一用羊肝切片贴黑处。一用芥菜子捣面，烧酒调敷黑肿处本《金鉴》。

杨梅疮门

杨梅疮总论翻花杨梅、杨梅痘、杨梅疹、杨梅斑、杨梅圈

此证一名广疮，因其毒出自岭南；一名时疮，以时气乖变，邪气凑袭之故；一名绵花疮，因其缠绵不已也；一名翻花杨梅，因窠粒破烂，肉反突于外，如黄蜡色；一名天泡疮，因其夹湿而生白疱也。有形如赤豆，嵌于肉内，坚硬如铁，名杨梅痘；有形如风疹作痒，名杨梅疹；先起红晕，后发斑点者，名杨梅斑；色红作痒，其圈大小不一，二三相套，因食秽毒之物，入大肠而发，名杨梅圈。其形虽异，总不出气化、精化二因。但气化传染者轻，或遇生此疮之人，鼻闻其气，或误食不洁之物，或登厕受霉毒不洁之气，脾肺受毒。故先从上部见之，皮肤作痒，筋骨微疼，其形小而且干。若精化欲染者则重，盖交媾不洁，精泄时毒气乘肝肾之虚而入于里。先从下部见之，筋骨多痛，或小水涩淋，疮形大而且坚。气化者毒尚在表，未经入里，稍有萌动，宜急服透骨搜风散。气实者，杨梅一剂散俱见后。精化者，毒已入里，深伏骨髓，宜服九龙丹见痛疽下部通利二便，以泻骨中之毒。甚者二服，降下毒物，以土深压之。行泻之后，体实者，升麻解毒汤；体虚者，归苓内托散。服至筋骨不疼，疮色淡白，内毒已解，再用金蟾脱壳酒一料扫余毒，以绝其源。如梅毒初发，服表药时，恐上攻头面，宜预服护面散；或疮势已发于面，愈后斑痕不退，宜翠云散点之；若梅疮溃烂，脓秽浸淫成片而痛，以鹅黄散撒之外。有护从丸俱见后于发疮时，令侍从人服之，可免传染。梅疮初起，头不痛，筋骨不疼，小水通利，疮形碎小色鲜，头面稀少，口角无疮，胸背稠密，谷道清楚者为顺；若先发下疳，次生便毒、鱼口，便觉筋骨疼痛而梅疮随发，色紫坚硬，手足多生，形如汤泼

起疱者险。总之，始终调理得法，轻者半年，重者一载，始得全愈。若患者不遵正法医治，欲求速效，强服轻粉、水银、白粉霜等劫药，妄用熏、擦等法，以致余毒不净，贻害反深，不可不慎。

杨梅结毒

此证因生杨梅方炽，误服水银升炼悍燥劫药，疮痂一时尽落，侥幸而愈，不知引毒潜藏骨髓关窍之中，积久外攻，故名结毒倒发。其始先由筋骨疼痛，随处结肿，皮色如常；将烂时，色方紫红，腐臭不堪，以致脑顶塌陷，腮唇鼻梁损坏，穿喉蚀目，手足拘挛等患，终成痼疾。初起筋骨疼痛结肿时，宜搜风解毒汤。若遍①身破烂臭秽而筋骨疼痛，气实毒盛者，化毒散；气衰者，猪胰子汤。若结毒肿块，经年难愈，诸法不效者，宜西圣复煎丸俱见后。若结毒攻于口鼻者，宜五宝散见下疳。年久臭烂，鼻破损坏者，宜结毒紫金丹。若入巅顶，头痛如破者，内服天麻饼子俱见后，鼻吸碧云散见目病。若鼻塞不通，宜吹通鼻散。毒攻咽喉，腐烂臭蚀者，宜硫黄不二散，兼吹结毒灵药。若结毒筋骨疼痛，朝轻夜重，喜热手按揉者，系犯寒凉，宜铅回散俱见后。结毒臭烂不饮，宜贴解毒紫金膏见疥疮，兼撒毒灵药见后。壮实者，以解毒为主；虚弱者，以兼补为法。各随次第，如法调治一年半载，自然可痊，慎勿妄求速效，以自贻误也。

陈飞霞曰：小儿梅疮最毒，倘发于一二月间或半周之内，最难救治。以其毒禀先天，来路既远，药力难及。即日服数匙之药，杯水车薪，终难有济。昧者但以搽洗之法治之，适足以阻其出路，反致内攻不救，只当缓以图之，庶能保全。先以胡麻丸见疥疮每日服之，二七之后内毒将尽，方用点药见后，不三日而疮尽愈矣。此法至神至捷，第不可用之太早，恐内毒未尽也。

小儿亦有不因遗毒而成，或偶伤湿热，亦有患此者，不过在皮肤肌肉之间而已。治之者，能知清热解毒除湿，自必即愈，不

---

① 遍：原作"偏"，据《医宗金鉴·外科心法要诀》改。

足为虑。

小儿杨梅①治案本《幼幼集成》

余友少年不慎，常发梅疮，治不如法，以致毒气内伏，外虽愈而内成结毒。每夏月则手心多现紫疹，如鹤掌风样。及其生子，皆于月内二十七日必发此毒。初起阴囊之下，红斑数点，有似火丹，不数日则延及遍体，皮肉溃烂，形类火烧，昼夜啼号，诸药不救。延至半月，精神竭绝而死。连生三子，有如一辙，友悔恨无及，力恳于余。因静思熟计，恍然有得。盖此毒从泄精后，乘虚透入命门，直灌冲脉，已为负隅之虎，而且盘踞多年，根深蒂固，苟非攻坚破垒，捣巢覆穴，不足以绝其根株。因制一方，名窜毒丸。以鳞鲤甲头尾、胸脊及四足，各用鳞甲数片，取其穿山透穴，率领诸药，直趋毒巢，则内而脏腑，外而经络，无处不到，以之为君；用刺猬皮仍依上法，各取其刺，以毒攻毒，力胜鳞鲤，故以为臣；用蝉蜕、蛇蜕解毒清热，取其蜕脱之义，以之为佐；以芩、连、栀、柏清其雷龙之火，用皂刺、土芩、槐花领毒外出，以之为使；复略加人参护其胃气，使之宣行药力，庶无溃乱壅遏之虞。制而服之，药未尽而毒出。忽于左脚膁发一恶疮，皮肉紫黑，痛苦异常，呼号床第，一月方痊。嗣是手掌如故，所生子女，不特不发梅疮，而并毫无疥癣。可见病有万殊，理无二致。余表不谙外科，而能拔兹社鼠城狐之毒者，恃此理也。

下疳蛀疳、袖口疳、蜡烛②疳、鸡膇疳、瘙疳、镟根疳、杨梅疳、杨梅内疳

此证统名疳疮，又名妒精疮，生于前阴，属肝、督、肾三经，其名异而形殊。生于马口之下者，名下疳；生茎之上者，名蛀疳；茎上生疮，外皮肿胀包裹者，名袖口疳；疳久而遍溃者，名蜡烛③

---

① 小儿杨梅：原脱，据底本目录补。
② 烛：原作"蝎"，据下文改。
③ 烛：原作"蝎"，据《医宗金鉴·外科心法要诀》改。

疳；痛引睾丸，阴囊肿坠者，名鸡膆疳；痛而多痒，溃而不深，形如剥皮烂杏者，名瘙疳；生马口旁有孔如棕眼，眼内作痒，捻之有微脓出者，名镟根疳；生杨梅疮时，或误用熏搽等药，以致腐烂如臼者，名杨梅疳；又有生杨梅时，服轻粉、水银劫药，以致便溺尿管内刺痛者，名杨梅内疳。诸疳病原有三：一由男子欲火猖狂，未经发泄，以致败精浊血，留滞中途，结而为肿。初起必先淋沥溲溺涩痛，次流黄浊败精，阳物渐损，甚则肿痛腐烂。治当疏利肝肾邪火，以八正散见后、清肝导滞汤见后主之。一由房术热药涂搽玉茎，洗擦阴器，忍精不泄，以致火郁结肿。初起阳物痒痛坚硬，渐生疙瘩，色紫腐烂，血水淋漓，不时兴举。治当泄火解毒，以黄连解毒汤见火门、芦荟丸见牙龀主之。一由娼妇阴器瘀精，浊气未净，辄与交媾，以致淫精传染梅毒。初起皮肿红亮，甚如水晶，破流腥水，麻痒时发，肿痛日增。治当解毒，以龙胆泻肝汤见后丹毒主之，次服二子消毒散见后，外通用大豆甘草汤见后洗之。红肿热痛，以鲤鱼胆汁敷之；损破腐烂，以凤衣散、旱螺散俱见后敷之。惟杨梅疳与杨梅内疳二证，多服五宝散见后甚效。

杨梅疮门方附下疳

透骨搜风散 治杨梅初起。

透骨草白花者，阴干　生芝麻　羌活　独活　小黑豆　紫葡萄　槐子　白糖　核桃肉钱半

生姜三片，红枣肉三枚，水煎，露一宿，空心热服，被盖出汗，避风。

杨梅一剂散 治杨梅初起，气实宜汗。

麻黄一两，蜜炙　威灵仙八钱　大黄七钱　羌活　白芷　皂刺　金银花　穿山甲炙，研　蝉蜕各钱　防风三钱

山羊肉一斤，河水煮熟，取清汤二碗，用黄酒一碗，将药煎至二碗，令患者空心将羊肉淡食饱，随后服药，盖被出汗。避风。

升麻解毒汤 治泻后体实。

升麻　皂刺四钱　土茯苓一斤

水八碗，煎四碗，作四次，一日服尽。每次顿热，加香油三茶匙和匀，量病上下，食前后服之。

疮在项上加白芷，咽内加桔梗，胸腹加白芍，肩背加羌活，下部加牛膝。

归苓内托散　治泻后体虚。

人参　木瓜　白术土炒　金银花　防己　天花粉　苡仁　白鲜皮　当归　熟地　白芍酒炒　川芎一钱　土茯苓一两　甘草五分　威灵仙六分

水三钟，煎二钟，作二次，随病上下服之，渣再煎服。

下部加牛膝五分；元气虚者，倍加参、归；毒气盛，倍银花，加蒲公英，外以麦冬去心、薏苡仁各五钱、土茯苓一两煎汤，常服代茶。

金蝉蜕壳酒　解杨梅余毒。

大虾蟆一个　土茯苓五两

用醇酒五斤浸之，严封瓶口，重汤煮二炷香时取出，待次日饮之，以醉为度。无论冬夏，盖暖出汗方效。余存之酒，次日随量饮之，酒尽疮愈。

又治结毒筋骨疼痛，诸药不效者，更妙，服酒七日后，禁见风为效，忌口，戒劳欲。

护面散　服此预防疮毒上攻。

女人头发煅存性　明雄黄二分

共研细，香油半酒钟调匀，滚黄酒冲，日三服。

翠云散　点面灭斑。

轻粉　石膏煅，一两　胆矾　铜绿五钱

共研细末，湿疮干撒，干疮以公猪胆汁调浓点之，日三次，斑痕自退。

鹅黄散　治杨梅溃烂。

轻粉　石膏煅　黄柏炒，等分

共为末，干撒患处，即可生痂。再烂再撒，毒尽即愈。

此方加雄黄末，香油调敷，翻花杨梅效。

护从丸 服此可免梅毒传染。

雄黄　川椒五钱　杏仁百粒，炒，去皮尖

共研末，烧酒打飞罗面糊为丸，梧子大。每十五丸，白滚水送下。

杨梅验方《外科》

水银　胆矾　生白矾三钱

共研细，以水银不见星为度。每夜以三钱置手掌内，用唾津和菜油调之。于床上坐定，以两手心对两足心按摩擦之，俟发热自然汗出。三夜擦尽，三日后大肠见垢，或口吐秽涎为验。外服疏风解毒之剂，并浴之。弱者只用二钱，强人或用四钱，每次擦之。

猪胰子方 治食丹药过多，发热喉烂，掌内皮脱。

胰子一对，去油

水酒一碗炙熟，另以土茯苓四两煎水对服。每服三料，永无结毒之患。上二方传自刘圃云。

搜风解毒汤 治杨梅结毒初起，筋骨疼痛。

土茯苓一两　白鲜皮　金银花　薏苡仁　防风　木通　木瓜五分　皂角子四分

水煎，日三服。气虚加人参，血虚加当归七分。忌清茶、牛、羊、鸡、鱼、发物。

化毒散 治结毒势盛气实。

生大黄一两　穿山甲炙　归尾五钱　白僵蚕三钱，炒　蜈蚣一条，炙黄

共研末，每二钱，温酒调下，日二服。

猪胰子汤 治毒盛气虚。

猪胰子一两切碎　黄芪盐水炒　金银花三钱　当归　白芍一钱半，酒炒　天花粉　贝母去心，研　穿山甲炙研　白鲜皮　青风藤　白芷　木瓜　甘草节　皂刺各一钱　黄瓜蒌一个，连仁捣烂　防己七分　鳖虱胡麻二钱，炒研

白色土茯苓四两，河水四大碗，煎三碗，去渣，入上药再煎，

煎至一大碗，通口服，胃弱者分为二服，日三服。

西圣复煎丸 治结毒肿块，经年不愈。

乳香　没药　丁香　孩儿茶一两　血竭　阿魏　白花蛇四两
飞罗面一斤，炒焦黄色

共研细，炼蜜六两，煎滚香油四两，大枣肉二十枚，捣膏，共和为丸，弹子大，每一丸，土茯苓二两，煎一钟入丸，在内再煎，至半钟，澄去渣，温服。

忍冬汤《心悟》 治杨梅结毒。

金银花一两　黑料豆二两　土茯苓四两　甘草一钱

水煎，每日一剂，须尽饮。

仙遗粮汤 治杨梅结毒喉痛。

土茯苓鲜者二两，洗净，石白槌碎，用水三碗，煎二碗，去渣，入后药再煎。　当归　生地　防风　木通　薏苡仁　金银花　黄连
连翘　白术　皂刺　白鲜　甘草

加灯心二十根同煎，食远服。

结毒紫金丹 治结毒年久鼻烂鼻破损坏。

龟板炭灰上炙焦，以白酒浆涂之，再炙以焦黄为度，研末二两　朱砂
六钱　石决明六钱，用九孔大者，煅红，童便焠一次

研末和匀，烂米饭为丸，麻子大，每一钱，量病上下，食前后服之，筋骨疼痛酒下腐烂者，土茯苓汤下。

天麻饼子 治毒入巅顶，头痛如破。

天麻　薄荷　甘松　白附子去皮　白芷　苍术漂炒　川芎　川
乌汤泡去皮　草乌汤泡去皮　防风　细辛　生甘草一钱　雄黄　全蝎
三钱

为末，寒食面打糊为丸，豌豆大，捻作饼子，每二三十饼，葱白煎汤下。

通鼻散 治结毒鼻塞。

葫芦壳烧灰　石钟乳　胆矾　冰片等分

为末，吹鼻内，出黄水，日二三次，三二日即通。

硫黄不二散 治结毒咽喉腐烂。

硫黄一钱　靛花一分

共研末，凉水一酒钟调服。

结毒灵药　*治结毒咽喉腐烂臭蚀。*

水银一两　硫黄　雄黄三钱

共研细，入阳城罐内，泥固法见痈疽门。其火候俱按红升丹见痈疽外治之炼法，火毕，次日取出盏底灵药，约有一两五六钱。治寻常腐烂之证，灵药五钱，轻粉五钱，同研细，小罐盛收，以纱封之。临用时，甘草汤洗净患处，将罐倒悬纱眼内筛药，患上油纸盖之。男、妇咽喉烂者，灵药一钱，加人中白二分，研细吹之，日三次。

铅回散　*治结毒化寒凉者。*

黑铅半斤，用铜勺化开，倾入水中，取起，再化再倾，以铅化尽为度，澄去水，将铅灰倾在三重纸上，下用灰收干水气，铅灰日中晒干　硫黄

等分，共研细。每一钱，温酒调服。至重者，不过三次即效。

九味芦荟丸《心悟》　*治下疳湿痒。*

芦荟五钱　胡连　当归　芍药　川芎　芜荑一两　木香　甘草三钱　胆草七钱，酒浸，炒焦

为末，米粥糊丸。每钱半，开水下。

清肝导滞汤　*治下疳。*

萹蓄四钱　瞿麦三钱　滑石　大黄二钱，便秘者用　甘草一钱

灯心煎。

二子消毒散　*治下疳。*

土茯苓八两　猪脂二两，切碎　杏仁炒，去皮，碎　僵蚕炒　蝉蜕　皂角子　肥皂子各七个　牛膝　荆芥　防风　牙皂角各一钱　金银花三钱

水入碗，煎三碗，作三次服。如结毒，服三七日自愈。

袖口疳，加黄柏一钱，肥皂子倍之。杨梅疳，加薏苡仁、皂刺各一钱，侧柏叶、绿豆、糯米各三钱。杨梅内疳，加海金沙、五加皮、白丑牛各钱半。

大豆甘草汤　*治下疳。*

黑豆一合　生甘草一两　赤皮葱三茎　槐条六十寸

水煎浓澄汤，候温，日洗二次。

凤衣散　*治下疳。*

凤凰衣一钱，鸡抱卵壳　轻粉四分　冰片二分　黄丹一钱

共研末，鸭蛋清调敷，干掺亦可。〔批〕一方用柯①子五六枚，烧灰存性，研末干掺。一方用白矾、皂矾等分为末；入大五倍子内，烧灰存性，研细。另入冰片三分，儿茶少许，先以甘草水洗净，后搽即愈。

旱螺散　*治下疳。*

白田螺壳三钱，煅　轻粉一钱　冰片　麝香三分

研末，香油调敷。

五宝散　*治杨梅内疳。*

石钟乳四钱，如乳头下垂，敲破易碎，似蜻蜓翅者方真　朱砂　冰片各一钱　琥珀　珍珠二钱，豆腐内煮半炷香久取出

各研极细，和一处再研数百转，瓷罐蜜收。用药二钱，加飞罗面八钱，再研和匀。每用土茯苓一斤，水八碗煎至五碗，滤去渣，作五次，每次加五宝散一分和匀，量病上下服。如鼻子腐烂，每日土茯苓内加辛夷三钱煎服，以引药上行。忌海腥、鸡、酒、煎、炒及房事。

梅疮点药《幼科》方。

杏仁霜去净油，一钱　轻粉八分　明雄黄一钱

共研匀，先以槐花煎浓汤，将疮洗净，疮湿干掺，干则以公猪胆汁搽，三日全愈。凡下疳、蜡烛等疮，药到病除，百发百中。〔批〕蜡烛疮，用腾黄磨麻油搽之，久久自愈。玉茎生疮腐烂，用猪尿脬一个连尿，留半去半，以煅红新砖焙干为末，入黄丹一钱掺之，三五次愈。先须以葱椒汤洗之。

龟头破烂方《方便集》

辰砂　甘石　儿茶一钱　升丹八分　轻粉三分　冰片一分半

---

① 柯：疑作"诃"。

共为末，先用银花、甘草煎水洗之，将药敷上，即结盖。若未干，再洗再敷。结盖，再不宜揭开，俟其自落。

又方，蜜调甘草末，敷之立效。

八正散《局方》　治湿热下注，咽喉口浊，小腹急满，小便不通，或淋痛尿血，或因热为肿。

车前子　木通　瞿麦　萹蓄　滑石　甘草梢　栀子炒黑　大黄

上等分，加灯心煎服。

一方加木香，取其辛能利气，温能化气也。

汪讱庵曰：此手足太阳、手少阳药也。木通、灯草清肺热而降心火，肺为气化之源，心为小肠之合也。车前清肝热而通膀胱，肝脉络于阴器，膀胱津液之府也。瞿麦、萹蓄降火通淋，此皆利湿而兼泄热者也。滑石利窍散结，栀子、大黄苦寒下行，此皆泻热而兼利湿者也。甘草合滑石为六一散，用梢者，取其径达茎中，甘能缓痛也。虽治下焦而不专于治下，必三焦通利，水乃下行也。

风疮门

赤白游风

发于肌肤，游走无定，起如云片，浮肿焮热，痛痒相兼，高累如粟，由脾肺燥热，或风邪怫郁，与热相搏。滞于血分，则发赤色；滞在气分，则发白色。初宜荆防败毒散见瘟疫疏解之。赤者，次服四物消风散见后；白者，次服补中益气汤见劳倦，加防风、蝉蜕、僵蚕、生何首乌治之，俱用牛肉片贴之，猪羊肉亦可。游走太速者，砭之；停定者，以真君妙贴散见痈疽外治，鸡子清调敷。忌鱼腥、鸡、鹅、动风燥血之物。

紫白癜风

俗名汗斑，有紫、白二种。紫因血滞，白因风滞。总由风邪、湿气侵入毛孔，与血气凝滞，毛窍闭塞而成。多生面项间，斑点游走，延蔓成①片。初无痛痒，久之微痒。初起宜万灵丹见痈疽主治汗之，次以胡麻丸见后当服，外用密陀僧散见后擦之，汗出，风湿自解。忌鱼腥、煎炒、火酒、动风发物。〔批〕人之皮肉变色，赤者谓之紫癜风，白者谓之白癜风，或谓之疬疡风。

白驳风

此证由面及颈项肉色忽然变白，状类斑点，并不痒痛。〔批〕浸淫渐长，色白如癣，但无疮也。由风邪相搏于皮肤，致令气血不和。施治宜早，久则延及遍身。初服浮萍丸，次服苍耳膏俱见后，外以穿山甲片先刮患处，至燥痛，取鳗鲡鱼脂，日三涂之。

油 风

此证毛发干焦，成片脱落，皮红光亮，痒如虫行，俗名鬼剃头。由毛孔开张，邪风袭入，以致风盛燥，不能荣养毛发。宜神应养真丹见后，以治其本；外以海艾汤见后洗之，以治其标。若耽延久，宜针砭其光亮之处，以出紫血，毛发庶可复生。

白屑风

《金鉴》云：此证初生发内，延及面目，耳项燥痒，日久飞起白屑，脱去又生。由肌热当风，风邪侵入毛孔，郁久燥血，肌肤失养，化成燥证也，宜多服祛风换肌丸。肌肤燥裂者，用润肌膏俱见后擦之甚妙。

面游风

《金鉴》云：此证生于面上，初起面目浮肿，痒若虫行，肌肤干燥，时起白屑，次后极痒抓破。湿热盛者，津黄水；风燥盛者，津血，痛楚难堪。由平素血燥，而过食辛辣厚味，以致阳明胃经湿热受风而成。痒甚者，宜服消风散见后；痛甚者，宜黄连消毒饮见后。外抹摩风膏见后缓缓取效。

---

① 成：原作"冰"，据《医宗金鉴·外科心法要诀》改。

钮扣风

《金鉴》云：生于颈下天突穴之间。因汗后邪风袭于皮里，起如粟米，瘙痒无度，抓破津水，误用水洗，浸淫成片。轻者外敷独胜散、冰硫散，甚者宜服消风散俱见后即愈。

唇 风

多生下唇，由阳明胃经风火凝结而成。初起发痒，色红作肿，日久破裂流水，疼如火燎，又似无皮，如风盛，则唇不时眴动，俱宜双解散见瘟疫服之，外以黄连膏见鼻病抹之自愈。

鹅掌风

生于掌心，由生杨梅余毒未尽，又兼血燥，复受风毒，凝结而成。初起紫白斑点，叠起白皮，坚硬而厚，干枯燥裂，延及遍手。外用二矾散见后洗之，三油膏见后擦之；内用祛风地黄丸见后料，加土茯苓、白鲜皮、当归为佐，作丸服之。若由脾胃有热，血燥生风，不能荣养，皮肤枯裂微薄者，宜服祛风地黄丸，外用润肌膏见后久久擦之即愈。〔批〕《方便集》云：豆腐沫洗之。又云，桐油搽，烧松毛烟熏之，甚效。

肾囊风

一名绣球风，系肾囊作痒，由肝经湿热，风邪从外袭皮里而成。初起干燥痒极，喜浴热汤，甚起疙瘩，形如赤粟，麻痒搔破，浸淫脂水，皮热痛如火燎者，此属里热，俱宜龙胆泻肝汤见后丹毒，再用蛇床子汤见后熏洗之，洗后搽狼毒膏见后甚效。〔批〕一方用苦竹箸壳烧灰干掺；或先用淡肉汤洗之，然后干掺亦可。男子阴囊大如升核，痛，马鞭草捣汁涂之。一方用花椒煎水洗，再用甘草、黄柏、枯矾等分为末，调猪胆汁涂之。

肾气游风

多生于肾虚之人。腿肚红肿、形如云片、游走不定、痛如火烘，由肾火内蕴，外受风邪，膀胱气滞而成。初宜紫苏流气饮，次服槟榔丸俱见后。外用豆腐研调黄柏末贴敷，甚效。

腿游风

此证两腿里外忽生赤肿、形如堆云、焮热疼痛，由荣卫风热相搏，结滞而成。先施砭石，放出恶血，随服双解散见瘟疫，次以当归拈痛汤见湿病清解之。外贴牛肉片，以拔风毒，甚效。

四弯风

生在两腿弯与脚弯，每月一发，形如风癣，属风邪袭入腠里而成。其痒无度①，搔破津水，形如湿癣。宜大枣一升熬汤，先熏后洗，次擦三妙②散见痛疽中部，渗③湿杀虫，其痒即止，缓缓取效。

瘾　疹

瘾疹多属脾，俗名风丹。隐然在皮肤之间，发则多痒，兼风、热、湿之殊。色红者，兼火化也，当春而发，宜升麻葛根汤见感冒加牛子、荆芥、防风。赤疹宜胡麻散见后，白疹宜消风散见斑疹。

痱痤疿

经曰：劳汗当风，寒薄为痱，郁乃痤。此皆汗出于元府，脂液所凝，宜防风通圣散见中风去芒硝，倍加归、芍，发散元府之风，调其荣卫。痤疿疮，青蒿煎汤洗之，效。腊雪水洗疿疮妙，加蚌粉敷之尤妙。

风疮门方

四物消风散　治赤游风。

生地三钱　当归二钱　荆芥　防风一钱半　赤芍　川芎　白鲜皮　蝉蜕　薄荷一钱　独活　柴胡七分

红枣肉二枚，煎服。

胡麻丸　治白癜风。

---

① 度：原作"皮"，据《医宗金鉴·外科心法要诀》改。

② 妙：原作"蚼"，据《医宗金鉴·外科心法要诀》改。

③ 渗：原作"掺"，据文义改。

大胡麻四两　苦参　防风　石菖蒲　威灵仙二两　白附子　独活一钱　生草五钱

为末，白酒浆和丸，每二钱，食后临卧，白汤下。

密陀僧散　治白癜风。

雄黄　硫黄　蛇床子二钱　陀僧　石黄一钱　轻粉五分

为末，醋调，搽患处。

如圣膏　治白驳风。

附子　硫黄

等分为末，以茄蒂蘸醋，点药末擦之。紫者擦紫癜风，白者擦白癜风。

浮萍丸　治白驳风。

紫背浮萍取大者，洗净，晒干

研末，蜜丸如弹子大。每服一丸，豆淋酒送下。其法用黑豆半升炒，烟起，冲入醇酒三斤，浸一日夜，去豆用酒送药。

苍耳膏　治白驳风。

苍耳鲜者，连根带叶，取五七十斤，洗净

切碎，入锅内煮烂，取汁绢滤过，再熬成膏，瓷罐盛之。用时以桑木匙挑一匙，噙口内，黄酒送下。服后有风处必出小疮，如豆粒大，此风毒出也；刺破出汗尽即愈。忌猪肉。

神应养真丹　治油风。

羌活　木瓜　天麻　白芍　当归　菟丝子　熟地酒蒸，捣川芎

等分为末，入地黄膏和蜜丸，温酒或盐汤下。

海艾汤　治油风。

海艾　菊花　藁本　蔓荆子　防风　薄荷　藿香　甘松二钱

水五六碗，煎滚入钵内。先将热气熏面，候汤少温，用布蘸洗，日二三次。洗后避风，忌鱼腥、发物。

润肌膏　治白屑风及鹅掌风皮枯。

香油四两　奶酥油二两　当归五钱　紫草一钱

将当归、紫草入二油内浸二日，文火炸焦去渣，加黄蜡五钱

熔化，尽用布滤净，倾碗内，不时用柳枝搅冷成膏。每用少许，日擦二次。

祛风换肌丸 <small>治白屑风。</small>

大胡麻　苍丸炒　牛膝酒洗　石菖蒲　苦参　何首乌　花粉　威灵仙二钱　当归　川芎　生甘草一两

为末，煮陈酒为丸，白汤送下。忌鱼腥、发物、火酒。

摩风膏 <small>治面游风。</small>

麻黄五钱　羌活一两　升麻　防风二钱　白檀香　白及　当归身一钱

用香油五两，将药浸五日，文火炸黄，即捞去渣，加黄蜡五两熔化，尽用绢滤过，搅冷，涂疮上。

独胜散 <small>治钮①扣风。</small>

芥菜花一味

研细末，醋调患处。

冰硫散 <small>治钮扣风。</small>

硫黄一两　潮脑　川椒　白矾生用，各一钱

为末，先用白萝卜一个挖空，将药填满，用萝卜皮盖之，纸包三四层，灰火内煨半时许，待冷将药取出，用熟猪油搽患处，自愈。

消风散 <small>治钮扣风，瘙痒无度，抓破津水，亦有津血者；及游风、风毒等证。</small>

荆芥　防风　当归　生地　苦参　苍术炒　蝉蜕　胡麻仁　牛蒡子炒，研　知母　石膏煅，一钱　木通　生草五分

水煎，食远服。

祛风地黄丸 <small>治鹅掌风。</small>

生地　熟地四两　白蒺藜　川牛膝三两，酒洗　知母　黄柏　枸杞二两　菟丝子酒制　川独活一两

为末，蜜丸。每三钱，黄酒下；夏月，淡盐汤下。

---

① 钮：原作"纽"，据《医宗金鉴·外科心法要诀》改。下同。

二矾散 *治鹅掌风。*

白矾 皂矾四两 儿茶五钱 侧柏叶八两

水十碗煎数滚，听用。先以桐油搽患处，再用纸捻桐油浸透，火点患处，熏片时。次用前汤乘热贮水桶内，手架桶上，以布将手连桶口盖严，使汤气熏手，勿冷泄气，待微热，将汤倾入盆内，蘸水洗良久。一次即愈，七日切不可见水。

三油膏 *治鹅掌风。*

牛油 柏油 香油 银朱一两 官粉 麝香二钱，研细

将三油共合，火化之，黄蜡一两熔化尽，离火，再入朱、麝、官粉等末，搅匀成膏，搽患处，火烘之，以油干滋润为度。

蛇床子汤 *治肾囊风。*

威灵仙 蛇床 当归尾五钱 缩砂壳三钱 土大黄 苦参五钱
老葱头七个

水煎滚，倾入盆内，先熏，候温浸洗。

狼毒膏 *治肾囊风。*

狼毒 川椒 硫黄 槟榔 文蛤 蛇床子 大风子 枯白矾
三钱

为末，用香油一茶钟煎滚，下公猪胆汁一枚，和匀调药，擦患处。

紫苏流气饮 *治肾气游风。*

紫苏 黄柏 木瓜 槟榔 香附 陈皮 川芎 厚朴姜炒 苍术泔浸，炒 白芷 乌药 荆芥 防风 独活 枳壳炒 甘草

等分，姜、枣煎。

槟榔丸 *治肾气游风。*

槟榔 枳壳炒，二两 木香一两半 木瓜一两 大黄四两

研末，蜜丸，空心，白滚汤或黄酒送下。

胡麻散 *治皮风、瘾疹。*

胡麻子二两半 荆芥 首乌各一两 威灵仙炒 防风 石菖蒲
恶实炒 甘菊花 蒺藜 蔓荆子 甘草各七钱半

为末，每二钱，用薄荷汤下。〔批〕此方治赤疹。

痱疮方

暑气伤热而生，得雪水洗之，随洗随灭。如无雪水，可用黄瓜切成片，擦之即愈。

疥疮门

疥疮总论

此证有干、湿、虫、砂、脓之分，形虽有五种，总由各经蕴毒，日久生火，兼受风湿，化生或传染而生。凡疥先从手丫生起，绕遍周身，瘙痒无度。如肺经燥盛，则生干疥，瘙痒皮枯，而起白屑；如脾经湿盛，则生湿疥，焮肿作痛，破津黄水，甚流黑汁；如肝经风盛，则生虫疥，瘙痒彻骨，挠不知疼；如心血凝滞，则生砂疥，形如细砂，焮赤痒痛，抓之有水；如肾经湿热，则生脓窠疥，形如豆粒，便痢作痒，脓清淡白；或脾经湿盛，赤生脓窠疥，但顶含稠脓，痒痛相兼为异。疥虽有余之证，而体虚之人亦生，以便秘为实，便痢为虚。亦有虚而便燥者，如风秘则便燥，血分枯燥则便涩。又在疮形色重色淡，及脉息之有力无力辨之。初起有余之人，俱宜防风通圣散见中风；虚者，荆防败毒散见瘟疫透发之。及形势已定，则无论虚实，干疥服消风散见前风疮门，湿疥服苍术膏见后，虫疥服芦荟丸见身蚶，砂疥服犀角饮子，脓窠疥服秦艽丸。经久不愈血燥者，服当归饮子。外治，干疥搽绣球丸，湿者擦臭灵丹俱见后，润燥杀虫俱效。疥生上体多者，偏风热盛；下体多者，偏风湿盛。肥人多风湿，瘦人多血热，详辨治之。

《心悟》云：疥疮有细小不足脓者，多属风热；有肥大灌脓者，多属湿热。俱用麻黄膏见后搽之，一日可愈，仍多服金银花为妙。

陈飞霞曰：小儿初生，遍身虫疥，以及流水、风疮，一皆胎毒也。切勿外治，宜内服胡麻丸见后。倘误用擦洗，逼毒大腹，以致腹胀，危候也，急服解毒汤见后为佳。凡头面遍体有疮，原未搽洗，而疮忽自平，更加痰喘气急者，切不可下，宜连翘丸见后解托之。

黄水疮

初如粟米，而痒兼痛，破流黄水，浸淫成片，随处可生。由脾胃湿热，外受风邪，相搏而成。宜服升麻消毒饮见后。热甚，外用青蛤散见鼻䘌敷之，湿盛，碧玉散见燕窝疮敷之；痂厚，用香油润之。忌水洗。

血风疮

由肝、脾二经湿热，外受风邪，袭于皮肤，郁于肝经，致遍身生疮，形如粟米，瘙痒无度。抓破时，津脂水浸淫成片，令人烦躁、口渴、瘙痒，日轻夜甚。宜服消风散见前风疮门，外敷雄黄解毒散见后。若日久风邪郁在肌肤，则耗血生火，瘙痒倍增，夜不得寐，挠破津血，心烦，大便燥秘，咽干不渴，此属火燥血亏。宜服地黄饮见后，外擦黄连膏见鼻病外治、润肌膏见前风疮门，合而用之，悉效。忌椒、酒、鸡、鹅、动风等物。

妇人血风疮，遍身起疙瘩，如丹毒状，或痒或痛，搔之则成疮。由风湿血燥所致，宜加味逍遥散见郁门加黄连、生地。如疮结痂而愈，复起白屑，肌肤强硬者，乃血少不润也，宜服益气养荣汤见后。

浸淫疮

初生如疥，瘙痒无时，蔓延不止，抓津黄水，浸淫成片，由心火、脾湿、受风而成。经云：岁火太过，甚则身热，肌肤浸淫。仲景云：从口流向四肢者顺，四肢流入口者逆。宜升麻消毒饮见后加苍术、黄连。抓破津血者，宜消风散见风疮钮①扣风，外搽青蛤散见鼻病外治即愈。若②黄水不止，属脾败之证，难治。

火赤疮 天疱疮

由心火妄动，或感酷暑，邪火入肺，伏结而成。初起小如芡

---

① 钮：原作"纽"，本卷"风疮门·钮扣风"改。
② 若：原作"苦"，据《医宗金鉴·外科心法要诀》改。

实，大如棋子，浆水疱色赤者，为火赤疮；若顶白根赤，名天疱疮。俱延及遍身，焮热疼痛，未破不坚，疱破毒水，津烂不臭。上体多生者，属风热盛，宜解毒泻心汤。如下体多生者，属湿热盛，宜清脾除湿汤饮俱见后。未破者，宜蝌蚪拔毒散见痈疽外治敷之；已破者，俱宜石珍散见后撒之，清其湿热，破烂自愈。

天泡疮

《心悟》云：肿起白泡，小者如绿豆大，大者如蚕豆大，连片而生，或生头项，或生耳前，俱宜黄柏散见后敷之，立瘥。一方用滑石、甘草研末搽敷。如湿热，加绿豆粉亦妙。〔批〕《方便集》用莲蓬壳烧存性，研末，井泥调敷。

猫眼疮

一名寒疮，每生于面及遍身，由脾经久郁湿热，复被外寒凝结而成。初起形如猫眼，光彩闪烁，无脓无血，俱痛痒不常，久则近胫。宜服清肌渗湿汤见后，外敷真君妙贴散见痈疽外治，兼多食鸡、鱼、蒜、韭。忌食鲇鱼、虾、蟹，自愈。

漆 疮

由人之腠理不密，感漆辛热之毒而生。初发面痒而肿，抓之渐似瘾疹，色红，遍传肢体焮痛，皮破斑烂流水，甚者寒热交作。宜韭菜汁调三白散见后涂之，内服化斑解毒汤见丹毒。忌浴热水，戒油腻、厚味、发物。或用神曲研为末，生蟹黄调涂患处尤妙。〔批〕《方便集》用杉木，或紫苏，或枯草，或蟹煎汤洗，皆可除之。凡人畏漆者，嚼蜀椒涂口鼻则不畏。一方用油调贯众末擦之。

冻 疮

由触犯严寒之气，伤于皮肉着冻，以致气血凝结，肌肉硬肿僵木，不知痛痒，即在着冻之处，垫衣揉搓，令气血活动。次用凉水频洗，觉热，僵木处通活如故则已，此从治之法也。若暴冻，即着热，或用火烘汤泡，必致肉死损形，轻则溃烂，重则骨脱筋连，急剪去筋，否则浸淫好肉。初宜服人参养荣汤见劳损加醇酒服之。溃烂者，按溃疡治法。亦有经年不愈者，用独胜膏见后敷之甚效。〔批〕《方便集》治冻脚疮，甘草、甘遂不拘多少，煎汤热洗。或用盐菜卤，同水煮汤洗，甚效。一方用石膏、水粉、轻粉等分研细末，韭菜汁调擦。

燕窝疮

《金鉴》云：生于下颏，俗名羊胡子疮。初生小者如粟，大者如豆，色红，热痒微痛，破津黄水，形类黄水疮，浸淫成片，但疙瘩如攒。由脾胃湿热而成，宜服黄连平胃汤见后，外搽碧玉散见后即愈。一方用小红枣烧灰存性为末，香油调敷。〔批〕一方用面粉五钱，香油一钱，麻油二两共煎，待冷擦之，甚效。

秃疮 肥疮

《金鉴》云：此证头面生白茄，小者如豆，大者如钱，俗名钱癣，又名肥疮。多生小儿头上，瘙痒难堪，却不疼痛。日久延蔓成片，发焦脱落，即成秃疮，又名癞头疮。由胃经积热生风而成，宜防风通圣散见中风，用醇酒浸，焙为细末，每服一二钱，量强弱用之，食后白汤调下，服至头上多汗为验。初起肥疮，宜擦肥油膏见后，用久则效。已成秃疮者，先宜艾叶、鸽粪煎汤，洗净疮痂，再用猪肉汤洗之，随擦踯躅花油见后，以杀虫散风。虫死则痒止，风散则发生，血潮则肌肤润，久擦甚效。〔批〕一方用苦葫芦藤、荷叶同裹盐煎，水洗之。一方用贯众、白芷为末，油调擦之。

《心悟》治秃疮，用麦饯散见后。一方用松香、鲜猪油各一两，共熬成膏，先剃后搽，日数次，效。

黄水头疮

即肥疮也。其疮黄水流下，沿生至肩耳。以黄连五钱，轻粉三钱共为末，麻油调成膏，涂粗碗内，须干湿得中，将碗覆转下，烧艾烟熏之，缓缓烧烟，熏至黑色为度，放地上出火毒。次加冰片三分研匀，香油调搽数次，即愈。

一方用滑石、甘草、绿豆粉、枯矾，共研末搽之。

一方用土内烂竹根烧存性，入轻粉少许，油搽涂之。〔批〕小儿头疮，用核桃肉和皮，灯火烧碗盖，去火毒，为末，入轻粉少许，菜油调搽。

龙癣疮

用水一碗，青布三指宽，作捻子，桐油内浸透，点着，对龙上照之，口念"青龙下井泉，斩绝龙王饮"，水一口，喷灭纸捻。重者，照二次，神效。

一方用雄黄五钱研末，一半冷水调搽，一半水酒冲服，无不应验。

坐板疮

一名风疳。生于臀腿之间，形如黍豆，色红作痒，甚则焮痛，延及谷道，势如火燎。由暑令坐日晒几凳，或久坐阴湿之地，以致暑湿热毒凝结肌肉而成。初宜芫花、川椒、黄柏熬汤，烫洗即消。或毒盛痒痛不止，宜用油干青布三指宽一条，香油调雄黄末一钱，摊于布上，卷之燃着，吹灭焰头，向疮烘之，其痒痛即止，神效。

一法，用青布三指宽一条，每条将硫黄末撒上，将布卷作捻子，置数条于桐油罐内浸一宿，次日取出，捻着将油滴在碗内，敷搽疮上，甚验。

臁　疮

生在两胫内外臁骨。外臁，足三阳经，湿热结聚，早治易于见效。内臁属三阴，有湿，兼血分虚热而成，更兼臁骨皮肉浇薄，难得见效，极其绵缠。初发先痒后痛，红①肿成片，破津紫水。新起，宜贴三香膏；色紫，贴夹纸膏；日久疮色紫黑，贴解毒紫金膏；又年久顽臁疮，皮乌黑下陷，臭秽不堪者，用蜈蚣饯法，去风毒，化瘀腐，盖贴黄蜡膏渐效。初服黄芪丸，日久者服四生丸

---

① 红：原作"经"，据《医宗金鉴·外科心法要诀》改。

方俱见后，下元虚冷者，宜虎潜丸见劳损，常服甚效。但腿胫在至阴之下生疮者，当戒劳动、发物，其证可愈，否则难痊。〔批〕《心悟》云：此证宜服生熟地黄丸，并敷海浮散，贴万全膏。湿热溃烂不敛者，于海浮散内加黄柏敷之。年久肿疮不愈，用白蜡、黄蜡各一两，生蜡树叶百片，共入碗内，饭上蒸好，或五天、八天，贴完必愈。

《方便集》云：柿叶烧灰存性，用川椒为末掺患处，神效。

又方，用松香、生猪油同捣为膏，用油纸两面夹如膏药式，以银簪啄十余孔贴上，包紧，两日一换，其毒渐除，自愈。妇人臁疮阴虚者，六味地黄丸；阳亏者，附桂八味丸。

脚气疮

生于足膝，由湿热内搏，滞于肤腠，外为风乘，不得宣通，故令生疮，痒痛作肿，破津黄水，形类黄水疮。如身壮热，心神烦躁，日久难瘥，宜服犀角散。外以漏芦汤洗之，兼敷龙骨散俱见后，甚效。

脚背疮脚坳风

脚背生疮，痒而出水，不成脓者，用连须黄柏久炆豆腐，贴患处，数日自愈。其豆腐须用竹片切块，日冷贴二次，先用公猪蹄壳洗净煎水，洗脚背并脚上，俟拭干后贴。

脚坳风如癣者，用蜒蚰螺数十条，以瓦炕枯研末，麻油调搽。〔批〕《方便集》云：脚面生疮不收口，以松香、枯矾、杉木烧灰存性，各一钱，为末，麻油调敷。

痘风疮痘癞

由痘后遇风所致。先发细疮作痒，次延成片，脂水渐至浸淫，宜渗湿救苦散见后搽之，兼避风戒口。甚者瘙痒，毒水浸淫，肌无完肤，即成痘癞，急用十全大补汤见劳损大补气血，兼服散风苦参丸见后癣以清热解毒，外涂麦钱散见后尤效。

癣

总由风热湿邪侵袭皮肤，郁久风盛，则化为虫，是以瘙痒。

其名有六：一曰干癣，瘙痒则起白屑，索然雕枯；二曰湿癣，瘙痒则出黏汁，浸①淫如虫行；三曰风癣，即年久不愈之顽癣也，搔则顽痹，不知痛痒；四曰牛皮癣，状如牛领之皮，厚而且坚；五曰松皮癣，状如苍松之皮，红白斑点相连，时时作痒；六曰刀癣，轮廓全无，纵横不定。总宜杀虫渗湿消毒之药敷之。轻者，羊蹄根散以下方俱见后；久顽者，必效散搽之。亦有脾肺风湿通盛而肿痛者，宜服散风苦参丸解散风湿。又有面上风癣，或渐成②细疮，时作痛痒，发于春月，又名吹花癣，即俗名桃花癣也，妇人多有之，此肺胃风热随阳气上升而成，宜服疏风清热饮，外用消风玉容散，每日洗之自效。〔批〕一方用生明矾煅过，研末，麻油调，夏布包擦。一方用灯草一丸，长五寸，以口涎染湿擦之，虫入草内，火化其草，立效。赵氏方以生半夏磨醋搽数次，永不发。

胎癥疮一名奶癣

生婴儿头顶，或生眉端，又名奶癣。痒起白屑，形如癣疥，由胎中血热，落草受风而成，此系干癥。有误用汤洗，皮肤起粟，瘙痒无度，黄水浸淫，延及遍身，即成湿癥。俱用消风导赤汤见后。干者，抹润肌膏见风疮白屑风；湿者，用黄柏头末与滑石等分撒之。脓痂过厚，再以润肌膏润之。又有热极皮肤火热，红晕成片游走，状如火丹。治法不宜收敛，只宜外发，内服五福化毒丹见丹毒，亦以润肌膏抹之。痒甚者，俱用乌云膏见后搽之，乳母忌口。

小儿炼眉癣

一名面湮疮，由母受胎时，食酸味之物所致。用百药煎五钱，生白矾为末，油调搽之。

小儿眉疮

小儿眉毛眼睫，因癣退不生。用旋覆花、赤箭即天麻苗、防风

---

① 浸：原作"侵"，据《医宗金鉴·外科心法要诀》改。
② 成：原作"或"，据《医宗金鉴·外科心法要诀》改。

等药为末，洗净，以油调涂。

又法，用小麦麸炒黑研末，酒调敷之。

疮口误入毒水

疮溃误入皂角、驴马尿粪、一切污秽毒水，或木刺伤着疮内，焮肿疼痛至骨者，先以温水洗疮，拭干，再以金蟾散见后煅炼妥协，撒于疮内，外以加味太乙膏见痈疽外治盖之。良久，毒水流尽，有刺亦自出矣。

恶疮防水，用青布和蜡，烧烟筒中熏之，入水不烂。

诸疮生蝇蛆

夏月诸疮溃烂腐臭，或失于洗浴，积脓污秽，苍蝇丛集，以致生蛆，宜急服蝉蜕散见后，蛆尽化水而出蝇，亦不敢近。有冬月生蛆者，系阴湿之所化，宜海参为末撒之，或①皂矾飞过为末撒之，蛆亦化为水。又小儿痘疮，溃烂生蛆者，亦宜服蝉蜕散，外以寒水石研细末掺之，亦治疮脓忽臭。

疥疮门方

苍术膏 治湿疥。

南苍术十斤

切片入砂锅内，水煮减半，取汁另贮。以术再加水煮如前，至无味为度，并汁一处。另用小锅再煎，如干一寸，又加汁一寸，煎成膏，加蜂蜜四两和匀，再用二羹匙，空心，白滚水调服。

犀角饮子 治心血凝滞，身生砂疥。

犀角屑　赤芍　甘菊花　元参　木通　赤小豆炒　石菖蒲一钱半　甘草一钱

生姜三片，煎。

秦艽丸 治脓窠疥。

秦艽　苦参　大黄酒蒸　黄芪二两　防风　漏芦　黄连一两五钱

---

① 或：原作"为"，据《医宗金鉴·外科心法要诀》改。

乌蛇肉五钱，酒浸，焙干

为末，蜜丸，食后温酒下。

当归饮子 治血燥生疥。

当归　生地　白芍酒炒　川芎　何首乌　荆芥　防风　白蒺藜一钱　黄芪　甘草五分

水煎，食远服。

绣球丸 治干疥。

川椒　轻粉　樟脑　雄黄　枯白矾　水银二钱　风子肉百枚，另研

共研末，同大风子肉再研匀，加柏油一两化开，和药搅匀作丸，以二掌合搓如圆眼大。先以鼻闻，次擦患处。

臭灵丹 治湿疥。

硫黄末　生猪脂油　油核桃一两　水银一钱

捣膏擦患处。

洗疥疮方

用苦参　甘草　银花　苍耳草　荆芥　防风　生芪

水煎滚一大盆，乘热熏之，候稍温浴之，三次全愈。

疥疮神方

大麻子肉三钱　轻粉　明矾各五分

为末。先以腊猪油二两，入麻黄五钱，同入锅内熬之，以麻黄黑色为度，滤去渣，退火冷定，调前末搽之。

麻黄膏《心悟》　治疥疮脓灌，属风热湿热者，皆效。

雄猪油四两　斑蝥四钱　麻黄五钱　蓖麻子百粒，去壳，研烂　大风子百粒，去壳，研烂

先将猪油熬化，下斑蝥煎数沸，随去斑蝥，再下麻黄，煎枯，滤去渣，将蓖麻、大风肉调匀听搽。

经验方 治疮疥、风疹、脓窠诸疮。

川椒　红娘　大风子肉净　蛇床子三钱　枯矾　硫黄　水银一钱

共研细，以水银不见星、药黑为度，将猪油熬化，另贮碗内，

候冷，入药于内，调匀搽之，甚效。此方得自刘圃云。

胡麻丸　*治小儿风疮疥癣。*

苦参五钱　何首乌蒸　胡麻仁炒　蔓荆子炒　威灵仙炒　芥穗焙　皂刺炒，各三钱　石菖蒲炒　白菊花各二钱

为末，酒打米糊丸。每一二钱，量儿大小，竹叶煎汤调下。

解毒汤　*治小儿疮疥，误用搽洗，逼毒入腹，以此托之。*

元参　连翘　升麻　片黄芩　赤芍　当归　羌活　防风　生地　荆芥　淮通一钱　炙草五分

灯心十茎煎服。大便秘，加酒大黄。

连翘丸　*治小儿疮疥，毒陷入里，以此托之。*

连翘　桑白皮　白头翁　丹皮　防风　黄柏　青化桂　淡豆豉　海螵蛸　川独活　秦艽三钱

为末，蜜丸龙眼核大。每一丸，灯心汤下。

升麻消毒饮　*治黄水疮。*

归尾　赤芍　银花　连翘　牛子炒　栀子生　羌活　白芷　红花　防风　甘草　升麻　桔梗二钱

水煎，食远服。

雄黄解毒散　*治血风疮。*

雄黄　寒水石煅，一两　白矾生，四两

共研末，滚水调敷。

地黄饮　*治血风疮。*

生地　熟地　何首乌三钱，生　当归二钱　丹参　元参　僵蚕炒　白蒺藜炒，去刺，一钱五分　红花　生甘草等分

水煎，早晚服。

解毒泻心汤　*治火赤疮。*

黄芩　黄连　牛子炒　知母　石膏煅　栀子生　防风　元参荆芥　滑石一钱　木通　甘草五分

灯心二十根，煎。食远服。

清脾除湿饮　*治天疱疮。*

赤茯苓　白术炒　苍术漂，炒　黄芩　生地　麦冬去心　栀子

生，研　泽泻　甘草　连翘　茵陈　元明粉　枳壳一钱，炒

竹叶二十片，灯心二十根煎，食前服。

黄柏散《心悟》　治天疱疮。

黄柏一大块

以猪胰油涂，酥炙为末，麻油调搽。

石珍散　治天疱疮。

轻粉　石膏一两，煅　黄柏末　青黛二钱

共研匀，先以甘草汤洗净疮处，用此撒之。

清肌渗湿汤　治猫眼疮。

苍术漂，炒　厚朴制　陈皮　甘草　柴胡　木通　泽泻　白芷
升麻　白术土炒　栀子生，研　黄连各一钱

生姜三片，灯心二十根，煎，温服。

三白散　治漆疮。

铅粉一两　轻粉五钱　石膏三钱，煅

共研匀，韭菜汁调敷，纸盖，凉水调亦可。

芩连平胃散《金鉴》　治燕窝疮。

黄芩钱半　黄连一钱　厚朴姜炒，一钱　陈皮一钱　苍术炒，二钱
生甘草五分

加姜一片煎，食远服。

碧玉散《金鉴》　治燕窝疮。

黄柏末　红枣肉各五钱，烧灰存性

为细末，香油调搽患处。

肥油膏《金鉴》　治肥疮。

番木鳖六钱　当归　藜芦五钱　黄柏　苦参　杏仁　狼毒　白
附子三钱　鲤鱼胆二钱

用香油十两，将前药入油内，熬至黑黄色，去渣，加黄蜡一
两二钱，熔化尽，用布滤过，罐收。每用少许，蓝布裹，手指蘸
油，搽疮。

踯躅花油方《金鉴》　治秃疮。

踯躅花根四两

菜油一碗炸枯，去渣，加黄蜡少许，布滤，候冷，青布蘸擦，日三次。毡帽戴之，勿令见风。

三香膏 *治臁疮初起。*

轻粉　乳香　松香等分

为末，香油调稠，用夹纸一面，以针密刺细孔，将药夹搽纸内。先以葱汤洗净患处，将药纸有针孔一面对疮贴之，三日一换。

夹纸膏 *治臁疮初起，色紫。*

黄丹炒　轻粉　儿茶　没药　雄黄　血竭　五倍子　银朱　枯矾等分

为末，量疮大小剪油纸二张，夹药于内，纸周围用面糊贴住，纸上用针刺孔。先将疮口用葱椒煎汤洗净，拭干，然后贴上，以帛缚之，三日一洗，再换新药贴之。

解毒紫金膏 *治臁疮日久，疮色紫黑。*

明净松香　皂矾各一斤，煅赤

研细末，香油调稠。先用葱、艾、甘草煎汤，洗净患处，再搽此药，油纸盖住，以软布条扎紧，三日一换。

此方又治杨梅结毒，腐烂作臭，脓水淋漓，甚效。

蜈蚣饯 *治臁疮顽久黑陷，臭秽不堪。*

蜈蚣　甘草　独活　白芷一钱

桐油二两将药煎滚，先以米泔水洗净疮上，水和白面作圈，围在疮之四旁，勿令泄气。将腿放平，以茶匙挑油，渐渐乘热加满，待油温取下，以后风毒自散，腐肉渐脱，其功甚速。

黄蜡膏 *治臁疮。*

血竭　赤石脂煅　龙骨三钱，煅

共为末，香油一两，入血余粟子大一丸炸枯，去渣；再入黄蜡一两，白胶香三钱，熔化尽，离火，下血竭①等末，搅匀候冷，瓷罐盛之。用时捏作薄片，贴疮上，绵帛缚定，三日后翻过贴之。

黄芪丸 *治臁疮初起，宜服。*

①　竭：原作"蝎"，据上文药名改。

黄芪　川乌头泡，去皮弦　赤小豆　蒺藜炒，去刺　地龙去土炒
川楝子盐水泡，去皮　茴香炒　防风一两　乌药五钱

为末，酒煮面糊丸，空心温酒下，盐汤亦可。妇人醋煎滚，
候温送下。

四生丸　治臁疮日久，宜服。

地龙去土炒　白附子　僵蚕炒　草乌泡，去皮尖　五灵脂等分

为末，米糊丸，食前茶酒下。

犀角散　治脚气疮。

犀角屑　天麻　黄芪　枳壳炒　白鲜皮　黄芩　防风　羌活
白蒺藜七钱五分　槟榔一两　乌梢蛇二两　炙草五钱

研粗末，每八钱，姜五片，煎，不拘时，温服。

漏芦汤　治脚气疮。

漏芦　槐白皮　五加皮　白蔹　甘草一两半　白蒺藜四两

为粗末，每五两，煎，去渣，淋洗。

渗湿救苦散　治痘风疮。

密陀僧　滑石二两　白芷五钱

为末，干用白蜜调搽，湿则干撒。

麦饯散　治痘疮。

小麦一合，炒焦存性　硫黄四钱　白矾一钱

共研细，再加烟胶八钱，枯矾末、川椒末各三钱，和匀。先
以葱汤洗净患处，香油一云麻油调涂，油纸盖扎，三日一换。

羊蹄根散　治风癣。

羊蹄根八钱，末　枯白矾二钱

共研匀，米醋调擦癣处。

必效散　治顽癣。

川槿皮四两　海桐油皮　大黄二两　百药煎一两四钱　巴豆钱
半，去油　斑蝥一个，全用　雄黄　轻粉四钱

共研细末，阴阳水调，将癣抓损，薄敷之，药干必待自落。

百部膏《心悟》　治顽癣。

百部　白鲜皮　蓖麻子去壳　黄柏　当归　生地　鹤虱一两

黄蜡二两　明雄黄末，五钱　麻油八两

先将百部等七味入油熬枯，滤去渣，复将油熬至滴水成珠，再用黄蜡熔化尽，离火，再入雄黄末搅匀，稍冷倾入盆内，收贮听搽。

散风苦参丸　治风湿生癣。

苦参四两　大黄炒香　独活　防风　枳壳炒　元参　黄连二两　黄芩　栀子生　菊花一两

为末，蜜丸，食后日滚水、茶、酒任下。

疏风清热饮　治桃花癣。

苦参二钱，酒浸，蒸晒九次，炒黄　全蝎炒　皂刺　牙皂角　防风　荆芥　银花　蝉蜕一钱

酒水各一钟，加葱白三寸煎，热服。忌发物。

消风玉容散　治桃花癣。

绿豆面二两　白菊花　白附子　白芷一两　食盐熬白，五钱

共研末，加冰片五分，再研匀收贮。每日洗面，以代肥皂。

消风导赤汤　治小儿奶癣。

生地　赤茯苓一钱　牛子炒　白鲜皮　金银花　薄荷　木通八分　黄连酒炒　甘草二分

灯心五十寸煎，徐徐服。

乌云膏　治小儿奶癣。

松香末一两　硫黄末一两

研匀，香油拌如糊，摊青布上少半指厚，卷成条，线扎之，再用香油泡一日，取出，刮去余油，以火点着一头，下用粗碗接之，布灰陆续剪去，取所滴药油浸冷水内一宿，出火毒抹用。

裙扁疮方

先将碗一个，将纸封口，纸上用花针钻眼数十，后用极细早糯糠堆碗上，微火烧着，候其油浸入碗内，先以橙皮或柑子皮剪，水洗疮净无皮叶亦可用，取油搽之。

益气养荣汤　治抑郁及劳伤血气，颈项两乳或四肢肿硬，或软而不赤不痛，日晡发热，或溃而不敛，并皆治之。

人参　白术炒，各二钱　茯苓　陈皮　贝母　香附　当归酒炒
川芎　黄芪盐水炒　熟地酒制　芍药炒　桔梗　甘草炒，各一钱

加生姜三片，煎，食远服。

胸痞，减人参、熟地各三分；口干，加五味、麦冬；往来寒热，加软柴胡、地骨皮；脓清，加参、芪；脓多，加归、芎；脓不止，加当归、参、芪；肌肉生迟，加白蔹、官桂。〔批〕即抑气养荣汤加人参、去柴胡。

汗斑方

苍耳子一两　防风三钱　黄芪三两

共为末，水打成丸。每日清晨，米汤送下三钱，一料必愈。

紫白癜风，皆效。

金蟾散　治疮口误入毒水。

大干虾蟆十个　胡椒十五粒　皂角子七粒

用干锅，入药在内，瓦盖锅口，火煅至烟尽取出，存性，研为细末，撒患处。

蝉花散　治诸疮生蛆。

蛇蜕一两，火烧存性　蝉蜕　青黛五钱　细辛二钱五分

为末，每用三钱，黄酒调，日三服。

丹毒门

丹毒总论

孙真人云：丹毒一名天火。肉中忽有赤色，如丹涂之状，其大如掌，有痒有痛，而无定处。丹名虽多，其理则一也。形如鸡冠，名鸡冠丹；若皮涩起如麻豆粒者，名茱萸丹；亦有水丹，遍身起泡，遇水湿搏之，透露黄色，恍如有水在皮中，此虽小疾，终能令人死，须当速治，不可忽也。诸丹总属心火，三焦风邪而成，但有赤白、干湿、痒痛之殊，有夹湿、夹寒、夹风之别。如色赤而干，发热而痒，形如云片者，即名赤游丹，属血分有火而受风也。毒盛者，蓝叶散见后；轻者，导赤汤见火病加薄荷、独

活。初起白斑，渐透黄色，光亮胀坠，破流黄水，湿烂多痛者，名水丹，又名风丹，多生腿膝，属脾胃有热而兼湿也，宜防己散见后主之。亦有起白斑无热无痛，游走不定者，由火毒未发，肌肤外受寒郁，名为冷瘼，宜乌药顺气散见后，外用姜擦。凡丹形初见，即用牛羊精肉切片贴之，甚则用砭法，令出紫血。色重不散者，以柏叶散见后敷之。

又方，芸苔叶研末，靛青调敷甚效。诸丹本于火邪，其势暴速，自胸腹走四肢者顺，从四肢攻胸腹者逆。〔批〕凡丹毒，皆是恶毒热血蕴蓄于命门，遇君相二火合起则发。热时以防风通圣散辛凉之剂解之，寒时以葛根、升麻辛温之剂解之。

《幼科》云：用油菜叶捣烂敷之，随手即消。无鲜者，以干者为末，水调敷。凡丹毒遍身，百方不治者，此其最神。

内发丹毒

由肝脾二经热极生风所致，生于肋骨，延及腰胯，色赤如霞，游走如云，痛如火燎，急向赤肿周围砭出紫黑血。以瘦牛肉片贴之，羊肉片亦可，其毒即可减半。初服双解贵金丸见痈疽主治汗之，次服化斑解毒汤见后。投方应病者，顺；若呕哕昏愦，胸腹膜胀，遍身青紫者，则为毒气内攻，属逆。

缠腰火丹

此证俗名蛇串疮，有干湿不同，红黄之异，皆如累累珠形。干者，色红赤，形如云片，上起风粟，作痒发热，此属肝心二经风火，治宜龙胆泻肝汤见后；湿者，色黄白，水泡大小不等，作烂流水，较干者多疼，此属脾肺二经湿热，治宜除湿胃苓汤见后。若腰肋生之，系肝火妄动，宜柴胡清肝汤见痈疽上部，其间小泡用线针穿破，外用柏叶散敷之见后。若不速治，缠腰已遍，毒气入脐，令人膨胀呕闷者，逆。

小儿赤游丹毒

皆由胎毒所致。欲发之时，先身热啼叫，惊搐不宁，次生红晕，由小渐大，其色如丹，游走无定。先宜砭出恶血，色红者、轻紫者重，黑者死；次宜牛羊肉片遍贴红晕处，微干再易，俟肉片不干，换如意金黄散见痈疽门，用蓝靛青汁调敷。内服初宜大连翘饮见后，次服消毒犀角饮见后。若烦躁，唇面赤者，宜五福化毒丹见后。若失治，毒气入里，腹胀坚硬，声音雌哑，宜紫雪散见①舌病下之。热退身凉者，顺；反此不治。

《幼科》云：小儿丹毒，起于背腹，流散四肢者，顺；起于四肢，流入胸腹者，逆。治此先宜辛凉解表，使毒渐消，方可搽敷，不则恐逼毒入腹，以致不救。又有十种丹毒，如三日不治，攻入肠胃，亦不救，通宜防风升麻散见后以解毒发表，次用砭法见痈疽门砭出恶血，至神至捷。又云：胎毒重者，遍体发丹，速用油菜子一两，酒一大壶和研，滤去渣，取酒复煎数沸，不拘时温服二盏。〔批〕《方便集》云：无名异末，葱汁调涂即消。一方芒硝纳汤中，取汁拭丹上，大效。火丹，用桑白皮煎水浴之，或为末，和羊脂涂之，或用马齿苋捣汁涂之。诸丹热毒，用代赭石、青黛各二钱，滑石、荆芥各一钱，为末，蜜水调下，仍外敷之。五色游丹，多致杀人，用败蒲席烧灰，和鸡子白涂之。

水痘露丹

《幼科》云：小儿百日内外，忽然眼胞红肿，面赤黯色，夜间烦啼，脸如胭脂，此服热在内，发之于外。初者，满面如水痘，脚微红而不壮，出没无定，次至颈项，亦如丹砂，名为露丹，宜三解散见后疏散之。

《金鉴》云：此证初宜用四圣散洗目。

痘里发丹

由内热盛极而成，宜服生地、牛子、芍药、甘草、木通、荆芥等药，其毒自消。肿痛加，柴胡、羌活。头项盛者，毒凑上焦也，宜炒黄连、柴胡、车前仁、甘草、栀子等药。外用化斑解毒

---

① 见：原作"宜"，据文义改。

汤见后洗浴，量服清凉之剂，及猪胆、京墨、冰片涂抹之。

丹毒门方

蓝叶散 *治丹毒。*

蓝叶晒干　川芎　赤芍　知母　生地　白芷　升麻　柴胡　粉葛根　杏仁炒，去皮尖　甘草一钱　石膏煅　栀仁五分

捣粗末，每八钱，新汲水煎服。热甚，加黄芩、元参。

防己散 *治丹毒。*

防己三两　朴硝一两　犀角镑　川芎　黄芩　黄芪　升麻一钱

共捣粗末，每重五钱，加竹叶二十片，新汲水煎服。

乌药顺气散 *治丹毒白斑。*

乌药　橘红一钱　枳壳炒　白芷　桔梗　防风　僵蚕炒　独活一钱　生甘草　川芎五分

加生姜煎。

化斑解毒汤 *治内发丹毒。*

升麻　石膏　连翘去心　牛子炒，研　人中黄　黄连　知母　黑参

竹叶二十片煎。

拔毒散 东垣　*治丹毒。*

寒水石　生石膏各二两　黄柏　甘草各五分

为末，新水调，鸡羽刷上，或摊纸上贴之。

犀角消毒饮 丹溪　*治丹毒。*

鼠粘子四钱　荆芥　防风各二钱　甘草一钱

水煎。

犀角一钱半，水磨取汁调服。

龙胆泻肝汤 *治缠腰火丹，色红赤者。*

胆草　连翘　生地　泽泻一钱　车前仁　木通　黄芩　当归　栀仁　甘草生，五分　大黄生用，二钱

水煎，宜食前服之，颇效。

除湿胃苓汤 *治缠腰火丹，色黄白水疱。*

苍术炒　厚朴制　陈皮　猪苓　泽泻　赤茯苓　白术炒　滑石　防风　栀子生，研　木通　肉桂　生甘草三分

灯心五十寸，煎，食远服。

柏叶散　治缠腰火丹。

侧柏叶炒黄，为末　蚯蚓粪韭菜地内者佳　黄柏　大黄五钱　雄黄　赤小豆　轻粉三钱

为细末，新汲水调搽，香油调更妙。

大连翘饮　治小儿赤游丹毒。

连翘　当归　赤芍　防风　木通　滑石水飞　牛子炒，研　蝉蜕去足翅　瞿麦　石膏煅　荆芥　甘草　车前仁　柴胡　黄芩　栀子五分

灯心二十根，煎。小儿与乳母同服。

消毒犀角饮　治小儿丹毒。

犀角镑　防风一钱　甘草五分　黄连三分，生

灯心二十根，煎。

五福化毒丹　治小儿丹毒。

元参　赤苓　桔梗二两　牙硝　青黛　黄连　胆草一两　人参　朱砂三钱　生甘草五钱　冰片五分

研末，蜜丸，金铂为衣，如芡实大。每用一丸，薄荷、灯心煎汤化服。

防风升麻汤《幼科》　统治十种丹毒。

防风　升麻　栀仁　麦冬　芥穗　木通　粉葛　薄荷　牛子炒　元参　生甘草

灯心煎，便闭加大黄。

三解散《幼科》　治露丹。

人参　防风　天麻　郁金　白附子　大黄　黄芩　姜虫　全蝎　枳壳　薄荷叶　赤芍　炙草

灯心十根煎。

四圣散　治露丹初起。

木贼　秦皮　红枣　灯心　黄连五钱

共研粗末，每用二钱，水煎去渣，频洗两目。

跌扑损伤门

跌扑损伤

《金鉴》云：此证有已破、未破之分，亡血、瘀血之别。如寻常跌扑，微伤皮肉①，疼痛未破者，以复元活血汤见后散瘀活血。若损伤筋骨，血流过多不止者，即为亡血，用花蕊石散见血痣干撒止血，内服八珍汤见虚损加酒炙骨碎补、续断、红花。若从高跌坠，未曾损破皮肉者，必有瘀血，流注脏腑，人必昏沉不醒，二便秘结，当以大成汤见后通利二便，其人自醒。若便利不醒者，灌独参汤见痛疽主治救之。

跌压骨折

《方便集》云：挨压跌打，从高坠下，及竹木所磕，路②马覆车者，皆疼③血凝滞。大小便通者轻，不通者重。以淡豆豉一合，煎汤饮之。或用生姜自然汁和麻油温服，再将净土五升蒸热，以旧布重裹，分作二包，更换熨之，不可太热，热则恐肉破也。若骨节打折脱离，以生蟹捣极烂，用淡酒冲服，任量饮之，即以蟹渣敷患处；或用大虾蟆生捣如泥，敷之缚定，其骨自合。

又法，用地脚鱼十个酒炙，蚯蚓十条焙干，自然铜醋煅二钱，骨碎补、苏木各三钱，乳香五分为末，酒煎服。

手足骨折，将伤处顺势安好，用杨梅树皮刮下，捣为末，加些榆皮末，热烧酒拌匀如面，缚④伤处一二次即愈。

跌打伤，用辣芥菜子擂末，调鸡蛋清，涂搽痛处数次自安。

又方，葱白捣烂，炒热敷上，冷即换之，肿痛立止。

又方治跌扑伤，用天罗根、韭菜根风吹干，新石灰、古墓灰

---

① 肉：原作"内"，据《医宗金鉴·外科心法要诀》改。
② 路：《急救便方·救诸伤·跌打损伤效方》作"落"。
③ 疼：《急救便方·救诸伤·跌打损伤效方》作"瘀"。
④ 缚：疑作"敷"。

未见雨者，等分为末掺之。

跌打青肿胸膈不食

《方便集》云：跌打青肿，生栀子为末，白面粉同酒调敷。

跌打损伤，胸膈不食，以生猪肉切细末，将温水送下一钱，即思食。

踢 伤

《方便集》用冬青叶同醋煮数沸，略滴麻油少许在内，取叶换贴，自愈。

跌扑损伤二便不通

《心悟》云：凡大小便通利者，可用广三七二三钱，酒煎饮之；或服泽兰汤见后。若二便不通，必加大黄。其损破处，可用血竭为末掺之，韭菜散见后亦可。余用天下第一金疮药见后更佳。

折足伤

一古民诵观音经甚诚，出行折一足，哀叫菩萨，梦传授一方：绿豆粉新铫炒紫色，井水调，厚敷纸上，贴之，杉木扎定，其效如神。

逐贼被伤血出不止

周荣逐贼被伤，血出不止，敷花蕊石散不效。军士李高用紫金藤散掩之，血止痛定，明日结痂无瘢，曾救万人。紫金藤即降真香之最高者也。

骨节脱离

骨节脱离，用生蟹捣烂，热酒倾入，连饮数碗，渣涂患处，半日，骨内谷谷有声即好。干蟹烧灰，酒服亦可。

筋绝断伤

筋绝断伤，用蟹黄皮、蟹足髓熬，纳伤中，筋即续生。

跌扑损伤方

复元活血汤 治跌扑血瘀。

归尾二钱　柴胡二钱半　穿山甲炙，研　红花　栝楼仁七分　桃仁十七个　大黄三钱　甘草五分

水酒各二钟煎，食远服，以利为度。

大成汤　治跌扑昏沉。

大黄三钱　朴硝　枳壳二钱，炒　厚朴姜炒　当归　红花　木通苏木　陈皮　甘草一钱

水煎，不拘时服。服后二时不行，加蜜三匙冲服。

泽兰汤《心悟》　治跌扑损伤。

泽兰　当归五钱　红花一钱　丹皮三钱　青木香　赤芍一钱半桃仁去皮尖，研，十粒

水煎，热酒冲服。二便不通，加酒炒大黄二三钱。《心悟》又一方，有牛膝、三七，无青木香。〔批〕此方通二便，除肠中热血，乃活命之灵丹也。

程钟龄曰：凡跌扑伤重，便溺不通者，非大黄不救。若大便已通，则用广三七煎酒，或山羊血冲酒，或青木香煎酒，随用一味，皆可立止疼痛。

韭菜散《心悟》云：止血如神。

石灰　韭菜叶二味同捣饼

粘贴壁上，候干细研，筛过用。《方便集》云：跌扑出血，急忙无药，用吃的烟末按在患处，莫透风，莫吃发物，即止痛。最易完口，香灰切不可用，至嘱。

天下第一金疮药《心悟》

雄猪油一斤四两　松香六两　面粉四两，炒，筛　麝香六分　黄蜡六两　樟脑三两，研极细　冰片六分　血竭一两　儿茶一两　乳香　没药各一两，俱放箬皮上烘去油

各研细末，先将猪油、松香、黄蜡三味熬化，滤去渣，待将冷，再入药末，搅匀，瓷器收贮，不可泄气。

程钟龄曰：此方治刀斧损伤跌扑，打碎敷上，时即能止血止痛，更不作肿，胜于他药多矣。其伤处不可见水，故刻方广传，有力之家，宜修合以济急也。

七厘散 此方传自军营。

朱砂一钱二分　乳香　没药　红花　儿茶各一钱半　血竭一两
麝香　冰片各一分五厘

以上八味，共药一两七钱五分，须拣选道地，共研细末，瓷
瓶收贮，外加黄蜡封固，专治跌扑损伤以及无名肿毒，汤泡火烧，
无不神效。轻则干搽，重则外以烧酒调敷如疮口干燥，亦用烧酒
调，内以烧酒冲服七厘戥子秤准，不可多。甚至破膜断筋，血流不
止，用此干搽，血止痛愈。依法调治，亦无不就痊者，特此传授。
若能用小瓶备带随身，与人救急，屡试屡验。一云：宜端午日
制丸。

跌打晕死急救方

石菖蒲　桃仁　红曲　灶心土　木香等分

为末，童便水酒冲服。

小儿跌打损伤，用萝卜子三钱炒，研细末，水酒冲服。

跌打气闭吹药方

牙皂　北细辛　南星　冰片　麝香

等分为末，用竹管吹入鼻内即苏。

秘传神效方

用墙脚下往来人便溺处久碎瓦片一块，洗净，火煅醋淬五次，
黄色为度，刀刮细末。每三钱，好酒调下，治跌扑、骨折、筋断，
痛不可忍。伤在上，食前服；在下，食后服。屡用屡验，神方也，
不可轻贱。

金刃竹木伤门

金刃伤

《金鉴》云：金疮有金刃伤、箭簇伤、瓷器伤，须看伤痕深
浅。轻者，皮肉破损，血流不住，以桃花散见肌衄撒之；重者，筋
断血飞，系大脉已伤，用如圣金刃散见后撒上，以绢绵扎住。若止
而复流，再撒。若药痂过厚，拘痛者，以生肌肉红膏涂伤处，外

贴陀僧膏俱见痈疽外治，长筋止痛生肌。

救杀伤

《方便集》云：凡杀伤不透膜者，用乳香、没药各一块，如皂角子，研烂，以小便半盏、好酒半盏同煎，通日服之。然后以花蕊石散见后或乌贼鱼骨为末，敷疮上立止。〔批〕《方便集》又云：取冬节日丝瓜叶，阴干，擂末，敷上无痕。

刀械杀伤

《方便集》云：如闷地气未绝者，急用葱白热锅内炒热，遍敷患处，继而呻吟，易葱再敷，俟苏后，用三七研末，以津和调敷，立愈。

腹破肠出

《寿世编》云：其法用小麦五升，水九升煮四升，绢滤净，取汁待冷，令病者卧席上，一人含汁喷之，则肠缩入，勿令病人知之，并忌多人在旁言语。如肠未入，令人抬席四角，轻摇之自入，既入，须用麻油调，绵缝紧，仍以软帛扎束，切勿惊笑，使疮口复迸。每日宜以米饮少少与之，渐渐增之，待二十日后再吃浓粥调理。〔批〕《金鉴》云：大麦浓粥温洗其肠，随以清油涂肠令润，轻轻纳入腹中。

胁破肠出

《金鉴》云：急以油抹托入，煎人参、枸杞汁淋之，连食羊肾粥十日，愈。或以冷水喷其面，更妙。

刀斧断指

刀斧伤，用花蕊石一两形如硫黄色者佳，龙骨、陀僧各一两，俱煅过，加制乳、没各三钱，共研细末掺之。如伤筋，血出不止，用旱莲草俗名墨草捣如泥敷之，久久能续筋骨。

又刀伤出血，韭菜根捣烂敷之。有伤断指者，将苏木末敷之，用蚕茧裹，数日即愈。

箭头入肉中箭药

《金鉴》云：箭头嵌入肉内，钳不出者，宜解骨丸见后纳伤口内，外用羊肾脂细嚼贴之。觉痒，忍之；极痒，箭头渐渐撼动拔出，即以人尿洗之，贴陀僧膏见痈疽外治，日换之，伤口自敛。若中毒箭闷死，急饮金汁，外亦用金汁抹伤处。〔批〕《方便集》云：中药箭，急以雄黄末敷之，汁出无妨，用靛青擦之亦可。如一时不得，即灌人粪汁，并外敷之，非此不能解毒也。又一种毒箭，名为射罔，人若中之，甚毒，急用葛氏方，用蓝靛汁一碗灌之，外亦用涂抹伤处。一法用大豆、猪羊血内服外敷，解毒亦效。〔批〕射罔毒，以猪血饮之，立解。《肘后方》卒中毒箭，藕汁饮之，多多益善。又箭簇不出者，捣鼠肝涂之，或鼠脑捣涂即出。箭头入肉不可拔者，用螳螂一个，巴豆半个同研，敷伤处，微痒且忍，极痒乃撼拔之，以黄连贯众汤洗拭，石灰敷之。

自刎

《方便集》云：须急救，迟则额冷气绝矣。其法急以热鸡皮贴患处，安稳床卧，即用丝线缝合刀口，掺上桃花散见后，多敷为要。又急以绵纸四五重，盖刀口所敷药上，以女人旧裹脚布，周围缠扎五六转，三日后解去。前药再用桃花散掺之，仍照前缠扎。过数日，再用生肌药敷之，外用生肌大膏药贴之，用绢帛裹之，候其内长收功。

《心悟》云：喉管未断者，不可见水，惟以血竭细末掺刀口上，随用天下第一金疮药见跌扑厚涂之，日加敷药，但头不可动摇。

铁针入肉

《金鉴》云：针入肉中无眼者，不动；有眼者，随气游走，若走向心窝胸膛者，险。急用乌鸦翎数根，炙焦黄色，研细末，酒调服，一二钱俱可。外用神圣膏见后贴三五次，其铁自出。前法用在一二日间效。

一法用陈腊肉皮，贴之即出。

竹木刺入肉风入成肿

《心悟》云：其刺拔不出者，用象牙磨水滴之，良久自出；或用蝼蛄捣烂，敷之亦出。若日久血凝肿胀者，以花蕊散见后用象牙磨水调敷，瘀血散而针并出。

《方便集》云：牛膝敷之即出。

诸刺入肉，白盐梅干嚼，敷之即出。

一法用白茅根烧灰，猪脂和，涂。风入成肿者，亦良。

一法用干羊屎烧灰，猪脂和，涂，不觉自出。此方亦治箭头入肉。〔批〕刺在肉中，嚼豆豉涂之，甚验。

杖 伤

《方便集》：杖后即饮童便一碗，以免血攻心，再用热豆腐铺伤处，其热如蒸，其腐即紫，复易之，令紫色散尽，转淡血色为度。内以白及末，米饮下，神效。

《金鉴》云：有已破未破之分。业已破者，随杖后用清凉拈痛膏见后敷之，疼肿即消；未破瘀血内攻者，急宜砭去瘀血，内服大成汤见跌扑，便通自愈。如伤处瘀腐作疼者，生肌玉红膏见痈疽外治搽之，自然腐化新生，其效甚速。

夹棍伤

《方便集》云：急用热童便一盏，盆浸足，如冷，烧红砖淬之即热，必须浸至童便上浮起白油，其伤尽出矣。再用肥皂捣如泥，入鸡子清和匀罨患处，以草纸裹足缚紧，一夜不可动，即效。内用人中白一两煅，乳香、没药箬上炙各一钱，牛膝三钱，自然铜煅五钱，木耳烧灰存性，共为末，再用牛膝煎酒，调服三五钱。

《金鉴》云：夹伤禁用敷药、膏药及泥涂等法，恐后必作肿成脓。受刑初，宜服代杖丹以下方俱见后以护心，随用银朱或朱砂末，烧酒调敷伤处。再令一人以手十指尖轻啄患者脚心，先觉痒，次觉疼为止。次令一二人，以笔管于患者脚面上轻轻赶之，助通血脉。候伤处凹者，突起四围肿大为度，即服琼液散，随饮至醉。次日揩去所敷银朱，只用洗杖伤汤，日烫二三次。次日再服琼液散，其肿消，痛即止矣。如复受重刑，以致破溃者，外贴琼液膏，内服大杖汤，继大补气血汤，易于收功，生肌时换贴六真膏，其效甚捷。

金刃竹木伤方

铁箍散　治汤火伤、刀伤、鼻衄等证。

赤芍　白芷　姜黄　花粉等分

研末，汤火伤，麻油调敷。刀伤经络出血不止者，冷水调敷，截住血路。如刀伤手腕，可将此药敷于手肘之上，如箍箍然，方能截住血路，不可敷在刀伤破穿之处。后用明矾、松香细末攥刀口上。鼻血不止，以冷水调敷项上即止①。无名肿毒，阳毒醋调，阴毒水酒调敷。

花蕊石散《方便集》　治金刃伤。

没药　羌活　紫苏　细辛　草乌　厚朴　白芷　降香　当归　苏木　檀香　龙骨　南星　轻粉　蛇含石童便煅三次　花蕊石童便煅三次，各二钱　麝香三分

共研细末，用葱汤洗净伤处，以此掺之，软绵纸盖扎，一日一换。

《方便集》又云：金疮出血，用车前叶捣敷立愈。

如圣金刀散　治金刃伤。

松香七两　生白矾　枯白矾一两半

共研极细，瓷罐收贮，临用时撒于患处。

解骨丸　治箭头入肉。

蜣螂研　雄黄研　象牙各等分②

和匀，蜜丸如麦米大，纳伤口处。

---

①　止：原作"上"，形近而讹，据文义改。
②　各等分：原作"等未分"，据《医宗金鉴·外科心法要诀》改。

神圣膏 治铁钉入肉。

车脂辇油不拘多少，研如膏，调 磁石末

摊纸上，如钱许贴之，每日二换。

花蕊散《心悟》 治竹木刺肉，瘀血肿胀。

花蕊石八两 硫黄四两

为末，和匀，瓦罐盛之，封口盐泥固济，晒干，安炉中，上下着火，炼二炷香久，候冷打开，研筛为细末收贮。每服二三钱，童便热酒调敷，此散瘀血之神药也。一方花蕊石一斤见妇科。

清凉拈痛散 治杖伤。

如意金黄散一两，见痈疽外治，加樟脑末二钱和匀，又用生白石灰块三四斤许，以水泡开，水高石灰二三指，露一宿，将石灰面上浮起油水结如云片者，轻轻带水起入碗内，有水一钟，对香油一钟，竹箸搅百转，自成稠膏，调前药，稠稀得当，不用汤洗，遍敷患处，纸盖布扎，夏月一日、冬二日。方用葱汤淋洗干净，仍再敷之，以肿消痛止为度。

代杖丹 治夹伤。

丁香 苏木 蚯蚓去土 无名异 丹皮 肉桂 木鳖子 乳香 没药 自然铜各一两，火煅、醋淬七次

为末，蜜丸，二钱重一丸，黄酒化下。

琼液散 治夹伤。

闹羊花拣去梗、蒂、蕊、叶，洗去灰，炒，晒干，砂锅微焙

为末，每服五分，壮者七分。先饮醇酒至半酣，次用酒调药服之，饮至大醉为度。静卧勿语，语则发麻。至次日，其麻方解，消肿止痛，其功甚捷。连服三五次，弱者间一日再服。

洗杖伤汤 治夹伤。

陈皮 透骨草 南星 天门冬 地骨皮 天灵盖五钱 象皮一两，切碎

水煎，浸洗伤处，日二三次。

琼液膏 治夹伤。

当归尾 闹羊花 红花 白芷 蒲黄二两

香油一斤，浸七日，炸，去渣，入白蜡、黄蜡各一两，熔化尽，绢滤净，稍温，再入冰片六分，没药、乳香各六钱，搅匀摊贴。

代杖汤 治夹伤。

乳香　没药　苏木二钱　蒲黄　木通　枳壳炒　甘草生　当归尾　丹皮　木耳　穿山甲一钱，炙，研　土木鳖五个，焙

酒水煎服。

六真膏 治夹伤。

樟脑三两　儿茶　滴乳香　血竭　没药　三七各三钱

共为末，猪脂油十二两，碗盛水煎化，将药入油内，和匀摊贴。

起死回生方《方便集》　治杖夹，死血郁结，伤烂，致呃逆不食者。

乳香　没药各一钱，去油　轻粉　血竭各三钱　冰片二分　麝香一分

共研细末，外用黄蜡一两二钱，猪板油熬净，三两同熔化，入诸药末，再加儿茶末二钱同熬成膏，贴患处，昼夜流水，即渐愈，无害。

杖疮方《方便集》　治受杖不能行动，疮重烂，生寒热，心魂惊怖。

木耳四两入净锅炒黑存性，为末。每五钱，黄酒调服一碗，后坐片时，药力行至疮上，痒甚，不时流血水，外以防风、荆芥、苦参煎水洗之，用好膏药贴上自愈。

桃花散 治金疮并一切恶毒。

黄丹　软石膏煅过

上等分，和研匀如桃花色，掺伤处，甚效。

红花散方 治金刃跌打伤。

头红花一两　真冰片五分　官桂剥去粗皮，一钱　明朱砂一钱　白芷三钱　生军五钱　当门麝四分　乳香五钱　儿茶二钱　全归身晒干，研末，一两　血竭三钱　明雄黄一钱　没药三钱

上选上等药料，不见火，生研以极细为度，用瓷瓶封固收贮。每用三钱，一半用滴珠烧酒调敷，伤处血溢者，不须调，一半用黄酒冲服。其有伤口较多者，外敷自宜加倍。伤轻者，只须外敷，不用冲服。

解砒毒方

防风一二两至四两不等，看受毒之轻重酌量用之。煎汤温服，可解砒毒及一切毒。

汤火伤门

汤火伤

《金鉴》云：此证系好肉被伤，汤烫火烧，皮肤疼痛，外起燎疱，挑破放出毒水以泄。毒轻者，施治易愈；重者，防火毒热气攻里，令人烦躁作呕，便秘神昏，甚则闷绝。初伤，宜冷烧酒一钟，于无意中望患者胸前一泼，患者被惊，其气必一吸一呵，则内之热毒随呵而出矣。仍作烦闷者，以新童便灌之，外宜清凉膏见后涂之，解毒止痛，不至臭烂。次以罂①粟膏见后涂之，痛止生脓时，换黄连膏见鼻病贴之，收敛火毒。毒攻里者，宜四顺清凉饮见痈疽上部服之，务令二便通利，则毒热必解。初终禁用冷水、井泥浸揭伤处，恐热毒伏于内，寒滞束于外，致令皮肉臭烂，神昏便秘，抬肩气喘，多致不救。其花炮火药烘燎者，治法同前。

《方便集》云：火烧者，急用火酒，以草纸浸湿贴之，仍用烧酒，时常刷之。伤重者，用烧酒数十斤入缸内，将患人抬入浸之，俾通身火毒拔出，再用鳖甲炙酥，研细，湿则干掺，干则麻油调搽，多用为妙。若被滚水泡伤者，不可用酒浸，惟鳖甲末，治寻常汤泡火烧，万无一失。

汤火伤初起

凡汤火伤初起，即以湿盐研末，用米醋调匀敷患处，频涂不

---

① 罂：原作"罴"，据《医宗金鉴·外科心法要诀》改。

绝，暂时虽痛，却能护肉不坏，然后用药敷贴。切不可用冷物、冷水冲击，使热气不得出，必致内攻不救，慎之。

火伤闷乱

凡汤火伤，闷乱不省人事，急以蜂蜜调汤灌之。至重者，急以煮过熟酒数十壶入浴盆内，以患者浸酒中，虽至重不死。

火毒被逼

火毒被寒水所激，及凉药所逼，致生烦躁，昏迷不醒，此火毒攻心，急服清热汤见后。若心下稍定，或口干便秘，或痛极热极者，改用清凉解毒汤见后。若外面皮烂，用淡肉汤加葱煎洗之。渐愈后新肉不生者，用当归膏见后搽之，神效。

火烧手足

火烧手足，即以醋升余浸之，出醋尚痛，少时痛止，不疮、不脓、不疤、不痕，奇方也。

一法，用鸡蛋清、柏叶汁、麻油调匀，敷患处立愈。

汤火伤烂

汤火伤烂，皮已脱出去，惟有鲜肉或臭烂不堪，诸药不治者，用猪毛一篮，以破锅炭火煅红，入猪毛在内煅之。少时，毛消化而成黑液，取起冷定，略加大黄数钱，共研细末，再加冰片一分研匀，香油、茶油、蜡烛油俱可调搽，至神至灵之方也。

一法，用生大黄末，米醋调敷二日即愈。

遭火烧坏

遭火烧坏者，以好酒洗净，用大黄研末，鸡蛋黄熬油调搽，愈。

一法，用桐子花开时拾取，瓷坛筑紧封固，俟烂如败酱，以敷汤火伤，甚效。

汤火烧不宜见冷水

《心悟》云：汤泡火烧，不宜见冷水，须用白芝麻壳烧灰存性，研末敷之。若患处干燥，则用麻油调搽，或用柏子树皮为末，麻油调敷亦可。

回禄烟熏几死

《方便集》云：用萝卜菜头捣汁，灌之即苏。

汤火经验救急之法

寻常汤火伤，即用香油涂伤处，再用食盐少许搽之，止痛神效。此藻屡试屡验者。

《方便集》云：汤火伤，猝不及取药，急用热小便淋洗数次，即不敷药，亦可生肌自愈。

火伤药内宜用从治之法

［藻按］火伤诸法，多取寒凉。然寒凉敷刷，亦有逼毒内攻之患。余意方中或佐以干姜末，或以生姜汁少许和调，或初起先用生姜汁敷刷二三次，然后用药敷之，此亦从治之法，未审当否。

汤火伤方

清热汤　治火伤热毒攻心。

生地　木通　麦冬三钱　甘草一钱

加灯心煎。

清凉解毒汤　治毒火入里。

生黄芪　金银花　当归　甘草　生地五钱　白芷二钱　连翘一钱五分　蝉蜕去足，一钱

水煎服。

当归膏　敷火疮。

当归二两　麻油四两，煎黑，去渣，次下　黄蜡一两

熔化成膏，敷患处。

清凉膏　治火疮。

石灰一大块，水泼发开，约末一升

加水四碗，搅浑澄清，取清汁一碗，加香油一碗，以箸顺搅数百转，俟稠黏如糊，用鸡翎蘸扫伤处。

罂粟膏 治火疮。

罂粟花十五朵，无花以壳代之

香油四两将罂粟炸枯，滤净，入白蜡三钱熔化尽，倾入碗内，将凝时下轻粉二钱，搅匀，炖火中，令冷取出，临用抿脚挑膏，手心中搽化，搽于患处，绵纸盖之，日换二次，其痛自止。次日用软帛抑净腐皮，再搽之。

人畜伤门

人咬伤

《金鉴》云：人牙食皆炙煿之物，渐积有毒，一受其伤，则肿痛臭烂，异于寻常。初时用热童便浸伤处法，去牙黄污血，贴蟾酥饼见疗疮，盖以万应膏见痈疽外治，出微脓即愈。若失治，则痛烂发肿，仍用童便浸洗，次用油纸捻，点火于患处熏之，良久，插蟾酥条如伤口大，作饼罨上，万应膏盖之。俟肿消时，用葱白二两，甘草五钱水煎，日洗一次，换生肌玉红膏见痈疽外治，盖贴万应膏收口。一法随于咬后，即用童便洗之、大粪涂之；肿溃时，人中黄熬汤时洗，较诸治法尤效。

一法，用龟板炙灰敷之。

人咬中毒

《方便集》：用生栗子或风栗嚼烂涂患处，其毒自退，并食数枚更妙。

一方用溏鸡屎涂咬处，立刻止痛，不作脓。或嚼生白果涂之。

咬指伤

《方便集》：急用人尿入瓶，将指浸之，一夕即愈。如烂，以鳖甲或乌龟壳烧灰敷之。

虎狼伤

虎狼牙爪伤人，皮肉成疮者，初宜葛根浓煎，内服一二钟，外洗日十度。或煮生铁有味者，洗之。又用青布急卷为绳，捻着，纳竹筒中，注疮口熏之，出毒水。次宜独栗子生嚼，涂伤口，效。

《秘录》云：虎伤溃烂，急用猪肉贴之，随化随易。速以地榆一斤为细末，加入三七根三两，苦参末四两，和匀掺之，随湿随掺，血自止而痛定矣。

马咬伤

《金鉴》：用栗子嚼烂敷之。毒气入里，心烦呕闷者，马齿苋煎汤饮之。外用马鞭子挽手及鞭穗煅存性，研末，猪脂捣合贴之，皆效。

疯犬伤

《金鉴》云：犬因五脏受毒而成疯，故经其咬必致伤人。初时，急就咬处刺，令出毒血，以口含浆水，吮洗伤处，或以拔法_{见后}拔之，或以人尿淋洗，拭干，即用核桃壳半边，以人粪填满，罨在伤处上，着艾灸之，壳焦粪干再易。灸至百壮，以玉真散_{见破伤风}唾津调敷，次日再灸，渐灸至三五百壮为度。于初灸时，即服扶危散_{见后}，逐恶物血片从小水中出。若毒物血片堵塞茎中，致小水滞涩若淋者，即服琥珀碧玉散_{见后}以通利之。被咬之人，顶心有红发一根，速当拔去。若治迟，犬毒入心，烦乱腹胀，口吐白沫者，用虎头骨、虎牙、虎胫骨为末，酒调二钱服之。始终犯禁忌者，不救。〔批〕一法用人食米醋或烧酒，吮出恶血，随吮随吐，随换酒醋再吮，污血尽为度。

《心悟》云：用雄黄末五钱，杏仁去皮尖百粒炒研，每二钱，虎骨煎酒送下，服尽必愈，外并以此药敷患处。

一法，用斑蝥七只去翅足，以鸡蛋二个同蒸熟，去斑蝥，淡食鸡蛋，于小便内取下血块为效。胀痛不解，血块未净者，仍再食之。

一法，用洗米汁茶壶盛之，对伤处淋洗，须擦出血尽方止。后用杏仁四十九粒，陈灶心土四两，研末，水打成丸，绿豆大，作三日服，滚水吞下，诸物不忌。

常犬咬伤

用鲜紫苏叶擦患处，后用杏仁四十九粒捣烂敷之。重者用常山叶捣敷，亦效。

一方，用蚯蚓泥和水研，敷之。

鼠咬伤

《方便集》：用猫毛烧存性、麝香少许，香油调敷患处，即效。

猫咬伤

《外科》：治猫咬伤成疮，用鼠屎烧灰，油和敷之。

疯犬伤方

疯犬咬伤方

斑蝥七只，去头翅足　马钱子一个，半月久者，可用二个　水粉一钱
糯米一撮

先将马钱子切片入锅内，炒黄色，再入斑蝥，同糯米并马钱子，炒至黑色为度，取出摊冷，后入铅粉一钱，合研成末，分作三包。每早，用米锅内方滚米汤，冲服一包。小便时，可用粗碗装住，如便出痛胀，碗内见有红丝或红点，即是毒出，不必再服；若小便时不胀，碗内无红丝点，此毒尚未出，仍照前法，早起再服，如不出再服，不过三服，毒自出也。俟毒出后，可服后方二剂。

一云，糯米同斑蝥炒，去斑蝥用米。

服药方

防风　元参　黄柏　银花　牛子　栀仁　荆芥　连翘　甘草
黄连等分

水煎，空心服。

此方得之石巨黄，今其孙世钦常制此方送人，屡试屡验。

经验神方　何氏

滑石三两　小茴一两　朱砂三分　灯心五钱　甘草八钱　马前子
二个，不制

取净水大罐煎服，以此代茶，日数服，再服后方二剂。

又方

川黄连五分　黄芩　黄柏　陈皮八分　红花　归尾　木通七分
滑石二钱　生甘草一钱

须照钱分称过，煎服方效。

《方便集》云：此二方屡试屡验，其效最神，并无禁忌。凡治此证七日之内，遵法医治，万无一失。若咬衣者，二十日再服，更稳。

又方

其治用大斑蝥二十一枚，去头足翅，以糯米一勺[1]，略炒过，去斑蝥，外以七枚，如前法炒米色变，复去之，又以七枚，如前炒至青烟起为度，又去之，只以米为末，冷水入清油少许，空心调服。须臾，再进一服，以小便利、下毒物为度，不利再进。利后腹疼急，以冷水调青靛服之，否则有伤。黄连水亦可解，不可服一切热物。

扶危散 治疯犬伤。

斑蝥按日数用之，如已七日，用七个，十日，用十个，去翅足，加糯米同炒，去米 滑石一两，水飞 雄黄一钱 麝香二分

共为末，每一钱，温酒下。不饮酒，米汤调下。

琥珀碧玉散 治疯犬伤。

滑石六两 甘草一两 琥珀五钱 青黛八分

研末，每三钱，灯心煎汤调下。

疯犬咬伤拔法《金鉴》

用砂烧酒壶两个，盛多半壶烧酒，先以一壶上火，令滚无声，倾去酒，即按在破伤疮口处，拔去污黑血水，满则自落，再以次壶仍按疮口，轮流提拔，以尽为度，其证立愈。

蛇虫伤门

蛇咬伤

《金鉴》云：凡被蛇咬，即时饮好醋一二碗，以绳扎伤处两头，使气不随血走。若昏闷者，宜用五灵脂五钱，雄黄二钱半共

---

[1] 勺：原作"匀"，据《本草纲目·虫部二·虫之二》改。

为末，酒调二钱灌之。少时咬处出黄水，水尽则肿消，以雄黄末掺之，口合而愈。〔批〕药渣可敷患处。一方加白芷、麦冬。

又方，用鸡蛋一个，于大头开一孔去外壳，不可破内膜，贴于患处，以黄泥四围裹之，露上顶。于顶上再开一大孔破内膜，用艾绒如桃大，置蛋孔上炙之，热甚方止。后用雄黄、干姜各三钱，共研末，苍耳叶捣汁调敷。

一法，用鸡蛋一个，敲蛋一头，合在伤处，蛋变黑色，再换一个合之。俟蛋内黄白不甚黑，再合一蛋，自愈，极妙良方也。此二条传自刘圃云。〔批〕蛇入七孔，则猪尾血滴入即出。

毒蛇伤

《金鉴》云：宜急于伤处上下扎缚，随浸入粪内，食蒜饮酒令饱，使毒不攻心。

又方，用贝母为末，酒调尽醉饮之。顷久，酒逢伤处，化水流出，候水尽，以艾围炙之。

一法，用苍耳嫩苗一握取汁，和酒温服，渣涂患处。〔批〕蛇入口中，以刀破蛇尾，纳生胡椒二三粒，裹定即出。

蛇咬心痛

其人面青，口中沫出，临死者，取萹蓄十斤锉，以水一石煮至一斗，去渣，煎如饴，隔宿勿食，空心服一升，仍常煮汁作饭食。

《心悟》：用白芷一两，乳香三钱，雄黄、甘草各五钱，为末，每四钱，清酒下。凡遇蛇咬，先服此方，使毒不攻心。名白芷护心散。

恶虫伤

《方便集》云：用贝母为末，酒冲服。外以花椒、雄黄、梳垢，苋汁嚼盐调敷即效。

蜈蚣伤

《金鉴》云：宜先用盐汤洗净，取雄鸡倒控，少时，以手蘸鸡口涎抹伤处，其痛止立。一云人涎亦可。一云生鸡血傅之。〔批〕一方，用牛鼻上汗擦之。《心悟》用雄黄细末，大蒜捣烂调敷。一法，用硝黄少许置患处，以火淬之。肿痛甚者，明雄黄研末，水酒冲服。

蝎螫蚕咬

《金鉴》云：蝎螫伤，取大蜗牛一个，捣烂涂之，其痛立止。一时不得，即将螫处挤去毒水，急用膏药熇热贴之，亦能止痛。一法，用白矾、半夏等分，醋调涂之。蚕咬者，用苎根捣汁，涂之即愈。

射工伤

《金鉴》云：即树间杂毛虫也，又名瓦刺虫。人触着，则能放毛射人，初痒次痛，努如火燎，久则外痒内痛，骨肉皆烂。用豆豉清油捣敷痛痒之处，少时则毛出可见，去豆豉，用白芷煎汤洗之。如肉已烂，用海螵蛸末，擦之即愈。

蚯蚓伤

《金鉴》云：浙西将军中蚯蚓伤毒，眉发皆落，状①如麻风，夜则蚓鸣于体中。一僧教用盐汤浸身，频频洗之，其毒自去。一法，用石灰泡热水，候凉，先洗患处，浸之良久自愈。

天蛇疮

《金鉴》云：生于肌肤，似癞非癞，是草中花蜘蛛螫伤，复被露水所浸而致。法宜秦艽一味煎汤，徐徐饮之，外敷二味拔毒散见痈疽外治，甚效。〔批〕一方用秦皮一斗，煮水饮之。

壁虎伤

《集解》云：用桑柴灰水煮数沸，滤浓汁，调白矾末涂之。

蜂螫毒

《纲目》云：反手取地上土傅之，或入醋调。

---

① 状：原作"壮"，据《医宗金鉴·外科心法要诀》改。

一法，画地作"王"字，内取土，掺之即愈并治蜈蚣伤。一法用食指连大指，伸长于地，右用剑诀直写一"帝"字，于食指大指之中，即撮所书字之土擦螫处，立愈，屡验。

一方，白菊花根捣敷毒处，即退。

一方，用露蜂房为末，猪油调搽，或煎水洗。

熏衣去虱

《方便集》云：用百部、秦艽为末，入竹笼内，烧烟熏之自落。亦可煮汤洗衣。

山行辟蛭

《方便集》云：山中草木枝上有石蛭，着人足胫，则穿肌害人。用腊猪油和盐，涂足胫趾，即不着也。

卷二十三

目 录

本草水部

立春天雨水　甘，平。宜煎发散及补中益气药。《医学正传》云：其性始是春升生发之气，故可以煮中气不足、清气不升之药。又立春、清明二节贮水谓之神水，宜浸造诸风、脾胃虚损、诸丹丸散及药酒，久留不坏。时珍曰：一年二十四节气，一节主半月，水之气味随之变迁，此乃天地之气候相感，又非疆域之限也。

小满芒种白露三节内水　并有毒，造药，酿酒醋。一应食物皆易败坏，人饮之亦生脾胃疾。

梅雨水　洗疮疥，灭瘢痕，入酱易熟。藏器曰：江淮以南，地气卑湿，五月上旬连下旬尤甚。《月令》"土润溽暑"，是五月中气，过此节以后皆须曝书画。梅雨沾衣便腐黑，浣垢如灰汁，有异他水，但以梅叶汤洗之乃脱。时珍曰：梅雨或霉雨，言其沾衣及物皆生黑霉也。芒种后逢壬为入梅，小暑后逢壬为出梅。又以三月为迎梅雨，五月为送梅雨，此皆湿热之气郁遏，熏蒸酿为霏雨。人受其气则生病，物受其气则生霉，故此水不可以造酒醋。其土润溽暑，乃六月中气，陈氏之说误矣。

重午日午时水　宜造疟痢、疮疡、金疮、百虫蛊毒药。

神水　甘，寒。治心腹积聚及虫病，和獭肝为丸服。又饮之清热化痰，定惊安神。《金门记》云：五月五日午时有雨，急伐竹竿，中必有神水，沥取为药。

寒露冬至大寒小寒及腊日水　宜浸造滋补五脏及痰火，积聚，虫毒诸丹丸，并煮酿酒药。

液雨水　杀百虫，宜煎杀虫消聚之药。立冬后十日为入液，至小雪为出液，得雨谓之液雨，亦曰药雨。百虫饮此皆伏蛰，至来春雷鸣蛰起，乃出也。

露水　甘，平。止消渴，宜煎润肺之药，秋露造酒最清洌，百花上露，令人好颜色。霜杀物，露滋物，性随时异也。露能解暑，故白露降则处暑矣。疟必由暑，故治疟药露一宿服。〔批〕柏叶上露，菖蒲上露，并能明目，旦旦洗之。露者阴气之液也，夜气着物而润泽于道傍也，能愈百疾，止消渴。

霜　甘，寒。解酒热，治伤寒鼻塞，酒后诸热面赤。和蚌粉敷暑月痱疮，及腋下赤肿，立瘥。时珍曰：阴盛则露凝为霜。乾象占云：天气下降而为露，清风薄之而成霜。凡收霜，以鸡羽扫之，瓶中密封阴处，经久亦不坏。

腊雪　甘，寒。治时行瘟疫，宜煎伤寒火喝之药，抹痱良。腊雪密封阴处，数十年亦不坏。冬至后第三戊为腊，腊雪大，宜菜麦，又杀虫蝗，用水浸五谷种则耐旱，不生虫。洒几席间，则蝇自去，腌藏一切果食不蛀蠹。岂非除虫蝗之验乎？春雪有虫，水亦易败，所以不用。〔批〕雪者，洗也。洗除瘴疠虫蝗也。凡花五出，雪花六出，阴之成数也。洗目退赤，煎茶煮粥，解热止渴。

冰　甘，寒。太阴之精。水极似土，柔变为刚，所谓物极反兼化也。伤寒阳毒，热甚昏迷者，以一块置膻中良两乳中间。解烧酒毒。藏器曰：盛夏食冰，与气候相反，冷热相激，却致诸疾也。食谱云：凡夏用冰，止可隐映饮食，令气凉耳，不可食之。虽当时暂快，久乃成疾也。宋徽宗食冰太过，病脾疾，国医不效，召杨介，进大理中丸。上曰：服之屡矣。介曰：疾因食冰，臣请以冰煎此药，是治受病之原也，果愈。若此可谓活机之士矣。

雹　咸，冷，有毒。雹者，阴阳相搏之气，盖沴气也。人食雹，患疫疾大风颠邪之证。酱味不正者，当时取一二三升，纳入瓮中，即还本味。

潦水　甘，平。宜煎调脾胃，去湿热之药。仲景治伤寒瘀热在里，身发黄，麻黄连翘赤小豆汤，煎用潦水者，取其味薄，不助热气利湿也。降注雨水为潦，又淫雨为潦。韩退之诗云：潢潦无根源，朝灌夕已除。

半天河　甘，微寒。治鬼疰，狂邪，恶毒。洗诸疮，主蛊毒，杀鬼精，恍惚妄语，与饮勿令知之。槐树间者，主诸风及恶疮风瘙疥痒。一名上池水。此竹篱头水及空树穴中水也。《战国策》云：长桑君饮扁鹊以上池之水，能洞见脏腑。注云：上池水，半天河水也。

甘澜水　一名劳水　甘，平。温而性柔，故烹伤寒阴证等药用之。用流水二斗，置大盆中，以勺高扬之千万遍，有沸珠相逐乃取煎药。盖水性本咸而重，劳之则甘而轻，取其不助肾气，而益脾胃也。仲景治伤寒汗后奔豚，用甘澜水煮茯苓桂枝汤。

顺流水　性顺而下流，故治下焦腰膝之证，及通利大小便之药用之。流水者，大而江河，小而溪涧，皆流水也。其外动而性静，其质柔而气刚，与湖泽陂塘之止水不同。然江河之水浊，溪涧之水清，复有不同焉。观浊水、流水之鱼，与清水、止水之鱼，性色迥别，煮粥烹茶，味亦有异，则其入药岂可无辨乎！

急流水　其性急速而下达，故通二便、风痹之药用之。人有病小便闭者，子和以急流水煎药，服之即通。〔批〕时珍曰：天下之水，灭火沾濡则同。至于性从地变，质与物迁，未尝同也。

逆流回澜水　其性逆而倒上，故发吐痰饮之药用之。中风、卒厥、头风、疟疾、咽喉诸病之药宜之。

屋漏水　辛，苦，有毒。不可饮。洗犬咬疮，更以水浇屋檐，取滴下土敷之，效。水滴脯肉，食之成癥痕，生恶疮。又檐下雨滴菜亦有毒，不可食之。

井泉水　井华水　甘，平。解热闷烦渴，宜煎补阴及一切痰火气血药。井水新汲，疗病利人，平旦第一汲为井华水，其功极广，又与诸水不同。凡井，有远从地脉来者，为上。有从近处江湖渗来者，次之。其城市近沟渠污水杂入者，成碱，用须煎滚，停一时，候碱澄乃用之；否则气味俱恶，不堪入药、食、茶、酒也。雨后水浑，须摅①入桃、杏仁澄之。

新汲水　治消渴，热痢，热淋，小便赤涩，却邪调中，下热气。无时初出曰新汲水。凡饮水疗病，皆取新汲井华水，取天一真气浮于水面，用以煎补阴之剂及炼丹煮茗，性味同于雪水也。热病不可解者，新汲水浸青衣互熨之，妙。心闷汗出者，新汲水蜜和饮妙。解

---

①　摅（shū书）：《本草纲目·水部》作"播"。

闭口椒毒，下鱼骨哽。解马刀毒，解砒石、乌喙①、烧酒、煤炭毒。肠出，冷喷其身面，则肠自入。中煤毒一时晕倒，不救杀人，急以清水灌之，妙。

醴泉 甘，平。治心腹痛，痓忤鬼气邪秽之属，并就泉空腹饮之。又止消渴反胃霍乱，亦以新汲者为佳。一名甘泉。时珍曰：醴，薄酒也，泉味如之，故名。出无常处，王者德至渊泉，时代升平，则醴泉出，可以养老。《瑞应图》云：醴泉，井之精也，味甘如醴，流之所及，草木皆茂，饮之令人多寿。《东观记》云：光武中元元年，醴泉出京师，人饮之者，痼疾皆除。

玉井泉 甘，平。久服神仙，令人体润，毛发不白。藏器曰：诸有玉处山谷水泉皆是也。山有玉而草木润，身有玉而毛发黑。玉既重宝，水又灵长，故有延生之望。今人近山多寿者，岂非玉石津液之功乎？大华山有玉水流下，土人得服之，多长生。

乳穴泉② 甘，温。久服肥健人，能食，体润不老，与钟乳同功。近钟乳穴处流出之泉也。人多取水作饮酿酒，大有益。其水浓者，秤之重于他水。煎之上有盐花，此真乳液也。

温泉 一名温汤 辛，热，微毒。治诸风筋骨挛缩，及肌皮顽痹，手足不遂，无眉发，疥癣诸疾，在皮肤骨节者，入浴，浴讫，当大虚惫，可随与药，及饮食补养。非有病人，不宜轻入。汪颖曰：庐山有温泉，方士往往教患疥癣、风癫、杨梅疮者，饱食入池，久浴得汗出乃止，旬日自愈也。藏器曰：下有硫黄，即令水热，犹有硫黄臭。硫黄主诸疮，故水亦宜然，当其热处可熘猪、羊、熟鸡子也。《渔隐丛话③》云：汤泉多作硫黄气，浴之则袭人肌肤，唯新安黄山是朱砂泉，春时水即微红色，可煮茗。长安骊山是矾石泉，不甚作气也。朱砂泉虽红而不热，当是雄黄尔。有砒石处，亦有汤泉，浴之或有毒气。

---

① 喙：原作"啄"，据《本草纲目·水部》改。
② 乳穴泉：《本草纲目·水部·乳穴水》作"乳穴水"。
③ 话：原作"活"，据《本草从新·水部·地水类》改。

阿井泉① 甘，咸，平。下膈，疏痰，止吐。阿井在兖州阳谷县，即古东阿县。《笔谈》云：古说济水伏流地中，今历下凡发地下皆是流水。东阿亦济水所经，其性趋下，清而且重，用搅浊水则清，故以治瘀浊及逆上之痰也。又青州范②公泉，亦济水所注，其水用造白丸子，利膈化痰。

山岩泉水 甘，平。治霍乱烦闷，呕吐，腹空，转筋恐入腹，宜多服之名曰洗肠，勿令腹空，空则更服。人皆惧此，然尝试有效。但身冷力弱者，防致脏寒，当以意消息之。此山岩土石间所出泉，流为溪涧者也。《尔雅》云：水正出曰槛③泉，悬出曰沃泉，反出曰泛泉。其泉源远清冷，或山有玉石美草木者为良。山有黑土、毒石、恶草者，不可用。陆羽曰：凡瀑涌漱湍之水，饮之令人有颈病。汪颖曰：昔在浔阳，忽一日城中马死数百，询之，云：数日前雨，洗出山谷蛇虫之毒，马饮其水然也。

海水 咸，微温。有小毒，煮浴，去风瘙癣。饮一合，吐下宿食胪胀。

地浆 一名土浆 甘，寒。治泄痢冷热赤白，腹内热毒绞痛，解一切鱼肉菜果药物诸菌毒。菌音郡，生朽木及湿地中，亦名蕈。枫树上菌，食之令人笑不休，服此即解。 及虫蟴入腹误食马蝗蟴，入腹生子用此下之。中暍卒死者取道上热土围脐，令人尿其中，仍用热土、大蒜等分，捣末，去渣，灌之即活。《卫生宝鉴》云：中暑霍乱，乃暑热内伤，七情迷乱所致。阴气静则神藏，躁则消亡，非至阴之气不愈。坤为阴，地属阴，土曰静顺。地浆作于墙阴坎中，为阴中之阴，能泻阳中之阳。掘黄土地作坎，深三尺，以新汲水沃入搅浊，少顷取清用。

百沸汤 助阳气，行经络。汪颖曰：热汤须百沸者佳，若半沸者，饮之反伤元气做胀。宗奭曰：热汤能通经络，患风冷气痹，人以

---

① 阿井泉：《本草纲目·水部·阿井水》《本草从新·水部·地水类》均作"阿井水"。

② 范：原作"苑"，据《本草纲目·水部·阿井水》改。

③ 槛：《尔雅义疏·释水》"滥泉正出涌出也。"，则"槛"作"滥"。

汤淋脚至膝上，厚覆取汗周身。然别有药，特假阳气而行耳。四时暴泻痢，四肢脐腹冷，坐深汤中，浸至腹上，频频作之，生阳诸药，无速于此。虚寒人始坐汤中必颤，仍常令人伺守之。张从正曰：凡伤风寒酒食，初起无药，便饮太和汤碗许，或酸齑汁亦可。以手揉肚，觉恍惚，再饮再揉，至无所容，探吐汗出则已。时珍曰：仲景治心下痞，按之濡，关上脉浮，大黄黄连泻心汤。用麻沸煎之，取其气薄而泄虚热也。《灵验篇》云：有人患风疾数年，掘坑令坐坑内，解衣以热汤淋之，良久，以箪盖之，汗出而愈，此亦通经络之法也。时珍常推此意，治寒湿加艾煎汤，治风虚加五枝或五加煎汤淋洗，觉效更速也。䚡庵曰：感冒风寒，而以热汤澡浴，亦发散之一法。故《内经》亦有可汤熨，可浴及摩之浴之之文。《备急方》治心腹卒胀痛欲死，煮热汤以渍手足，冷即易之。

生熟汤 一名阴阳汤　调中消食，治霍乱吐泻有神功。时珍曰：上焦主纳，中焦腐化，下焦主出。三焦流利，阴阳调和，升降周流，则脏腑畅达。一失其道，二气淆①乱，浊阴不降，清阳不升，故发为霍乱呕吐之病。饮此汤辄定者，分其阴阳使得其平也。以新汲水、百沸汤合一盏和匀。

齑水 酸，咸。吐痰饮宿食，酸苦涌泄为阴也。此乃作黄齑菜水也。

浆水 甘，酸，微温。调中开胃，止渴霍乱泄痢，消宿食，利小便。浆，醋也。炊粟米，热投冷水中，浸五六日，味酢，生白花，色类浆，故名。若浸至败者害人。

甑气水 以器承取，沐头，长毛发，令黑润。小儿诸疮，遍身或面上疮，烂成孔臼②，用蒸糯米时甑蓬滴下气水，以盘承取，扫疮上，百药不效者，用此神妙。

磨刀水 欲作痔疮，急取屠刀磨水服。盘肠生产，肠干不上者，以磨刀水少润肠，煎好磁石一杯，温服自然收上。滴耳中，

---

① 淆：原作"清"，据《本草纲目·水部·生熟汤》改。
② 臼：原脱，据《本草纲目·水部·甑气水》补。

治耳中卒痛。通小便，消热肿。

诸水有毒 古井、智①井不可入，有毒杀人。时珍曰：夏月阴气在下，尤忌之。但以鸡毛投之，盘旋而舞不下者，必有毒也。以热醋数斗投之，则可入矣，古塚亦然。

阴地流泉有毒，二月、八月行人饮之，成瘴疟，损脚力。

泽中停水，五、六月有鱼鳖精，饮之成瘕病。

花瓶水，饮之杀人，腊梅尤甚。

水经宿，面上有红色者，有毒，不可洗手。

汗后入冷水，成骨痹。

产后洗浴，成痓风，多死。

酒中饮冷水，成手颤。

本草火部

桑柴火 主治痈疽发背不起，瘀肉不腐，及阴疮瘰疬流注，臁疮顽疮，然火吹灭，日炙二次。未溃拔毒止痛，已溃补接阳气，去腐生肌。凡一切补药诸膏，宜此火煎之，但不可点艾，伤肌。震亨曰：火以畅达拔引郁毒，此从治之法②也。时珍曰：桑木能利关节，养津液。得火则拔引毒气，而祛逐风寒，所以能去腐生新也。《抱朴子》云：一切仙药，不得桑煎不服。桑乃箕星之精，能助药力，除风寒痹诸痛，久服终身不患风疾故也。

炭火 栎炭火，宜煅炼一切金石药。烰炭火，宜烹、煎、炙、焙百药丸散。时珍曰：烧木为炭，木久则腐，而炭入土不腐者，木有生性，炭无生性也。葬家用炭，能使虫蚁不入，竹木之根自回，亦缘其无生性尔。白炭治误吞金、银、铜、铁在腹，烧红急为末，煎汤呷之，甚者刮末二钱，井水调服，未效再服。又解水银轻粉毒。

芦火、竹火 宜煎一切滋补药。时珍曰：凡服汤药，虽品物专精，修治如法，而煎药者卤莽造次，水火不良，火候失度，药亦无

---

① 智（yuān 冤）：枯竭。
② 法：原作"决"，据《本草纲目·火部·桑柴火》改。

功。观夫茶味之美恶，饭味之甘馏①，皆后于水火烹饪之得失。故煎药须用小心老成人以深罐密封，新水活火②，先武后文，如法服之，未有不效者。火用陈芦、枯竹，取其不强，不损药力也。桑柴火取其能助药力；栎炭取其力慢；栎炭取其力紧；温养用糠及牛屎、马屎者，取其暖③而能使药力匀遍也。

灯火　治小儿惊风、昏迷抽搦、窜视诸病，又治头风胀痛，视头额太阳络脉盛处，以灯火蘸麻油点灯淬之，良。外痔肿痛者，亦淬之。油能去风解毒，火能通经也。小儿初生，因冒风寒气欲绝者，勿断脐，急烘絮包之，将胎衣烘热，用灯炷于脐下，往来燎之，暖气入腹内，气回自苏。又烧铜匙柄熨烙眼弦内，去风退赤，甚妙。时珍曰：凡灯为胡麻油、苏子油燃者，能明目治病。其余诸油灯烟皆能损目，亦不治病也。

灯花　主治敷金疮，止血生肉。小儿邪热在心，夜啼不止，以二三颗灯花调末，乳吮之。时珍曰：昔陆贾言灯花爆而百事喜。《汉书·艺文志》有占灯花术，则灯花固灵物。钱乙用治夜啼，其亦取此义乎？明宗室富顺生一孙嗜灯花，但闻其气即哭索不已。时珍诊之，曰：此癖也。以杀虫治癖之药丸服，一料而愈。

艾火　灸百病。若灸诸风冷疾人，硫黄末少许尤良。凡灸艾火，须用真麻油灯或蜡烛火，以艾茎烧点于炷，滋润灸疮，至愈不痛也。

本草土部

黄土　甘，平。治泄痢冷热赤白，腹内热毒绞结痛，下血。又解诸药毒，中肉毒，合口椒毒，野菌毒。干土水煮三五沸，绞去滓，暖服一二升。小儿吃土。用干黄土一块，研末浓煎，黄连汤下。张司空言：三尺以上曰粪，三尺以下曰土，凡用当去恶物，勿

① 馏（ài 爱）：食物经久变味。
② 火：原作"化"，据《本草纲目·火部·芦火竹火》改。
③ 暖：《本草纲目·火部·芦火竹火》作"缓"。

令人客水。藏器曰：土气入触，令人面黄。掘土犯地脉，令人上气身肿。掘土犯神煞，令人生肿毒。

东壁土　甘，温。治霍乱烦闷，泄痢温疟，疗下部疮，脱肛，小儿脐风，摩干湿二癣。弘景曰：此屋之东壁土也，常先见日，取其向阳久干耳。藏器曰：东壁先得太阳烘炙，故治瘟疫初出。少火之气壮，及当午则壮火之气衰。故不用南壁，而用东壁。时珍曰：昔一女忽嗜河中污泥，日食数碗。玉田隐者以壁间败土调水饮之，遂愈。又凡脾胃湿多，吐泻霍乱者，以东壁土新汲水搅化，澄清，服之即止。盖脾主土，喜燥而恶湿，故取太阳真火所照之土，引真火生发之气，补土而胜湿，则吐泻自止也。《岭南方》治瘴疟，香椿散内用南壁土，近方治反胃呕吐用西壁土者，或取太阳离火所照之气，或取西方收敛之气，然皆不过借气以补此脾胃也。

土蜂窠　即细腰蜂也　甘，平。治痈肿风头，疗肿乳蛾，妇人难产，小儿霍乱吐泻，研，炙，乳汁服一钱。女人难产，土蜂窠煅蛇皮，烧等分，酒服一钱。

蚯蚓泥　甘，酸，寒。赤白热痢，取一升炒烟尽，沃汁半升，滤净饮之。小儿阴囊忽虚热肿痛，以生甘草汁入轻粉末调涂之。小便不通，用蚯蚓粪、朴硝等分，水和敷脐下即通。

螺蛳泥　性凉。主反胃吐食，取螺蛳一斗，水浸，取泥晒干，每服一钱，火酒调下，即效。

田中泥　马蝗入耳，取泥和水一盆，枕耳边，闻气自出。人误吞马蝗入腹者，酒和一二升服，当利出。

孩儿茶　味苦，酸，涩，性凉，无毒。功专清上膈热，化痰生津，收湿凉血生肌。凡口疮喉痹，时行瘟瘴，烦躁口渴，并吐血、衄血、便血、尿血、血痢及妇人崩淋、经血不止、阴疳痔肿服之立效。出南番。是细茶末入竹筒，埋土中，日久取出捣汁，熬成块。小而润泽者上，大而枯者次之。

伏龙肝　辛，温。调中止血，去湿消肿。治咳逆反胃，吐衄，崩带，尿血遗精，肠风痈肿醋调涂，脐疮研敷，丹毒腊月猪脂或鸡子白调敷，催生下胎子死腹中，水调三钱服，此灶中对釜底下黄土也研细，水飞用，**功专去湿，无湿勿用**。小儿夜啼，伏龙肝末二钱，朱砂一钱，麝香少许为末，蜜丸绿豆大，每服五丸，桃符汤下。冷热心痛，伏龙肝末方寸匙，热以水服，冷以酒服。《求真》云：伏龙肝经火久熬，土味之甘已转为辛，土气之和已转为温。凡人中气不运，痰饮咳逆，反胃肿胀，吐衄，崩带，尿血，遗精，肠风脐疮可治者，皆取其补土调中，止血燥湿之功耳。研烂可敷脐疮，腊月猪胆汁或鸡子白调涂丹毒。

墨　辛，温。**止血生肌**。飞丝尘芒入目，浓磨点之。滴入鼻中能止衄血，猪胆汁磨涂诸痈肿醋磨亦可。酒磨服，治胞胎不下，金墨磨汁同莱菔汁生地汁亦可饮，能止吐血墨者，北方之色。血者，南方之色。墨能止血者，火见水而伏也。墨①属金而有火，入药尤健，性又能止血。内有鹿角胶，必烧红研细用须松烟墨方可入药，年远烟细者为佳。粗者不可用。

釜脐墨　辛，温。治中恶，虫毒，涂金疮，止血生肌，消食积，舌肿，喉痹口疮，阳毒发狂。古方墨奴丸，用釜底墨、灶突墨、梁上尘三物同合诸药，为其功用相近耳。霍乱吐下，釜脐墨半钱，灶额上墨半钱，百沸汤一盏，急搅数千下，以碗覆之，通口服一二口，立止。舌卒肿大如猪胆，壮满口，不治杀人，釜脐墨和酒涂之。

百草霜　辛，温。**止血消积，治诸血病，伤寒阳毒发斑，咽喉、口、舌、白秃诸疮**。此灶额及烟炉中墨烟也。其质轻细，故谓之霜。百草霜、釜脐墨、梁上倒挂尘，皆是烟气结成，但其体质有轻虚结实之异。重者归中下二焦，轻者入心肺之分。古方治阳毒发狂，墨②奴丸，三者并用，而内有麻黄、大黄，亦是攻解三焦结热，兼取火化从治之义。衄血不止，百草霜末吹之立止。血见黑则止者，水克火也。此药宜乡间烧柴草锅底取之，烧柴炭者不可用。

梁上尘　辛，苦，微寒。治腹痛，噎膈，中恶，鼻衄。止金疮出血，齿龈出血。此倒挂尘，凡用须烧令烟尽，筛取末入药。喉

---

① 墨：原作"黑"，据文义改。
② 墨：原作"黑"，据前文"釜脐墨"后小字改。

痹、乳蛾，梁上尘、枯矾、牙皂荚盐炒黄，等分为末，吹之。经血不止，乌龙尾炒烟尽，芥穗各半两为末，服二钱，茶下。

碱 辛，苦，涩，温。消食磨积，去垢除痰，治反胃噎膈，点痣压疣赘，发面、浣衣多用之。取蓼蒿之属，浸晒烧灰，以原水淋汁，每百斤入面粉二三斤，凝定如石。

道上热土 夏月暍死，以土积心口，少冷即易，气通则苏。亦可以热土围脐旁，令人尿脐中，仍用热土大蒜等分，捣水去渣，灌之即活。鞋底下土，适他方不服水土，刮下和水服，即止。

冬灰 辛，微温，有毒。煮豆食，大小水肿，醋和热灰熨之，心腹冷气痛及血气绞痛，冷则易。此冬月灶中所烧柴薪之灰也。古方治人溺水死，用灶中灰一担埋之，从头至足，惟露七孔，良久即苏。凡蝇溺水死，以灰埋之，少顷即活。盖灰性暖，能拔水也。随水冻死，只有微气者，勿以火炙，用布袋盛热灰，放在心头，冷即换，待眼开，以温酒与之。

本草金部

金银薄 禀刚健之性，最能杀人，故欲寻短者，服一二钱，则心腹剜痛即毙，惟作薄乃无伤耳，银薄亦然。二薄性皆辛平。其治俱属除邪杀毒解热，驱烦安魂定魄，养心和血，止癫除狂，疗惊祛风。幼科镇心丸，衣以为饰，皆取金能平木，重以镇怯之意风热多生于肝，肝属木，故得金为之制。魂魄飞扬者，其神散而不收，必得重为之镇。但银薄色白入气，金薄色黄入血，差各有别。畏锡、水银。遇铅则碎，五金皆畏。入丸为衣，入汤剂水煎用。〔批〕李士材曰：东西方之质，为五金之主，最能制木。故中风惊痫皆需之。安镇灵台，神魂免于飘荡，辟除恶祟，脏腑搜其伏邪。

自然铜 专入骨 辛，平。主折伤，续筋骨，散瘀止痛。折伤必有死血瘀滞经络，然须审虚实，佐以养血、补气、温经之药。铜非煅不可用，新出火者，其火毒、金毒相煽，复挟香药，热毒内攻，虽有接骨之功，然多燥散之祸，用者慎之。产铜坑中，火煅醋淬七次，甘草水飞用。昔有以自然铜饲折翅雁，后遂飞去，故治折伤。《求真》

云：骨折则血瘀作痛，得此辛以散瘀，破气则痛止而伤和，且性禀坚刚，于骨颇类，故能见效。多服走泄真气。

铜绿 酸，平，微毒。治风痫①泪眼，恶疮痔疮，妇人血气心痛，吐风痰，合金疮，止血杀虫。用醋制铜，刮用。皆治肝胆之病，亦金胜水之义也。《求真》云：铜青气禀地阴，英华外见，借醋结成，味苦酸涩而寒，能入肝胆二经。

铅 黑锡 甘，寒。镇心安神，消瘰疬痈肿，明目固齿，乌须发，杀虫坠痰。治噎膈反胃，呕哕消渴，风痫，解金石药毒。铅禀北方癸水之气，阴极之精，其体重实，其性濡滑，其色黑，内通于肾。故《局方》黑锡丹、《宣明》补真丹皆用之。得汞交感，即能治一切阴阳混淆，上盛下虚，气升不降，发为呕吐眩晕，噎膈反胃，危笃诸疾。所谓镇坠之剂有反佐之功，但性带阴毒，不可多服，恐伤人心胃耳。禀壬癸之气，水中之金，金丹之母，八石之祖。安神解毒，坠痰杀虫，明目乌须，变化最多，一变而成胡粉，再变而成黄丹，三变而成密陀僧，四变而为白霜。

铅丹 黄丹 咸寒沉重，味兼盐矾。内用坠痰去怯，消积杀虫，治惊痫疟痢。外用解热拔毒，去瘀长肉，熬膏必用之药。用黑铅加硝黄、盐矾煅成，体重性沉，走血分。以水漂去盐硝砂石，微火炒紫色，摊地上去火毒用。仲景龙骨牡蛎汤中用铅丹，乃收敛补气，以镇惊也。

铅粉 一名胡粉、水粉、定粉、官粉。即铅之变黑为白者也。其体用与铅、黄丹同，然未经盐矾火煅。内有豆粉、蛤粉杂之，只入气分，不能入血分，此为稍异。

密陀僧 系出银坑之中，真者难得，今用多属倾银炉底。味辛而咸，气平，小毒。大率多属祛湿除热，消积涤痰，镇坠之品。故书载能绝疟除痢，安惊定魄，止血散肿，消积杀虫，及疗肿毒，敷冻疮桐油敷调，解狐臭浆水洗净，油调密陀僧涂之。以一钱用热蒸饼一个，切开掺末夹之，染须发。但此出于销银炉里，则有铜气杂

---

① 痫：《本草备要·金石水土部·铜绿》作"烂"。

入，不堪入药，只可以外敷，不可以作服饵也。若入药，须煮一伏时。

古镜 辛。治惊痫邪气，小儿诸恶，煮汁和诸药煮服，文字弥古者佳。镜乃金水之精，内明外暗，古镜如古剑，若有神明，故能辟邪魅忤恶。凡人家宜悬大镜，以辟邪魅。《刘根传》云：人思形状，可以长生。用九寸明镜照面，令自识己身形，久则身形不散，疾患不入。葛洪《抱朴子》云：万物之老者，其精悉能托人形惑人，惟不能易镜中真形。故道士入山，用明镜径九寸以上者背之，则邪魅不敢近，自见其形，必反却走。转镜对之视，有踵者山神，无踵者老魅也。以明镜挂床脚上，能止小儿夜啼。火烧淬酒服，治暴心痛。〔批〕镜者，景也，有光景也。王母铸镜十二，随日用之，此镜之始也。或云始于尧臣尹寿。

古文钱 辛①，平，有毒。治翳障，明目，疗风赤眼，盐卤浸用。妇人生产横逆，心腹痛，月隔五淋，烧以醋淬用。大青钱煮汁服，通五淋，磨入目，主盲障肤赤，和薏苡根煮服，止心腹痛。时珍曰：《管子》言：禹以历山之金铸币以救人困，此钱之始也。至周太公立九府泉法，泉体圆含方，轻重以铢，周流四方，有泉之象，故曰泉，后转为钱。鲁褒《钱神论》云："为世神宝，亲爱如兄，字曰孔方。又昔有钱精，自称上清童子。又曰：古文钱，但得五百年之外者即可用，而唐高祖所铸开元通宝，得轻重大小之中，尤为古今所重。同胡桃嚼即碎，能消便毒，金制木也。《求真》云：古文专入肝肾，气味辛凉，虽曰属铜有毒，然历久气化，其毒无多。主治之证，破瘀开结散滞。而或煮汤，或刮青，或醋服，各依本方。

诸铜器 有毒。时珍曰：铜器盛饮食茶酒，经夜有毒，煎汤饮损人声。铜器上汗有毒，令人发恶疮内疽。古铜器蓄之，辟邪祟。

铁粉 气辛，性平。煅时砧上打落者名铁落，如尘飞起者名铁精，器物生衣者名铁锈，盐醋浸出者名铁华，刮取细捣为粉。《本草》

---

① 辛：原作"卒"，据《本草纲目·金石部·古文钱》改。

云：铁受太阳之气，始生之初，卤石产焉。一百五十年而成磁石，二百年孕而成铁，又二百年不经采炼而成铜，铜复化为白金，白金化为黄金，是铁与金银同为一气，今取磁石碎之，内有铁片可验矣。**诸书所著治功**，止载定惊疗狂，消痈解毒数效，即其所云定惊疗狂，亦止就铁重坠之意起见，故云可以定疗，岂真救本求源泉之治哉？暂用则可，久用鲜效。且诸药草切忌。时珍曰：凡诸草药皆忌铁器，而补肾药尤忌，否则反消肝肾，上肝伤气，母气愈虚矣。畏磁石，皂荚皂荚木作薪则釜裂。煅赤，醋沃七次用。

鍼砂俗针砂　功同铁粉，即作针之家磨鑢①细末也。须正真钢砂乃堪用，以磨之非杂铁粉也。能消积聚肿满，黄疸，平肝气，散瘿瘤，和没食子染须，即最黑。

铁蒸　治恶疮，毒物伤皮肉，止风水不入，入水不烂。亦治瘰疬毒肿，染髭发令永黑，及热未凝时涂之，少顷当干硬，用之须防水。又杀虫立效。时珍曰：以竹木蒸火于刀釜上烧之，津出如漆者是也。江东人多用之。新方：治项边疬子，以桃核于刀上烧烟熏之。

铁浆②　咸，寒。治六畜颠狂，人为蛇、犬、虎、狼、毒刺、恶虫等咬，服之毒不入肉，兼解诸毒入腹。铁浆是以生铁渍水服饵者，旋入新水，日久铁上生黄膏，则力愈胜。一云，取诸铁于器中，以水浸之，经久色青沫出，即堪染皂者。蛇皮恶疮，铁浆频涂之。漆疮作痒，铁浆频洗愈。《日华子》云：凡用铁煎汁服之，不留滞于脏腑，亦只借金气以制肝木。铁精、铁粉、铁华、粉针砂、铁浆入药，皆同此意。

锡　甘，寒，微毒。锡受太阴之气而生，二百年不动成砒，砒二百年而锡始生，锡禀阴气，故其质柔，二百年不动，遇太阳之气乃成银。今人置酒于新锡器，内浸渍日久，或杀人者，以砒能化锡，岁月尚近，便被采取，其中蕴毒故也。解砒霜毒，以锡于粗石上磨水，

---

① 鑢（lǜ率）：磋磨。
② 浆：原作"桨"，据《本草纲目·金石部》改。

服之。

铁称锤 辛，温。治贼风，止产后血瘕腹痛，及喉痹热塞，烧赤淬酒热服。

马镫① 凡遇田野磷火，人血所化，或出或没，来逼夺人精气，但以马镫相曳作声即灭，故张华云：金叶一振，游光敛色。

本草玉石部

玉 玄真 甘，平。除胃中热，喘息烦满，止渴。屑如麻豆服之，久服轻身，长年，润心肺，助声喉，滋毛发。滋养五脏，止烦躁，宜共金、银、麦冬等同煎服，有益。玉屑是以玉为屑，如麻豆服者，取其精润脏腑②，渣秽当完出也。凡服玉，皆不得用已成器物，及塚中玉璞。好玉出蓝田及南阳，徐善亭部界中，日南、卢容水中，外国于阗，疏勒诸处皆善。洁白如猪膏，叩之鸣者，是真也。其石似③玉者，珷玞、琨、珉、璁、璎也。北方有罐子玉，雪白有气眼，乃药烧成者，不可不辨，然皆无温润。《稗官》载，火玉色赤，可烹鼎；暖玉可辟寒；寒玉可辟暑；香玉有香；软玉质柔；观日玉，洞见日中宫阙，皆为至宝也。

珊瑚 甘，平。去目中翳，消宿血。为末吹鼻，止鼻衄，明目镇心，止惊痫。点眼，去飞丝。珊瑚主治与金相似。珊瑚刺之汗流如血，以金投之为丸，名金浆；以玉投之为玉髓，久服长生。时珍曰：珊瑚生海底，五七株成林，谓之珊瑚林。居水中直而软，见风日则曲而硬，变红色者为上，汉赵佗谓之火④树是也。亦有黑色者不佳，碧色者亦良。昔人谓碧色者为青⑤琅玕，俱可作珠。许慎《说文》云：珊瑚色赤，或生于海，或生于山。据此说，则生于海者为珊瑚，而生于山者则不为珊瑚，而为琅玕矣。

---

① 马镫：原作"马磴"，据底本目录改。
② 腑：原脱，据《证类本草·玉屑》《本草纲目·金石部·玉》补。
③ 似：原作"以"，据《本草纲目·金石部·玉》改。
④ 火：原作"大"，据《本草纲目·金石部·珊瑚》改。
⑤ 青：原作"有"，据《本草纲目·金石部·珊瑚》改。

玛瑙　辛，寒。辟恶，熨目赤烂。为末，点目中障翳。玛瑙品类甚多，出产有南北，大者如斗，其质坚硬，碾造费工。南玛瑙产大食等国，色正红无瑕，可作杯斝。西北者色青黑，宁夏、瓜、沙、羌地砂碛中得者尤青①。金陵雨花台小玛瑙，止可充玩。试玛瑙法，以砑木不热者为真。

宝石　去翳明目，入点药用之。灰尘入目，以珠指拂拭即去。时珍曰：宝石出西番国、回鹘地方诸坑井内，云南、辽东亦有之。有红、绿、碧、紫数色。红者名刺子；碧者为靛子；翠者名马价珠；黄者名木难②珠；紫者名蜡子；又有鸦鹘石、猫睛石等名。大者如指头，小者如豆粒，皆碾成珠状。今人多以镶首饰器物。

玻璃　辛，寒。惊悸心热，能安心明目，去赤眼，熨热肿，摩翳障。时珍曰：本作颇黎，颇黎，国名也。又曰：出南番。有酒色、紫色、白色，莹澈与水精相似，碾开有雨点花者为真。外③丹家亦用之。药烧者，有气眼而轻。《玄中记》云：大秦国有五色颇黎，以红色者为贵。

水精　辛，寒。熨目，除热泪。亦入点目药。穿串吞咽中，推引硬物。时珍曰：水精亦颇黎之属，有黑、白二色。倭国多水精，第一南水精白，北水精黑，信州水精浊，性坚而脆，刀刮不动，色澈如泉，清明而莹，置水中无眼④，不见珠者佳。古云水化，非也。药烧成者，有气眼，谓之硝子。一名海水精。

琉璃　《南州异物志》云：琉璃，本质是石，以自然灰治之，可为器。佛经所谓七宝者，琉璃、车渠、马瑙、真珠是也。《汉书》作流离，言其流光陆离也。一名火齐，与火珠同名。

云母　甘，平。属金，故色白而入肺。古虽有服炼法，今人服者至少，谨之至也。《荆南志》云：华容方台山出云母，土人候云所出之处，于下掘取，无不大获。有长五、六尺，可为屏风者，但掘

---

① 青：《本草纲目·金石部》作"奇"。
② 难：原作"鸡"，据《本草纲目·金石部·宝石》改。
③ 外：原作"列"，据《本草纲目·金石部·玻璃》改。
④ 眼：《本草纲目·金石部·水精》作"瑕"。

时忌作声也。据志注所载，此石乃云之根，故得云母之名，而云母之根，则阳起石①也。有五色，以色白光莹者为上。使泽泻。恶羊肉。《求真》云：云母生于泰山山谷，气味甘平而温，达肌温肉，安脏定魄，补中绝续。故凡死肌败肉，恶毒阴疽，痰饮头痛，皆当用之，金刀伤敷之，止血最速，且无腐烂之患。

白石英　甘，微温。〔批〕一云：甘，辛，微温。大肠气分之药。汪讱庵曰：润药颇多，石药终燥。而徐之才取二石英为润剂，存其意可也。疗肺痿下气，利小便，肺痈吐脓，咳逆上气，疸黄，实大肠。白石英生华阴山谷及泰山，大如指，长二三寸，六面如削，白澈②有光，长五六寸者弥佳。其黄端白棱，名黄石英；赤端白棱，名赤石英；青端赤棱，名青石英；黑泽有光，名黑石英，采无时。时珍曰：白石英，手太阴、阳明气分药也。治痿痹、肺痈、枯燥之病，但系石类，只可暂用，不宜久服。颂曰：古人服食，惟白石英为重，紫石英但入五石饮，其黄、赤、青、黑四种，本草虽有名，而方家都不见用。宗奭曰：紫、白二石英，攻疾可暂煮汁用，未闻久服之益。张仲景只令㕮咀，不为细末，岂无意焉。畏附子，恶黄连。凡服宜食冬瓜、龙葵，以压石气。忌芥菜、蔓菁、芜荑、葵菜③、荠苨。白如水银者良。

紫石英　甘，温。时珍曰：紫石英手少阴、足厥阴血分药也。上能镇心，重以去怯也。下④能益肝，温以去枯也。心生血，肝藏血，其性暖而补，故心神不安，肝血不足，及女子血海虚寒不孕者宜之。凡入丸散，用火煅醋淬七次，碾末，水飞过，晒干入药。畏、恶同白石英。《经疏》曰：女子系胎⑤于肾及心胞络，虚而风寒乘之则不孕。紫石英走二经，散风寒，镇下焦，为暖子宫之要药。色淡紫莹澈，五棱性温而补，禀南方之色，功在血分，久热

①　石：原作"右"，据《本草纲目·金石部·云母》改。
②　澈：原作"激"，据《本草纲目·金石部·白石英》改。
③　菜：原脱，据《本草纲目·金石部·白石英》补。
④　下：原作"不"，据《本草纲目·金石部·紫石英》改。
⑤　胎：原作"胞"，据《神农本草经疏·玉石部》改。

者忌之。

辰砂 即丹砂、朱砂。因砂出于辰州，故以辰名。体阳性阴，外显丹色，内含真汞①。不热而神安魄定。杲曰：丹砂纯阴，纳浮游之火而安神明，凡心热者，非此不能除。是以同滑石、甘草则清暑，同远志、龙骨则养心气，同丹参则养心血，同地黄、枸杞则养肾，同厚朴、川椒则养脾，同南星、川乌之类则祛风。且以人参、茯神浓煎，调入②丹砂，则治离魂病。以丹砂末一钱和生鸡子黄三枚，搅匀顿服，则妊娠胎动即安，胎死即出。慎勿经火，及一切烹炼，则毒等于砒砒，况此纯阴重滞，即未烹炼，久服杲闷，以虚灵之气被其镇坠也。明如箭镞者良。恶磁石，畏盐水，忌一切血。细研，水飞三次用。

水银 从石中迸出者为石贡。从丹砂中出者为朱里汞，究皆丹砂液也。性禀至阴，辛寒有毒，质重着而流利。得盐矾为轻粉；加硫黄为银朱；炀成罐同硫黄打火升炼，则为灵砂；同皂矾则为升降灵丹。药之飞腾灵变，无有过是，故以之杀诸虫疥疮也。然至阴之性，近于男子阴器则必消痿无气，入耳能蚀人脑至尽头疮切不可用。入肉令百筋挛缩。外傅尚防其毒之害，内服为害则不待言。今人有水银烧成丹砂，医人不晓，误用，不可不谨。得枣肉入唾同研则散，得铅则凝，得硫黄则结，得紫河车则伏，得川椒则收。水银失在地者，以花椒茶末收之。〔批〕水银同黑铅结砂，则镇坠痰涎，同硫黄结砂，则拯救危病。此乃应变之兵，在用者能得宜肯綮而执其枢要耳。

轻粉 辛，冷。时珍曰：温燥有毒，升也，浮也。黄连、土茯苓、陈酱、黑铅、铁浆可制其毒。水银乃至阴毒物，因火煅丹砂而出，加以盐矾炼而为轻粉，加以硫黄升而为银朱，轻飞灵变，化纯阴为燥烈。其性走而不守，善劫痰涎，消积滞。故水肿风痰湿热毒疮被劫，涎从齿龈而出，邪郁为之暂开，而疾因之亦愈。〔批〕上下齿

---

① 汞：原作"水"，据《本草求真·血剂·凉血》改。
② 入：原作"大"，据《本草求真·血剂·凉血》改。

龈属手、足阳明二经，毒气循经上行，至齿龈薄嫩之处，故涎出也。若服之过剂，或不得法，则毒气被蒸，窜入经络筋骨，变为筋挛骨痛，发为痈肿疳漏、虫癣顽痹，经年累月，遂成废痼，其害无穷。

银朱 辛，温，有毒。破积滞，劫痰涎，散结胸，疗疥癣恶疮，杀虫及虱。时珍曰：银朱，乃硫黄同汞升炼而成，其性燥烈，亦能烂龈挛筋，其功过与轻粉同也。今厨人往往以之染色供馔，宜去之。

灵砂 又名神砂，系水银、硫黄二物同水火煅炼而成。慎微曰：用水银一两，硫黄六铢，细研，炒作青砂头，后入水火既济炉抽之，如束针纹者，成就也。时珍曰：此以至阳勾至阴，脱①阴反阳，故曰灵砂。盖水银惟禀最阴，硫黄性禀纯阳，同此煎熬，合为一气，则火与水交，水与火合，而无亢腾飞越之弊矣。故凡阳邪上浮，下不交而致虚烦狂躁，寤寐不安，精神恍惚者，用此坠阳交阴，则精神镇摄而诸病悉去，谓之曰灵，即是扶危拯急，若有神使之意。时珍曰：硫黄，阳精也。水银，阴精也。以之相配，夫妇之道，纯阴纯阳，二体合璧，故能夺造化之妙。而升降阴阳，既济水火，为扶危拯急之神丹，但不可久服尔。苏东坡言：此药治久患反胃，及一切吐逆，小儿惊吐，其效如神，有配合阴阳之妙故也。时珍常以阴阳水送之，尤妙。〔批〕甘，温。主上盛下虚，痰涎壅盛，头眩吐逆，霍乱反胃，心腹冷痛。升降阴阳，既济水火，相和五脏，补助元气。研末，糯米糊为丸，枣汤服。最为镇坠补丹也。

雄黄 生山之阳，得气之正。味辛而苦，气温有毒。凡人阳气虚，则邪易侵，阴气胜则鬼易凭。负二气之精者，能破群妖。受阳气之止②者，能辟幽暗。故能治寒热鼠瘘，恶疮疽痔，死肌疥蛊蜃疮诸证，皆由湿热③浸于肌肉而成。服此，辛以散结，温以行气，辛温相合而虫杀，故能搜剔百节中风寒积聚也。至云能解蛇

---

① 脱：原作"服"，据《本草求真·补剂·温肾》改。
② 止：《本草求真·散剂·温散》作"正"。
③ 热：原作"熬"，据《本草求真·散剂·温散》改。

虺、藜芦等毒，以其蛇属阴物，藜属阴草也。宗奭曰：焚之，蛇皆远去。明彻不臭者良。孕妇佩之，转女成男。醋浸，入莱菔汁煮干用。生山阴者名雌黄，功用略。同劣者名熏黄，烧之则臭，止可熏疮疥，杀虫虱。〔批〕雄黄，人佩之，鬼神不敢近；入山林，虎狼伏；涉川水，毒物不敢伤。

石膏 甘辛而淡，体重而降，性大寒。功专入胃，清热解肌，发汗消郁。缘伤寒邪入阳明胃腑，内郁不解，则必日晡热蒸，口干舌焦唇燥，坚痛不解，神昏谵语，气逆惊喘，溺闭渴饮，暨中暑自汗，胃热发斑牙痛等证，皆当用此。以辛能发汗解热，甘能暖脾益气，生津止渴，寒能清热降火故也。［按］石膏是足阳明府药，邪在胃腑，肺受火制，故必用此辛寒以清肺气，所以有白虎之名。肺主西方故也。故仲景治伤寒阳明证，身热目痛，口干不眠。身以前，胃之经也；胸前，肺之室也。但西有肃杀而无生长，如不得已而用，须中病即止，切勿过食以损生气。时珍曰：此皆少壮肺胃火盛，能食而病者言也。若衰暮及气虚血虚胃弱者，恐非所宜。取莹白者良。亦名寒水石，非盐精渗入土中结成之寒水石也。研细，或甘草水飞，或火煅，各随本方用。鸡子为使，忌巴豆、铁。〔批〕《纲目》云：除胃热、肺热，止阳明经头痛，又为斑疹要品，用之渺少则难见功，味淡难出，须先煎数十沸。

滑石 甘，寒。滑利窍，淡渗湿，甘益气，补脾胃，寒泻热，降心火。色白入肺，上开腠理而发表，下走膀胱而行水，通六腑、九窍、津液，为足太阳经本药。中暑积热，呕吐烦渴，黄疸水肿，脚气淋闭，水泻热痢，吐衄，诸疮毒肿，为荡热除湿之要品。凡用滑石，先以刀刮净，研粉，以牡丹皮煮一伏时，去丹皮，取滑石，以东流水淘过，晒干用。时珍曰：滑石，广之桂林各邑及猺洞①中皆出之，即古之始安也。白、黑二种，功皆相似。山东蓬莱县桂府村所出者亦佳，故医方有桂府滑石，与桂林者同称也。今人亦以刻图书，不甚坚牢。滑石之根为不灰木，滑石中有光明黄子，为石脑

---

① 猺洞：《本草纲目·石部》作"瑶峒"。

芝。滑石白而润者良。石韦为使。宜甘草。〔批〕消暑散结，通乳滑胎，甘淡而寒，多服令人精泄。

赤石脂　与禹余、粟壳皆属收涩固脱之剂，但粟壳体轻微寒，其功止入气分敛肺，此则甘温质重色赤，能入下焦血分固脱，及兼溃疡收口长肉生肌也。时珍曰：张仲景用桃花汤治下痢便脓血，取赤石脂之重涩入下焦血分而固脱，干姜之辛温暖下焦气分而补虚，粳米之甘温佐石脂、干姜而润肠胃也。石脂之温，则能益气生肌。石脂之酸，则能止血固下。至云：能以明目益精，亦是精血既脱，得此固敛，始见目明而精益矣。催生下胎，亦是味兼辛温，化其恶血，恶血去则胞与胎自无阻耳！故曰：固肠有收敛之能，下胎无推荡之峻。细腻黏舌者良。赤入血分，白入气分。研粉，水飞用。恶芫花，畏大黄。〔批〕时珍曰：五色石脂皆手、足阳明药。其味甘，其气温，其体重，其性涩。涩而重，故能收湿止血而固下；甘而温，故能益气生精而调中。中者，肠胃、肌肉、惊悸、黄疸是也；下者，肠澼、泄痢、崩带、失精是也。五种主治，大略相同。故《本经》不分条目，但云①各随五色补五脏。《别录》虽分五种，而性味主治亦不甚相远，但以五味配五色为异，亦是强分耳。

炉甘石　系金银之苗，产于金银坑中。《造化指南》云：炉甘石受黄金、白银之气，熏陶三十年方能结成。状如羊脑，松似石脂，能点赤色铜为黄。甘辛而涩，气温，无毒。其性专入阳明胃。盖五味惟甘为补，惟温为畅，是能通和血脉，故肿毒得此则消，而血能止，肌亦能生也。辛温能散风热，性涩能黏翳膜，故目翳得此，即除②也。《宣③明方》炉甘石、青矾、朴硝等分为末，每用一字，沸汤化，温洗，日三次。时珍常用甘石煅飞，海螵蛸、硼砂等分为细末，朱砂末依分减半，同入点诸目病皆妙。煅红，童便淬七次，研粉，水飞用。

石钟乳　一名鹅管　甘温，阳明气胃也分药。本石之精，强阴

----

① 云：原作"去"，据《本草纲目·石部·五色石脂》改。
② 除：《本草求真·散剂·平散》作"能拨云"。
③ 宣：原作"宜"，据《本草纲目·石部·炉甘石》改。

益阳，通百①节，利九窍，补虚劳，下乳汁。其气慓悍，令阳气暴充，饮食倍进。昧者得此肆淫，发为痈疽淋浊，岂钟乳之罪耶？大抵命门火衰者，可暂用之，否则便有害矣。出洞穴中，石液凝成，垂如冰柱，如鹅翎管，碎之如爪甲光明者真。蛇床为使。畏紫石英，恶牡丹，忌胡荽、葱、蒜、羊血、参、术。《求真》云：石钟乳专入胃、大肠，即鹅管石是也。味辛而甘，气温质重。故凡咳气上逆，脚弱冷痛，虚滑遗精，阳事不举者，服之立能有效。且以辛温之力，又兼色白，故能通窍利乳。

石炭一名煤炭　甘，辛温有毒。治妇人血气痛及诸毒疮，金疮出血，小儿痰痫。去锡晕，制三黄、硇砂、消石。人有中煤气毒者昏瞀至死，唯饮冷水即解。

石灰　辛，温，毒烈。能坚物散血，定痛生肌，止金疮血腊月用黄牛胆汁和，纳胆中，阴干用，杀疮虫有人脚肚生疮，久遂成漏，百药不效，自度必死。一人见之曰：此鳝漏也。因以石灰温泡、熏洗，觉痒即是也，洗不数次，遂愈，蚀恶肉，减瘢疵和药点痣，解酒酸酒家多用之，然有灰之酒伤人。内用止泻、痢、崩、带，收阴挺阴内②挺出，亦③名阴菌，或产后玉门不闭。熬黄水泡，澄清暖洗、脱肛，消积聚结核。风化者良。古矿灰名地龙骨，棺下者尤佳。火毒已出。主顽疮，脓水淋漓，敛疮口尤妙。石灰，止血神品也，但不可着水，着水即烂肉。

海石　即浮石。系水沫结成，浮于水上，故以浮名。色白体轻，味咸气寒。时珍曰：其质玲珑，肺之象也。既有升上之能，复有达下之力。其曰能治上焦痰热、目翳痘痫者，以其气浮上达之谓也。能治诸淋积块瘿瘤者，以其咸润软坚之意也。余琰《席上腐谈》云：肝属木④当浮而反沉，肺属金当沉而反浮，何也？肝实而肺

---

① 百：原作"白"，据《本草备要·金石水土部·钟乳》改。
② 内：《本草备要·金石水土部·石灰》作"肉"。
③ 亦：原作"不"，据《本草备要·金石水土部·石灰》改。
④ 木：原作"水"，据《本草求真·泻剂·泻热》改。

虚也。故石入水则沉，而南海有浮水之石；木入水则浮，南海有沉水之香，虚实之反如此。至于实则宜投，虚则忌服者，以其有克削之气也。味咸者良，煅过水飞用。〔批〕《纲目》云：浮石清金降火，消积块，化老痰。

阳起石　咸，温。补右肾命门，治阴痿精乏，子宫虚冷，腰膝冷痹，水肿癥瘕。命门火衰者，可暂用之。宗奭曰：凡石药冷热者有毒，宜酌用。经曰：石药发癫，芳草发狂，芳草之气美，石药之气悍。二者相遇，恐内伤脾。出齐州阳起山，云母根也。虽大雪遍境，此山独无。以云头、两脚鹭鸶毛、白色滋润者良。真者难得。火煅，醋淬七次，研粉，水飞。亦有用烧酒、樟脑升炼取粉者。桑螵蛸为使。恶泽泻、菌桂，畏菟丝子，忌羊血。〔批〕阳起石功虽类于硫黄，而力稍逊，然于阳之不能起者克起，故名。出齐州，白而滋润者良，专入命门。

磁石　味辛而咸，微寒，无毒。得冲和之气，能入肾镇阴。使阴气龙火不得上升，故千金磁朱丸用此以治耳鸣嘈嘈耳属肾窍，肾虚瞳神散大瞳人属肾，谓有磁以镇养真精，使神水不得外移。朱砂入心镇养心血，使邪火不得上侵耳目，皆属荫矣。且磁入肾，肾主骨；磁味辛，辛主散；磁味咸，咸软坚；磁质重，重镇怯；故治周痹风湿而肢体酸痛，惊痫肿核，误吞针铁，金疮血出。十剂曰：重可去怯，磁石、铁粉之属是也。怯则气浮，宜重剂以镇之，然亦不可与铁同用。色黑能吸铁者真。火煅，醋淬，碾末水飞用。柴胡为使。杀铁消金。恶牡丹、莽草，畏黄石脂。〔批〕治肾虚之恐怯，镇心脏之怔忡，故磁朱丸用之，可暂不可久也。

代赭石　味苦而甘，气寒无毒。凡因血分属热，崩带泻痢，胎动产难，噎膈痞硬，惊痫金疮等证，治之有效。仲景治伤寒汗、吐、下后心下痞硬，噫气不已者，旋覆代赭汤主之。以其体有镇怯之能，甘有和血之力，寒有胜热之义，专入心肝二经血分，凉血解热，镇怯祛毒色赤入血。但小儿慢惊虚证甚多及阳虚阴痿，下部虚寒者忌之，以其沉降而乏生发之功耳。击碎有乳孔者真。火煅，醋淬三次，研细，水飞用。干姜为使。畏雄附。

禹余粮　甘平，性涩，质重。时珍曰：生于池泽者为禹余粮，生于山谷者为太乙余粮。其中水黄浊者为石中黄水，其凝结如粉者为余粮，凝干如石者为石中黄，性味、功用皆同，但入药有精粗之等耳。故服食家以黄水为上，太乙次之，禹余粮又次之，但禹余粮乃石中黄粉。既能涩下固脱，复能重以祛怯。仲景伤寒下痢不止，心下痞硬，利在下焦，赤石脂禹余粮丸主之。取重以镇痞逆，涩以固脱泄也。时珍曰：禹余粮手足阳明血分重剂也。其性涩，故主下焦前后诸病。功与石脂相同，而禹余之质重于石脂，石脂之温过于余粮，不可不辨。取无砂者良。牡丹为使。细研，淘取汁澄用。

砒石　出于信州，故名信石。即锡之苗，故锡亦云有毒。色白，有黄晕者名金脚砒，炼过者曰砒霜。白者良，色红最劣。性味辛苦而咸，大热大毒。炼砒霜时，人立上风十余丈，其下风所近草木皆死，毒鼠鼠死，猫犬食亦死，人服至一钱者立毙。烟火家用少许，则爆声更大，急烈之性可知矣。若酒服及烧酒服，则肠胃腐烂，顷刻杀人，虽绿豆冷水，亦无解矣。杀虫恶疮，砒石、铜绿等分为末，摊纸上贴之，其效如神，枯痔，外傅。畏醋、绿豆、冷水、羊血。

礞石　甘咸有毒。时珍曰：青礞石，气味平咸，其性下行，阴也，沉也，乃厥阴之药。肝经风木太过，来制脾土，气不运化，积滞生痰，壅塞上中二焦，变生风热诸病，故宜此药重坠。制以硝石，其性疏快，使木平气下，而痰积通利，诸证自除。然只可用之救急，气弱脾虚者不宜久服。礞石坚细而青黑，中有白星点，其无星点者不入药。礞石、硝石等分拌匀，入瓦锅煅至硝性尽，其石色如金为度，取出研末，水飞，去硝毒，晒干用。〔批〕《求真》云：礞石禀石中刚猛之性，沉坠下降，味辛而咸，色青气平。功专入肝平木，为治惊痫痰要药，痰见礞石即化为水，虚人慎用。

花蕊石　虽产硫黄山中，号为性温，然究味酸而涩。其气亦平，故有化血之功。凡损伤诸血，胎产恶血血运，并子死腹中，胞衣不下服之，体即疏通，瘀血化为黄水，金疮血流，傅口即合，诚奇方也。颂曰：近世以合硫黄同煅，研末，傅金疮，其效如神，人有仓卒中金刃，不及煅治者，但刮末傅之亦效。但此原属劫药，下后止后，须以独参汤救补则得之矣。若使过服，则于肌血有损，不可不谨。以罐固济，火煅过，出火毒，研细水飞，晒干用。

　　水中白石　时珍曰：此石处处溪涧中有之。大者如鸡子，小者如指头，有黑、白二色，入药用白小者。主治食鱼鲙多，胀满成痕，痛闷，日渐羸弱。取数十枚烧赤，投五升水中七遍，热饮。如此三五度，当利出痕也。又烧淬水中，纳盐三合，治风瘙瘾疹。亦治背上忽肿如盘，不识名者。取一二碗，烧热投水中，频洗之，立瘥。

　　河砂　主治石淋，取细白沙三升炒热，以酒三升淋汁，服一合，日再服。又主绞肠痧痛，炒赤，冷水淬之，澄清，服一二合。河砂，小石也，字从少石，可会意。

　　食盐　味咸，气寒。如以皂角同煎，则味又兼微辛。咸润①下，凡大小便闭者，得此则通。咸走血，凡血热血痛者，得此则入。咸入骨，故补肾药必用盐汤送下，而诸骨筋痛，借此则坚。骨消筋缓，皆因湿热所致。经曰：热淫于内，治以咸寒。譬如生肉易溃，得盐性寒咸则能坚久不坏。时珍曰：肾主骨，咸入骨也。咸润燥，而辛又能泄肺，凡痰饮喘逆，得此则降。时珍曰：吐药用之者，咸引水聚也，能取豆腐，与之同义。咸软坚，凡结核积聚，得此则消。咸补心，凡病因心起而见喜笑不休，用此沸饮遏止。用盐煅赤而饮，赤水制火之意。至于痈肿恶毒，眼目暴赤，酒醉颠狂，汤火急迫，凡因热起者，无不借此以寒胜热主意，而使诸证悉平。但咸虽能走血，多食则血即凝。咸虽下趋，过咸则水反上吐。所以霍乱、臭毒、头疼、腹痛等证，则引涎上膈而吐。水肿忌食，恐其以水助水也。水蛭、蚯蚓及蛊，得此即化。《经验方》：浙西将军张韶病，每夕蚯蚓鸣于体，一僧用此方而安，蚯畏盐也。以水济火也孙真人治喉中生肉，用绵裹着头，拄盐揾之，日五六度。《圣惠方》治帝钟喉风，垂长半寸，服食盐，频点之，即消。多食口渴，以其掺去胃中津液也。〔批〕凡汤火伤，急以盐末掺之，护肉不坏。〔批〕

---

　　① 润：原作"酒"，据《本草求真·泻剂·泻热》改。

体如虫行，风热也，盐汤浴三四次佳。〔批〕食盐擦牙，清火固齿。齿缝出血，夜以盐厚傅龈上，历涎尽乃卧。

青盐 即戎盐，禀至阴之气凝结而成，不经煎炼，生于涯涘之阴。其味咸，气寒，无毒。能入少阴肾脏，以治血分实热。凡病因肾起，而见小便不通，目中瘀赤涩昏，及吐血溺血，齿舌出血，牙龈热痛，暨蛊毒邪气固结不解者，宜之。《普济方》治风眼烂弦，用戎盐化水点之。仲景《金匮方》治小便不通，用戎盐弹丸大一枚，茯苓半斤，白术二两，水煎服之。俾肾补而热除也。出西羌，不假煎煅，方棱明润色青者良。擦牙良。

寒水石 又名凝水石。生于卤地，因盐精渗入土中，年久结聚，清莹有棱。味辛而咸，气寒无毒。能治时行大热口渴、水肿，以性禀纯阴故也。经曰：热淫于内，治以咸寒。又曰：小热之气，凉以和之，大热之气，寒以收之。服此治热利水，适相宜耳。《永类方》男女转脬不得小便，寒水石二两，滑石一两，葵子一合，水煎即利。《易简方》汤火伤，用寒水石烧，研傅。《经验方》小儿丹毒，皮肤热赤，用寒水石半两，白土一分为末，醋调涂。然此止可暂治有余之邪，及敷汤火水伤者。虚人热浮切忌。莹白含之即化者真，否即是伪。

元精石 甘，咸，寒。一名阴精石。是咸卤津液流渗入土，年久结成石片，状如龟背之形蒲、解出者，其色青白通彻。蜀中赤盐之液所结者，色稍红光。今天下所用元精石，乃绛州山中所出绛石，非元精石也。时珍曰：云精石禀太阴之精，与盐同性，其气寒而不温，其味甘咸而降，同硫黄、硝石治上盛下虚，救阴助阳，有扶危拯逆之功。故铁瓮申先生来复丹用之，正取其寒以配硝、硫之热也。

朴硝 即皮硝 苦，寒。除寒热邪气，逐六腑积聚，结固留癖。胃中食饮热结，破留血，停痰痞满，大小便闭，女子月候不通。〔批〕《求真》云：专入肠胃，兼入肾，生于卤地。刮取。初次煎成为朴，由朴再煎为芒，其性最阴，善于消物。时珍曰：此物见水即消，又能消化诸物，故谓之硝。生于盐卤之地，状似末盐，凡牛、马诸皮，须此治热，故今俗有盐硝、皮硝之称，煎炼入盆，凝结在下，粗朴者为朴硝，在上有芒者为芒硝，有身者为马牙硝。又曰：硝有三品：生西蜀者，俗呼川硝，最胜；生河东者，俗称盐硝，次之；生河北、青、齐者，俗呼土①硝。皆生于斥卤之地，彼人刮扫煎汁，经宿结成，状如末盐，犹有砂土猥杂，其色黄白。故《别录》云：朴硝黄者伤人，赤者杀人。须再以水煎化，澄去滓脚，入萝卜数枚同煮熟，去萝卜倾入盆中，经宿则结成白硝，如冰如蜡，故俗呼为盆硝。齐、卫之硝则底多而上面生细芒如锋，《别录》所谓芒硝者是也。川、晋之硝则底少而面上生牙如圭角，作六棱，纵横玲珑，洞彻可爱，《嘉祐本草》所谓马牙硝者是也。状如白石英，又名英硝。二硝之底，则通名朴硝也。取芒硝、英硝，再三以萝卜煎炼去咸味，即为甜硝。以二硝置之风日中，吹去水气，则轻白如粉，即为风化硝。以朴硝芒硝、英硝同甘草煮过，鼎罐升煅，则为元明粉。凡硝是一物，但有精粗之异耳。朴硝酸涩，性急而不和，治食鲙不消，以此荡逐之。芒硝性和缓，故今多用治伤寒。〔批〕汪讱庵曰：硝能柔五金，化七十二种石为水。生于卤地，刮取煎炼。在底者，为朴硝；在上有芒者，为芒硝；有牙者，为马牙硝；置风日中，硝尽水气，轻白如粉，为风化硝。时珍分朴硝，下降，属水性寒；硝石为造炮，焰硝上升，属火性温。然世人用硝，从未有取其上升而温者，李氏之说，恐非确论。

芒硝　辛，苦，大寒。辛能润燥，咸能软坚，苦能下泄，寒能除热，荡涤三焦肠胃实热，能推陈致新，破坚积热块。芒硝气薄味厚，沉而降，阴也。经炼而成，较朴硝性稍缓。时珍曰：朴硝澄下，硝之粗者也，其质重浊。芒硝、牙硝结于上，硝之精者也，其质清明。甜硝、风化硝又芒硝、牙硝之去气味而甘缓轻爽者也。故朴硝只可施于卤莽之人，及傅涂之药。若汤散服饵，必须芒硝、牙硝为佳。张仲景《伤寒论》只用芒硝，不用朴硝，正此义也。硝兼②太阴之精，水之子也。气寒味咸，走血而润下，荡涤三焦肠胃实热阳强之

病，乃折治火邪药也。唐时，腊日赐群臣紫雪、红云、碧雪，皆用此硝炼成者，通治积热诸病有神效，贵在用者中的耳。王好古曰：本草言芒硝坠胎，然妊娠伤寒可下者，兼用大黄以润燥软坚泄热，而母子相安。经曰：有故无殒，亦无殒也。此之谓欤？许玉卿曰：芒硝消散，破结软坚。大黄推荡，走而不守。故二药相须，同为峻下之剂。

[按] 硝能柔五金八石，沉脏腑之积聚乎？其直往无前之性，无坚不破，无热不荡，非邪实闭，固勿轻投。

马牙硝 咸，微甘，大寒。除五脏积热伏气。未筛点眼赤，去赤肿障翳涩泪痛，亦入点眼药中用。功同芒硝。

风化硝 治上焦风热，小儿惊热膈痰，清肺解暑。煎黄连，点赤眼。时珍曰：风化硝甘缓轻浮，故治上焦心肺痰热而不泄痢。

元明粉 辛甘而冷。去胃中实热，荡肠中宿垢。润燥破结，消肿明目。阴中有阳，性稍和缓，用代芒硝。胃虚无实热者忌之。制法：用白净朴硝，长流水煎化去滓，露一宿，取硝；用萝卜切片同煮熟，滤净，再露一夜取出，用甘草同煎，再露一夜取出，入瓷罐内，火煅过，故冷，研末。每一斤用生、炙甘草末各一两和匀，瓶收用。忌苦参。汪讱庵曰：泄痢不止，用大黄、元明粉以推荡之而反止，盖宿垢不净，疾终不除，经所谓通因通用也。

硝石 焰硝也 时珍曰：硝石，丹炉家用制五金八石，银工家用化金银，兵家用作烽燧火药，得火即焰起者是也。辛，苦，微咸。有小毒。阴中之阳也。治腹胀，破血，下瘰疬，泻得根出。[按] 硝石大热，毒烈属火上升，能破积散坚，煅制礞石，则除积滞痰饮。盖礞石性寒而降，硝石性热而升，一升一降，一热一寒，此制方之妙。

硇砂 咸，苦，辛热。有毒。消食破瘀，治噎膈癥瘕，去目翳努肉，暖子宫，助阳道。出西戎，乃卤液结成，状如盐块，置冷温处即化。白净者良。水飞过，醋煮干，如霜用。畏酸，忌羊血。硇砂性大热，能炼五金，本草称其能化人心为血，亦甚言不可多服耳。凡煮硬肉，投少许即易烂，故治噎膈、癥瘕、肉积有殊功。《峰方》云：人之脏腑，多因积秽成病，而脾胃最易受积。饮食过多则停滞难

卷二十三

二二四三

化，冷热不调则呕吐泄痢，而膏粱者为尤甚。口腹不慎，须用消化药，或言饮食既伤于前，难以毒药反攻其后，不可使硇砂、巴豆等，只用曲柏药之类。不知古人立方用药，各有主治，曲柏止能消化米谷。如伤肉食，则非硇砂、阿魏不能治也。如伤鱼蟹，须用橘叶、紫苏、生姜。伤菜果，须用丁香、桂心。伤水饮，须用牵牛、芫花。各审所因，对证用药，自无不愈。其间多少，则随病人气血而增损之。

蓬砂　又名鹏砂。辛甘微咸，气温。色白质轻，功专入上除热，故云能除胸膈热痰也。是以痰嗽喉痹，噎膈积聚，骨鲠①结核，眼目翳障，口齿诸病，凡在胸膈以上者，无不可以投治。颂曰：今医家用硼砂治咽喉最为要功。宗奭曰：含化咽津，治喉中肿痛，膈上痰热，初觉便治，不能成喉痹。时珍曰：硼砂，味甘，微咸而气凉，色白而质轻，故能去胸膈上焦之热。《素问》云：热淫于内，治以咸寒，以甘缓之是也。其性能柔五金而去垢腻，故治噎膈积聚，骨鲠结核恶肉阴㿉②者，用之取其柔物也。治痰热、眼目障翳用之者，取其去垢也。况性能消金，岂有垢腻块积而不可以消导乎？第当审实而治，勿轻投也。出西番者白如明矾，出南番者黄如桃胶。甘草汤煮化，微火炒松用。

石硫黄　味酸，有毒，大热，纯阳。硫黄，阳精极热，与大黄极寒，并号将军。补命门真火不足，性虽热而疏利大肠，与燥涩者不同，热药多秘，唯硫黄暖而能通。若阳气暴绝，阴毒伤寒，久患寒泻，脾胃虚寒，命欲垂绝者用之，亦救危妙药也。治寒痹冷癖，足寒无力，老人虚秘《局方》用半硫丸，妇人阴蚀，小儿慢惊。暖精壮阳，杀虫疗疮，辟鬼魅，化五金，能干汞。好古曰：太白丹、来复丹皆用硫黄，佐以硝石。至阳佐以至阴，与仲景白通汤佐以人尿、猪胆汁意同。所以治内伤生冷，外冒暑湿，霍乱诸病，能除扞格之寒，兼有伏阳，不得不尔。如无伏阳，只是阴虚，更不必以阴药佐之。用之得当，兼以制炼得宜。淫房断绝者能之，一有不当贻祸匪

---

①　鲠：原作"硬"，据文义改。

②　㿉（tuí 颓）：前阴病。

轻。番舶者良最难得。取色黄如石者，以莱菔剜空，入硫合定，糠火煨熟，去其臭气。以紫背浮萍煮过，消其火毒。以皂夹汤淘其黑浆。一法，绢袋盛，酒煮三日夜。一法，用猪大肠烂煮三时。畏细辛、醋、诸血。土硫黄，辛热，腥臭。只可入疮药，不可服饵。

胆矾　味酸而辛，气寒而涩。功专入胆，涌吐风热痰涎，使之上出。盖五味惟辛为散，惟酸为收，五性惟寒胜热。风热盛于少阳，结为痰垢，汗之气横而不解，下之沉寒而益甚。凡因寒热风痰毒气结聚牢固，见为咽齿喉痹乳蛾；风热痰垢结聚，见为咳逆痫痉；诸毒内闭，虫痛牙疳等证。服此，力能涌吐上出，去其胶痰，化其结聚则愈。又名石胆，产于铜坑之中，得铜精之气而成。用醋制以平肝，治胀满黄肿胜于针砂。不必忌盐，后赤不发。多服令人泄。磨铜作铜色者真。形似空青鸭嘴色为上，市人多以醋揉青矾伪之。畏桂、芫花、辛夷、白薇。

白矾　酸咸而寒，性涩而温①。燥湿追涎，化痰坠浊，除风杀虫，止血定痛，除痼热在骨髓髓为热所劫则空，故骨痿而齿落②。亦治惊痫黄疸，血痛喉痹，齿痛风眼，鼻中息肉，崩带脱肛，阴蚀阴挺，疔肿痈疽，瘰疬疥癣，虎犬蛇虫咬伤。蚀恶肉，生好肉。取洁白光明者佳，火煅用。矾石之用有四：吐利风热痰涎，取其酸苦涌泄也。治诸血痛、脱肛、阴挺、疮疡，取其酸涩而收也。治痰饮、泄痢、崩带、风眼，取其收而燥湿也。治喉痹、痈疽、中虫蛇螯毒，取其解毒也。生用解毒〔批〕白矾、芽茶捣末，冷水服，解一切毒，煅用生肌。甘草为使。畏麻黄，恶牡蛎。多服损心肺，伤骨。惟能却水，书纸上，水不能濡。一法以火煅地，洒水于上，取矾布地，以盘覆之，四面灰拥一日夜，矾飞盘上，扫收之，为矾精。未尽者，再如前法，更以陈醋化之，名矾华。七日可用，百日弥佳。

---

① 温：《本草备要·金石水土部·白矾》作"收"。
② 落：《本草备要·金石水土部·白矾》作"浮"。

皂矾 〔批〕一名青矾，又名绿矾 等于白矾，味亦酸咸而涩，有收痰除湿，去蛊杀虫之功，而力差缓。色绿，味酸，烧之则赤，用以破血分之积垢，其效甚速。如《金匮》之治女劳疸硝石矾石丸，专取皂矾以破积瘀之血。且治喉痹，用此以酸涌化涎。恶疮疥癣，用此以燥湿解毒。肠风泻血，用此以为收涩。又善治积滞，凡腹中坚积，诸药不能者，以红矾同健脾消食药为丸，投之辄消。张三丰治脾土衰弱，肝木气盛，来克脾土，心腹中满，或黄肿如土色，有伐水丸。方用苍术二斤，米泔水浸，同黄酒面曲四两，炒赤色，皂矾一斤，醋拌晒干，火煅为末，醋糊丸，好酒、米汤下，三日服。时珍常以此加平胃散，治贱役中腹满，果验。但胃弱人不宜多用，服此者终身忌食荞麦，犯之立毙。赤而莹净者佳。煅赤用。畏醋。〔批〕红矾，即皂矾煅赤者，俗名矾红，市者亦杂以砂土为块，漆工多用之。

砭石 音边 甘，无毒。目盲止痛，除热痫。磨汁点目，除障翳。烧赤投酒饮，破血瘕痛切。时珍曰：〔按〕《东山经》云：高氏之山，凫丽之山，皆多针石。郭璞注云：可为砭针也。《素问·异法方宜论》云：东方之域，鱼盐之地，海滨傍水①，其病为疮疡，其治宜砭石，故砭石亦从东方来。王冰注云：砭石如玉，可以为针。盖古者以石为针，季世以针代石，今人又以瓷针刺病，亦砭之遗意也。但砭石无识者，岂即石砮之属为之欤？

空青石 感铜精气而结，故专入肝明目。夫人得水气之清者为肝血，其精英则为胆汁，开窍于目。血者，五脏之英，注之为神。胆汁充则目明，减则目昏。铜亦清阳之气所生，其气之清者为绿，犹肝血也。其精英为空青之浆，犹胆汁也。其为治目神药，盖亦以类相感耳出时珍。况人多怒则火起于肝，水虚则火起于肾，故生内外翳障，得此甘酸大寒以除积热及火，兼之以酸则火自敛，兼得金以平木，故治赤肿青盲。其空青所含之浆，可取点眼，壳亦磨翳要药。书云：不怕人间多瞎眼，只愁世上无空青。但空青

---

① 水：原作"木"，据《素问·异法方宜论》改。

中水久则干，必须验其中空内有青绿如珠者即是。如无绿者亦可，不必拘泥。

无名异 即俗名干子。味甘而咸，微寒，无毒。诸书皆言能治痈肿损伤接骨，金疮合口。盖咸有入血之能，甘有补血之力，寒能胜热之义耳。是以人于受杖时，每服三五钱，其于伤处，不甚觉痛，用醋磨涂肿处即消。要皆外治之品，非内服之味也。生川广，小黑石子也，一包数百枚。

石蟹 咸，寒。治青盲目翳，天行热疾，解一切金石药毒。醋磨，敷痈肿。出南海，体质石也，而与蟹相似。细研，水飞。

本草草部

人参 性禀中和，不寒不燥，形状似人，气冠群草。能回肺中元气于垂绝之乡冯楚赡曰：人参能回阳气于垂绝，却虚邪于俄顷，功与天地并立为参，此参之义所由起，而参之名所由立也。第世每以参为助火助气，凡遇伤寒发热及劳役内伤发热等证，畏之不啻鸩〔批〕鸩，音沈，毒鸟也毒。以为内既发热，复以助火助热之药入而投之，不更使热益甚乎？虽知参以补虚，非以填实，其在外感正气坚强，参与芪术附桂同投，诚为助火弥炽。若使元气素虚，邪匿不出，正且用参领佐，如古参苏饮、败毒散、小柴胡汤、白虎加人参汤、石膏竹叶汤、黄龙汤皆用人参内入，领邪外出。喻嘉言曰：伤寒宜用人参，其辨乃可不明，盖人外感之邪，必先汗以驱之，惟元气壮者外邪始乘药势以出。若素弱之人，药虽外行，气从中馁。轻者半出不出，重者反随元气缩入，发热无休矣。所以体虚之人，必用人参三五七分入表药中，少助元气以为驱邪之主，使邪气得药一涌而出，全非补养衰弱之意也。矧有并非外感，止固劳役发热，而可置参而不用乎？况书有云：参同升麻可以泻肺火，同茯苓可以泻肾火，同麦冬可以生脉，同黄芪、甘草可以退热出元素。是参更为泻火之剂矣。洁古谓其喘嗽不用，以其痰实气壅之故。若使肾虚气短喘促，岂能禁而不用？仲景谓其肺寒而咳嗽勿用，以其寒束热邪，壅滞在肺之故。若使自汗恶寒而嗽，岂能禁而不用？

东垣谓其久病郁热在肺勿用，以其火郁于内，不宜用补之故。若使肺虚火旺，气短汗出，岂能禁而不用？丹溪谓其诸痛不宜骤用，以其邪气方锐，不可用补之故。若使里虚吐痢，及久病胃弱与虚痛喜按之类，岂可禁而不用？节斋谓其阴虚火旺吐血勿用，以其血虚火亢之故。若使自汗气短，肢寒胀虚，岂可禁而不用？惟在虚实二字，分辨明确耳。果其气衰火熄，则参虽同附桂可投。如其火旺气促，则参即同知柏切忌。至于阴气稍虚，阳气更弱，阴不受火熏蒸者，则可用参为君。阴气稍衰，阳气更弱，而火稍见其盛者，则可用参为佐。盖阳有生阴之功，阴无益阳之理，参虽号为补阳助气，而亦可以滋阴生血耳。是以古人补血用四物而必兼参者，义实甚此。杲曰：古人血脱者益气，盖血不自生，须得生阳气之药乃生。阳生则阴长，血乃旺也。若单用补血药，血无由而生矣。《素问》言无阳则阴无以生，无阴则阳无以化。故补气须用人参，血虚者亦须用之。故书载参益土生金，明目，开心，益智，添精助神，定惊止悸正气得补，邪火自退，解渴除烦气补则火不浮而烦自除，气补则津上升而渴自止，通经生脉气补则血随气以行而脉自至，破积消痰气运则食自化而积可破，气旺则水可利而痰自消。发热自汗气补而阳得固，多梦纷纭气补而神克聚，呕哕反胃，虚咳喘促气补而肺与胃克安，久病滑泻气补清得上升，淋沥胀满气补浊得下降，中暑中风气补而邪得外解，一切气虚血损之证气补而血得内固，皆所必用。至人参畏灵脂，而亦有参同用，以治月闭，是畏而不畏也。参恶皂荚，而亦有参同用，名交泰丸，是恶而不恶也。参反藜芦，而亦有参同用，以取涌越，是盖借此以激其怒，虽反而不反也。然非深于医者，决不能知其奥耳出言闻氏。但参本温，积温亦能成热，故阴虚火亢，咳嗽喘逆者为切忌焉。参以黄润紧实似人者佳，上党虽为参产道地，然民久置不采。时珍曰：上党，今潞州也。民以人参为地方害，不复采取。今所用者，皆是辽参。今所云党参，皆是假物。时珍曰：伪者皆以沙参、荠苨、桔梗采根造作乱之。沙参体虚无心而味淡，荠苨体虚无心，桔梗体坚而味苦，人参体实而味甘微带苦。其次百济所出力薄，上党又其次，高丽辽东所出力薄于百济，皆忌铁。李士材曰：所谓肺热还伤肺者，肺脉洪实，火气方逆，血热妄行，气尚未虚，不可骤用。痧疹初发，身虽热而斑点未形，伤寒始作，证未定而邪热方炽，若妄投之，鲜克免者。〔批〕《别录》曰：人参生上党山谷及远东，二四八月上旬采根，竹刀刮，暴干，无令见风。根如人形者神。恭曰：人参见用多是高丽、百济者，潞州太行紫团山所出者，谓之紫团参，又闽中来者，谓之新罗参，俱不及上党者。嘉谟曰：紫团参紫色稍扁。百济参白坚且圆，名白条参，俗名羊角参。辽东参黄润织长，有须，俗名黄参，独胜高丽参，近紫体虚。新罗参亚黄味薄，其类鸡腿者力洪。

参芦 苦，温。能涌吐顽痰，体虚人用之，以代瓜蒂。丹溪曰：人参，入手太阴肺，补阳中之阴。芦反能泻太阴之阳，亦犹麻黄根苗不同。痰在上膈，在经络，非吐不可，吐中就有发散之义。一妇性躁味厚，暑月因怒而病呃，作则举身跳动，昏不知人。其人形气俱实，乃痰因怒郁，气不得降，非吐不可。以参芦半两，逆流水煎服，吐顽痰数碗，大汗昏睡而安。

参条 乃横生芦头上者，其力甚薄，止可用以调理常病及生津止渴。其性横行，手臂凡指臂无力者，服之甚效。

参须 亦横生芦头上而甚细者，其性与参条相同而力尤薄。参条、参须不过得参之余气，危险之证，断难倚仗。《纲目》云："参须性注下泄，与归尾破血同义，滑脱则忌。"

太子参 虽甚细却短紧坚实，其力不下大参。近有将人参做过，以短接长者，谓之接货；以小并大者，谓之合货。必先用水潮过，原汁已出，且有浆在内，其味易变，用者断勿为其所误。

珠参 苦，寒，微甘。味厚体重，补肺，降火下气。肺热有火者宜之。脏寒者服之，即作腹痛。郁火服之，火不透发，反生寒热。出闽中，须多去皮，滚①水泡过，然后可用。以其苦劣之味皆在外皮，近中心则苦味减而稍甘。

防风党参 甘，平。补中益气，和脾胃阴。烦渴，中气微虚

---

① 滚：原作"后"，据《本草纲目拾遗·草部上》改。

用以调补，甚为平安。〔批〕《求真》云：山西太行新出党参，其性甘，平。止能清肺，并无补益。与久经封禁之真正党参绝不相同。按古本草云：参须上党者佳，今真党参久已难得，肆中所市党参种类甚多，皆不堪用。惟防党性味和平足贵，状如防风，润实而甘，根有狮子盘头者真，硬纹者伪也。

土人参　甘，微寒蒸之极透，则寒性去，气香，味淡，性善下降，能伸肺经治节，使清肃下行。补气生津，治咳嗽喘逆，痰壅火升，久疟淋沥，难产经闭，泻痢由于肺热，反胃噎膈由于燥涩。凡有升无降之证，每见奇功其参一直下行，入土最深。脾虚下陷，精随梦遗，俱禁用，以其下行而滑窍也，孕妇亦忌。出江浙，俗名粉沙参。

西洋人参　苦，寒，微甘，味厚气薄。补肺降火，生津液，除烦倦，虚而有火者相宜。出大西洋，佛兰西，形似辽东糙人参，煎之不香，其气甚薄。

北沙参　甘苦而淡，性寒体轻。能入肺泄热及泻肺火，凡久嗽肺萎，金受火克者，服此最宜。盖以热气熏蒸，非用甘苦轻淡，不能制焚烁之势，故嗽必借此止。若寒客肺中作嗽，切勿妄用。热在于肺宜用，肺热清而阴不受累，故书言：人参补五脏之阳，沙参补五脏之阴。似人参而体轻松，白实者良。生沙地者长大，生黄土者瘦小。恶防己，反藜芦。南沙参功同而力稍逊，色稍黄，形稍瘦小而短。近有一种味带辣者，不可用。

丹参　气平而降《本经》：微寒。弘景曰：性应热，味苦，色赤，入心与包络。破宿血，生新血瘀去，然后新生，安生胎养血，堕死胎去瘀，调经脉风寒湿热袭伤荣血，则经水不调，先期属热，后期属寒。又有血虚、血瘀、气滞、痰阻之不同。大抵妇人之病首重调经，调经则百病散，除烦热，功兼四物一味丹参散与四物汤同，为女科要药。治冷热劳，骨节痛，风痹不随手足缓散，不随人用。经曰：足受血而能步，掌受血而能握，肠鸣腹痛，崩带癥瘕音征加。癥者，有块可癥。瘕者，假也，移动聚散无常，皆血病，血虚血瘀之候。治目赤疝痛，疮疥肿毒，排脓生肌郑奠一曰：丹参养神定志，通利血脉，实有神验。畏咸水，忌醋，反藜芦。《求真》云：丹参入心破瘀，所治之证，总由瘀去病除，非真能生新安胎，养神定志也。〔批〕〔按〕丹参安神散结，益气养阴，然虽能补血，长于行血，妊娠无故勿服。

玄参　苦，咸，微寒。色黑入肾，能壮水以制火，散①无根浮游之火肾水受伤，真阴失守，孤阳无根，发为火病。益精，明目，利咽喉，通二便。治骨蒸传尸，伤寒阳毒发斑亦有阴证发斑者，懊侬郁闭不舒烦渴，温疟洒润，喉痹咽痛本肾药而治上焦火证，旺水以制火也。肾脉贯肝鬲，入肺中，循喉咙，系舌本。肾虚则相火上炎，此喉痹咽肿，咳嗽吐血之所由来也。潮热骨蒸，亦本于此，瘰疬结核寒散火，咸软坚，痈疽鼠瘘音漏。蒸过焙用，勿犯铁器。恶黄芪、山茱、姜、枣，反藜芦。〔批〕《求真》云：元参苦咸寒滑，能制浮游之火攻于咽喉，止可暂治，以熄其火。非若地黄，性禀纯阴，力能温肾壮水以制阳光也。

紫参　味苦，辛，气寒，无毒。专入肝，逐瘀破血，兼入胃腑膀胱，使血自为通利。故凡寒热血痢，痈肿积块，心腹积聚，因血瘀阻滞而成者宜之。以其味苦则泄，味辛入肝，寒则胜热，而使血从二便出也。仲景治下痢腹痛用紫参汤，亦意取散其积血耳。《圣惠方》治吐血不止，用紫参、人参、阿胶炒等分为末，乌梅汤服一钱。反藜芦。〔批〕补肾益精，退热明目。然性寒滑，脾虚泄泻者禁之。

苦参　苦，咸。沉阴除湿，导热生津，止渴明目，止泪泪为肝热，开窍通道，清痢解疫。治肠风溺赤，黄疸酒毒，又能祛风逐水，杀虫热生风，湿生虫，大疯疥癞宜之。然大苦大寒，肝肾虚而无热者勿服《求真》云：书言苦参补肾，亦不过从湿除热祛之后而言，岂有苦寒至极而可云补也。脾胃虚寒者切忌。糯米泔浸去腥气，蒸用。玄参为使，恶贝母、菟丝子、漏芦，反藜芦。

黄芪　味甘，性温。质轻，皮黄肉白，能入肺补气，入表实

---

① 散：原作"故"，据《本草备要·草部·元参》改。

卫，为补气诸药之最，是亦有芪之称。生用则能固表，无汗能发，有汗能收。盖表实则邪可逐，故无汗能发，表固则气不外泄，故有汗能止耳。熟则生血生肌，排脓内托，盖气足则血与肉皆生，毒化脓成，而为疮疡圣药矣。至于痘疮不起，阳虚无热，书言于芪最宜，皆是取其质轻达表，功专实卫。色黄入脾，色白入肺，而能升气于表。又言力能补肾，以治崩带淋浊，是取其补中升气，则肾受荫而崩带淋浊自止。然与人参比较，则参气味甘平，阳兼有阴。芪则禀性纯阳，而阴气绝少。盖一宜于中虚，而泄泻痞满倦怠可除。一更宜于表虚，而自汗亡阳溃疡不起可治。且一宜于水亏，而气不得宣发。一更宜于火衰，而气不得上达之为异耳。书言：得防风其功益大。盖谓能助芪以达表，相畏而更相使也。若夫阳盛阴虚，上焦热盛，下焦虚寒，肝气不和，肺脉洪大者勿用。出山西黎民大而肥润，紧实如箭杆者良。若瘦小色黑，坚硬不软者，服之令人胸满震亨曰：宜服三拗汤以泻。茯苓为使，恶龟甲、白鲜皮，反藜芦，畏五灵脂、防风。血虚肺燥，捶扁蜜炙，发表生用。气虚肺寒，酒炒。肾虚气薄，盐汤蒸润，切片用。

甘草 味甘，性平。质中，外赤内黄，生寒熟热。昔人言春有火能泻，是因火性急迫，用此甘味以缓火势，且取生用性寒，以泻禁烁之害。至于书云炙用补脾，是能缓其中气不足，调和诸药不争。王好古曰：五味之用，苦泄辛散，酸收咸敛，甘上行而发。而本草言甘草下气，何也？盖味甘主中，有升降浮沉，可上可下，可外可内，有和有缓，有补有泄，居中之道尽矣。张仲景附子理中汤用甘草，恐其僭上也；调胃承气汤用甘草，恐其速下，皆缓之之意。小柴胡汤有柴胡、黄芩之寒，人参、半夏之温，而用甘草者，则有调和之意。建中汤用甘草以补中而缓脾急。凤髓丹用甘草，以缓肾急而生元气者，乃甘补之意也。故入和剂则补益，入凉剂则泻热，入汗剂则解肌，入峻剂则缓正气，入润剂则养血，并能解诸药毒，颂曰：按孙思邈《千金方》论云，甘草解百药毒，如汤沃雪。有中乌头、巴豆毒，甘草入腹即定，验如反掌。方称大豆汁解百药毒，予每试之不效，加入甘草为甘豆汤，其验乃奇也。及小儿胎毒，故尊之为国老。

然使脾胃虚寒及或挟有水气胀满等证，服此最属不宜。若使满属虚致，则甘又能泻满，不可不知。王好古曰：甘者令人中满，中满者勿食甘，甘缓而壅气，非中满所宜也。凡不满而用炙甘草，为之补；若中满而用生甘草，为之泻。能引甘药直至满所，甘味入脾，归其所喜，此升降浮沉之理也。经云：以甘补之，以甘泻之，以甘缓之是也。头，生用，行足厥阴阳明二经污浊之血，消肿导毒。节，行浊血，消痈疽炊肿节行节处。梢，止茎中涩痛，淋浊证用之。气行于下。取大而结者良。白术、苦参、干漆为使，恶远志，反大戟、芫花、甘遂、海藻。然亦有并用者如古治痰癖，有用十枣汤加甘草；东垣治结核与海藻同用；丹溪治瘰疬，莲心饮与芫花同用，皆以反其下势之锐。

白术 味苦而甘。既能燥湿实脾，复能缓脾生津燥湿则脾实，脾缓则津生。且其性最温，服则能健食消谷，为脾脏补气第一要药也五脏各有阴阳，白术专补脾阳，故曰补气。书言无汗能发，有汗能收，通溺止泄，消痰治肿，止肌热，化癥癖，安胎胎气系于脾，脾虚则蒂无所附，故易落。止呕声物俱有为呕，有物无声为吐。东垣云：生姜、半夏皆可以治表实气壅。若虚呕谷气不行，当以参术补胃，推扬谷气而已。功效甚多，总因脾湿则汗不止，脾健则汗易发。凡水湿诸邪，靡不因其脾健而自除；吐泻及胎不安，亦靡不因其脾健而悉平矣。然血燥无湿，肾间动气筑筑，燥渴便闭者忌服。有生脓作痛溃疡，亦忌。凡胀满者忌用白术，闭气故也。出浙江于潜地者为于潜术，最佳，今甚难得。即浙江诸山出者，皆可用，俗称为天生术。有鹤颈甚长，内有朱砂点，术上有须者尤佳。以其得土气厚须，乃其余气也；其次出宜歙者，多狗头术，冬月采者佳。用糯米泔浸假谷气以和脾，陈壁土炒借土气以助脾，入清燥蜜水炒，入滋阴药，人乳拌用借乳蜜之润以制燥，入消胀药，麸皮拌炒借面入中熬膏良。〔批〕仲景曰：白术乘纯阳之土气，除邪之功胜，而益阴之功亏。〔批〕白术，补脾中之阳；山药，补脾脏之阴。种白术。止可用以调补常病之轻者，及病后调理脾胃，若生死关头断难恃以为功。阴虚燥渴，肝肾有筑筑动气者勿服。种术乃粪力浇灌，反肥大于野术，有台术、云术二种。江西白术其形甚小，与浙江野术相似，其体坚实，味苦劣。如野术不可得，惟用台术为稳。

苍术 甘，温，辛烈。燥胃强脾，发汗除湿，能升发胃中阳气东垣曰：雄壮上行，能除湿下安太阴，使邪气不传入脾，止吐泻，逐痰水许叔微曰：苍术能治水饮之澼囊。盖燥脾以去湿，崇土以填科。因用苍术一斤，大枣五十枚，去皮，捣麻油半两，水二盏，研，滤汁和丸，名神术丸。丹溪曰：实脾气，燥脾湿，是治痰之本，消肿满，辟恶气辟一切岚瘴，邪恶鬼气，暑湿月焚之佳，散风寒湿，为治痿要药。又能总解痰、火、气、血、湿、食六郁，及脾湿下流，肠风带浊。燥结多汗者忌用。出茅山，坚小有朱砂点者良。糯米泔浸，焙干，同芝麻炒，以制其燥。二术皆防风、地榆为使，主治略同，第有止汗发汗之异。古方本草不分苍白，陶隐君即弘景，言有两种，始各施用。〔按〕苍术甘味少，而辛苦多。〔批〕李士材曰：苍术，除山岚障气，弭灾沴、恶疾，功用与白术相似，而补中逊之，燥性过之。无湿者便不敢用，况于燥证乎。

葳蕤 甘，平。补中益气，润心肺，悦颜色，除烦渴，治风淫毒，目痛眦烂风寒，热疕疟疕，诗廉切，亦疟也，中风暴热，不能动摇，头痛腰痛，茎寒，自汗，一切不足之证。用代参芪，不寒不燥，大有殊功。〔昂按〕葳蕤，温润甘平，中和之品。若蜜制作丸，服之数斤，自有殊功。与服何首乌、地黄同一理也。苦仅加数分于煎剂，以为可代参、芪，则失之远矣。大抵此药性缓，久服方能见功。而所主者，多风湿、虚劳之缓证。故臞仙以之服食，南阳用治风湿①。《千金》《外台》亦间用之，未尝恃之为重剂也。若极虚之证，必须参、芪，方能复脉回阳，斯时即用葳蕤斤许，亦不能敌参、芪数分也。时医因李时珍有可代参、芪之语，凡遇虚证，辄加用之，曾何异于病者之分毫哉？拙著《方解》：欲采葳蕤古方可以入补剂者，终不可得，则古人之所罕用，亦可见矣。似黄精而

---

① 湿：《本草备要·草部·葳蕤》作"温"。

差小，黄白多须。三①药功用相近，而葳蕤更胜。竹刀刮去皮节，蜜水或酒浸蒸用。畏咸卤。陶弘景曰：《本经》有女萎，无葳蕤，《别录》有葳蕤，无女萎，功用正同，疑名异耳。《求真》云：发散生用，补剂蜜水拌，饭上蒸熟用。〔批〕李士材曰：葳蕤，甘平。入肺、脾、肝、肾四经，润肺而止咳嗽，补脾而去湿热，养肝而理眦伤泪出，益肾而除腰痛茎寒。〔按〕葳蕤，滋益阴精与地黄同功，增长阳气与人参同力。润而不滑，和而不偏，譬诸盛德之人，无往不利，凡头痛挟虚，风湿者宜葳蕤。

黄精 味甘，气平。能补中益气，安五脏，补脾胃，润心肺，填精髓，助筋骨。除风湿，下三蛊。且得坤土之精粹，久服不饥。时珍曰：黄精受戊己之淳气，故为真黄宫之胜品。土者万物之母，土②得其养，则水火既济，水③金交合，而诸邪自去，百病不生矣。但所述逃婢一事，云其能服此能飞，不无可疑。究之黄精气味，止是入脾补阴。若使挟有痰湿，食之反更助痰，况未经火煅，食则喉舌皆痹，何至服能成仙？根紫花黄，叶如竹叶者是，俗名山生姜，九蒸九晒用。

狗脊 味苦，甘平，微温。何书既言补血滋水，又曰去湿除风，能使脚弱腰痛，失溺周痹俱治。是明因其味苦，则能燥湿；又因其味甘，甘则能益血；又因其气温，则能补肾养气。盖湿除而气自周，气周而溺不失；血补而筋自强，筋强而风不作，是补而能走之药也。故凡一切骨节诸疾，能令人机关强，而俯仰利。非若巴戟性兼辛散，于风湿则直除耳。去毛有黄毛如狗形，故曰金毛狗脊，切片酒蒸，草薢为使，熬膏良。

石斛 生于石上，体瘦不肥，色黄如金，旁枝如钗。甘淡，微苦，咸平。故能入脾而除虚热，入肾而涩元气，又能坚筋骨、强腰膝。凡骨痿痹弱、囊湿精少、小便余沥者最宜。以其本生于

---

① 三：《本草备要·草部·葳蕤》作"二"。
② 土：《本草纲目·草部·黄精》作"母"。
③ 水：《本草纲目·草部·黄精》作"木"

石，体坚质硬，故能补虚弱、强筋骨也。但形瘦无汁，味淡难出，久熬气味方泄，故止可入平剂或熬膏用之为良，以治虚热。取光润如金钗，股短中实者良；长而虚者为水斛，不堪入药。去头根，酒浸用。恶巴豆，畏僵蚕。

远志　辛苦①而温，入足少阴肾经气分。强志益精。凡梦遗善忘，喉痹失音，小便赤涩，因于肾火②衰薄者宜之。盖精与志皆藏于肾，肾气充则九窍利，志慧生，耳目聪明，邪气不能为害。肾气不足则志气衰，不能上通于心，故迷惑善忘。时珍曰：远志入足少阴肾经，非心经药也。其功专于强志益精，治善忘，盖精与志皆肾经之所藏也。肾经不足则志气衰，不能上通于心，故迷惑善忘。不能蛰闭封藏，故精气不固而梦泄也。昔人治喉痹失音作痛火衰喉痹，远志末吹之，涎出为度，非取其通肾气而开窍乎？一切痈疽背发，从七情忧郁而得，单煎酒服，其渣外敷，投之皆愈，非苦以泄热，辛以散郁乎？小便赤浊，用远志、甘草、茯神、益智为丸，枣汤服效，非取远志归阴以为向导乎？但一切阴虚火旺，便浊遗精，喉痹痈肿，慎勿妄用。去心，用甘草水浸一宿，曝干焙干用。敩③曰：凡使须去心，否则令人烦闷。苗名小草，亦能利窍，兼散少阴风气之结。畏珍珠、藜芦。得茯苓、龙骨良。

石菖蒲　辛苦而温，芳香而散。开心孔，利九窍，明耳目，发音声，去湿，逐风，除痰，消积，开胃宽中，疗噤口毒痢杨士瀛曰：噤口，虽属脾虚，亦热闭胸膈所致，用木香失之温，山药失之闭，唯参苓白术散加菖蒲，米饮下，胸次一开，自然思食也，风痹惊痫，崩带胎漏，消肿止痛，解毒杀虫李士材曰：《仙经》称为水草之精英，神仙之灵药。用泔浸，饭上蒸之，借谷气而臻于中和，真有殊常之效。又曰：芳香利窍，心脾良药，能佐地黄、天冬之属，资其宣导。若多用独用，亦耗气血而为殃，善宣通，能除湿痹。但香燥

---

① 苦：《本草求真·补剂·补火》作“甘”。
② 火：《本草求真·补剂·补火》作“水”。
③ 敩：原作“教”，据文义改。

而散，阴血不足者禁之，精滑汗多者尤忌。生水石间，不沾土，根瘦节密，一寸九节者良。去毛微炒，秦艽为使，恶麻黄，忌饴糖、羊肉、铁器。时珍曰：菖蒲凡五种：生于池泽，蒲叶肥，根高二三尺者，泥菖蒲，白菖也；生于溪涧，蒲叶瘦，根高二三尺者，水菖蒲，溪荪也；生于水石之间，叶有剑脊，瘦根密节，高尺余者，石菖蒲也；人家以砂栽之一年，至春剪洗，愈剪愈细，高四五寸，叶如韭、根如匙柄粗者，亦石菖蒲也；服食入药须用二种石菖蒲，余皆不堪。人间移种者，亦堪用，植于干燥砂石土中，腊月移之，尤易活。亦有一种根，长二三分，叶长寸许，谓之钱蒲。

牛膝　苦酸而平，足厥阴、少阴经药肝肾。能引诸药下行。酒蒸则甘酸而温。益肝肾，强筋骨肝主筋，肾主骨。治腰膝骨痛，足痿筋挛下行故理足，补肝则筋舒，血行则痛止，阴痿失溺筋衰则阴痿，肾虚则失溺，久疟下痢，伤中少气以上皆补肝肾之功。生用则散恶血，破癥结血行则结散，治心腹诸痛，淋痛尿血牛膝，淋证要药，血淋尤宜用之。杜牛膝亦可。又有中气不足，致小便不利者，宜补中益气，经所谓气化则能出是也。忌用淋药通之，经闭产难下行之效，误用堕胎，喉痹齿痛引火下行，痈肿恶疮，金疮伤折以上皆散恶血之功，出竹木刺捣烂罨之即出，纵疮口合，刺犹自出。然性下行而滑窍，梦遗失精及脾虚下陷，因而腿膝肿痛者禁用。出西川及怀庆府，长大肥润者良。下行生用，入滋补药酒浸蒸。恶龟甲。畏白前。忌牛肉①。〔批〕李士材曰：牛膝主用，多在肝肾下部，上焦药中勿入。气虚下陷，血崩不止者戒用牛膝。破血行下，故能堕胎。〔批〕《求真》云：牛膝性疏泄，而鲜固蛰。书云：益肾殊觉未是。

甘菊花　味兼甘苦，性禀平和，备受四气冬苗，春叶，夏蕊，秋花，饱经霜露。得金、水之精居多，能益金、水二脏肺肾，以制

---

① 牛肉：《本草备要·草部·牛膝》作"羊肉"。

火而平木①心肝。木②平则风息，火降则热除。故能养目血，去翳膜与枸杞相对，蜜丸久服，永无目疾。治头目眩晕风热，散湿痹游风。以单瓣味甘者入药花小味苦者，名苦薏，非真菊也。《牧暑闲谈》云：真菊延龄，野菊泄人，黄者入阴分，白者入阳分，紫者入血分，可药可饵，可酿可枕，仙经重之。其味辛，故能祛风明目。味甘，故能保肺滋水。味苦，故能解热而除燥也。〔批〕李士材曰：白菊去头面风，主用多在上部。枸杞、桑白皮为使。去蒂用。

野菊花 一名苦薏 味辛而苦。大能散火散气，为外科痈毒之药，凡痈毒疔肿连根叶捣烂，煎酒，热服取汁，以渣傅贴。或用苍耳同入煎汤服，瘰疬未破用根煎酒热服，渣敷，自消，眼目热痛，妇人瘀血宜之。但胃气虚弱者勿用震亨曰：野菊花服之，大伤胃气。

五味子 性温，五味俱备皮甘、肉酸、核中苦辛，都有咸味，酸咸为多，故专收敛肺气而滋肾水气为水母，经曰：肺欲收，急食酸以收之。好古曰：入手太阴血分，足少阴气分，益气生津肺主气，敛故能益，益气故能生津。夏月宜常服，以泻火而益金，补虚明目，强阴涩精仲景八味丸加之补肾。盖内核似肾，象形之义，退热敛汗，止呕住泻，宁嗽定喘感风寒而喘嗽者，当表散，宜羌、防、苏、桔；痰壅气逆而喘嗽者，当清降，宜二陈及苏子降气汤；水气逆而喘嗽者，宜小青龙半夏茯苓汤；气虚病久而喘嗽者，宜人参五味，除烦渴，消水肿，解酒毒，收耗散之气。瞳子散大，嗽初起，脉数有实火者忌用丹溪曰：五味收肺气，非③除热乎？补肾，非暖水④脏乎？乃火热嗽必用之药，寇氏所谓胃食之多虚热者，收补之骤也。闵守泉每晨吞北五味三十粒，固精气，益五脏。北产紫黑者良。入滋补药，蜜浸蒸；入劳嗽药，生用，俱捶碎核。南产色红而枯，若风寒在肺，宜南者。苁蓉为使。恶葳蕤。熬膏良。〔批〕此收肺保肾之品

---

① 木：原作"水"，据《本草备要·草部·甘菊花》改。
② 木：原作"水"，据《本草备要·草部·甘菊花》改。
③ 非：原作"多"，据《本草备要·草部·五味子》改。
④ 水：《本草备要·草部·五味子》作"火"。

也，滋肾经不足之水，强阴涩精，除热解渴，收肺气耗散之金，疗咳定喘，敛汗固肠。

天门冬　甘，苦，大寒，入肺经气分，清金降火。书云：能补水者，以肺本清虚，凉则气宁而不扰，热则气行而不生，肺为肾母，肺金失养则肾亦燥而不宁，肾气上攻则肺亦燥而受克。故有咳嗽吐衄，痰结燥渴，肺痈肺①痿等证。得此清肃之品，以为化源之自，肾虽未必即补，而补肾之基已于所清而先具也。但其性滑利，脾胃虚寒及无热而泄者最忌苦泄热，寒胜热，若无热而泄，则不得用。取肥大明亮者良。去心皮，酒蒸用。地黄、贝母为使。恶鲤鱼。二冬熬膏良。

麦门冬　甘，微苦，寒。清心润肺东垣曰：入手太阴气分，强阴益精，泻热除烦微寒能泻肺火，火退则金清，金旺则水生，阴则水养，则火阴心宁而精益，消痰止嗽午前嗽多属胃火，宜芩②、连、栀、柏、知母、石膏；午后嗽及日晡、夜重者，多属阴虚，宜五味、麦冬、知母、四物，行水生津肺清则水道下行，故治浮肿；火降则肾气上升，故又治消渴。治呕吐胃火上冲则呕，宜麦冬。又有因寒、因食、因痰、因虚之不同痿躄手足缓纵曰痿躄。阳明湿热上蒸于肺，故肺热叶焦，肺热叶焦发为痿躄。《经疏》曰：麦冬实足阳明胃经之正药，客热虚劳，脉绝短气同人参、五味名生脉散。盖心主脉，肺朝百脉，补肺清心，则气充而脉复。又有脉绝将死者，服此能复生之。夏月火旺灼金，服之尤宜。东垣曰：人参甘寒，泄火热而益元气；麦冬苦寒，滋燥金而清水源；五味酸温，泄丙火而补庚金，益五脏之气也，肺痿吐脓，血热妄行，经枯乳闭，明目悦颜益水清火。但性寒而涩③，气弱胃寒人禁用。肥大者良，去心用。入滋补药，酒浸制其寒，地黄、车前为使。恶款冬，畏苦参、青葙、木耳。《求真》云：麦冬，有类天冬，然甘味甚多，寒性差少。天冬专主治肺，而麦

---

① 肺：原作"则"，据《本草求真·泻剂·泻火》改。
② 芩：原作"苓"，据《本草备要·草部·麦门冬》改。
③ 涩：《本草备要·草部·麦门冬》作"泄"。

冬则兼肺与心。〔批〕李士材曰：麦冬，禀秋令之微寒，得西方之正色，故清肺多功。心火焦烦，正如盛暑，秋风一至，炎蒸若失矣。金不燥则不渴，金生水，故益精与天门冬功用相近，而性寒稍减矣。

款冬花 书既载辛温纯阳，又载泻热消痰除烦，定惊明目，治咳逆上气喘渴，暨喉痹、肺痿痈、咳吐脓血等证，其说似属两歧。讵知所谓纯阳者，因其气味，上达入阳而不入阴的解，且经霜雪而秀，故谓其气纯阳。所谓能治咳逆者，因其咳因寒入，得此温暖以为疏滞，则寒自顺而下矣温能散寒。所谓能除热痰而嗽者，亦是热因寒入，痰因热成，除寒而热可清除热亦在除寒，除热而寒自解。肺为清净之府，不容物杂，一有外感，则气逆而不伸。一有内伤，则肺燥而不润，所以在喉则有如痒如梗。咳自外入者，宜辛宜温；咳自内成者，宜滋宜补。故外宜于疏散，而收敛最忌；内则宜于滋养，而宣泄非宜。款冬气味辛温，可以疏泄肺郁，而水亏火嗽，则有宜于冬、地。劳嗽骨蒸，则有宜于丹皮、地骨。所谓能治肺痿肺痈、咳吐脓血者，亦是肺虚得此以为温润故耳。若使血因实致，则此断属难投，况此虽云纯阳，于火更不克助。故辛温之内仍有和暖之意，是以书载可为寒热虚实通用。生河北关中者良世多以枇杷蕊伪充，拣净花，甘草水浸曝用，得紫菀良。杏仁为使。恶皂荚、硝石、玄参。畏黄芪、贝母贝母虽畏，得之反良、连翘、麻黄、青葙。十一二月，开花如黄菊，微见花未舒者良。

紫菀 辛、苦而温。色赤入肺经血分辛入肺，赤入血，专治血痰，为血劳圣药。治虚劳咳嗽，咳吐脓血，肺经虚热，小儿惊痫能开喉痹，取恶涎，并惊悸吐衄，又能通调水道苦可下降，以治溺涩便血李士材：上辛而不燥，润而不寒，补而不滞，诚金玉君子。非多用独用，不能速效。与桑皮、杏仁泻肺经气分者不同，肺虚干咳禁用，血虚不宜再泻。紫色润软者良人多以车前、旋覆花乱之。去头须，蜜水炒用。款冬为使。恶天雄、瞿麦、藁本、远志。畏茵陈。白者名女菀，入气分，大泄肺气。〔批〕苦能下达，辛可入金，故吐血保肺，收为上品。虽入至高，善于下走，使气化及于州都，小便自利，人所不知。

旋覆花 一名金沸草　咸能软坚，苦辛能下气行水，温能通血脉。入肺大肠经。消痰结坚痞，吐如胶漆，噫气不除胸中气不畅，故嗳以通之，属不足。亦有挟痰挟火者，属有余。仲景治汗、吐、下后，硬痞噫气，有代赭旋覆汤，大腹水肿，去头目风。然走散之药，冷利大肠，虚者慎用。类金钱菊，去皮、蒂、蕊、壳蒸用，根能续筋筋断者，捣汁滴伤处，淬傅其上，半月不开，筋自续矣。《求真》云：虽兼辛温，究之味苦而咸性，主下降，不可误用。

百部　甘，苦，微温。有小毒。功专杀虫，能除一切蛊毒及①传尸骨蒸，疳积疥癣，树木蛀虫触烟即死，入肺治寒嗽温能散寒，泄肺热苦能泄热，但苦过于甘，苦能伤气，虚人不宜。根多成百，故名。取肥实者，竹刀劈去心皮，酒浸焙用。李士材曰：百部与天门冬形相类而用相仿，故名野天门冬。但天门冬治肺热，此治肺寒为别。脾胃虚人须与补药同用，恐其伤胃气又滑肠也。一云能杀寸白虫。

桔梗　苦、辛而平，色白属金，入肺气分泻热，兼入手少阴心、足阳明胃经。开提气血，表散寒邪，清利头目、咽喉、胸膈滞气。凡痰壅喘促，鼻塞肺气不利目赤，喉痹咽痛两少阴火，齿痛阳明风热口疮，肺痈干咳火入在肺，胸膈刺痛火入上焦，下痢腹痛，腹满肠鸣肺火入于大肠，并宜苦辛以开之，为诸药舟楫，载之上浮，能引苦泄峻下之剂，至于至高之分成功既上行而又能下气何也？肺主气，肺金清，浊气自下行耳。养血排脓，补内漏故治肺痈。时珍曰：枳桔汤治胸中痞满不痛，取其通肺利膈下气也。甘桔汤通治咽喉口舌诸病，取其苦辛散寒、甘平除热也；宋仁宗加荆芥、防风、连翘，遂名如圣汤。王好古加味甘桔汤，失音加诃子，声不出加半夏，上气加陈皮，涎嗽加知母、贝母，咳渴加五味，酒毒加葛根，少气加人参，呕加半夏、生姜，吐脓血加紫菀，肺痿加阿胶，胸膈不利加枳壳，痞满加枳实，目赤加栀子、大黄，面肿加茯苓，肤痛加黄芪，发斑加荆、防，痰毒加牛蒡、大黄，不得眠加栀子。[昂按] 观海藏所加，则用药之大较亦可识矣。

---

① 及：原作"乃"，据《本草求真·杂剂·杀虫》改。

去浮皮，泔浸，微炒用。畏龙胆、白及。忌猪肉。〔批〕《求真》云：痘疹下部不起，勿用，以其性升之故。久嗽不宜妄用，以其通阳泄气之故。阴虚不宜妄用，以其拔火上乘之故。

荠苨　寒利肺，甘解毒能解百荣①，及蛇蛊毒，在诸药中，毒皆自解，和中止嗽。治消渴强中渴证下消，茎长兴盛，不交精出，名强中。消渴之后，发为痈疽，痈肿疔毒。似人参而体虚无心，似桔梗而味甘不苦。奸贾多用以乱人参。李时珍曰：荠②苨，即甜桔梗。《求真》云：专主解毒，以毒性急，荠甘以和之故也。

马兜铃　辛苦，性寒，体轻而虚，熟则四开，象肺。因苦则能入肺降气，因寒则能泻热除痰，因辛则于寒中带散。故肺热痰喘、声音不清者，服此最宜。且其体清则性上涌，故《纂要》治蛇蛊毒，一味浓煎，服之探吐，其毒即解汤剂用之多作吐。至云能补肺阴者，取其热清气降而肺自安之意。又云可治肠风痔瘘，以肺与大肠为表里，肠胃之热，本于肺脏所移，肺清而大肠之热与之俱清耳。《日华本草》治痔瘘肿痛，以马兜铃于瓶中烧烟熏病处良。若肺寒喘嗽失音者切忌。去筋膜，取子用。蔓生，实如铃。《千金方》用治水肿，以能泄肺行水也。

青木香　即马兜铃根，又名土木香。味辛而苦，微寒，无毒。可升可降，可吐可利。凡人感受恶毒，胸膈不快，可用此上吐。以其气辛而上达也。感受风湿而见阴气上逆，可用此下③降，以其苦能泄热也。故《肘后》治蛊毒，同酒水煮服，使毒从小便而出。虚寒者禁用。《精义》云：秃疮瘙痒可敷。

白前　甘辛，微温。为降气祛风除痰要药。缘人④气实则痰壅，痰壅则风作，风与痰气胶固，则肺因尔不宁，而有喘嗽、喘促、体肿之病。若不用此以泄肺中实痰风邪，则气不降，而嗽不止。是以《金匮》用此治咳嗽脉沉。深师白前汤用此以治久咳上

---

① 荣：《本草备要·草部·荠苨》作"药"。
② 荠：原作"迫"，据《本草备要·草部·荠苨》改。
③ 下：原作"不"，据《本草求真·散剂·温散》改。
④ 人：原作"入"，据《本草求真·泻剂·泻水》改。

气《深师方》：体肿，短气胀满，昼夜倚壁不得卧，常作水鸡声者，白前汤主之。白前二两，紫菀、半夏各三两，大戟七合，煮取温服。禁食羊肉及饴糖，皆取降肺除痰之意。非若白薇气味咸寒，专泄肺胃燥热；细辛辛热，专发肾中寒邪也。此惟实者用之，虚者不宜用。似牛膝粗长，坚直易断者良。若短小柔软能弯者，是白薇。去头须，甘草水浸一昼夜，焙用。忌羊肉。

白及 味苦而辛，性涩而收。微寒，无毒。书言入肺止吐血者，是因性涩之谓也。又言能治痈肿损伤者，是因味辛能散之谓也。此药涩中有散，补中有破，故书又载去腐逐瘀生新。涂手足皲裂，除面上黑皰即面疮，并跌打损伤酒调服，汤火灼伤油调敷。紫石英为使，恶杏仁。反乌头。

半夏 辛温，有毒。体滑性燥，能走能散，能燥能润，和胃健脾、去湿补肝，辛散润肾，除湿化痰，发表开郁，下逆气，止烦呕，发音声，利水道燥去湿，故利水；辛通气，能化液，故润燥。丹溪曰：二陈汤能使大便润而小便长，救暴卒葛生曰：凡遇五绝之病，用半夏吹①鼻中即活。盖取其能作嚏也。五绝谓：缢死、溺死、压死、魇②死、产死也。治咳逆头眩火炎痰升则眩，痰厥头痛，眉棱骨痛风热与痰，咽痛成无己曰：半夏辛散，行水气而润肾燥。又《局方》半硫丸治老人虚秘，皆取其润滑也。俗以半夏、南星为性燥，误矣。湿去则土燥，痰涎不生，非二物之性燥也。古方用治咽痛、喉痹、吐血、下血，非禁剂也。二物亦能散血，故破伤、扑跌皆主之。惟阴虚劳损，则非湿热之邪，而用利窍行湿之药，是③重竭其津液，医之罪也，岂药之咎哉！《甲乙经》用治不眠，是果性燥者④乎，胸胀仲景小陷胸汤用之，伤寒寒热故小柴胡汤用之，痰疟不眠《素问》曰：胃不和则卧不安。半夏能和胃气而通阴阳，反胃吐食痰膈⑤，散

① 吹：原作"吃"，据《本草备要·草部·半夏》改。
② 魇：原作"魔"，据《本草备要·草部·半夏》改。
③ 是：原作"足"，据《本草备要·草部·半夏》改。
④ 者：原作"有"，据《本草备要·草部·半夏》改。
⑤ 痰膈：痰，原为大字，据《本草备要·草部·半夏》改。膈，原脱，据《本草备要·草部·半夏》补。

痞除瘿瘰多属痰，消肿止汗胜湿。孕妇忌之。时珍曰：脾无湿不生痰，故脾为生痰之源，肺为贮痰之器。［按］有声无痰曰咳，盖伤于肺气；有痰无声曰嗽，盖动于脾湿也；有声有痰曰咳嗽，或因火、因风、因寒、因湿、因虚①劳、因食积，宜分证论治。大法治嗽，当以治痰为先，而治痰又以顺气为主，宜以半夏、南星燥其湿，枳壳、橘红利其气。肺虚加温敛之味，肺热加凉泄之剂。赵继宗曰：二陈治痰，世医执之，内有半夏，其性燥烈。若风、寒、湿、食诸痰用之，反能燥血液而加病。［按］古有三禁，血家、汗家、渴家忌之，然亦间有用之者。圆白而大，陈久者良。浸七日，逐日换水，沥去涎，切生姜汁拌性畏②生姜，用之以制其毒。得姜而功愈彰。柴胡、射干为使。畏生姜、陈③皮、龟甲、雄黄。忌羊血、海藻、饴糖。恶皂荚。反乌头。合陈皮、茯苓、甘草名二陈汤，为治痰之总剂。寒痰佐以干姜、芥子，热痰佐以黄芩、栝楼，湿痰佐以苍术、茯苓，风痰佐以南星、前胡，痞痰佐以枳实、白术。更看痰之所在，加引导药。惟燥痰，非半夏所司也。

韩飞霞造曲十法：一姜汁浸造，名生姜曲，治浅近诸痰。一矾水煮透，兼姜糊造，名矾曲，矾最能却水，治清水痰。一煮皂角汁炼膏，和半夏末为曲，或加南星，或加麝香，名皂角曲，治风痰，开经络。一用白芥子等分，或三分之一，竹沥和成，略加曲糊，名竹沥曲，治皮里膜外，结核隐显之痰。一麻油浸半夏三五日，炒干为末，面糊造成，油以润燥，名麻油曲，治虚热劳咳之痰。一用腊月黄牛胆汁，略加热蜜和造，名牛胆曲，治癫痫风痰。一用香附、苍术、抚芎等分，熬膏，和半夏末④作曲，名开郁曲，治郁痰。一用芒硝，居半夏十分之三，煮透为末，煎大黄膏和成，名硝黄曲，治中风卒厥、伤寒宜下由于痰者。一用海粉一两、雄黄一两、半夏二两为末，炼蜜和造，名海粉曲，治积痰沉痼。一用黄牛肉煎汁炼膏，即霞天膏，和半

---

① 虚：原作"风"，据《本草备要·草部·半夏》改。

② 畏：原作"温"，据《本草备要·草部·半夏》改。

③ 陈：《本草备要·草部·半夏》作"秦"。

④ 末：原作"水"，据《本草备要·草部·半夏》改。

夏末为曲，名霞天曲，治沉疴痼痰，功效最烈。以上并照造曲法，草盖七日，待生黄衣即俗名狗屎毛，晒干悬挂风处，愈久愈良。〔批〕李士材曰：半夏主治最多，莫非脾湿之证，苟无湿者，均在禁例。古人半夏有三禁，谓血家、渴家、汗家也。若无脾湿，且有肺燥，服半夏悔不可追。

天南星 味辛而麻，气温而燥，性紧而毒。书载其能治中风不语及破伤风瘀者，以其辛能散风故也。能治稠痰固结、筋脉拘挛，得此能通者，以其燥能除湿而痰自去也。能治疝瘕结核，胎产难下，水肿不消，得以攻逐者，以其性紧急迫而坚自去也。性虽有类半夏，然半夏专走肠胃，故呕逆泄泻，得之以为向导；南星专走经络，故中风麻痹，亦得之为向导。半夏辛而能散，仍有内守之意；南星辛而能散，决无内守之性，其性烈于半夏也。南星专主经络风痰，半夏专主肠胃湿痰，功虽同而用有别也。但阴虚燥疾切忌。根似半夏，看如虎掌者良。以矾汤或皂角汁浸三昼夜，曝用；或酒浸一宿，蒸，竹刀切开，至不麻乃止；或姜渣、黄泥和，包煨熟①用。造曲法：姜汁、矾汤和南星末作小饼子，安篮内，楮叶包盖，待上黄衣，乃晒收之。火炮则毒性缓。胆制味苦性凉得牛胆则不燥。其法：腊月取黄牛胆汁和南星末纳入胆中，风干，年久者弥佳，能解小儿风痰热滞，故治小儿急惊最宜。畏附子、干姜、防风得防风则不麻。

贝母 味苦而辛，其性微寒。能治心肺燥郁、痰食壅盛及虚劳烦热，肺痿肺痈，喉痹，咯血吐血火刑于肺，目眩淋沥火移小肠，瘿瘤乳闭，难产，恶疮不敛等证。若使因脾虚而见咳嗽不宁，混投贝母，其失远矣。盖一宜半夏，一宜贝母。况半夏兼治脾肺，贝母独清肺金；半夏用其辛，贝母用其苦；半夏用其温，贝母用其凉；半夏性速，贝母性缓；半夏散寒，贝母清热，气味阴阳大有不同。汪昂云：凡风寒湿食诸痰，贝母非所宜也。大者为土贝母，大苦大寒如浙江贝之类，清解之功居多；小者名川贝母，味甘微

---

① 熟：原作"热"，据《本草求真·散剂·驱风》改。

寒，滋润胜于清解。川产开瓣者良，独瓣者不堪入药。去心，米拌炒用。厚朴、白薇为使。畏秦艽。反乌头。

栝楼仁 俗作栝楼 〔批〕其味甚寒，柔而润滑，开郁下逆，甘缓润下，又如油之洗物未尝不洁。甘补肺本草苦味，寒润下。能清上焦之火，使痰气下降，为治嗽要药肺受火逼，失下降之令，故生痰作嗽。又能荡涤胸中郁热垢腻，生津止渴丹溪曰消渴神药，清咽利肠通大便，《是斋方》：焙，研酒①调，或米饮下。治小便不通，通乳消肿。治结胸胸痹仲景小陷胸汤用之。又云：少阳证口渴者，小柴胡汤，以此易半夏，酒黄热痢，二便不通，炒香酒服。止一切血寒降火。泻者忌用。实圆长如熟柿，子扁多脂，去油用。枸杞为使。畏牛膝、干漆，恶干姜，反乌头。

天花粉 〔批〕李士材曰：味苦寒。入心脾二经，消痰解热，是其专职通经者。非若桃仁、姜黄之直行血分，热清则血不瘀耳。 酸能生津，甘不伤胃，微苦微寒。降火润肺，滑痰解渴古方多用治消渴，生肌排脓，消肿，行水通经，止小便利膀胱热解则水行而小便不数。治热狂时疾，胃热疸黄，口燥唇干，肿毒发背，乳痈疮痔。脾胃虚者禁用。即栝楼根，畏恶同。澄粉食，大宜虚热人。

夏枯草 辛，苦，微寒。散结解热，治瘰疬湿痹，目珠夜痛等证，似得以寒清热之义矣。汪昂曰：按白珠属阳，故昼痛点苦寒药则效；黑珠属阴，故夜痛点苦寒药反剧。时珍曰：一男子至夜，目珠疼连眉棱骨痛及头半边肿痛，用黄连膏点之反甚，诸药不效，灸厥阴少阳，痛随止，半日又作，月余，以夏枯草二两，香附二两，甘草四钱，为末，每服一钱半，茶清调服，下咽则疼减半，至四五服，良愈矣。何书又言：气禀纯阳，及补肝血，缓肝火。盖气虽辛而味则苦也，是以一切热郁肝经等证，得此清解辛散，治无不效。冬至生，夏至枯，茎叶同用。

海藻 咸润下而软坚，寒行水以泄热，故消瘿瘤、结核阴癀之坚聚腹痛曰疝，丸病曰癀，音颓。痰饮脚气水肿之湿热，消宿食，

---

① 酒：原脱，据《本草从新·草部》补。

治五膈。〔批〕肿家有湿者勿服。出东海，有大叶马尾一种，亦作海菜食。海带似海藻而粗，柔韧而长。下水消瘿，功用同。昆布功用亦同，但性少滑且雄。治水肿瘿瘤坚如石者，非此不除，阴㿗膈噎含之咽下，取其祛老痰也。然下气最速，久服令人瘦削。出登、莱者搓如绳索，出闽、越者大叶如菜，皆反甘草。东垣治瘰疬与甘草同用，盖激之以溃其坚耳。略洗去咸水用。

独活 辛，苦，微温。比之羌活，其性稍缓。凡因风干足少阴肾经，伏而不出，发为头痛痛在脑齿，则能搜入肾经气分，故两足湿痹不能动履，非此莫痊风胜湿，故二活兼胜湿。风毒齿痛肾主骨，齿者骨之余，头眩目晕，非此莫攻《肘后方》用独活煮酒，热漱①之。缘此有风不动，无风反摇，故名独摇草摇者，动活之意，故名独活。因其所胜而为制也，且有风自必有湿，故羌则疗水湿游风，而独则疗水湿伏风。羌之气清，行气而发散荣卫之邪；独之气浊，行血而温养荣卫之气。羌有发表之功表之表；独有助表之力表之里。羌行上焦而上理上属气，故云羌活入气，则游风头痛、风湿骨节疼痛可治；独行下焦而下理下属血，故云独活入血，则伏风头痛、两足湿痹可治。二活虽属治风，而用各有别。去皮，焙用。蠡实为使。与羌活一类二种，以形虚大，有目如鬼眼，节疏，色黄者为独活；色紫，节密，气猛烈者为羌活。并出蜀汉。又云自西羌来者名羌活，又名胡王使者。

羌活 辛，苦，性温。气雄而散，味薄上升，入足太阳膀胱，以理游风；兼入足少阴、厥阴气分肾、肝，泻肝气，搜肝风。小无不入，大无不通。治风湿相搏，本经头痛同川芎治太阳、少阴头痛。凡头痛多用风药者，以巅顶之上，唯风药可到也，督脉为病，脊强而厥督脉并太阳经，刚痓柔痓脊强而厥，即痉证也。伤寒无汗为刚痓，伤风有汗为柔痓，亦有血虚发痓者。大约风证宜二活，血虚忌用，中风不语，头旋目赤目赤要药。散肌表八风之邪，和周身百节

---

① 漱：原作"嗽"，据《本草求真·散剂·驱风》改。

之痛，为却乱反正之主药。若血虚头痛，遍身痛者此属内证，二活并禁用伤气损血。

防风 味甘，微温。虽入足太阳膀胱，以治上焦风邪，头痛目眩，脊痛项强，周身尽痛之才曰：得葱白能行周身。然亦能入脾胃二经杲①曰：若补胃，非此引用不能行。去风除湿凡风药皆能胜湿。盖此等于卑贱卒伍，任主使唤，能循诸经之药以为追随，故同解毒药则能除湿扫疮，同补气药则能取汗升举或同黄芪、芍药以止汗②，或合黄芪固表，为玉屏风散。实为风药润剂。比之二活，则质稍轻，气亦稍平。凡属风药，皆可通用。但血虚痉急、头痛不因风寒、泄泻不因寒湿、阴虚盗汗、阳虚自汗、火升发嗽者，当知所禁凡表药多有损于脏腑气血。出北地黄润者佳，上部用身，下部用梢。畏萆薢。恶干姜、白蔹、芫花。杀附子毒。防风，能防御外风，故名。能泻③肺实，肺虚有汗者，勿犯。

葛根 辛，甘，性平。轻扬升发，入阳明经，能鼓胃气上行，生津止渴风药多燥，葛根独能止渴者，以能升胃气，入肺而生津。兼入肺④经，开腠发汗，解肌退热脾主肌肉，为治脾胃虚弱泄泻之圣药经曰：清气在下，则生飧泄。葛根能升阳明清气。疗伤寒中风，阳明头痛张元素曰：头痛如破，乃阳明中风，可用葛根葱白汤。若太阳初病未入阳明，如头痛者，不可使服升葛汤发之，恐引邪气入阳明也。仲景治太阳、阳明合病，桂枝汤如葛根、麻黄。又有葛根黄芩黄连解肌汤，是用以断太阳入阳明之路，非太阳药也，血痢温疟丹溪曰：凡治疟无汗要有汗，散邪为主，带补；有汗要无汗，扶正为主，带散。若阳疟有汗，加参、芪、白术以敛之，无汗加芩、葛、苍术以发之，肠风痘疹能发痘疹。丹溪曰：凡斑疹已见红点，不可更服升葛汤，恐表虚反增斑烂也。又能起阴气，散郁火，解酒毒葛花尤良，

---

① 杲：原作"泉"，据《本草求真·散剂·驱风》改。
② 汗：原脱，据《本草求真·散剂·驱风》补。
③ 泻：原作"渴"，据《本草纲目·草部·防风》改。
④ 肺：《本草备要·草部·葛根》作"脾"。

利二便，杀百药毒。多用反伤胃气升散太过。生葛汁大寒，解温病大热，吐衄诸血。〔批〕李士材曰：生用堕胎，蒸熟化酒毒，主消渴，大热，呕吐，头痛。止血痢，散郁火。

升麻 辛，甘，微苦。能引葱白入肺，发散风寒出汗。引石膏治阳明顶巅头痛齿痛，引参、芪入脾胃补脾。同柴胡能引归、芪、白术甘温之药以补卫气之散，而实其表，并治一切风陷下痢，久泄经曰：清气在下，则生飧泄脱肛，足寒阴痿，暨蛊毒精鬼阳升则阴散与一切风热斑疹疮毒，以升其阳而散其热，俾邪尽从外解，而浊自降，故又曰能以解毒。不似葛根功专入胃，升津解肌，而不能引诸药以实卫气也。但升麻佐葛根，则入阳明升津解肌；同柴胡升气，则柴胡能升少阳肝经之阳，升麻能升阳明胃经之阳，一左一右相需而成。时珍曰：大抵人年五十以后，其气消者多，长者少；降者多，升者少；秋冬之令多，而春夏之令少。若禀受弱而有诸般阳虚等证者，并宜以升阳等药活法治之也。但阴火动，及气虚汗出切忌。里白外黑紧实者良，名鬼脸升麻；细削，皮青绿色，名鸡骨升麻。去须芦，蒸曝用。入补剂蜜水炒用。

白芷 色白味辛，气温力厚，芳香。通窍行表，为足阳明胃经祛风散湿主药。故能治阳明一切头面诸疾阳明之脉，起于鼻，络于目，故病多属头面。如头目昏痛王璆《百一选方》云：王定国病风头痛，至都梁求明医杨介治之，连进三丸，即时病失。恳求其方，则用香白芷一味，洗晒为末，炼蜜丸弹子大，每嚼一丸，以茶清或荆芥汤化下，遂命名都梁丸，眉棱骨痛《丹溪纂要》属治风热与痰，白芷、片芩酒炒，等分为末，每服二钱，茶清下，牙龈骨痛用香白芷一钱，朱砂五分，为末，蜜丸，频用擦牙，或以白芷、吴茱萸等分，浸水漱涎，面黑瘢疵宜之。且其风热乘肺，上烁于脑，渗为渊涕；移于大肠，变为血崩、血闭、肠风、痔瘘、痈疽；风与湿热发于皮肤①，变为疮疡燥痒，皆能温散解托，而使腠理之风悉去，留结之痈肿潜消。活血排脓，生肌止痛，解砒毒蛇伤先以绳扎伤处，白芷末五钱，酒调下。

---

① 肤：原作"胃"，据《本草求真·散剂·驱风》改。

又治产后伤风，血虚头痛。今人用治带下，肠有败脓，淋露不已，腥秽殊甚，遂致脐腹冷痛，皆由败脓所致，须此排之。白芷一两，单叶红蜀葵二两，白芍药、白枯矾各半两，为末，以蜡①化丸梧子大，每空心米饮下，俟脓尽，以他药补之。然其性升散，血热有虚火者禁用。色白气香者佳，或微炒用。当归为使。恶旋覆花。

细辛　味辛而厚，气温而烈。为足少阴肾经主药。凡风寒邪入至阴而见本经头痛太阳头痛在脑后，阳明头痛在额，少阳头痛在两角，厥阴头痛在巅顶，少阴头痛在脑齿，腰脊俱强，口疮喉痹，鼻渊齿䘌，水停心下，口吐涎沫成无己曰：水停心下不行，则肾气燥，宜辛以润之，细辛之辛以行水气而润燥，耳聋鼻痈，倒睫便涩者宜之。或用独活为使，俾在表之阳邪可散，而在里之伏邪可除。故书载能通关利窍、破痰下乳、行血发汗仲景治少阴证反发热，麻黄附子细辛汤以发少阴之汗。且走肾者必兼肝与胆，胆虚惊痫及风眼泪下者，得此辛散宣通，而令泪收惊除。时珍曰：气之厚者，能发阳中之阳；辛温能散，故诸风寒、风湿、头痛、痰饮、胸中滞气、惊痫者宜用之。口疮喉痹、䘌齿诸病用之者，取其能散浮热，亦火郁发之之义也。辛能泄肺，故风寒咳嗽上气者宜用之，辛能散燥，故通少阴及耳窍，便涩者宜用之。然味厚性烈，所用止宜数分，过则气塞命倾承曰：细辛多则气闷塞不通而死，虽死无伤。近年开平狱中尝治此，不可不知。若血虚头痛者，尤宜戒焉。产华阴者真。时珍曰：叶似小葵，柔茎细根，直而色紫，味极辛者，细辛也。杜衡、鬼督邮、徐长卿皆可乱之。去双叶者用双叶服之害人。恶黄芪、山茱萸，畏硝石、滑石，反藜芦。

柴胡　苦，平，微寒。味薄气升为阳。主阳气下陷，能引清气上行，而平少阳、厥阴之邪热肝、胆、心包、三焦相火。时珍曰：行少阳，黄芩为佐；行厥阴，黄连为佐。宣②畅气血，散结调经［昂按］人第知柴胡能发表，而不知柴胡最能和里，故劳药、血药

---

① 蜡：原作"腊"，据《本草求真·散剂·驱风》改。
② 宣：原作"宜"，据《本草备要·草部·柴胡》改。

往往用之，为足少阳胆经表药胆为清净之府，无出无入，其经在半表半里，法当和解，小柴胡汤之属是也。治伤寒邪热仲景有大、小柴胡等汤，痰热结实，虚劳肌热寇宗奭曰：柴胡，《本经》并无一字治劳，《药性论》《日华子》皆言补劳伤，医家执而用之，贻误无穷。时珍曰：劳有五，若劳在肝、胆、心、心包有热，则柴胡乃手足厥阴、少阳必用之药；惟劳在脾胃有热，或阳气下陷，则柴胡为升清退热必用之药；惟劳在肺肾者，不可用耳。寇氏一概摈斥，殊非通论。〔昂按〕杨氏秦艽扶羸汤，治肺痿成劳，咳嗽声嗄，体虚自汗，用柴胡为君，则肺劳亦有用之者矣，呕吐心烦邪在半表半里，则多呕吐，诸疟寒热东垣曰：诸疟以柴胡为君，佐以引经之药。李士材曰：疟非少阳经慎用，头眩目赤，胸痞胁痛凡胁前多是肝木有余，宜小柴胡汤加青皮、川芎、白芍。又左胁痛，宜活①血行气；右胁痛宜消食行痰，口苦耳聋皆肝胆之邪，妇人热入血室冲②为血海，即血室也，男女皆有之。柴胡在脏主血，在经主气，胎前产后诸③热，小儿痘疹，五疳羸热，散十二经疮疽血凝气聚，功同连翘连翘治血热，柴胡治气热，为少异。阴虚、火炎、气升者禁用〔批〕柴胡能退热升清，宣畅气血。李时珍曰：黄芩之退热，乃寒能生热，折火之本也。柴胡之退热，乃苦以发之，散火之标也。〔批〕李时珍曰：柴胡，少阳经半表半里之药。病在太阳者服之太早，则引贼入门；病在阴经者，复用柴胡则重伤其表；劳证惟在肝经者用之。若气虚者，不过用些少，助参、芪，非用柴胡退热也。北产如前胡而软者良，南产者强硬不堪用。外感生用；内伤升气，酒炒用根；治中及下降用梢；有汗咳者蜜水炒。前胡、半夏为使。恶皂角。

银柴胡 味甘，微寒，无毒。功用等于石斛，皆能入胃而除虚热。但石斛则兼入肾，涩气固筋骨，此则入肾凉血耳。故《和剂局方》用此治上下诸血，及虚劳方中参入同治，若肝劳必用此

---

① 活：原作"治"，据《本草备要·草部·柴胡》改。
② 冲：原作"卫"，据《本草备要·草部·柴胡》改。
③ 诸：原作"俱"，据《本草备要·草部·柴胡》改。

为主。且不类于北胡，北胡能升少阳清气上行升消发表，必有外邪者方用，此则气味下达入肾凉血，与彼迥不相符。出银州者良。〔批〕〔按〕银柴胡《纲目》并于柴胡之下，功用气叶亦同。今人专以治热在骨髓及劳疳之证，殆本于孙氏能退骨蒸之语。近时有一种根似桔梗、沙参，白色而大，市人以之伪充银柴胡，殊无气味，不可不辨。凡使，去须及头，拭净用。勿令犯火。

前胡　味苦，微寒。功专下气，凡因风入肝胆，火盛痰结，暨气实哮喘气有余便是火、咳嗽呕逆、痞膈霍乱及小儿疳气等证，升药难投，须当用此苦泄，俾邪去正复。不似柴胡性主上升，引邪外出，不能除实痰、实热也。〔按〕柴胡、前胡均是风药，但柴胡性升，前胡性降。肝胆经风痰，非前胡不能除。无外感者忌用。皮白肉黑，味甘气香者良。半夏为使。恶皂荚。忌火。

麻黄　辛，温，微苦。僧继洪云：中牟产麻黄，地冬不积雪，性热，故过服泄真气。入足太阳膀胱，兼走手少阴阳明心、大肠，而为肺家专药。发汗解肌，去荣中寒邪、卫中风热，调血脉，通九窍，开毛孔。治中风伤寒，头痛温疟，咳逆上气风寒入于肺经，经曰：诸气膹郁，皆属于肺，痰哮气喘哮证宜泄肺气，虽用麻黄，而不出汗，本草未载，赤黑斑毒胃热。一曰斑证，表虚不得再汗，非便闭亦不可下，只宜清解其①热，毒风疹痹，皮肉不仁，目赤肿痛，水肿风肿。过剂则汗多亡阳，夏月禁用汗者心之液，过汗则心血为之动摇，乃骁②悍之剂。丹溪以人参、麻黄同用，亦功补法也。东垣曰：十剂曰"轻可去实"，葛根、麻黄之属是也。邪客皮毛，腠③理闭拒，荣卫不行，故谓之实。二药轻清，故可去之。王好古曰：麻黄治卫实，桂枝治卫虚，虽皆太阳经药，其实荣卫药也。心主荣为血，肺主卫为气，故麻黄为手太阴肺之剂，桂枝为手少阴心之剂。发汗用茎，去节，煮十余沸，掠去浮沫，或用醋汤略泡，晒干备用。亦

① 其：原作"甘"，据《本草备要·草部·麻黄》改。
② 骁：原作"浇"，据《本草备要·草部·麻黄》改。
③ 腠：原作"窍"，据《本草备要·草部·麻黄》改。

有用蜜炒者庶免大发。**止汗用根节**无时出汗为自汗，属阳虚；梦中出汗为盗汗，属阴虚，用麻黄根、蛤粉、粟米等分为末，袋盛扑之佳。时珍曰：麻黄发汗，骎不能御；根节止汗，效如影响，物理不可测如此。自汗有风湿、伤风、风温、气虚、血虚、脾虚、阴虚、胃热、痰饮、中暑、亡阳、柔痉等证，皆可加用。盖其性能行周身肌表，引诸药至卫分而固腠理。**厚朴、白薇为使。恶辛夷、石韦**〔批〕〔按〕麻黄乃太阳药，兼入肺经，肺主皮毛。葛根及阳明经药兼入脾经，脾主肌肉。发散虽同，所入迥异。

荆芥 一名假苏 **辛苦而温，芳香而散。入肝经气分，兼行血分。其性升浮能发汗**又云：**止冷汗、虚汗，散风湿，清头目，利咽喉。治伤寒头痛，肌肤灼热，中风口噤，身强项直，口面㖞邪，目中黑花。其气温散，能助脾**①**消食**气香入脾，**通利血脉。治吐衄肠风，崩中血痢**②，产风血运产后血去过多，腹内空虚，则自生风，故常有崩运之患，不待外风袭之也。荆芥最能散血中之风。华佗愈风散，荆芥三钱，微焙，为末，豆淋酒调服，或童便服，诸家云甚效，**瘰疬疮肿，清热散瘀，破结解毒**结散热清，则血凉而毒解。**为风病、血病、疮家圣药。连穗用**穗在于巅，故善升发。**治血炒黑用**凡血药，用山栀、干姜、地榆、棕榈、五灵脂等，皆应炒黑者，以黑胜红也。**反鱼蟹、河豚驴肉。**〔批〕李士材曰：荆芥长于治风。又云：兼治血，以其入风木之脏即是血海，故并主之。然惟风在皮里膜外者宜之，非若防风入人骨肉也。

连翘 **微寒，升浮。**形似心实似连房，有瓣，苦入心，**故入手少阴、厥阴心**③、**心包气分而兼泻火，兼除手足少阳三焦、胆、手阳明经大肠气分湿热。散诸经血凝气聚**荣气壅遏，卫气郁滞，遂成疮肿，**利水通经，杀虫止通，消肿排脓**乃结者散之。凡肿而痛者为实邪，肿而不痛者为虚邪，肿而赤者为结热，肿而不赤者为留气停

---

① 脾：原作"皮"，据《本草备要·草部·麻黄》改。
② 痢：原作"瘀"，据《本草备要·草部·麻黄》改。
③ 心：原脱，据《本草备要·草部·连翘》补。

痰，为十二经疮家圣药经曰：诸疮痛痒，皆属心火。火热由于虚者忌用。〔批〕李士材曰：除心经客热，散诸经血积，味苦寒，入心、胃、胆、大肠四经，多饵即减食。

紫苏　背面俱紫，辛温香窜。五月端午采用。凡风寒偶伤，气闭①不利，心膨气胀②，并暑湿泄泻，热闭血衄崩淋，喉腥口臭，俱可调治。取其辛能入气，紫能入血，香能透外，温可暖中，使其一身舒畅，故命其名曰苏苏与酥同。时珍谓其同橘皮、砂仁，则能行气安胎；同藿香、乌药，则能快气止痛；同麻黄、葛根，则能发汗解肌；同芎藭、当归，则能和荣散血；同木瓜、厚朴，则能散湿解暑；同桔梗、枳壳，则能利膈宽中；同杏子、莱菔子，则能消痰定喘，要皆疏肺利气之品。虽其气味浅薄，久服亦能泄人真气，虚寒泄泻尤忌宗奭曰：紫苏气味香散，今人朝暮饮紫苏汤无益。医家谓芳草致豪贵之疾者，此其一焉。若脾胃寒人，多致滑泄，往往不觉。梗下气稍缓，子降气最速《务本新书》云：凡道畔、近道，可种苏以遮六畜，收子取油，甚明。弘景曰：苏子下气，与橘皮相宜。与橘红同为除喘定嗽，消痰顺气之药。叶发汗散寒，梗顺气安胎，子降气开郁、消痰定喘。表弱气虚者忌用叶，肠滑气虚者忌用子。但性主疏泄，气虚、阴虚、喘逆者并禁。宜橘皮，忌鲤鱼。子炒研用。

薄荷　气味辛凉。功专入肝与肺通窍而散风热。辛能发散，故治头痛头风，发热恶寒，中风失音，语涩舌苔含漱；辛能通气，故治心腹恶气痰结；凉能清热，故治咽喉、口齿、眼耳、瘾疹疮疥、惊热骨蒸、衄血。古方逍遥散，用此以为开郁散气。小儿惊热，用此以为宣风向导凡小儿治惊药宜用薄荷汤调。肠风血痢，有用此以为疏气清痢辛能散，凉能清，然亦不敢多用，不过二三分，恐泄真元耳气虚食之，令人虚汗不止。阴虚火甚食之，令人动消渴病。苏产气芳者良。猫伤用汁涂之以妙陆农师曰：薄荷，猫之酒也；犬，

---

① 闭：原作"开"，据《本草求真·散剂·散寒》改。
② 胀：原作"脉"，据《本草求真·散剂·散寒》改。

虎之酒也；桑椹，鸠之酒也；茵草，鱼之酒也。

鸡苏 即龙脑薄荷。又名水苏，生于水旁，系野生之物。味辛微温。功类苏薄，但苏薄性稍凉，水苏性稍温；苏薄性主升，水苏性主降；苏薄多于气分疏散，水苏多于血分温利。故凡肺气上逆而见头风目眩，与血瘀血热而见肺痿血痢、吐衄崩淋、喉腥口臭邪热等病者，皆当用此宣泄《太平和剂①局方》有龙脑薄荷丸。俾热除血止而病自愈。但表疏汗出切忌。方茎中虚，似苏叶而微长，密齿面皱，气甚辛烈。

木贼 温，微甘、苦。中空轻扬，与麻黄同形性。亦能发汗解肌，升散火郁风湿。入足厥阴、少阳血分，益肝胆。治目疾，退翳膜翳，乃肝邪郁遏，不能上通于目，及疝痛脱肛，肠风痔瘘，赤痢崩中血病。《求真》云：木贼，气不辛热，入肝胆血分驱散风热，为去翳明目要剂。非若麻黄味辛性燥，专开腠理，而使身汗大出也。〔批〕李士材曰：木贼入肝伐木。去节者善发汗，中空而轻，有升散之功也。主治头风泪眼，翳膜连睛。多服损肝。

浮萍 浮于水上，体轻气浮。辛，寒。古人谓其发汗胜于麻黄，下水捷于通草。凡风湿内淫，瘫痪不举，在外而见肌肤瘙痒，一身暴热，在内而见水肿不消，小便不利，用此疏肌通窍。俾风从外散，湿从下行，而瘫与痪悉除矣。至《本经》载长须发者，以毛窍利而血脉荣也风去血荣；止消渴者，以经气和而津液复也热去津生；胜酒者，以阳明通达而能去酒毒也。总皆因其体浮，故能散风；因其气寒，故能胜热；因其产于水上，故能以水利水耳。用浮萍背紫色为末，蜜丸弹子大，空心酒服。然必大实大热方可。若表虚自汗者切禁。烧烟辟蚊亦佳。

苍耳子 一名枲耳，即《诗》卷耳。甘，苦，性温。善发汗，散风湿。上通脑顶，下行足膝，外达皮肤，治头痛目暗，齿痛鼻渊，肢挛痹痛，瘰疬疮疥采根叶熬，名万应膏，遍身瘙痒。作浴汤佳。〔批〕祛肝风，除脾湿，活血通气。服药后忌风邪触犯。去刺，

---

① 剂：原作"济"，形近而讹，据文义改。

酒拌蒸。忌猪肉。《圣惠方》：叶捣汁。云治产后痢。

天麻 辛平，微温，无毒。性升属阳，为肝家气分定风药。盖诸风眩掉，皆属肝木。肝病不能荣筋，故见头旋眼黑、语言不遂，及①风湿顽痹、小儿惊痫等证。天麻乃辛平之味，能于肝经通脉强筋，疏痰利气。辛而不燥，得气之平，则肝虚风作，自尔克治，故又名为定风草。若久服则遍身发出红斑，是驱风之验也。肝虚血燥忌用。根类黄瓜，茎名赤箭，有风不动，无风反摇，明亮结实者佳。湿纸包，煨熟切片，酒浸一宿焙用。

秦艽 苦燥湿，辛散风。去肠胃之热，疏肝胆之气，养血荣筋风药中润剂，散药中补剂。治风寒湿痹，通身挛急血不荣筋，虚劳骨蒸时珍曰：手足阳明经药，兼入肝胆。阳明有湿则手足酸痛寒热，有热则日晡潮热骨蒸。《圣惠方》治急劳烦热，秦艽、柴胡各一两，甘草五钱，为末，每服三钱。治小儿骨蒸潮热，食减瘦弱，秦艽、炙甘草各一两，每服一二钱，钱乙加薄荷五钱，疸黄酒毒，肠风泻血，口噤牙痛齿下龈属手阳明大肠经。张洁古曰：秦艽能去下牙痛，及本经风热②，湿胜风摇③之证。利大小便牛乳点服，兼治黄疸，烦渴便赤。〔批〕李士材曰：秦艽祛风活络，养血荣筋，长于养血，故能退热；又能入胃祛湿热，下行，故利小便。然小便不禁，大便滑者禁用。形作罗纹相交，长大、黄白、左纹者良。菖蒲为使，畏牛乳。

豨莶草 味苦而辛，性寒不温④。书载须蒸晒至九数穷于九，加以酒蜜同制，则浊阴之气可除，而清香之气始见。是以主治亦止宜于肝肾风湿，四肢麻木，筋骨冷痛，腰膝无力，风湿疮疡等证。以其苦能燥湿，寒能除热，辛能散风故也。生用令人泄，血虚忌用。以五月五、六月六、七月七、八月八、九月九采者尤佳宋张咏进豨莶表云：其草金棱银线，素茎紫荄，对节而生，颇同苍

---

① 及：原作"反"，形近而讹，据文义改。
② 热：《本草备要·草部·秦艽》作"湿"。
③ 摇：《本草备要·草部·秦艽》作"淫"。
④ 温：《本草求真·泻剂》作"湿"。

耳。臣服百服，眼目清明，积至千服，须发乌黑，筋力轻健，效验多端。去粗茎，留枝叶花实，酒拌蒸晒九次，蜜丸，捣汁熬膏，以甘草、生地、炼蜜三味收之，酒调服尤妙。

威灵仙 辛咸气温。其性善走，能宣疏五脏十二经络。凡一切风寒湿热，而见头风顽痹，癥瘕积聚，黄疸浮肿，大小肠秘，风湿痰气，腰膝腿脚冷痛等证，得此辛能散邪，温能泄水，苦能破坚，性极快利，通经达络，无处不到，诚风药中之走者也。气壮者服之神效；若气弱服此，则能泄真气。和砂仁、沙糖煎，治诸骨哽。根丛须数百条，长者二尺余，色深黑，为铁脚威灵仙良。忌茗面汤。

钩藤钩 甘，微苦，寒。除心热，平肝风〔批〕李士材曰：舒筋除眩，下气宽中，祛肝风而不燥，庶几中和之品。治大人头旋目眩，小儿惊啼瘈疭音炽纵。筋急而缩为瘈，筋缓而弛为疭，伸缩不已为瘈疭，俗谓之抽搐是也，客忤胎风，发斑疹。主肝风相火之病，风静火息，则诸证自除相火散行肝、胆、三焦、心包。有刺，类钩钩，藤细多钩者良纯用钩，功力加倍。久煎则无力。俟他药煎就入之，一二沸即起《求真》云：此轻平宣泄，以为下降，藤类筋象，故抽掣病由筋生者，必为之用。

茵芋 味辛而苦，气温有毒。治风湿拘挛痹痛。如治风痫，则有茵芋丸；治风痹，则有茵芋酒；产后风，则有茵芋膏。与石南、莽草同为一类莽草辛温有毒，能治头风痛肿、乳痈疝瘕。其叶煎汤热含，能治牙虫喉痹。若云能疗虚羸寒热，恐莫及耳因虚当兼补虚。出彭城海盐，茎赤，叶如石榴而短厚者佳。采茎叶阴干，炙用。

当归 辛甘温润。入心生血，缘脉为血府，诸脉皆属于心，心无血养，则脉不通；血无气附，则血滞不行。当归气味辛甘，既不虑其过散，复不虑其过缓，得其温中之润，为阴中之阳，故能通心而血生，号为血中气药。故血滞能通，血虚能补，血枯能润，血乱能抚，使气血各有所归故名〔批〕东垣曰：头生血而上行，身养血而中守，尾破血而下流，生活血而不走。时珍曰：治上用头，治中用身，治下用尾，通治全用，一定之理也。〔按〕当归辛温散寒，能行气分，凡血枯、血燥、血闭、血脱及妇人不足，一切血证，无不治之，盖气调而血和也。然性动而滑，因火动血者忌之。是以气逆而见咳逆上气①者，则当用此以和血，血和而气则降矣；寒郁而见疟痢、腰腹头痛者，则当用此以散寒，寒散而血自和矣；血虚而见风痉无汗者，则当用此以养血，血养而风则散矣。他如疮疡痈疽而见痛苦异常，肌肉失养而见皮肤不润，并冲脉为病而见气逆里急，带脉为病而见腹痛、腰如坐水冲脉起于肾下，出于气街，侠脐上行至胸中，上颃颡，渗诸阳，灌诸精，下行入足，灌诸络，为十二经脉之海，主血。带脉横围于腰，如束带，总约诸脉，亦何莫不因血虚，气无所附之意，得此则排脓痛止，痈消毒去，肤泽皮润，而无枯槁不荣之患矣。然此味辛则散，气虚火盛者切忌；味甘则壅，脾胃虚寒者则忌；体润性滑，大肠泄泻者则忌。至书既言当归入心，而又曰入肝入脾，无非因其血补，而肝与脾皆有统藏之意脾统血，肝藏血。秦产秦州汶州所出头圆尾多，色紫气香肥润，名马尾当归，其性力柔善补；川产尾粗坚枯，名镵头当归，其性力刚善攻，只宜发散。收贮晒干，乘热纸封瓮内。用宜酒洗。畏菖蒲、海藻、生姜。恶湿面。

　　藁本　辛温雄壮，为太阳经风药膀胱。寒郁本经，寒痛连脑后者必用之凡巅顶痛，宜藁本、防风酒炒、升、柴。治督脉为病，脊强而厥督脉并太阳经贯脊。又能下行去湿，治妇人疝瘕，除阴肿痛，腹中急痛皆太阳寒热②，胃风泄泻夏英公病泄，医以虚治，不效。霍翁曰：此风客于胃也，饮以藁本汤而愈，盖藁本能除风湿耳，粉刺酒齇音查，和白芷作面脂良。〔批〕风家巅顶作痛，女人阴肿疝疼。根紫色，似川芎而轻虚，气香味麻，不堪作饮。士材曰：头痛挟内热者不宜。〔批〕李士材曰：头痛挟内热，及阳证头痛不宜③。

　　芎䓖　辛，温升浮。为少阳引经胆，入手、足厥阴气分心包、肝，乃血中气药，助清阳而开诸郁丹溪曰：气升则郁自降，为通阴

---

　　①　气：原作"闻"，据《本草求真·补剂·温中》改。
　　②　热：《本草求真·补剂·滋水》作"湿"。
　　③　宜：原作"宣"，据《医宗必读·草部·藁本》改。

阳气血之使。润肝燥，补肝虚肝以泻为补，所谓辛以散之，辛以补之。上行头目，下行血海冲脉，搜风散瘀，止痛调经。治风湿在头，血虚头痛能引血下行，头痛必用之药，加各引经药：太阳羌活，阳明白芷，少阳柴胡，太阴苍术，少阴细辛，厥阴吴茱萸。丹溪曰：诸经气郁，亦能头痛，腹痛胁风，气郁血郁，湿泻血痢〔批〕时珍曰：予治湿泻，每用川芎以开气郁，其应如响，血痢已通而痛不止者，乃阴亏气郁，加川芎为佐，气行血调，其病立止，寒痹筋挛，目泪多涕肝热，风木为病诸风眩掉，皆属肝木，及痈疽疮疡，男妇一切血证。然香窜辛散，能走泄真气。单服久服，令人暴亡单服则脏有偏胜，久服则过剂生邪，故有此失。若有配合节制，则不至此矣。〔昂按〕芍、地酸寒为阴，芎、归辛温为阳，故四物取其相济以行血药之滞。其川芎辛散，岂能生血者乎？治法云：验胎法，妇人过经三月，用川芎末，空心热汤调一匙，服腹中微动者是胎，不动者是经闭。〔批〕川芎性阳，味辛。凡虚火上炎，呕吐咳逆者忌用。蜀产为川芎，秦产为西芎，江南为抚芎。以川产大块，里白不油，辛甘者胜。白芷为使。畏黄连、硝石、滑石。恶黄芪、山茱萸。

　　白芍　味酸，微寒。功专入肝经血分敛气。缘气属阳，血属阴。阳亢则阴衰，阴凝则阳伏。血盛于气则血凝而不行，气盛于血则血燥而益枯。血之盛者，必赖辛为之散，故川芎号为补肝之气；气之盛者，必赖酸为之收，故白芍号为敛肝之液、收肝之气，而令气不妄行也。至于益气除烦，敛汗安胎同桂枝则敛风汗，同黄芪、人参则敛虚汗，补劳退热，及治泻痢后重，痞胀胁痛胁为肝胆二经之处，用此则能理中泻火，肺胀嗳逆，痈肿疝瘕，鼻衄目涩用此益阴退火而自活①，溺闭杲曰：白芍能益阴滋湿而停津液，故小便自利，非因通利也，何一不由肝气之过盛，而致阴液之不敛。杲曰：四物汤用芎药，大抵酸涩者为收敛停湿之剂，故主手、足太阴收敛之体。元素曰：白芍入脾经，补中焦，乃下痢必用之药。盖泻痢皆

---

①　活：《本草求真·收涩·收敛》作"治"。

太阴病，故不可缺。得炙甘草此为佐，治腹中疼痛。夏月少加黄芩，恶寒加桂枝，此仲景神方也。其用凡六：安脾经，一也；治腹痛，二也；收胃气，三也；止泻痢，四也；和血脉，五也；固腠理，六也。是以白芍能理脾肺者，因肝气既收，则木不克土，土安则金亦得所养，故脾、肺自尔安和也。产后不宜妄用也，以其气血既虚，芍药恐伐生气也冯兆张曰：产后芍药佐以姜、桂，制以酒炒，合宜而用，有何不可。然用之得宜，亦又何忌同白术则补脾，同参、芪则补气，同归、地则补血，同芎藭则泻肝，同甘草止腹痛，同黄连止泻痢，同防风发痘疹，同姜、枣温经散湿。出杭州者佳。酒炒用。恶芒硝、石斛，畏鳖甲、小蓟，反藜芦。

赤芍药 〔批〕李士材曰：白芍功用颇多，一言以蔽之，敛气凉血而已。赤者专行恶血而利小肠。与白芍主治略同，尤能泻肝火，散恶血。治腹痛坚积，血痹疝瘕邪聚外肾为疝，腹内则为瘕，经闭肠风，痈肿目赤皆散泻之功。白补而收，赤散而泻。白益脾，能于土中泻木；赤散邪，能行血中之滞。产后俱忌用。赤白各随花色，单瓣者入药。酒炒用制其寒，妇人血分醋炒，下痢后重不炒。恶芒硝、石斛，畏鳖甲、小蓟、藜芦。

生地黄 〔批〕李士材曰：生地味甘寒。入心肝脾肾四经，凉血补阴，去瘀生新，养筋骨，益气力，理胎产，主劳伤，通二便，消宿食。心病而掌中热痛，脾病而痿蹶食眠。甘，苦，大寒。入手少阴心、足少阴肾、足厥阴肝，并足太阴脾、手太阳小肠。力专清热泻火，凉血消瘀导赤散，生地与木通同用，能泻丙丁之火。《别录》治妇人崩中血不止，及产后血上薄心，胎动下血，鼻衄吐血，皆捣汁饮之。故凡吐衄，畜血溺血，崩中带下，血因热逆者，无不能平。又伤寒阳强，痘证毒盛，用此以清血燥，与折跌伤筋而见血痹血瘀，亦用以活血生新。惟血因寒滞者忌用。多服损胃。忌铁。生掘鲜者，捣汁饮之，以用酒制，则不伤胃。生则寒，干则凉，热则温地黄补肾要药，益阴上品，禀仲冬之气，故凉血有功。阴血赖养，新者生则瘀者去。血受补则筋荣，肾得之而骨强力壮矣。胎产劳伤，皆血之愆，血得其养，证因以痊。肾开窍于二阴，况血主濡之，二便所以利也。湿热盛则食不消，地黄去湿热，以安脾胃，宿滞乃化。掌中应心主，痿躄乃脾热，奉君主而清其仓廪，两证可瘳矣。[按] 生地味本甘寒，本草言其甘苦大寒，当从李说为是。

干地黄 甘苦而寒，沉阴而降。入手、足少阴心、肾，厥阴心包、肝及手太阳经小肠。滋阴退阳，凉血生血。治血虚发热经曰：阴虚生内热，**劳伤咳嗽**咳嗽阴虚者，地黄丸为要药，亦能除痰。丹溪曰：久病阴火上升，津液生痰不生血，宜补血以治相火，其痰自除，**痿痹惊悸，吐衄尿血，血运崩中，足下热痛，折跌绝崩**生地一斤，瓜姜糟一斤，生姜四两，炒热，罨伤折处，冷则易之。又生地汁三升，酒一升半，煮服，下扑损瘀血。**填骨髓，长肌肉，利大小便，调经安胎**。又能杀虫，治心腹急痛张璐云：地黄心紫入心，中黄入脾，皮黑归肾。味厚气薄，内专凉血滋阴，外润皮肤莹泽，病人虚而有热者，咸宜用之。虞抟云：生地凉血，而胃气弱者，恐妨食；熟地补血，而痰饮多者，恐泥膈。或言生地酒炒则不妨胃，熟地姜制则不泥膈。然须详病人元气、病气之浅深而用。江浙生者，南方阳气力微；北方生者，纯阴力大，以怀庆肥大、菊花心者良。酒制则上行、外行，姜制则不泥膈。恶贝母，畏芜荑。忌莱菔、葱、蒜、铜铁器。得酒、门冬、丹皮、当归良。

熟地黄 甘而微温，味厚气薄。专补肾脏真水，兼培黄庭后土，土厚载物，诸脏皆受其荫，故又曰能补五脏之真阴。熟地功力甚巨。在景岳谓其真阴亏损，有为发热、为头痛、为焦渴、为喉痹、为嗽痰、为喘气，或脾肾寒逆为呕吐亦有不宜用地黄者，或虚火载血于口鼻，或水泛于皮肤，或阴虚而泄痢，阳浮而狂燥，或阴脱而扑地，阴虚而神散者，非熟地之守不足以聚之守以制散；阴虚而火升者，非熟地之重不足以降之重以制升；阴虚而燥动者，非熟地之静不足以镇之静以制动；阴虚而刚急者，非熟地之甘不足以缓之缓以制急；阴虚而水邪上沸者，舍熟地何以自制水以引水，舍熟地何以归元；阴虚而精血俱损，脂膏残薄者，舍熟地又何以厚肠胃厚以滋薄。且犹有最玄最妙者，则熟地兼散剂能发汗，以汗化于血阴以化阳，而无阴不作汗也；熟地兼温剂能回阳，以阳生于下引阳归阴，而无阴不回也。然而阳性速，故人参少用亦可成功；阴性缓，熟地非多用难以奏效。而今人有畏其滞腻者，则崔氏何以用于肾气丸而治痰浮痰本于肾；有畏其滑湿者，则仲景何以用于八味丸则医肾泄泄因肾气不固，故谓肾泄。有谓阳能生阴，阴不能生阳者，则阴阳之理原自互根无阴则阳无以化，彼此相须，缺一不可，无阳则阴无以生，无阴则阳无以化。《内经》曰：精化为气。得非阴亦生阳乎？景岳尚论熟地，最为明确，独中所论脾胃寒逆为呕，可用地黄以治，是亦千虑之一失耳！至于制用地黄，宜用好酒、砂仁末同入，久蒸久曝，使其转苦为甘，变紫为黑，方能直入肾经。汪昂云：地黄性寒，得酒与火与日则温；性滞，得砂仁则利气，且能引入丹田。六味丸用之为君，尺脉弱者，加桂、附，所谓益火之原以消阴翳也；脉旺者，加知、柏，所谓壮水之主，以制阳光也。〔批〕《备要》云：熟地入手、足少阴、厥阴经。滋肾水，补真阴，填骨髓，生精血，聪耳明目耳为肾窍，目为肝窍。目得血而能视，耳得血而能听，为补血上剂也。硕云：男子多阴，虚宜熟地；女子多血热，宜生①地。出怀庆，肥大者佳。

何首乌 〔批〕补阴而不滞不寒，强阳而不燥不热。 苦坚肾，温补肝，甘益血，涩收敛精气。添精益髓，养血祛风治风先治血，血活则风散，强筋骨，乌髭发故名首乌，令人有子，为滋补良药。气血太和，则劳瘦风虚，崩带疮痔，瘰疬痈肿，诸病自已荣血调则痛肿消。赤者外科呼为疮帚。止恶疟益阴补肝，疟疾要药，而本草不言治疟。时珍曰：不寒不燥，功在地黄、天冬诸药之上。有赤白二种。夜则藤交，一名交藤，有阴阳交合之象。赤雄入血分，白雌入气分。以大如拳、五瓣者良，三百年者大如栲栳，服之成地仙。凡使赤白各半泔浸，竹刀刮皮切片，用黑豆与首乌拌匀，铺柳甑，入砂锅，九蒸九晒用。茯苓为使。忌诸血、无鳞鱼、莱菔、葱、蒜、铁器。唐时有何首乌者，祖名能嗣，父名延秀。能嗣五十八，尚无妻子，服此药七日，而思人道，娶妻连生数子。延秀服之，寿百六

---

① 宜生：原脱，据《本草备要·草部·熟地黄》补。

十岁。首乌又服之，寿百三十岁，发犹乌黑，李翱为立《何首乌传》。然流传虽久，服者尚少。明嘉靖初，方士邱应节进七宝美髯丹，世宗服之，连生皇子，遂盛行于世。冯兆张云：熟地、首乌虽俱称补阴，然地黄禀冬之气而生，蒸须至黑，专入肾而滋天一之真水。其兼补肝者，因滋肾而旁及也；首乌禀春气以生，而为风木之化，入通于肝为阴中之阳药，故专入肝经，以为益血祛风之用。其兼补肾者，亦因补肝而旁及也。一为峻补先天真阴之药，故可立救孤阳亢烈之危；一为补后天荣血之需，可为常服长养精神、却病调元之饵。先天后天之阴不同，奏功之缓急轻重亦异。况名夜合，又名能嗣，则补血之中尚有化阳之力。若非地黄功专滋水，气薄味厚，而为浊中之浊者比也。

牡丹皮 辛，苦，微寒。入手、足少阴心肾、厥阴心包、肝。泄血中伏火色丹故入血分。时珍曰：伏火即阴火也，阴火即相火也。世人专以黄柏治相火，不知丹皮之功更胜，故仲景肾气丸用之，**和血凉血**而生血血热则枯，凉则生，**破积血**积瘀不去则新血不生，**通经脉**，为吐衄必用之药血属阴，本静，因相火所逼，故越出上窍。治**中风五劳，惊痫瘛疭，除烦热，疗痈疮**凉血，**下胞胎，退无汗之骨蒸**张元素曰：丹皮治无汗之骨蒸，地骨皮治有汗之骨蒸。神不足者手少阴，志不足者足少阴，故仲景肾气丸用丹皮，治神志不足也。〔按〕《内经》云：水之精为志，故肾藏志；火之精为神，故心藏神。单瓣花红者入药，肉厚者佳。酒拌蒸用。畏贝母、菟丝、大黄，忌蒜、胡荽、伏砒。时珍曰：花白者补，赤者利，人所罕悟，宜分别之。《求真》云：丹皮味辛。能散血中之实热，性寒有凉相火之神功。但补少泄多，凡虚寒血崩，经行过期不尽并忌。赤者利血，白者兼补气。

续断 苦温补肾，辛温补肝。能宣通血脉而理筋骨。主**伤中，补不足**《经疏》云：味甘故然。**暖子宫，缩小便，破瘀血**。治**腰痛胎漏，崩带遗精，肠风血痢**《是斋方》：平胃散一两，川续断二钱半，每服二钱，米饮下，治时痢亦验，**痈痔肿毒**，又主金疮折跌以功命名，止痛生肌。女科外科，需为上剂。〔批〕《求真》云：续断，味苦性温，能入肾经以补骨；味辛，能入肝经以补筋。凡跌扑折伤痛肿及筋骨曲节损气滞之处，服此即能消散，止痛生肌。性涩故能止血。治漏，缩便，固精安胎。然性下行，气弱胎动，精脱溺血失血者，又所深忌。川产良，状如鸡脚，皮黄皱、节节断者真。去向里硬筋，酒浸用。地黄为使。

骨碎补 味苦而温。功专入肾补骨，且能入心破血。是以肾虚耳鸣耳属肾，久泻肾司开阖之权，久泻多责于肾，跌扑损伤骨痛，牙痛血出，宜此调治泄泻，研末入猪肾煨食。牙痛，炒黑为末擦牙。折伤，粥和末裹伤处。俾其肾补骨坚，破瘀生新，而病即除。致命其名曰骨碎补，以其骨碎能补也。去毛，蜜拌蒸用。

益母草 子名充蔚 辛温，苦寒。入手、足厥阴心包、肝。消水行血，去瘀生新，调经解毒瘀血去则经调。治血风血运，血痛血淋，胎漏产难，崩中带下，为经产良药。消疔肿乳痈亦取其散瘀解毒，通大小便。然辛散之药，瞳子散大者忌服。〔批〕《求真》云：益母味辛，故散风活血；味苦，故消瘀散结；气寒，故能治热也。益母子主治略同，调经益精，明目血滞病目者宜之，活血，顺气逐风气行则血行，血活则风散，行中有补。治心烦头痛血虚血热之候，胎产带崩，令人有子，有补阴之功时珍曰：益母根、茎、花、叶、实，皆可同用。若治疮肿胎产，消水行血，则宜并用；若治血分风热，明目调经，用子为良。盖根、茎、花、叶专于行，子则行中有补也。《产宝》济阴返①魂丹，小暑端午或六月六日，采益母茎、叶、花、实，为末蜜丸，治胎产百病。《近效方》捣汁熬膏亦良。〔批〕李士材曰：益母子叶补而能行，辛而能润，故为胎产要药。忌铁器，微炒用《从新》云：益母性辛散滑利，全无补益，勿以其有益母之名而滥用之。子虽行中有补，终是滑利之品，非血滞、血热者切勿服。

泽兰 苦泄热，甘和血，辛散郁，香舒脾。入足太阴、厥阴脾、肝。通九窍，利关节，养血气，长肌肉，破宿血，调月经，消癥瘕，散水肿防己为使。治产后血沥腰痛瘀行未尽，吐血鼻洪，目痛头风，痈毒扑损。补而不滞，行而不峻，女科要药古方泽兰丸甚

---

① 返：原作"游"，据《本草备要·草部·益母草》改。

多。〔批〕李士材曰：泽兰，味苦，甘，微温。和血有消瘀之能，利水有消盅之效。甘①能和血，独入血海攻其稽留；主水肿者，乃血化为水之水，非脾虚停湿之水也。行而带补，气味和平，无偏胜之害。

时珍曰：兰草、泽兰，一类二种，俱生卑湿。紫茎素枝，赤节绿叶，叶对节生，有细齿。但以茎圆节长，叶光有歧者为兰草；茎微方节短，叶有毛者为泽兰。嫩时并可挼音那而佩之，《楚词》所谓纫秋兰以为佩是也。吴人呼为香草，俗名孩儿菊夏月采，置发中，则发不脂；浸油涂发，去垢香泽，故名泽兰。兰草走气分，故能利水道，除痰癖，杀虫辟恶，而为消渴良药经曰：数食肥甘，传为消渴。治之以兰，除陈气也；泽兰走血分，故能消水肿，涂痈肿②，破瘀除癥，而为妇人要药。以为今之山兰者，误矣！防己为使寇宗奭、朱丹溪并以兰草为山兰之叶，李时珍考象说以证之。按别本云：兰叶甘寒，清肺开胃，消痰利水，解郁调经，闽产者力胜。李士材云：兰叶禀金水之气，故入肺脏，东垣方中常用之，《内经》所谓治之以兰，除陈气者是也，余屡验之。李时珍又谓东垣所用乃兰草也。其集诸家之言曰：陈《遁斋闲览》云楚《骚》之兰，或以为都梁香，或以为泽兰，或以为猗兰，当以泽兰为正。今之所种如麦门冬者名幽兰，非真兰也。故陈遁斋著《盗兰说》以讥之。方虚谷《订兰说》言古之兰草即今之千金草，俗名孩儿菊者；今之所谓兰，其叶如茅者，根名土续断，因花馥郁，故得兰名。杨升庵云：世以如蒲、萱者为兰，九畹之受诬也久矣。又吴草庐有《兰说》云：兰为医经上品，有枝有茎，草之植者也。今所谓兰无枝无茎，因山谷称之，世遂谬指为《离骚》之兰。寇氏本草溺于流俗，反疑吴说为非。夫医经为实用，岂可诬哉？今之兰果可以利水杀虫而除痰癖乎？其种盛于闽，朱子闽人，岂不识其土产而辨析若此？世俗至今，犹以非兰为兰，何其惑之甚也。〔昂按〕朱子辨③兰，据《离骚》纫佩以为证，窃谓

---

① 甘：原作"肝"，据《医宗必读·草部·泽兰》改。

② 肿：《本草备要·草部·泽兰》作"毒"。

③ 辨：原作"瓣"，据《本草备要·草部·泽兰》改。

纫佩亦骚人风致之词耳。如所云饮木兰之坠露餐、秋菊之落英，岂真露可饮而英可餐乎？又云制芰荷以为衣、集芙蓉以为裳，岂真芰荷可衣、芙蓉可裳乎？宋儒释经执泥，恐未可为定论也。第《骚》经既言秋兰，则非春兰明矣。《本经》既言泽兰，则非山兰明矣。是《离骚》之秋兰，当属《本经》之泽兰无疑也。然《离骚》不常曰春兰兮秋菊乎？不又曰结幽兰而延伫乎？不又曰毓石兰以为芳乎？若秋兰既属之泽兰，将所云春兰、幽兰、石兰者，又不得为山兰，当是何等之兰乎？且山兰为花中最上之品，古今评者，列之梅菊之前，今反属于孩儿菊之下，以为盗袭其名，世间致贱之草，皆收入本草，独山兰清芬佳品，摈弃不录，何其不幸若斯之甚也！本草杀虫之药最多，皆未必有验，至于行水消痰，固山兰之叶力所优为者也。盖时珍、陈、方、吴、杨辈，皆泥定陈藏器，以泽兰、兰草为一类二种，遂并《骚》经而疑之。崇泽兰而黜山兰，遂令兰草无复有用之者。不思若以为一类，则《本经》兰草一条，已属重出，何以《本经》兰草反列之上品，而泽兰止为中品乎？况一入气分，一入血分，迥然不同也。又《骚》经言兰者凡五，除木兰人所共识，其余秋兰、春兰、幽兰、石兰者，皆以为孩儿菊，是不特二种一类，且四种一类矣。而以为九畹受诬，岂埋也哉！盖《本经》言泽兰，所以别乎山也；言兰草，明用叶而不用其花也。《骚》经言秋兰，所以别乎春也；言石兰，所以别乎泽也。愚谓秋兰当属泽兰，而春兰、石兰定是山兰。其曰幽兰，则山兰之别名，以其生于深山穷谷故也。寇氏、朱氏之论又安可全非乎？姑附愚说，以证多识之士。

　　白薇　苦、咸而寒。阳明冲任之药。利阴气，下水气。主中风身热支满，忽忽不知人阴虚火旺，则内热生风；火气焚灼，故身热支满；痰随火涌，故不知人，血厥汗出过多，血少，阳气独上，气塞不行而厥，妇人尤多。此证宜白薇汤，白薇、当归各一两，参五钱，甘草钱半，每服五钱，**热淋，温疟洗洗，寒热酸痛**寒热作，则荣气不能内行，故酸痛，妇人伤中淋露血热。《千金》白薇散，治胎前产后遗尿不知时，白薇、芍药等分，酒调服。丹溪曰：此即河间所谓热甚廷孔郁结，神无所依，不能收禁之意也。廷孔，女人溺孔也，产虚烦呕仲景安中益气竹皮丸用之。《经疏》云：古方调经种子，往往用之。盖不孕缘于血热血少，而其源起于真阴不足，阳胜而内热，故荣血日枯也。益阴清热，则血自生旺而有子矣，故须佐以归、地、芍药、杜仲、从蓉等药。以牛膝而短小柔软。去须，酒洗用。恶大黄、大戟、山茱萸、姜、枣。胃虚泄泄禁用。

艾叶　苦，辛，生温，熟热。〔批〕辛可利窍，苦可疏通。故气血交理，而妇科带下调经多用之。纯阳之性，能回垂绝之元阳。通十二经，走三阴太、少、厥。理气血，逐寒湿，暖子宫，止诸血，温中开郁，调经安胎胎动腰痛下血，胶艾汤良，阿胶、艾叶煎服。亦治虚痢。治吐衄崩带治带要药，腹痛冷痢，霍乱转筋皆理气血，逐寒湿之效。杀蛔治癣醋煎。外科有用干艾作汤，投白矾二三钱洗疮，然后傅药者。盖人血气冷，必假艾力以佐阳，而艾性又能杀虫也。以之灸火，能透诸经而治百病。血热为病者禁用。灸火则气下行，入药则热上冲，不可过剂。丹田气弱，脐腹冷者，以熟艾装袋，兜脐腹甚妙。寒湿脚气，亦宜以此夹入袜内。〔批〕《从新》云：纯阳香燥，凡血燥生热者禁用。灸火亦大伤阴血，虚者宜慎。陈者良。服宜鲜者，苦酒醋也、香附为使。艾附丸，调妇人诸病。宋时重汤阴艾，自明成化来，则以蕲州艾为胜，云灸酒坛，一灸便透。《蒙筌①》《发明》并以野艾为真。蕲艾虽香，实非艾种。

延胡索　辛苦而温。入手、足太阴肺、脾、厥阴心包、肝经。能行血中气滞，气中血滞，通小便，除风痹。治气凝血结，上下内外诸痛通则不痛，癥瘕②崩淋，月候不调气血不和，因而凝滞，不以时至，产后血运，暴血上冲，折伤积血，疝气危急。为活血利气第一药。然辛温走而不守独用力猛，宜兼补气血药，通经堕胎，血热气虚者禁用。根如半夏，肉黄、小而坚者良。酒炒行血。醋

① 筌：原作"荃"，形近而讹，据文义改。《本草蒙筌》，药物学著作，明·陈嘉谟撰。

② 瘕：原作"癖"，据《本草备要·草部·延胡索》改。

炒止血。生用破血，炒用调血。

红花 古名红蓝花 辛，苦，甘，温。入肝经而破瘀血，活血瘀行则血活。有热结于中，暴吐紫黑血者，吐出为好。吐未尽，加桃仁、红花行之。大抵鲜血宜止，瘀血宜行润燥，消肿止痛凡血热血瘀，则作肿作痛。治经闭便难，血运口噤，胎死腹中非活血行血不能下，痘疮血热本草不言治痘，喉痹不通。又能入心经，生新血须兼补血药为佐使。〔批〕时珍曰：活血润燥，行血之要禁也。酒喷，微炒用。俗用染红，并作胭脂胭脂活血解毒，痘疔挑破，以油胭脂傅之良。少用养血，多则行血，过用能使血行不止而毙血生于心包，藏于肝，属于冲、任。红花汁与相类，故治血病。有产后血闷而死，名医陆氏以红花数十斤煮①汤，寝妇于上而熏之，汤冷再加，半日而苏。《金匮》有红蓝花酒，云治妇人六十二种风。

茜草 色赤入荣，气温行滞，味酸走肝，而咸走血《本经》苦寒。入厥阴血分心包、肝。能行血止血能行故能止。消瘀通经。又能止吐、崩、尿血，消瘀通经酒煎一两，通经甚效。治风痹黄疸，崩运扑损，痔瘘疮疖。血少者忌用。根可染绛。忌铁《求真》云：茜草除瘀去血之品，与紫草血热则凉之意不同。故凡经闭风痹，黄疸因于瘀血内阻者，固能使之下行。如吐崩尿血，因血滞艰涩者，更能逐瘀而血止耳，非真有止血之能也。

紫草 甘，咸，气寒。入厥阴血分心包、肝。凉血活血，利九窍，通二便咸寒性滑。治心腹邪气即热也，水肿五疸，瘑癣恶疮血热所致及痘疮血热毒盛、二便闭涩者。血热则毒闭，得紫草凉之，则血行而毒出。大便利者忌之。《活幼心书》云：紫草性寒，小儿脾实者可用，脾虚者反能作泄。古方惟用茸，取其初得阳气，以类逐类，用发痘疮。今人不达此理，一概用之，误矣。泄者忌用。去头、须。酒洗《求真》云：紫草，凉血解毒，血热毒盛者宜之。若以为宣发之药误矣。〔批〕李士材曰：紫草，味苦寒凉而不凝，为痘家血热之要药。过用则有滑肠之虞，凉血和血，清解疮②疡，宣发痘疹，通大小肠。

---

① 煮：原作"浸"，据《本草备要·草部·红花》改。

② 疮：原作"沧"，据《医宗必读·草部·紫草》改。

凌霄花　即紫葳花。肝经血分药也。味甘而酸，气寒无毒。凡人火伏血中，而见肠结血闭，风痒崩带癥瘕，一切由于血瘀热血而成者，宜用此。盖此专主泻热，热去而血自活也。是以肺痈之药，多有用此为君凌霄为末，和密佗僧，唾调傅，亦治酒齇。妊娠用此克安者，以其内有瘀积，瘀去而胎即安之意也。所云孕妇忌服者，恐其瘀血既无，妄用恐生他故也。藤生，花开五瓣，黄赤有点，不可近鼻，防伤脑。

大小蓟　气味温和，温不致燥，行不过散，瘀滞得温则消，瘀块得行则活。恶露既净，自有生新之能；痈肿潜消，自有固益之妙。保养之说，义由此起，岂真具有补益之力哉恭曰：大小蓟皆能破血。但小蓟力微，不如大蓟力迅。小蓟只可退热凉血，若大蓟则于退热之中，犹于气不甚伤也恭曰：大蓟叶疗痈肿，而小蓟专主血，不能消痈。能理血疾，不治外科。若脾胃虚寒，饮食不思，泄泻不止者，切勿妄服。两蓟相似，花如髻。大蓟茎粗而叶皱，小蓟茎低而叶不皱，皆用茎。

三七　甘，苦，微寒而温。世人仅知功能止血住痛。三七气味苦温，能于血分化其血瘀，试入诸血之中，能令血化为水。故凡金刃刀剪所伤，及跌扑杖疮，血出不止，嚼烂涂之，或为末，渗其血即止时珍曰：受杖时，先服一二钱，则血不冲，杖后尤宜服之。且吐血衄血、下血血痢、崩漏经水不止、产后恶露不下，俱宜自嚼，或为末，米饮送下即愈。此为阳明、厥阴血分之药，故能治一切血病。一种庭砌栽植者，以苗捣敷，肿毒即消，亦取散血之意一种春生苗，夏高三四尺，叶似菊艾，而劲厚有歧尖，茎有赤棱，夏秋开黄花，蕊如金丝，盘纽可爱，而气不香，花干则吐絮如苦荬絮，根叶味甘，治金疮跌伤出血，及上下血病甚效。云是三七，而根大如牛蒡根，与南中来者不类，恐是刘寄奴之属，甚易繁衍。广产形如人参者是时珍曰：此药近时出自南人军中，用为金疮要药，云有奇功。有节非，研用良。

地榆　苦，酸，微寒。性沉而涩本草未尝言涩，然能收汗止血，皆酸敛之功也，入下焦，除血热。治吐衄崩中血虚禁用，肠风血痢苏颂曰：古方断下多用之。寇宗奭曰：虚寒泻痢及初起者忌用。〔批〕《求真》云：地榆性主收敛，既清降，又能收涩，则清不虑其过泄，涩亦不虑其或滞，实为解热止血之药。血热及久病者宜之，虚寒及初起者不宜。似柳根，外黑里红。取上截，炒黑用。稍反行血。得发良。恶麦冬。

蒲黄 味甘气平。生用行血，凡瘀血停滞、肿毒积块、跌扑伤损、风肿痛疮、溺闭不解，服之立能宣泄解除时珍曰：一妇舌胀满口，以蒲黄频渗，比晓乃愈。观此则蒲黄之凉血可知矣。盖舌为心苗，心包相火，乃其臣使，得①干姜是阴阳相济也。失笑散用此同五灵脂，治血气滞痛。熟②则止血，凡吐血、下血、肠风、血尿、血痢，服之立止。然此止属外因，可建奇功。若内伤不足之吐衄，非此所能。

卷柏 生于石上，形如拳卷，即俗所谓万年松是也。气坚质厚，味甘性温。入足厥阴肝经血分，生则微寒，力能破血通经，故治癥瘕、淋结等证。炙则辛温，能以止血，故治肠风、脱肛等证。性与侧柏叶悬殊，治亦稍异侧柏叶伏③金气以制木，借炒黑以止血，不可不辨④。盐水煮半日，井水煮半日，焙用。

闾茹 辛，寒，有小毒。蚀恶肉，排脓血，杀疥虫，除热痹，破癥瘕。《内经》：同乌贼骨，治妇人血枯。根如莱菔，皮黄肉白；叶长微阔，折之有汁；结实如豆，一颗三粒。甘草为使。

庵䕡子 苦，辛，微寒《别录》微温。入肝经血分。行水散血，散中有补。治阳痿经涩，腰膝骨痛重痛，产后血气作痛，闪挫折伤扑打方多用之，能制蛇见之则烂⑤。叶似菊而薄，茎似艾而粗。苡仁为使。

郁金 〔批〕李士材曰：能开肺金之郁，故名。治血积气壅，又

---

① 得：原作"行"，据《本草求真·食物》改。
② 熟：原作"热"，据《本草求真·食物》改。
③ 伏：原作"伏"，据《本草求真·食物》改。
④ 辨：原作"斑"，据《本草求真·食物》改。
⑤ 烂：原作"痫"，据《本草备要·草部·庵䕡子》改。

生肌定痛。物罕值高，肆中多伪，折之光明脆彻，必苦中带甘味者乃真。辛，苦，气寒。纯阴之品，其性轻扬上行，入心及包络，兼入肺经。凉心热，散肝郁，下气破血行滞气，亦不损正气；破瘀血，亦能生新血。治吐衄尿血，妇人经血逆行经不下行，上为吐衄诸证。用郁金末，加酒①汁、姜汁、童便服，其血自净。痰中带血者，加竹沥，血气诸痛，产后败血攻心，颠狂失心，痘毒入心郁金一两，甘草二钱半，煮②干焙，研末，冰片五分，每用一钱，加猪血五七滴，新汲水下。治斑痘始有白泡，忽搐入腹，紫黑无脓。下蛊毒同升麻服，不吐则下。出川广，体锐圆如蝉肚，外黄内赤，色鲜微香，味苦带甘者真市人多以姜黄伪之。

姜黄 味辛而苦，气温色黄。功用颇类郁金苦寒，色赤、三棱苦平，皮黑肉白、蓬术味苦，色黑、延胡索辛苦，色黄。但郁金入心，专泻心包之血；莪术入肝，治气中之血；三棱入肝，治血中之气；延胡索则于心肝血分行气，气分行血，此则入脾，既治气中之血，复兼血中之气耳。陈藏器曰：此药辛少苦多藏器曰：性热不冷。性③气过于郁金，破血立通，下气最速，凡一切结气积气，癥瘕瘀血，血闭痈疽，并皆有效，以其气血兼理耳时珍曰：古方五痹汤，用片子姜黄，治风寒湿气手臂痛。戴原礼《要诀》云：片子姜黄能入手臂治痛，其兼理血中之气可知。若血虚腹④痛臂痛，而非瘀血凝滞者，用之反剧。蜀产者，色黄质嫩，有须，折之中空⑤有眼，切之分为两片者，为片子姜黄《和济方》治胎寒腹⑥痛，啼哭吐乳，大便色青，状若惊搐，出冷汗，姜黄一钱，没药二钱，乳香二钱，为末，蜜丸芡实大，每服一丸，钩藤汤下。《经验方》心痛难忍，用姜黄一两，桂三两，为末，醋汤服一钱，立效。广生者，质粗形

---

① 酒：《本草备要·草部·郁金》作"韭"。
② 煮：原作"者"，据《本草备要·草部·郁金》改。
③ 性：原作"生"，据《本草求真·食物》改。
④ 腹：原作"肠"，据《本草求真·食物》改。
⑤ 空：原作"寒"，据《本草求真·食物》改。
⑥ 腹：原作"服"，据《本草求真·食物》改。

扁如干姜，仅可染色，不可入药，服之有损无益。

莪术 辛，苦，气温。大破肝经气分之血。盖人血气安和，则气与血通，血与气附，一有所偏，非气盛而血碍，即血壅而气滞。三棱气味苦平，既于肝经血分逐气；莪术气味辛温，复于气分逐血。故凡气因血室而见积痛不解、吐酸奔豚、痞癖癥瘕等证宜用，俾气自血而顺，而不致闭结不解矣。但蓬术虽属磨积之味，而虚人服之，最属可危，须得参、术补助为妙。出自广南，大者为广茂。根如生姜，术生根下，似卵不齐。坚硬难捣，灰火煨透，乘热捣之。或醋磨、酒磨，或煮熟用。

荆三棱 味苦，气平。皮黑肉白。大破肝经血分之气，故一切血瘀气结，疮硬食停，老块坚积，靡不借此，味苦，入血分，行其气滞，俾血自气而下。但此以血药同投，则于血可通；以气药同入，则于气可治。仍须和以补气健脾之味方良汪昂曰：昔有人患癥癖死，遗言开腹取之，得病块如石，文理五色，削成刀柄，因刘三棱，柄消成水绣。［按］其人患癖，腹内血块虽有，但云削成刀柄，不无诳诞。若使专用克伐，则胃气愈虚，气反不行，而积增大矣。出荆地，色黄体重，若鲫鱼而小者良。今世所用皆草三棱，醋浸炒，或面裹煨。

白茅根 味甘，性寒。清热泻火，消瘀利水。凡苦寒之药，未有不伤气败胃。此药味甘性纯，专理血病，凡一切吐血衄血、血瘀血淋、血崩血闭并哕逆喘急烦渴、黄疸水肿等证，因热因火而成者，服之热除而血即理，火退而气与水即消矣吐血由于心肝火旺逼而上行，与衄血由于肺火所致，皆当用此水煎温服，或为末，米泔水调服。且能解酒毒恐烂五脏，用茅根汁饮一升，溃痈疽及疔毒诸疮。或用根捣傅，或用此煮汁调傅毒等药。此药甘不泥膈，寒不伤中，为治虚羸客犯中州之剂时珍曰：良药也。世人以微而忽之，惟事苦寒之剂，伤中和之气，乌足知此哉！茅以白者为良。初生茅针可以生啖，甚益小儿，功用亦同。屋上败茅，止衄敷疮最妙。

芦根 甘益胃，寒降火。治呕哕反胃胃热火升，则呕逆、食不下。《金匮》方：芦根煎服，消渴客热，伤寒内热，止小便数肺为水之上源，脾气散精，上归于肺，始能通调水道，下输膀胱。肾为水脏，而主二便。三焦有热，则小便数，甚至不能少忍，火性急速故也。芦中空，故入心肺，清上焦热，热解则肺之气化行，而小便复其常道矣。解鱼蟹河豚毒、酒毒。取逆水肥厚者，去节用。李士材曰：芦根独入阳明，清热下降。治消渴、呕逆、反胃、诸热等证甚效，若用笋性更佳。《求真》云：止宜实热，虚寒不宜，若露出水面者损人。去芦、节。

苎根 甘寒而滑。补阴破瘀，解热润燥。治天行热疾，大渴大狂，胎动下血，诸淋血淋；捣贴赤游丹毒，痈疽发背，金疮伤折止血易痂，鸡鱼骨哽，汁能化血行水。苎皮与产妇作枕，止血运；安腹上，止产后腹痛散瘀之功。用苎汁，疗消渴。〔批〕野苎根，捣碎丸如龙眼大。鸡骨汤下，鱼骨鱼汤下。

蔷薇根 苦涩而冷。入胃、大肠经。除风热、湿热，生肌杀虫。治泄痢消渴，牙痛口糜煎汁含漱，遗尿好眠，痈疽疮癣。花有黄、红、紫数色，以黄心、白色、粉红者入药。子名荣实，酸温。主治略同。《千金》曰：蔷薇根、角蒿，口疮之神药。角蒿在所多有，开淡红紫花，角微弯，长二寸许，辛苦有小毒，治头疮有虫及口齿疮。

芭蕉根 味甘，大寒。治天行热狂，烦闷消渴，产后血胀并捣汁服。涂痈肿结热为末，油调敷，霜后者佳。

大黄 大苦，大寒。性沉而降，走而不守。专入阳明胃腑大肠，大泻阳邪内结宿食。三承气汤皆有大黄内入。仲景治伤寒邪由太阳而入阳明之腑者，则用调胃承气，取其内有甘草之缓，不令有伤胃腑之意也。治邪由阳明之经直入阳明之腑者，则用大承气，取其中有枳实之急，得以破气之壅也。治邪由少阳之经而入①阳明之腑者，则用小承气，取其中无芒硝之咸，致令泄下以伤其胃也。故凡伤寒邪入胃腑，而见日晡潮热阳明旺于申酉、谵语斑狂、便秘硬痛、手不可近喜按属虚，拒按属实及瘟热瘴疟、下痢赤白、肠痛里急、黄疸

---

① 入：原作"太"，据《本草求真·泻剂·泻热》改。

水肿、积聚留饮宿食、心腹①痞满、二便秘与热结血分、一切癥瘕血燥、血秘实热等证，用此能推陈致新，定乱致治，故有将军之号成无己曰：热淫所臻，以苦泄之，大黄之苦，以荡涤瘀热，下燥热而泄胃强。然苦则伤气，寒则伤胃，下则亡阴，故必邪热实结、宿食不下用之得宜。若使病在上脘，虽或宿食不消反见发热，只须枳实、黄连以消痞热，宿食自通。若误用大黄推荡不下，反致热结不消，为害不浅时珍曰：大黄，病在五经血分者宜用之。若在气分用之，是谓诛伐无过。况先辈立药治病，原有成则。如大黄、芒硝则泻肠胃之燥热，牵牛、甘遂则泻肠胃之湿热，巴豆、硫黄则泻肠胃之寒结。虽其所通则一，而性实有不同，至于老人虚秘，腹胀少食，妇人血枯，阴虚寒热，脾气痞积，肾虚动气及②阴疽色白不起等证，不可妄用以取虚虚之祸。川③产锦纹者良。生用峻，熟用纯。忌进谷食得谷食，不能通利。黄芩为使。

黄芩　味苦入心，入肺泻火，入脾除湿，入大肠治肠澼腹痛，入小肠膀胱以治淋闭，且治中焦实火及邪在少阳胆经，得此以为清理。一药而上下表里皆治，其功力之泛涉，殆有难为专主者。不知内火冲激，外邪传入，皆能恣害。上如胸膈咽喉，下如肚腹二便，中如表里之所，阴阳之界，皆无不病。以故腹痛肠澼痢，寒热往来疟，黄疸淋闭，胸高气喘，痈疽疮疡，火嗽喉腥，结闭胎漏，口渴津枯，一皆湿之所淫，热之所浸，火之所胜。黄芩味苦性寒，枯而大者，轻飘上升以清肺，肺清则痰自理汪昂曰：痰因火动，当先降火；实而细者，沉重下降以利便，便利则肠澼自去。酒炒则膈热可除，而肝胆火熄；生用则实热堪服，而腹痛斯愈柴胡之退热，乃苦以发之，散火之标也；黄芩之退热，乃寒能胜热，折火之本也。且得白术、砂仁以安胎，得厚朴、黄连以除腹痛，得芍药以治痢，得柴胡以治寒热往来，此虽合上与下，表里皆治，而究

①　腹：原作"服"，据《本草求真·泻剂·泻热》改。
②　及：原作"反"，据《本草求真·泻剂·泻热》改。
③　川：原作"用"，据《本草求真·泻剂·泻热》改。

止为上中二①焦，泻火除热与湿之味东垣治肺热，身如火燎，烦躁引饮而昼盛者，宜一味黄芩汤以泻肺经气分之火。但肺虚腹痛属寒者切忌时珍曰：肺虚不宜，苦寒伤脾胃，损其母也。黄明者良。中虚者为枯芩，即片芩②；内实者名条芩，即子芩。上行酒炒；泻肝胆火，猪胆汁炒。山药、龙骨为使。畏丹皮、丹砂。

黄连 大苦，大寒。止属泻心之品，除湿之味好古曰：黄连苦燥，苦入心，火就燥，泻心者，其实泻脾也。实则泻其子也。肠澼能止，口干能除，痞满腹痛能消，痈疽疮疡能愈，肝虚能镇，与夫妇人阴蚀，小儿疳积，并火眼赤痛、吐血、衄血、诸毒等证，无不用此元素曰：黄连其用有六：泻心脏火一也，去中焦湿热二也，诸疮必用三也，去风湿四也，赤眼暴发五也，止中部见血六也。但性禀纯阴，脾胃素弱者忌用。至云厚肠胃，殊不足信时珍曰：黄连治目及痢为要药。古方治痢，香连丸用黄连、木香，姜连散用干姜、黄连，变通散用黄连、茱萸，姜黄散用黄连③、生姜，治消渴用酒蒸黄连，治下血用黄连、大蒜，治肝火用黄连、茱萸，治口疮用黄连、细辛，皆是一冷一热、一阴一阳、寒热互用之意，而无偏胜之害。汪昂曰：黄连泻心火，佐以龙胆泻肝胆火、白芍泻脾火、石膏泻胃火、知母泻肾火、黄柏泻膀胱火、木通泻小肠火。黄芩泻胃火，栀子佐之。泻大肠火，黄连佐之。柴胡泻肝胆火，黄连佐之；泻三焦火，黄芩佐之。［绣按］柴胡泻火，止就肝胆邪郁而言。若内实火用此，愈增其害矣，不可不知。出四川，瘦小状类鹰爪，连爪连珠者良。姜汁炒心火生用，虚火醋炒，肝胆火猪胆汁炒，上焦火酒炒，中焦火姜汁炒，下焦火盐水炒，或童便炒，食积火黄土炒，湿热在气分吴茱萸汤炒，在血分干漆水炒，赤眼人乳浸。黄芩、龙骨为使。恶菊花、玄参、僵蚕、白鲜皮，畏款冬花、牛膝。忌猪肉亦有不忌者，如藏连丸，黄连猪肚丸之类。

---

① 二：原作"三"，据《本草求真·泻剂·泻热》改。
② 芩：原作"者"，据《本草求真·泻剂·泻火》改。
③ 连：原作"痛"，据《本草求真·泻剂·泻火》改。

胡黄连 出波斯国，近时秦陇南海亦有。气味功用亦同黄连，因以连名。但此性专达下，大伐脏腑骨髓淫火热邪，凡骨髓劳热、五心烦热、三消五痔、温疟泻痢、恶毒等证，皆得以治。故同猪胰以疗杨梅恶疮，同干姜以治小儿果积，同鸡肝以治小儿疳眼，同乌梅以治小儿血痢，同甘草、猪胰以治霉疮。又治妇人胎蒸，较之黄连稍异耳。但小儿肾脏不足，脾胃虚寒切忌。心黑外黄，折之尘出如烟者真。畏恶同黄连。

知母 辛苦微滑，能佐黄柏以治膀胱热邪。缘人水肿癃闭，本有属血属气之分。肺伏热邪，不能生水，膀胱绝其化源，便秘而渴，此当清肺以利水者也。热结膀胱，真阴干涸，阳无以化，便秘不渴，此当清膀胱以导湿者也。黄柏气味辛①寒，虽能下行以除膀胱湿热，但肺金不肃，则化源无滋，又安能上达于肺而得气分俱肃乎？知母味辛而苦，沉中有浮，降中有升，既能下佐黄柏以泄肾水，复能上行以润心肺汪昂曰：黄柏入二经血分，故二药必相须而行也。俾气清肺肃而湿热得解。昔人有云：黄柏无知母，犹水母之无虾，诚以金水同源，子母一义，不可或离之意。故书皆言用此在上则能清肺止渴，却头痛，润心肺，解虚烦喘嗽、吐血衄血，去喉中腥臭；在中则能退胃火，平消疸；在下则能利小水，润大肠，去膀胱肝肾湿热、腰脚肿痛，并治劳瘵内热、阴火热淋崩渴等证。若谓力能补阴，则大谬矣。得酒良。上行酒浸，下行盐水拌。忌铁。

龙胆草 大苦，大寒。性禀纯阴，大泻肝胆火邪时珍曰：相火寄在肝胆，有泻无补，故龙胆之益肝胆之气，正以其能泻肝胆之邪热也。兼入膀胱、肾经，除下焦湿热，与防己功用相同。故治骨间②寒热，惊痫蛊膈，天行瘟疫，热痢疸黄，寒湿脚气脚气因足伤于寒湿而成，但肿而痛者为湿脚气，宜清热利湿搜风；拘挛枯细，痛而不肿者名干脚气，须宜养血润燥，咽喉风痹。并酒炒，同柴胡则治赤

---

① 辛：《本草求真·泻剂·泻火》作"纯"。
② 间：原作"开"，据《本草求真·泻剂·泻火》改。

睛弩肉汪昂曰：目疾初起，宜发散，忌用凉药。但此苦寒至极，非气壮实热者慎勿轻投。甘草水浸，曝用。小豆、贯众为使。恶地黄。

青黛 系蓝靛浮沫搅澄，掠出取干而成。味咸性寒，色青。大泻肝经实火，及散肝经火郁《衍义》曰：一妇患脐腹二阴遍生湿疮，热痒而痛，出黄汗，二便涩，用鳗鲡、松脂、黄丹之类涂之，热痛愈甚。其妇嗜酒，喜食鱼虾发风之物，乃用马齿苋四两，研烂，入青黛一两，和涂，热痛皆去，仍服八正散而愈。此中下焦蓄蕴风热毒气，若不出，当作肠风内痔，妇不能禁酒物，果仍发痔。凡小儿风热惊痫、疳毒丹热痛疮、蛇犬等毒、金疮血出、噎膈[1]蛊食并天行头痛、瘟疫热毒发斑、吐血、咯血、痢血等证，或作丸为衣，或用为末干渗，或同水调敷，或入汤同服，或作饼子投治如圣饼子治咯血，用青黛同杏仁研，置柿饼中煨食，皆取苦寒之性，以散风郁燥结之义。和溺白垢、冰片，吹口疳最妙。取娇碧者，水飞石灰用。蓝靛兼有石灰，敷疮杀蛊最奇。蛊属[2]下膈，非此不除。蓝叶与茎即名大青，大泻肝胆实火，以祛心胃热毒，故于时疾阳毒发斑、喉痹等证最利；蓝子止能解毒除疳，故于鬼疫蛊毒之证最妙。

大青 微苦，咸，大寒。解心胃热毒。治伤寒时疾热狂，阳毒发斑热甚伤血，里实表虚，则发斑。轻如疹子，重如锦纹。紫黑者，热极而胃烂也，必多死。《活人》治赤斑烦痛，有犀角大清汤，黄疸热痢，丹毒喉痹。此物处处有之，高二三尺，茎圆叶长，叶对节生，八月开小红花成簇，实大如椒，色赤。用茎叶。

牵牛 有白有黑。白者入肺，专于上焦气分除其湿热，故气逆壅滞，及大肠风秘者宜之；黑者兼入右肾，能于下焦通其遏郁，故肿满脚气及大小便秘者宜之。但下焦血分湿热，湿自下受，宜用苦寒以折。牵牛气味辛辣，久嚼雄烈，服之最能泄肺。若下焦血病而用是药，是以血病泻气，不使气血俱损乎杲曰：牵牛少则动

---

① 膈：原作"肠"，据《本草求真·泻剂·泻火》改。

② 属：原作"寓"，据《本草求真·泻剂·泻火》改。

大便，多则泄下如水，乃泻气之味。其味辛辣，久嚼猛烈雄壮，所谓苦寒安在哉？故肿受湿气不得施化，致大小便不通，斯宜用之。若湿从下受，下焦主血，血中之湿宜苦寒之味，反以辛药泄之，必伤人元气。惟是水气在肺，喘满肿胀等证，暂用以为开泄，俾气自上达下，而使二便顿开，以快一时。时珍曰：一宗室夫人，年几六十，平生苦肠结病，旬日一行，甚于生产，服养血润剂，则泥膈不快；服硝黄通利药，则苦困知，如此三十余年矣。时珍诊其人，体肥膏粱则多忧郁，日吐酸痰①盈碗②许乃宽，又多火病，此乃三焦之气壅滞，有升无降，津液化为痰饮，不能下滋肠③府，非血燥比也。润剂留滞，硝黄徒入血分不能通气，俱为痰阻，故无效也。乃用牵牛末、皂角膏丸与服，便通利自是，但觉肠结，一服就顺，亦不妨食，且复精爽也。若果下焦虚肿，还当佐以沉香、补骨脂等味，以为调补，俾补泻兼施，而无偏陂损泄之害矣。时珍曰：外甥柳乔，素多酒色，病下极胀痛，二便不通，不能坐卧，立哭呻吟者七昼夜，医用通利药不效，遣人叩予，予思此乃湿热之邪在精道，壅胀隧路，病在二阴之间，故前阻小便，后阻大便，病不在太阳膀胱也。乃用楝实、茴香、穿山甲诸药，入牵牛加倍，水煎服，一服而减，三服而平。取子，淘去浮者，舂④去皮。得木香、干姜良。酒蒸，研细用。

防己　大苦，辛，寒《本经》平，《别录》温，太阳经药膀胱。能行十二经，通腠理，利九窍，泄下焦血分湿热，为疗风水之要药。治肺气喘嗽水湿，热气诸痫降气下痰，温疟脚气足伤寒湿为脚气。寒湿郁而为热，湿则肿，热则痛。防己为主药，湿加苡仁、苍术、木瓜、木通，热加芩、柏，风加羌活、萆薢，痰加竹沥、南星，痛加香附、木香，活血加四物，大便秘加桃仁、红花，小便秘加牛膝、泽泻，痛连臂加桂枝、威灵仙，痛连胁加胆草。又有足跟痛者，属肾虚，不与脚气同论，水肿风肿，痛肿恶疮，或湿热流入十二

---

① 痰：原作"咸"，据《本草求真·泻剂·泻热》改。
② 碗：原作"盆"，据《本草求真·泻剂·泻热》改。
③ 肠：原作"藏"，据《本草求真·泻剂·泻热》改。
④ 舂：原作"春"，据《本草求真·泻剂·泻热》改。

经，致二阴不通者，非此不可。然性险而健，阴虚及湿热在上焦气分者禁用。《十剂》曰：通可去滞①，通草防己之属是也。通与通草即木通，是徐之才亦以行水者，为气分燥剂，无以别矣。木通甘淡，泄湿热；防己苦寒，泄血分湿热。出汉中。根大而虚通，心有花纹，色黄，名汉防己；黑点、黄腥、木强者，名木防己，不佳陈藏器曰：治风用木防己，治水用汉防己。酒洗用。恶细辛，畏萆薢。

葶苈　辛，苦，大寒。性急不减硝、黄。大泻肺中水气膹急，下行膀胱。故治积聚癥结，伏留热气，水肿痰壅，嗽喘经闭，便塞至极等证诸证皆就水气停肺而言。《十剂》云：泄可去闭，葶苈、大黄之属。但大黄则泻脾胃阴分血闭，葶苈则泻肺经阳分气闭。葶苈有苦有甜，甜者性缓，虽泻而不伤；苦者性急，既泻肺而复伤胃。故必大枣补土以制水，但水去则止，不可过剂。子如黍米，微长色黄，糯米微炒用。得酒良。榆皮为使榆皮性亦利水。亦可用酒炒。

甘遂　苦，寒，有毒。能泄肾经及隧道水湿，直达水气所结之处，以攻决为用，为下水之圣药仲景大陷胸汤用之。主十二种水，大腹肿满名水蛊，癥疝积聚，留饮宿食，痰迷颠痫。虚者忌用。皮赤肉白，根作连珠，重实者良。面裹煨熟用或用甘草、荠苨汁浸三日，其水如墨，以清为度，再面裹煨。瓜蒂为使。恶远志。反甘草仲景治心下留饮，与甘草同用，取其相反以立功也。有治水肿及肿毒者，以甘遂末傅肿处，浓煎甘草汤服之，其肿立消。二物相反，感应如此。

大戟　气味苦寒，有毒。性禀纯阴，峻利居首，上泻肺气，下泄肾水，兼因味辛，旁行经脉，无处不到。浸水色绿。又入肝胆，故能治十二水毒、蛊结腹满急痛等证好古曰：大戟与甘遂同为泄水之药，湿胜者，苦燥除之也。三因控涎丹用之，以大戟能泄脏腑之水湿，甘遂能行经隧之水湿，白芥子能散皮里膜外之痰气，

---

① 滞：原作"壅"，据《本草备要·草部·防己》改。

要必实证、实热、实脉方可，否则泻肺伤肾，害人不浅。中其毒者，菖蒲可解。杭产色紫者良，北产色白者不堪入药。浆水煮，去骨用。得大枣则不损脾。畏菖蒲，反甘草。苗名泽漆，亦行水道，主治略同。

商陆 辛，酸，苦寒，有毒。功专入脾行水。其性下行最峻，有排山倒海之势，功与大戟、芫花、甘遂相同。故凡水肿水胀、瘕疝痈肿、喉痹不通、湿热蛊毒恶疮等证，服此即能见效。如仲景牡蛎泽泻散之用商陆，以治大病后腰以下肿，用此急追以散之也。若脾虚水肿，因服轻剂未愈，遂用苦劣有毒纯阴之药迅迫，效虽稍见，未几即发，决不可救。取花白者良，赤者只堪贴脐入麝三分，捣贴，小便利则肿消。嘉谟曰：古赞云：其味酸辛，其形类人，疗水贴肿，其效如神。斯言尽之矣。黑豆汤浸蒸用。得蒜良。

芫花 味辛而苦，气温有毒。主治颇类大戟、甘遂，皆能达水饮窠囊隐僻之处，然此味苦而辛，苦则内泄，辛则外搜。凡水饮痰癖、皮肤胀满、喘急痛引胸胁、咳嗽胀疟，里外水闭、危迫殆甚者，用此毒性至紧，无不立应。不似甘遂苦寒，止泄经隧水湿；大戟苦寒，止泄脏腑水湿。莞花与此气味虽同，而性较此多寒耳。此虽取效甚捷，误用多致夭折，不可不慎。叶似柳，花紫碧色，叶生花落。陈久者良。醋煮过，水浸曝用。反甘草。叶可擦肤，赤肿作伤。

莞花 虽与芫花形色相同，而究绝不相似。盖芫花叶尖如柳，花紫似荆；莞花苗茎无刺，花细色黄。至其性味，芫花辛苦而温，此则辛苦而寒。若论主治则芫花辛温，多有达表行水之力；此则气寒，多有入里走泄之效。故书载能治痢宗奭曰：张仲景《伤寒论》以莞花治痢者，取其行水也。水去则痢止，其意如此。今用之当斟酌，不可过使，恐不及也，须有是证乃用之。然要皆属破结逐水之品，未可分途而别视也。但药肆混收，亦可见效，以其主治差同故耳。

泽漆 辛，苦，微寒。消痰退热，止嗽杀虫，利大小肠。治腹大水肿，益丈夫阴气。生于泽，叶圆黄绿，颇类猫睛，一名猫儿眼睛草，茎中有白汁，黏人。时珍曰：泽漆利水，功类大戟。然大戟根苗皆有毒泄人，而泽漆根硬不可用，苗亦无毒，可作菜食，利丈夫阴气。《别录》云是大戟苗，误矣。

常山 辛苦而寒，有毒。能引吐行水，祛老痰积饮痰有六：风痰、寒痰、湿痰、热痰、食痰、气痰也。饮有五：流于肺为支饮，于肝为悬饮，于心为伏饮，于经络为溢饮，于肠胃为痰饮也。常山力能吐之、下之。专治诸疟。然悍暴能损真气，弱者慎用。时珍曰：常山、蜀漆，劫痰截疟，须在发散表及提出阳分之后用之。疟有六经疟、五脏疟、风、寒、暑、湿、痰、食、瘴、鬼之别，须分阴阳虚实，不可概论。常山、蜀漆得甘草则吐，得大黄则利，得乌梅、穿山甲则入肝，得小麦、竹叶则入心，得秫米、麻黄则入肺，得龙骨、附子则入肾，得草果、槟榔则入脾。盖无痰不成疟，一物之功，亦在驱逐痰水而已。李士材曰：常山发吐，唯生用、多用为然。与甘草同用亦必吐。若酒浸炒透，但用钱许，每见奇功，未见其或吐也。世人泥于雷敩老人久疾忌服之说，使良药见疑，沉疴难起，抑何愚耶。常山吐疟痰，瓜蒂吐热痰，乌附尖吐湿痰，莱服子吐气痰，藜芦吐风痰。鸡骨者良。酒浸蒸或炒用。栝楼为使，忌葱、茗。茎叶名蜀漆〔批〕常山五六月采叶为蜀漆，功用略同古方有蜀漆散，取其苗性轻扬，发散上焦邪结。甘草水拌蒸。士材云：疟证必有黄涎聚于胸中，故曰无痰不成疟。常山祛去①老痰积饮，为疟家要药。然性猛烈，施之寒食者多效，挟虚者勿入。

藜芦 辛，寒，至苦，有毒。入口即吐，善通顶，令人嚏，风痫证多用之张子和曰：一妇病风痫，初一二年一作，后渐日作，甚至一日数作，求死而已。值岁大饥，采百草食，见野草若葱，采蒸饱食，觉不安，吐胶涎数日，约一二斗，汗出如洗，甚昏困，后遂轻健如常人。以所食葱访人，乃憨葱苗，即藜芦也。李时珍曰：和王妃年七十，中风不省，牙关紧闭，先考太医吏目月池翁诊视，药不得入，

---

① 去：疑衍。

不获已，打去一齿，浓煎藜芦汤灌之，少顷噫气，遂吐痰而苏。药不瞑眩，厥疾不瘳，诚然。**取根去头用。黄连为使。反细辛、芍药、诸参，恶大黄，畏葱白吐者服葱汤即止。**

木通 古名通草 甘淡轻虚。上通心包，降心火，清肺热心火降，则肺热清，化津液肺为水源，肺热清，则津液化，水道通，下通大小肠、膀胱，导诸湿热由小便出故导赤散用之利小便者，多不利大便，以小水愈通，大便愈燥也。木通能入大肠，兼通大便，通利九窍，血脉关节。治胸中烦热，遍身拘痛杨仁斋云：遍身隐热，疼痛拘急，足冷，皆伏热伤血。血属于心，宜木通以通心窍，则经络流行也，大渴引饮中焦火，淋沥不通，下焦火，心与小肠相表里，心移热于小肠则淋秘，水肿浮大利小便，耳聋泄肾火，通窍目眩，口燥舌干舌为心苗，喉痹咽痛火炎上焦，鼻齆音瓮，热拥清道，则气室不通失音清金，脾疸好眠脾主四肢，倦则好眠，心为脾母。心热清则脾热亦除。除烦退热，止痛排脓，破血催生，行经下乳火不亢①于内，气顺血行，故经调有准，乳汁循常。汗多者禁用东垣曰：肺受热邪，津液气化之源绝，则寒水断流；膀胱受湿热，癃闭约束，则小便不通，宜此治之。朱二②允曰：火在上则口燥、眼赤、鼻干，在中则心烦、呕哕、浮肿，在下则淋闭、足肿，必借此甘和之性，泻诸经之火，火退则小便自利，便利则诸经火邪皆从小水而下降矣。君火宜木通，相火宜泽泻。利水虽同，所用各别。藤有细孔，两头皆通故通窍。

通草 气味甘淡，体轻色白，有类灯心时珍曰：有细孔，两头皆通，故名通草，即今所谓木通也。今之通草，乃古之通脱木也。颂曰：古方所用通草，皆今之木通，其通脱木稀有用者。功同入肺，引热下降，及利小便，通淋治肿杲曰：通草泻肺利小便，甘平以缓阴血也，与灯草同功，宜生用之。然灯心质小气寒，则兼降心火，此则兼入胃，通气上达而下乳汁之为异耳时珍曰：通草色白而气寒，疏淡而体轻。况此体大气轻，渗淡殆甚，能升能降，既可入肺而清

---

① 亢：原作"抗"，据《本草备要·草部·木通》改。
② 二：原作"仁"，据《本草备要·草部·木通》改。

热，复能上行而通胃。东垣用此以治五种水肿癃闭，非取气寒能降、味淡能升乎？仲景用此合当归、芍药、桂枝、细辛、大枣、甘草，名为当归四逆汤，以治伤寒邪入厥阴，非取通草以通荣卫乎？孕妇勿服。

泽泻　甘淡微寒，能入膀胱气分，以泻肾经火邪。功专利水除湿，故五苓散用此以除湿热，八味丸用此以泻肾经湿火。时珍曰：地黄丸用茯苓、泽泻者，乃取其泻膀胱之邪气，非接引也。古人用补药，必兼泻邪，邪去则补药得力，一辟一阖，此乃元妙。后人不知此理，专一于补，所以久服必有偏胜之害矣。俾其补不偏胜，则补始无碍耳。若湿热不除，则病证莫测，故有消渴呕吐、痰饮肿胀、脚气阴汗、尿血泄精等证诸证皆因湿热为害。用此甘淡微咸以为渗泄精泄安可渗利？因于湿热而成，不得不渗利耳，则浊气既降，而清气上行故有耳聪目明之功。所谓一除而百病与之俱除也。但小便过利，则肾水愈虚，而目必昏易老云：泻伏水，去留垢，故明目，小便利，肾气虚，故目昏，此一定之理耳。盐水炒，或酒拌。忌铁。

车前子　甘，咸，性寒。能治膀胱湿热，以通水道。盖膀胱之清，由于肝、肺之肃。凡人泻利暴作，小水不通，并湿痹五淋，暑热泻痢，难产目赤，虽有膀胱水涸不能化阳，亦有由肝肺感受风热，以致水不克生，故须用此以清肝肺，味咸下降，以清水道欧阳公常得暴下病，国医不能治，夫人买市人药，一贴进之而愈，叩其方，则车前子一味为末，米饮服二钱。书云此药利水而不动气，水道利则清浊分，各脏自止矣。是以五子衍宗丸用此以为四子之佐。《金匮》肾气丸用此以为诸药之助，且此肝肺既清，风热悉去，则肺不受热而化源有自，肝不被风而疏泄如常。精与溺二窍本不相兼，水得气而通，精得火而泄，故水去而火益盛，精盛而气益固，所谓服此令人有子《明医杂录》云：服固精药日久，须宜服此行房，即有子矣，及渗利而不走气冯兆张曰：利膀胱水窍而不及命门精窍，以故浊阴去而真愈固，热去而目自明矣。与茯苓同功者，正谓此也。但气虚下陷、肾气虚脱，勿服。酒蒸捣饼，焙，研用。

灯草　甘淡而寒。降心火心能入心，清肺热，利小肠心与小肠相表里，心火清则肺清、小肠亦清，而热从小便出矣，通气止血。治五淋水肿，烧灰吹喉痹，涂乳止夜啼，擦癣最良缚成把，擦摩，极痒时虫从草出，浮水可见，十余次可断根。灯草难研，用粳米浆染过，晒干，研末，入水澄之，浮者是灯心也。晒干用。

瞿麦　苦，寒。降心火，利小肠，治膀胱邪热，为治淋要药故八正散用之。破血利窍，决痈消肿，明目去翳，通经堕胎。性利善下，虚者慎用寇宗奭曰：心经虽有热，而小肠虚者服之，则心热未清，而小肠别作病矣。花大如钱，红白斑斓，色甚妖媚，欲呼洛阳①花。用蕊、壳。丹皮为使。恶螵蛸产后淋当去血，瞿麦、蒲黄要药。

萹蓄　味苦气平。功专利水清热，除湿杀虫②。主治小儿魃病，女子阴蚀浸淫瘙痒、疽痔诸病《海上歌》云：心头急痛不能当，我有仙人海上方，萹蓄醋煎通口咽，管教时刻便安康。以其味苦则热泄，味苦则虫伏。但此止属治标，不能益人，勿常用也。叶细如竹，弱茎蔓引，促节有粉，三月开细红花。

天仙藤　即青木香，马兜铃藤也。味苦气温。治妊娠子肿始自两足，渐至喘闷似水，足趾出水，谓之子气及腹痛风劳等证。因苦主于疏泄，性温得以通活，故能活血通道，而使水无不利、风无不除、血无不活、痛与肿均无不治。叶似葛，圆而小，有白毛，根有须，四时不凋者是。

地肤子　治淋利水清热，功颇类于黄柏，但黄柏其味苦烈，此则味苦而甘；黄柏大泻膀胱湿热，此则其力稍逊。凡小便因热而见频数及或不禁，用此苦以入阴，寒以胜热，而使湿热尽从小便而出也频数既谓之热，则不禁当不得以热名，然不禁亦有因于膀胱邪火妄动而致者，但频数不禁出于体旺，则为阳火偏胜，用以实治则可；出于虚衰老弱，虽有邪火内炽，亦恐真阳不足，固当为详慎。但

---

①　阳：原作"汤"，据《本草备要·草部·瞿麦》改。
②　虫：原作"蛊"，据《本草求真·泻剂·泻湿》改。

虚火偏旺而热得恣，固当用此清利，苦不佐以补味同入，则小水既利而血益虚，血虚则热益生，热生而淋益甚矣。故宜佐以牡蛎、山药、五味收涩之剂，俾清者清，补者补，通者通，涩者涩，滋润条达而无偏胜之弊。且能治因热癫疝，并煎汤以治疮疥。至书所谓益精强阴，非是其有补益之能，不过因其热除而即具有坚强之意耳。子类蚕砂。恶螵蛸。藏器曰：众病皆起于虚，虚而多热者，加地肤子、甘草。

石韦 苦、甘，微寒。功专清肺行水。凡水道不行，化源不清，以致水道益闭化源不清，则水道自闭。石韦蔓延石上，生叶如皮，味苦气寒，苦则气行而金肃，寒则热除而水利。是以，劳力伤津，伏有热邪，而见小便不通及患背发等证宜之，俾肺肃而水通，亦淋除而毒去矣。去梗及黄毛，微炙用。生于瓦上，名瓦韦，亦治淋。

海金沙 甘，寒，淡渗。除小肠、膀胱血分湿热。治肿满，五淋，茎痛。得栀子、牙硝、蓬砂，治伤寒热狂大热利小便，此釜底抽薪之义。茎细如线，引竹木上，叶纹皱处，有砂黄赤色。忌火。产黔中及河南，收曝日中，以杖击之，其砂自落。肾脏真阳不足者切忌服。淘净，取浮者晒干，捻之不沾指者真。

茵陈 苦燥湿，寒胜热。入足太阳经膀胱。发汗利水，以泄太阴、阳明之湿热脾、胃，为治疸黄之君药脾胃有湿热则发黄，黄者脾之色也。热甚者，身如橘色，汗如柏汁；亦有寒湿发黄，身熏黄而色暗。大抵治以茵陈为主，阳黄加大黄、栀子，阴黄加附子、干姜，各随寒热治之。又治伤寒时疾，狂热瘴疟，头痛头旋，女人瘕疝湿热为病。〔批〕《求真》云：茵陈有二种，叶细如青蒿者可用。若生子如铃，则为山茵陈，专杀虫及治口疮。

香薷 气味香窜，似属性温，并非沉寒。然香气既除，凉气即生，所以郁蒸湿热，得此则上下①通达，而无郁滞之患。搏结之阳邪，得此则烦热顿解，而无固结之弊。是为清热利水要剂，然

---

① 下：原脱，据《本草求真·散剂·散热》补。

必审属阳脏，其证果属阳结，而无亏弱之证者气亏血弱，此为得宜。若使禀赋素亏，饮食不节，其证有似燥渴而见吐泻不止者，不可误用时珍曰：世医治暑病，以香薷散为首药，然暑有乘凉饮冷，致阳气为阴邪所遏，遂病头痛发热恶寒，烦躁口渴，或吐或泻，或霍乱者，宜用此药以发越阳气，散水和脾。若饮食不节，劳役作丧之人伤暑，大热大渴，汗泄如雨，烦躁喘促，或泻或吐者，乃劳倦内伤之证，必用东垣清暑益气汤、人参白虎汤之类以泻火益元可也。若用香薷之药，是重虚其表，而又济之以热矣。盖香薷乃夏月解表之药，如冬月之用麻黄，气虚者尤不可多服，而今人不知暑伤元气，不拘有病无病，概用代茶，谓能辟暑，真痴前说梦也。**陈者良。宜冷服**时珍曰：热服令人泻。治水肿有奇效。

青蒿 性禀芬芳，味甘微辛，气寒无毒。阴中有阳，降中有升，能入肝、肾、三焦血分，以疗阴火伏留骨节。故治骨蒸劳热及风毒热黄、久疟久痢、瘑痒恶疮、鬼气尸疰等证时珍曰：《月令通纂》言：伏内庚日，采蒿悬门庭，可辟邪，冬至、元日各服二钱亦良，则青蒿之治鬼疰者，其盖亦有所伏也。以其苦有泄热杀虫之能，阴有退热除蒸之用，辛有升发舒脾之功，而又于胃气不犯，得春升之令最早也。形类山茵陈，又能清上虚热，以治目疾。且烧灰淋汁，点治恶疮、息肉、黡瘢。生捣可敷金疮，止血止痛。但性偏寒不温，虽曰于胃不犯，亦止就其血虚有热而言，若使脾胃素虚，及见泄泻则忌。童便浸叶用。熬膏良。使子勿使叶，使根勿使茎。

附子 味辛大热，纯阳有毒。其性走而不守好古曰：其性走而不守，非若干姜止而不行，通行十二经，无所不至，为补先天命门真火第一要剂。凡一切沉寒痼冷之证宜之吴绶曰：附子乃阴证要药。凡伤寒传变三阴，及中寒夹阴，虽身大热，而脉沉者必用之，或厥冷腹痛，脉沉细，甚则唇青囊缩者，急须用之，有退阴回阳之力，起死回生之功。近世阴证伤寒，往往疑似不敢用附子，直待阴虚阳竭而用之，已迟矣。且夹阴伤寒内外皆阴，阳气顿衰，必须急用人参以益其源，佐以附子温经散寒，舍此不用，将何以救之。**故书皆载能治**

寒毒厥逆，呃逆呕哕，膈噎脾泄，冷痢寒泻，霍乱转筋，拘挛风痹，癥瘕积聚，督脉为病，脊强而厥，小儿慢惊，痘疮灰白，痈疽不敛皆属于寒者。其入补气药中，则追失散之元阳；又发散药中，则能开腠理以逐在表之风寒；入温暖药内，则能以祛在里之寒湿虞抟。独书所云：入补血药，则能以滋不足之真阴。缘阴与阳相为依附，补阳即所以滋阴。若使水亏火盛，用此辛热纯阳，不更使火益盛而水益亏乎？好古曰：非身凉而四肢厥逆者，不可僭用，服①附子以补火，必防涸水。故崔氏八味丸中用此以为补阴向导，使阴从阳复。然丹溪谓其雄悍无补，而且杀人，其言似谬。荆府都昌王，体瘦而冷，无他病，日以附子煎汤饮，兼嚼硫黄，如此数世。蕲州卫张百户，平生服鹿茸、附子药，至八十岁康健倍常。宋张杲《医说》载赵知府耽酒色，每日煎干姜熟附汤，吞硫黄金液丹百粒，乃能健啖，否则倦弱不支，寿至九十。他人服一粒即为害，若此数人者，皆其脏腑禀赋之偏。服之有益无害，不可以常理概论也。但阴极似阳，服之不宜热投时珍曰：阴寒在下，虚阳上浮，以寒治之，则阴气益甚而病增；治之以热，则拒格而不纳。热药冷饮，下咽之后，冷体既消，热性便发，而病气随愈，不违其情而致大益，此反治之妙也。发散，附子须生用如四逆汤，生附配干姜之类；用补，附子宜熟如仲景麻黄附子细辛汤，熟附配麻黄之类。以西川彰明赤水产者为最。皮黑体圆，底平八角，重三两者良。水浸面裹，煨，合发折，乘热切片，去火毒用。乌头即附子之母，性轻逐风，不似附子性重逐寒。乌附尖能吐风痰以治癫痫，取其直达病所。常山吐疟痰积饮在于心下，瓜蒂吐热痰在膈，木鳖子引吐热毒从痰外出，莱菔子吐气痰在膈，参芦吐虚痰，乌附尖、藜芦吐风痰。天雄细长，独伙无附，其身大于附子，其尖向下，能补下焦命门阳虚。然辛热走窜，止属主治风寒湿痹之品。侧子连生侧附，宜于发散四肢，故治手足风湿诸痹，其功皆与附子补散差殊。畏人参、黄芪、甘草、防风、犀角、绿豆、童便，反贝母、半夏、栝楼、白及、白蔹。

---

① 服：原作"胀"，据《本草求真·补剂·补火》改。

中其毒者，黄连、犀角、甘草节煎汤解，黄土水亦解。

[按] 乌附五种，主治不同。附子大壮元气，虽偏于下焦，而周身内外无所不至。天雄峻温，不减于附，而无顷刻回阳之功。川乌专搜风湿痛痹，却少温经之力。侧子善行四末，不入脏腑。草乌悍烈，仅堪外治。此乌附之同类异性者。至于乌啄，禀气不纯，服食远之可也。《从新》云：修治之法，煎极浓，甘草水将附子泡浸，剥去皮脐，切作四块，再浓煎甘草汤泡浸合透。然后切片，慢火炒黄，而干放泥地上出火毒用。其用水浸，面裹煨，合发折，则虽熟而毒未去。有用黑豆煮者，有用甘草、盐水、姜汁煮者，气味已出，其力尤薄，且制之不过欲去其毒耳。若用童便煮，是反抑其阳刚之性矣，均非法之善者。唯甘草汤泡浸，毒解而力不减，尤为尽善。

草乌头　辛，苦，大热。搜风胜湿，开顽痰，治顽疮，以毒攻毒，颇胜川乌。然至毒，无所酿制，不可轻投。野生状类川乌，亦名乌啄。姜汁炒，或豆腐煮用。熬膏名射罔，传箭射兽，见血立毙。

白附子　时珍曰：因与附子相似，故得此名，实非附子类也。辛，甘，有毒。性燥而升，为风药中之阳草。东垣谓其纯阳，能引药势上行于面，为阳明经要药。能治头面游风斑疵阳明之脉行于头面，故用此作脂消斑，及中风不语，诸风冷气，血痹冷疼，阴下湿痒。其性辛烈可知，凡阴虚类中，并小儿脾虚慢惊不宜辛能散气，燥能劫阴。此药久无真者，今唯凉州生，形如草乌头之小者，长寸许，干者皱纹有节，入药泡①用。

破故纸　一名补骨脂　辛，苦，大温。入心包、命门。补相火以通君火，暖丹田，壮元阳，缩小便亦治遗尿。治五劳七伤五脏之劳，七情之伤，腰膝冷痛，肾冷精流，肾虚泄泻肾虚则命门火衰，不能熏蒸脾胃，脾胃虚寒，不能运化，致饮食减少，腹胀肠鸣，呕涎泄泻，如鼎釜之下无火，物终不熟，故补命门相火，即所以补脾，妇

---

①　泡：《本草求真·散剂·驱风》作"妙"。

人血气妇人之血脱气陷，亦犹男子之肾冷精流。堕胎。出南番者色赤，岭南者色绿。酒浸蒸用，亦有童便乳浸，盐水炒煮①。得胡桃、胡麻良。恶甘草。

肉苁蓉　甘，咸，酸，温。体润色黑。书既言峻补精血，又言力能兴阳助火。因其气温，力专滋阴，得此阳随阴附而阳自兴。唯其力能滋补，故凡癥瘕积块，得此而坚即消；惟其滋补而阳得助，故凡遗精茎痛、寒热时作，亦得因是而除。若谓火衰至极，用此甘润之品，同于附、桂力能补阳，其失远矣。况此既言补阴，而补阴又以苁蓉为名，是因其功力不骤，气专润燥，宜于便闭，而不宜于胃虚之人也。谓之滋阴则可，谓之补火正未必然。长大如臂，重至斤许，有松子鳞甲者良。酒浸，刷去浮甲，劈除肉筋膜，酒蒸半日，酥炙用。忌铁器。

锁阳　甘，咸，性温。润燥养筋。凡阴气虚损、精血衰败、大便燥结宜此。可知其性虽温，其体仍润，未可云为命门火衰必用之药也。故书又载大便不燥结者勿用。状类男阳，宜用酥炙。

巴戟天　辛，甘，微温。为补肾要剂。此治五劳七复②，强阴益精，以其体润故耳好古曰：巴戟肾经血分药也。权曰：病人虚损，加而用之。然气味辛温，又能祛风除湿，故治腰膝疼痛、风气脚气水肿等证。守真地黄饮子用此以治风邪，义实基此，未可专作补阴论也。川产，中虽紫，微有白糁粉色，而里小暗者真根如连珠，击破中紫而鲜洁者伪。又山葎根似巴戟，但色白，人多以醋煮乱之。去心，酒浸焙用。覆盆子为使。恶丹参。

胡芦巴　苦温纯阳。入肾补命，暖丹田，壮元阳。治肾藏虚冷，并疝瘕冷气，小肠偏坠，寒湿脚气时珍曰：胡芦巴，右肾命门药也。元阳不足，冷气潜伏，不能归元者宜之。功与仙茅、附子、硫黄恍惚相似，然其力则终逊于附子、硫黄，故补火仍须兼以硫黄、附子、茴香、吴茱萸等方能有效。系海外胡萝卜子。酒浸，

---

① 煮：《本草备要·草部·破故纸》作"者"。
② 复：《本草求真·补剂·温肾》作"伤"。

或蒸干暴炒用。

仙茅 辛热，微毒。功专补火，助阳暖精。故治下元虚弱，阳衰精冷，失溺无子，并腹冷不食，冷痹不行。以其精为火宅，火衰则精与血皆衰，而精自尔厥逆不温，溺亦自尔失候不禁。此与附、桂、硫黄、胡巴、破故纸、淫羊藿、蛇床子、远志同为一例。但附子能除火衰寒厥，肉桂能通血分寒滞，胡巴能除火衰寒疝，淫羊藿能除火衰风冷，蛇床子能祛火衰寒湿，硫黄能除火衰寒结，破故纸能理火衰肾泻，远志能除火衰怔忡，其所补则同，而效各有攸建也。若相火炽盛，服之反能动火，为害叵测 张果老说云：一人中仙茅毒，舌胀出口，渐大与肩齐，因以小刀剺之，随破随掺，至百数，始有血一点出，曰可救矣。煮大黄、朴硝服之，无害也。叶似茅而略阔，根如小指，黄白多涎。以竹刀刮，切，糯米泔浸，去赤汁，酒拌湿蒸。勿犯铁器。川产真者少，伪充者多。

淫羊藿 辛香，甘，温。能治男子绝阳不兴，女子绝阴不产，并治冷风劳气，四肢麻木不仁，腰膝无力 时珍曰：淫羊藿味甘气香，性温不寒，能益精气，乃手足阳明、三焦命门药也。真阳不足者宜之。因气味甘温，则能补火助阳，兼有辛香，则能除冷散风①。至云久服无子，恐其阳旺多欲，精气耗散耳 弘景曰：淫羊一日可百合，盖食此藿所致。去枝，羊脂拌炒。山药为使。得酒良。

蛇床子 辛，苦，性温。功能入肾补命，祛风燥湿。凡命门火衰而致风湿内淫，病见阴痿 蛇床子、五味子、菟丝子等分为末，蜜丸酒下囊湿，及女子阴户虫蚀 蛇床子一两，白矾二钱，煎汤频洗，子脏虚寒 取蛇床子仁为末，入白粉少许，和匀如枣，绵裹纳之，产门不闭，暨腰酸体痹，带下脱肛脱肛，以蛇床子、甘草为末服，并以蛇床末敷，一切风湿疮疥等病 蛇床子一两，轻粉四钱，为细末，油调抹，服之则阳茎举，关节利，腰背强，手足遂，疮疥扫。至于大疯身痒，作汤浴洗；产后阴脱，用绢袋熨收。但性温燥，凡命门火炽及下部有热者切忌。恶丹皮、贝母、巴豆。去皮壳，取仁微

---

① 风：原作"去"，据《本草求真·补剂·补火》改。

炒以地黄汁拌蒸三次佳。

菟丝子 辛，甘，温平。质黏，温而不燥，补而不滞，得天地中和之气，故能补髓添精、强筋健骨、止遗固泄、暖腰温膝、明目祛风血补则风祛，为补肝肾脾气要剂。合补骨脂、杜仲用之，最为得宜。但杜仲、补骨脂气味辛温，性专趋下，不似菟丝气味甘平而不重降耳。《老学庵笔记》云：族弟服菟丝子发疽。汪昂辟其或感他毒，不得归咎菟丝。此药最难得真，卖者亦有水犀草子种出，形象绝似，药肆所买，多属此物，然服之亦有微功。酒浸煮烂，作饼曝干。山药为使。

覆盆子 甘，酸，微温。性禀中和，功能温肾而不燥，固精而不凝李士材曰：强肾无燥热之偏，固精无凝涩之害，金玉之品也。故阴痿能强，肌肤能泽，脏腑能和，须发不白，女子服之多孕，既有补益之功，复多收敛之义。名为覆盆子者，以其能缩小便，服之能使溺盆皆覆也。状如覆盆，但真者甚少，药肆多以树莓代充，酒浸色红者是真，否即属假。去蒂，淘净捣饼，用时酒拌蒸。

白蒺藜 质轻色白，辛苦微温。诸书虽载温能补肾，可治精遗溺失，暨腰疼劳伤等证，然总宜散肝经风邪，凡因风盛而见目赤肿翳，并遍身白癜瘙痒难当者宜之。且味辛入肺兼苦入肾，凡癥瘕结聚，喉痹乳痈，暨胎产不下，力能破郁宣结，缘此可升质轻可降味苦，可散味辛可补微温，故入凉剂，则宜连刺有刺生捣；用入补剂，则宜去刺，酒拌蒸。若沙苑蒺藜，质细色绿似肾，功专入肾，故书载能益精强肾风家用三角蒺藜，补肾用沙苑蒺藜，亦须炒用，但不辛香宜散耳。蒺藜根烧灰，能治齿痛。〔批〕《从新》云：沙苑蒺藜，苦温补肾，强阴益精明目。治虚劳腰痛，遗精带下，痔漏阴痿，性能固精。李士材曰：必咬之作生豆气者乃真。

使君子 味甘，气温。功专补脾杀虫除积，凡人证患五疳便浊，泻痢腹虫，皆脾胃虚弱，因而乳停食滞，湿热瘀塞而成。服此气味甘温以助脾胃，则积滞消，湿热散，水道利，而前证尽除矣。时珍曰：凡杀虫之药，多是苦辛，独使君子、榧子甘能杀虫也。每月上旬，虫头向上，中旬虫头向中，下旬虫头向下，于上旬空心服数枚，则虫皆死而出。与热茶同服，则令人作泻。出闽蜀。五瓣有棱，内仁如榧，亦可煨食。久则油黑不可用。

益智　气味辛热。功专燥脾温胃，及敛脾肾气逆，藏纳归源气逆因寒而起，故以益智散寒为敛，非收敛之敛也，故又号为补心补命之剂。凡胃冷而见涎唾，用此收摄涎唾由于胃冷，收摄亦是温胃，不当作甘补收敛看；脾虚而见不食脾虚亦是脾寒，不食不可作中空宜补看，用此温理只是散寒逐冷；肾气不温而见小便不缩，用此盐炒与乌药等分为末，酒煮山药粉为丸，盐汤下，名缩泉丸以湿①为缩。与夫心肾不足而见梦遗、崩带，用此以为秘精固气以温为固，非以收涩为固也。若因热盛气虚而见崩、浊、梦遗等证，则非所宜。此虽类于缩砂密，同为温胃，但缩砂密多有快滞之功，此则止有逐冷之力。出岭南，形如枣核，盐炒用。

砂仁　即缩砂密　辛温而涩。号为醒脾调胃要药，兼入肺、肾、大小肠、膀胱。同檀香、白豆蔻能入肺，同人参、益智能入脾，同黄柏、茯苓能入肾，同赤石脂能入大小肠。能醒脾调胃，快气调中，通行结滞，消食醒酒。治腹痛痞胀，噎膈呕吐，上气咳嗽，赤白泄痢泄痢由于寒湿者宜用，热湿者勿用。至云止痛安胎，并咽喉口齿浮热能消，亦是中和气顺之意胎挟寒滞者始宜，热属虚寒者方可。若实热而胎气不和，水衰而咽喉口齿燥结者忌用。出岭南。研碎用。

白豆蔻　与缩砂密一类，气味功用略同。但此另有一种清爽顺气，上入肺金气分，而为肺家散气要药。且辛温香窜，流行三焦，温暖脾胃，散滞气，消酒积，使寒湿膨胀、虚疟吐逆、反胃腹痛，并翳膜必白睛见有白翳方用、目眦红筋等证悉除。不似缩砂密辛温香窜兼苦，功专和胃醒脾调中，而于肺肾他部则止兼而及之。但肺胃有火及肺胃气薄者切忌。

肉豆蔻　辛温，气兼苦而涩。功专燥脾温胃，涩肠时珍曰：土

---

① 湿：《本草求真·散剂·温散》作"温"。

爱暖而喜芳香，故肉豆蔻之辛温，理脾胃而治吐痢行滞，治膨消胀。凡脾胃虚寒，挟痰食而见心腹冷痛，泄泻不止，服此气温，既能除冷消胀，复能涩肠止痢。若合补骨脂同用，则能止肾虚泄。但此止属温胃涩肠之品，若郁热暴注者禁用。出岭南，似草蔻，外有皱纹，内有斑纹。糯米粉裹煨熟，去油用。忌铁。

草豆蔻 辛热香散。功与肉蔻相似，但此辛热，燥湿除寒，性兼有涩，不似肉蔻涩性居多，能止大肠滑脱不休也。又功与草果相同，但此止逐风寒客在胃口之上，证见当心疼痛，不似草果辛①热浮散，专治瘴疠寒疟也。故凡湿郁成病而见胃脘作痛，服之最效。若使郁热内成及阴虚血燥者大忌时珍曰：草豆蔻治病，取其辛热浮散，能入太阴、阳明除寒燥湿，开郁化食之力而已。南地卑下，山岚烟瘴，饮啖酸咸，脾胃常多寒湿郁滞之病，故治法必用与之相宜。然过多亦能助脾热，伤肺损目。或云与知母同用治瘴疟寒热，取其一阴一阳，无偏胜之害。盖草果治太阴独胜之寒，而知母治阳明独胜之火也。闽产名草蔻，如龙眼而微长，皮黄白薄而棱峭，仁如砂仁而辛香气和。滇广所产名草果，如诃子，皮黑厚而棱密，子粗而辛臭，虽是一物，微有不同。面裹煨熟取仁。忌铁器。

草果 与草豆蔻气味相同，功效无别，服之皆能温胃逐寒。然此气味浮散出自汉广，凡冒岭雾不正瘴疟，服之直入病所。故合常山用能截久疟，同知母用能除瘴疠寒热义详草豆蔻，同橘、半用能除膈上痰，同楂、曲用能解面湿鱼肉。若使非由岚瘴，或因湿热而见瘀滞，与伤暑而见暴注、溲赤、口干者，禁用。忌铁。

香附米 辛，苦，香燥。能入肝、胆二经开郁散结，活血通经，兼行诸经气分。凡霍乱吐逆、泄泻崩漏、三焦不利等证宜之。生则上行胸膈，外达皮肤；熟则下走肝肾，外彻腰足。炒黑则入血分补虚，盐水浸炒则入血分润燥，青盐炒则补肾气，酒浸炒则行经络，醋浸炒则消积聚，姜汁炒则化痰饮。得参、术则补气，得归、地则补血，得木香则疏滞和中，得檀香则理气醒脾，得沉

---

① 辛：原作"新"，据《本草求真·散剂·温散》改。

香则升降诸气，得苍术、川芎则总解诸郁，得栀子、黄连则能降火热，得茯苓则交济心肾，得茴香、补骨脂则引气归元，得三棱、莪术则消磨积块，得厚朴、半夏则决壅消胀，得紫苏、葱白则解散邪气，得艾叶则暖子宫，乃气病之总司。大抵妇人多郁，气行则郁解，故服之尤效，非云宜于妇人不宜于男子也。〔按〕此专属开郁散气，与木香行气貌同实异。木香气味苦劣，故通气甚捷；此则苦而不甚，故解郁居多。且性和于木香，故可加减出入以为行气通剂，否则宜此而不宜彼耳！但气多香燥，阴虚气薄禁用。或酒、或童便、或盐水浸炒，各随本方制用。忌铁。

木香　辛苦而温。三焦气分之药。能升降诸气，泄肺气，疏肝气，和脾气怒则肝气上。肺气调，则金能制木①而肝平，木不克土而脾和。治一切气痛，九种心痛痛属胃脘，曰寒痛、热痛、气痛、血痛、湿痛②、痰痛、食痛、蛔痛、悸痛。盖君心不易受邪，真心痛者，手足冷过腕③节，朝发夕死，呕逆反胃，霍乱泻痢后重同槟榔用。刘河间曰：痢疾行血则脓血自愈，调气则后重自除癓闭，痰壅气结，疙癖癥块，肿毒蛊毒，冲脉为病，气逆里急。杀鬼物，御瘴雾，去腋臭，实大肠，消食安胎气逆则胎不安。过服泄真气。〔批〕丹溪曰：味辛气升，若阴火冲上者，反助火邪。当用黄柏、知母，少以木香佐之。时珍曰：诸气愤郁，皆属于肺。上焦气滞用之者，金郁泄之也。中气不运，皆属于脾。中焦气滞用之者，脾胃喜芳香也。大肠气滞则后重，膀胱气不化则癃闭，肝气郁则为疝痛，下焦气滞用之者，塞者通之也。〔批〕汪机曰：与补药为佐则补，以泄药为君则泄。〔按〕木香之燥，而偏于肠肺虚有热。血枯而燥者禁用。番舶上来，形如枯骨，味苦粘舌者良，名青木香今所用者，皆广木香、土木香。磨汁用。东垣用黄连制，亦有蒸用，面裹煨用煨用实肠止泄。畏火。

藿香　辛香微温，香甜不峻，但馨香气正能助脾醒胃以辟诸

---

① 木：原作"水"，据《本草备要·草部·木香》改。
② 痛：原脱，据《本草备要·草部·木香》补。后同补。
③ 腕：原作"脘"，据《本草备要·草部·木香》改。

恶。故凡外来恶气内侵，而见霍乱呕吐不止者宜此如藿香正气散用此以理脾肺之气，俾正气通而邪气除。俾其胸开气宽，饮食克进。寒气正复。故同乌药顺气散则可以利肺，同四君子汤则可健脾以除口臭。因热作呕勿服。出交广。方茎有节，叶微似茄叶，今枝梗皆用，因叶多伪也。

大茴香 辛甘性热。功专入肝燥肾，凡一切沉寒痼冷，而见霍乱癞疝、阴肿腰痛及干湿脚气，并肝经虚火从左上冲头面者用之，皆效。盖茴香与肉桂、吴茱萸皆属厥阴燥药，但萸则走肠胃，桂则能入肝、肾，此则体轻能入经络也。必得盐引入肾，发出阴邪，故能治疝有效若扶阳邪者休用。〔按〕疝有血、气、寒、水、筋、狐癞七种之分，其病亦有寒热虚实不同，所当分证施治。疝有病发于肝，而见证于肾，以肝脉络阴器故也。茴香能散厥阴经络阴邪，故多用此施治。〔愚按〕茴香形类不一，据书所载，有言大如麦粒，轻而细棱者，名大茴，出宁夏，市中鲜有。他处小者，名小茴。自番舶来，实八瓣者，名八角香。今市所用大茴，皆属八角，其香虽有，其味甚甘，其性温而不烈①。若以八角大茴甘多之味甘多则滞，而谓能除沉寒痼冷，似于理碍似应用宁夏茴为胜。盐水炒用。得酒良。

小茴香② 形如粟米，辛香气温。与宁夏大茴功同，入肝燥肾温胃，但其性力稍缓，不似大茴性热。仍看证候缓急，分别用之耳时珍曰：小茴性平，理气开胃，夏月祛蝇辟臭，食料宜之。大茴性热，多食伤目发疮，食料不宜过用。酒炒、盐水炒，各随病证活用。

甘松香 甘，温，无毒。芳香升窜，功能醒脾开郁。凡因恶气卒中而见心腹痛满、风疳齿䘌者，可同白芷、附子并用《圣济总录》治风疳虫牙，蚀肉至尽，用甘松、腻粉各二钱半，芦荟半两，猪肾一对，切炙为末，夜漱口，后贴之，有涎吐出。若脚气湿肿，煎汤淋洗唯寒湿则宜，热湿者休用。此虽有类山柰，但山柰气多辛

---

① 烈：原作"裂"，据《本草求真·散剂·温散》改。
② 香：原脱，据底本目录补。

窜，此则甘多于辛，故书载能入脾开郁也。出凉州。叶如茅根紧密者佳。

山柰 气味芳香。功能暖胃辟恶，凡因邪气而见心腹冷痛、寒湿霍乱，暨风虫牙痛宜之。以其气味芬芳，得此则能温胃辟恶耳。若非湿秽，不得妄用。出广东。根叶与生姜同，合诸香药用。

良姜 气味辛热。凡因客寒客寒为外至寒邪，积于胃脘，食积不消，绞痛殆甚，暨霍乱泻痢，吐恶噎膈，瘴疟冷癖，皆能温胃却病。故同姜附能入胃散寒，同香附能除寒祛郁。若伤暑泄泻、实热腹痛，切忌。此虽与干姜性同，但干姜经炮制，则能去内寒；此则辛散之极，故能辟外寒也。子名红豆蔻，气味辛甘而温，炒过入药，亦是散寒燥湿①补火，醒脾温肺之味，且善解酒，并治风寒牙痛，与良姜性同。然有火服之，伤目致衄，不可不知。出岭南高州。子宜陈壁土炒用。

荜茇 一作拨 辛，热。除胃冷，温中下气，消食祛痰。治水泄气痢牛乳蒸服，虚冷肠鸣亦入大肠经，冷痰恶心，呕吐酸水，痃癖阴疝。辛散阳明之浮热，治头痛偏头痛者，口含温水，随左右以末吹一字入鼻，效、牙痛寒痛宜干姜、荜茇、细辛，热痛宜石膏、牙硝、风痛宜皂角、僵蚕、蜂房、川乌，虫痛宜石灰、雄黄、鼻渊。多服泄真气，助脾肺之火，损目。出南番，岭南亦有。类椹子而长，青色。去挺用头，醋浸。刮净皮粟，免伤人肺。

烟草 景岳云：吸其味，则辛而鲜甘；审其气，则温而且热。凡书所述烟草，皆言在表则能散阴助阳，如山巅恶毒瘴湿而致腠理闭密，筋骨痹②痛宜之因散故；在里则能开胃和中，凡因风寒食滞而致霍乱呕吐、宿食难消、膨胀郁结、下陷后坠宜之因性温性热故。且其气入口，顷刻得而周一身，令人通体俱快气窜善走，醒能使人醉，醉能使人醒；饥能使人饱，饱能使人饥。以之代酒代茗，终身不厌。盖缘烟性猛，人胜不能，故下咽即醉，醉因气耗辛散

---

① 湿：原作"热"，据《本草求真·散剂·温散》改。
② 痹：原作"脾"，据《本草求真·散剂·温散》改。

气，理固然也。然烟气易散，而人气随服，阳性留中，旋亦生气。虽散仍补，此唯阴滞者用之如神阴脏可用。若阳盛气越，多燥多火阳脏不可用，及气虚气短多汗者，皆不宜用。闽产者佳。

金银花 甘，寒。入肺。散热解毒清热即是解毒，补虚凡味甘者皆补疗风，养血止渴丹溪曰：痈疽安后发渴，黄芪六一汤吞忍冬丸切当。忍冬养血，黄芪补气，渴何由作。治痈疽疥癣，杨梅恶疮，肠澼血痢，五种尸疰。经冬不凋，一名忍冬又名左缠藤。花叶同功。花香尤佳，酿酒代茶，熬膏并妙。忍冬酒，治痈疽发背，一切恶疮，初起便服奇效。干者亦可，不及生者力速。

蒲公英 一名黄花地丁 甘，平。花黄属土，入太阴、阳明脾、胃，化热毒，解食毒，消肿核，专治乳痈乳头属厥阴，乳房属阳明，同忍冬煎，入少酒服，捣敷亦良疗毒，亦为通淋妙品诸家不言治淋，试之甚验。擦牙，乌髭发《瑞竹堂》有还少丹方，取其通肾。东垣曰：苦寒，肾经君药。白汁，涂恶刺凡螳螂诸虫，盛夏孕育，游诸物上，必遗精汁，久干则有毒，入手触之成疾，名狐尿刺，燥①痛不眠，百疗难效，取汁厚涂即愈。《千金方》极言其功。叶如莴苣，花如单瓣菊花。四时有花，花能飞絮。断之茎中有白汁独茎一花者是，有丫者非也。

紫花地丁 辛苦而寒。治痈疽发背，疔肿瘰疬，无名肿毒。叶如柳而细，夏开紫花，结角生平地者起茎，生沟壑者起蔓。

杜牛膝 甘，寒，微毒。能破血一妇产后，口渴气喘，面赤有斑，大便泄，小便秘。用行血利水药不效，用杜牛膝浓煎膏饮，下血一桶，小便通而愈止血，吐痰除热，解毒杀虫。治乳蛾喉痹，砂淋血淋《良方》云：浓煎，如②乳、麝少许，神效，小儿牙关紧闭，急慢惊风不省人事者，绞汁入好酒灌之即醒。以醋拌渣，傅项下。服汁，吐疟痰惊风服之，亦取其吐痰。漱汁，止牙痛。捣之，傅虫螫毒。根白如短牛膝。地黄为使。煎汤洗痔，渣涂患处良。

---

① 燥：原作"惨"，据《本草备要·草部·蒲公英》改。
② 如：当作"加"，据文义改。

鹤虱　苦，辛，有小毒。杀五脏虫，治蛔啮腹痛面白唇红，时发时止者，为虫痛，肥肉汁调末服。《沈存中笔记》云：是杜牛膝子或曰非也，别是一种。最粘人衣，有狐气，炒熟则香。《求真》云：即杜牛膝子，功专入肝，除逆，疏泄痰气。

山豆根　大苦大寒。功专泻心保肺，及降阴经火逆，解咽喉肿痛第一要药。缘少阴之脉，上循咽喉，咽喉虽处肺上，而肺逼近于心，故凡咽喉肿痛，多因心火挟相火交炽，以致逼迫不宁。用此以降上逆之邪，俾火自上达下，而心气以除，且能解大肠风热肺于大肠相表里，肺气清，则大肠风热亦解及解药毒，杀小虫，并腹胀喘满，热厥心痛火不上逆，则心腹皆安。并疗人马急黄热去血行。磨汁饮，治五痔诸疮。总赖苦以泄热，寒以胜热耳。但脾胃虚寒作泻者禁用。苗蔓如豆，经冬不凋。

牛蒡子　一名鼠粘子，一名恶实　辛，平。润肺解热，散结除风，利咽膈，理痰嗽，消斑疹，利二便，行十二经，散诸肿疮疡之毒，利腰膝凝结之气性冷而滑利，痘证虚寒泄泻者忌服。实如葡萄而褐色，酒拌蒸，待有霜，拭去用。根苦寒。竹刀刮净，绞汁，蜜和服，治中风，汗出乃愈。捣和猪脂，贴疮肿及反花疮。《求真》云：牛子味辛且苦，既能降气下行，复能散风除热，深得表里两解之义。

山慈菇　甘，微辛，有小毒。功专清热散结。治痈疮疔肿，瘰疬结核醋磨涂。解诸毒虫毒、蛇虫狂犬伤。根与小蒜相类，去毛壳用。《求真》云：味苦辛寒，泻热散结。内服固可，但不可过服。

漏芦　味苦而咸，气寒有毒。凡苦则下泄，咸则软坚，寒则胜热。漏芦气味俱备，其性专入阳明胃经。故治痈疽背发，乳汁不通，及预解时行痘毒。然书又云：遗精、尿血能止，亦因毒热除而自止之意，非因漏芦寓有收涩之力也。但气虚疮疡不起，及孕妇有病者切忌。出闽中，茎如油麻、枯黑如漆者真。甘草拌。连翘为使。

贯众　俗称管仲也。味苦微寒，无毒。凡遇天时不正之气，人多用此置之水缸，使人食之不染。不独力能解毒，亦治崩中带下，并癥瘕斑痘，虫蛊骨鲠。盖苦能杀蛊①，寒能散热故也以诸证皆因热成。昔王璆《百一选方》，言食鲤鱼羹，为骨所鲠，百药不效，令以贯众煎浓汁连进，一咯而出，可见其软坚之功。形似狗脊而大，汁能制三黄，化五金，伏钟乳。结沙制汞，解毒软坚。

射干　苦，寒，有毒。能泄实火，火降则血散肿消，而痰结自解，故能消心脾老血，行太阴、厥阴之积痰肺脾、肝，为治喉痹咽痛要药擂汁醋和，噙之引涎。《千金方》治喉痹，有乌扇膏。消结核瘰疬、便毒疟母鳖甲煎丸，治疟母用之，皆取其降厥阴相火也。通经闭，利大肠，镇肝明目。扁竹花根也。泔水浸一日，篁竹叶煮半日用炒熟用。

续随子　俗名千金子。味辛气温，有毒。下气最速时珍曰：续随与大戟、泽漆、甘遂茎叶相似，其功长于利水，惟在用之得法，亦皆要药也。凡积聚胀满、痰饮诸滞等证，服之最宜，以其以毒攻毒也。气味、形质、功用颇有类于大戟、泽漆、甘遂，亦属克伐之味。脾胃虚寒泄泻，服之必死。黑子疣②赘，用此捣烂，时涂之，自落，或以煮线系瘤，时时扎之，渐脱去。取色白，压去油用。

马蔺子　一名蠡实　甘，平。治寒痰喉痹，痈肿疮疖，妇人血气烦闷，血运崩带，利大小肠。久服令人泄丛生，叶似薤而长厚，结角子如麻大，赤色有棱。炒用。治疝用醋拌，根、叶同功。

蓖麻子　辛，甘，有毒。性善收，亦善走，能开通诸窍、经络。治偏风不遂，喎邪捣饼，左贴右，右贴左，即止口噤，鼻窒耳聋捣烂绵裹，塞耳塞鼻，喉痹舌胀油作纸，燃烟熏。能制水气，治水癥浮肿研服，当下青黄水。壮人只可五粒。能出有形滞物，治针刺入肉捣傅伤处，频看，刺出即去药，恐弩出好肉，竹木骨鲠蓖麻子一两，凝水石二两，研匀。以一捻置舌根，噙咽，自然不见，胞胎不下蓖麻二③粒，巴豆一粒，麝香一分，贴脐中并足心，胎下即去

① 蛊：《本草求真·泻剂·泻热》作"虫"。
② 疣：原作"庞"，据《本草求真·泻剂·泻水》改。
③ 二：《本草备要·草部·蓖麻子》作"一"。

之。若子肠挺出者，捣膏涂顶心，即收。能追脓拔毒，傅瘰疬恶疮，外用屡奏奇功鹈鹕油能引药气入肉，蓖麻油能拔病气出外，故诸膏多用之。然有毒热，气味颇近巴豆，内药不可轻率去皮，黄连水浸，每晨用浸水，吞一粒至三四粒，治大风疾。形如牛蜱，黄褐有斑。盐水煮，去皮研。或取油用。忌铁。食蓖麻者，一生不得食炒豆，犯之则胀死。

白头翁 苦坚肾，寒凉血。入阳明血分胃、大肠。治热毒血痢仲景治热痢，有白头翁汤，合黄连、黄柏、秦皮。东垣曰：肾欲坚，急食苦以坚之。痢则下焦虚，故以纯苦之剂坚之，温疟寒热，齿痛骨痛肾①主齿骨，龈属阳明，鼻衄秃疮，瘰疬疝瘕，血痔偏坠捣傅患处。明目消疣。有风反静，无风则摇，近根有白茸。得酒良。

王瓜 即土瓜根 苦，寒。泄热利水。治天行热疾，黄疸消渴捣汁饮，便数带下，月闭瘀血。利大小肠，排脓消肿，下乳通乳药多用之，单服亦可堕胎。根如栝楼之小者，味如山药。根、子通用。《经疏》曰：主治略似栝楼，伤寒发斑，用王瓜捣汁，和伏龙肝末服，甚效。

王不留行 甘苦而平。其性行而不住，能走血分，通血脉，乃阳明、冲、任之药阳明多气多血。除风去痹，止血定痛，通经利便，下乳催生俗云：穿山甲、王不留行，妇人服之乳长流。治金疮止血，痈疮散血，出竹木刺。孕妇忌之。花如铃铎，实如灯笼，子壳五棱。取苗子蒸，水浸，焙用。

冬葵子 甘，寒，淡滑。润燥利窍，通荣活卫，消肿利水。凡妇人难产不下，专取一味炒香为末，芎归汤下三钱则易生芎归力专行血，取其晨夕向日，转动灵活耳。妇人乳房胀痛，同砂仁等分为末，热酒服三钱，其肿即消砂仁温胃消胀。且能破五种②利小便，并脏腑③寒热、羸瘦，同榆皮等分煎服亦效。《十剂方》云：

① 肾：原作"坚"，据《本草备要·草部·白头翁》改。

② 种：《本草求真·补剂·滋水》作"肿"。

③ 腑：原作"肝"，据《本草求真·补剂·滋水》改。

滑可去着，冬葵子、榆白皮之属是也。故涩则去着，宜滑剂以利之。秋葵复种，经冬至春作子者，名冬葵子。春葵子亦滑，不堪入药。蜀葵花，赤者治血燥，白者治气燥；亦治血淋、赤白带下，皆取其寒润滑利之功。

白鲜皮　味苦与咸，性寒无毒。盖阳明胃土喜燥恶湿，一有邪入，则阳被郁不伸而热生矣。有热自必有湿，湿淫则热益盛，而风更乘热，相依为害，以致关节不通，九窍不利，为风疮疥癣、毛脱疸黄、湿痹便结、溺闭阴肿、咳逆、狂叫饮水等证诸证皆就湿热以论。宜此苦泄寒咸之味，以为开关通窍，俾水行热除风息，而证自平。然此止可施于脾胃坚实之人，若使素属虚寒，切勿妄用。根黄白而心实者良。取皮用。恶桑螵蛸、茯苓、桔梗、萆薢。

萆薢　味苦气平。功专祛风除湿固肾。凡人大便燥结，小便频数，每于便时痛不可忍者，此必大便热闭，积热腐瘀等物同液乘虚流入小肠，故于便时即作痛也。且水道不清，则湿热不除，而肝火愈炽，筋骨愈痿。萆薢气味苦平，既能入肝祛风时珍曰：厥阴主筋属风，阳明主肉属湿，萆薢之功长于去风湿，所以能治缓弱痿痹，遗溺恶疮，诸病之属风湿者，复能引水归入大肠以通谷道，俾水液澄清而无痛苦之患，又安有痹痛腰冷、膀胱宿水与阴痿失溺、痔漏恶疮之累。昔人云：既有逐水之功，复有摄精之力湿热除则精自不走泄，洵不诬耳。白虚软者良。薏苡为使。畏大黄、柴胡、前胡。忌茗、醋。

土茯苓　甘淡气平。功等萆薢。能除湿消水，去清分浊，尤解杨梅疮毒，盖杨梅疮多由岚瘴熏蒸，与淫秽湿热之邪交互而成。时珍曰：杨梅疮古方不载，亦无病者，近时起于岭表，传及四方。盖岭表风土卑炎，岚瘴熏蒸，饮啖辛热，男女淫猥①，湿热之邪蓄积既深，发为毒疮，遂致互相传染，自南而北，遍及海宇，然皆淫邪之人病之。其证多属阳明胃、厥阴肝，而兼及他经。盖相火寄于厥阴，肌肉属于阳明故也。如兼少阴、太阴则发于咽喉；兼太阳、少阳发于两角。若用轻粉劫剂，毒气窜入经络筋骨，莫之能出，变为

① 猥：原作"偎"，据《本草纲目·草部·土茯苓》改。

筋骨拘挛，发为结痛，遂成痼疾。须用此一两，外用金银花、防风、木通、木瓜、白鲜皮各五分，皂荚子四分，人参、当归各七分，日服三剂。时珍曰：用此能健脾胃，去风湿，脾胃健则荣卫健，风湿去则筋骨利，故诸证多愈。又云：此名搜风解毒汤，犯轻粉病深者月余，如浅者半月即愈。忌饮茶、酒、肉、面、盐、醋，并戒房劳百日，渴饮土茯苓汤，半月方愈。取其湿热斯除，而浊阴得解矣。有赤白二种，白者良。忌茶。大如鸭子，连缀而生，俗云冷饭团。可煮食，亦可生啖。

白蔹 苦能泄，辛能散，甘能缓，寒能除湿①。杀火毒，散结气，生肌止痛。治痈疽疮肿，面上疱疮，金疮扑损。敛疮功多用之故名。每与白及相须。擦冻耳同黄柏末酒调。蔓生赤枝，有五梗。根如卵而长，三五枚同窠，皮黑肉白。一种赤蔹，功用皆同。郑奠一曰：能治温疟血痢，肠风痔瘘，赤白带下。

旱莲草 即鲤肠草、金陵草。味甘而酸，性平色黑。功专入肝入肾，为止血凉血要剂。是以血痢煎膏用之，其血即止；须发白汁涂，遂黑；火疮发红用之，其红即退；齿牙动摇，擦之即固。合冬青子名二至丸，以补肝肾。但性阴寒，虽善凉血，不益脾胃经疏。若不同姜汁、椒红相兼修服，必腹痛作泻。苗如旋覆，实似莲房，断之有汁，须臾而黑。熬膏良。

刘寄奴草 苦，温。破血通经，除癥消胀，止金疮血。多服令人吐利。一茎直上，叶尖长糙涩，花白蕊黄，如小菊花，有白絮如苦荬絮，子细长，亦似苦荬子，茎、叶、花、子皆可用。刘裕，小字寄奴。微时贫，射一蛇，明日见童子林中捣药，问之，答曰：吾主为刘寄奴所伤，合药傅之。裕曰：王何不杀之？童曰：寄奴，王者，不可杀也。叱之不见，乃收药回。每遇金疮，傅之立愈。

马鞭草 味苦，微寒。破血通经，杀虫消胀。治气血癥瘕，痈②疮阴肿捣涂。墟陌甚多。方茎，叶似益母对生，夏秋开细紫

---

① 湿：《本草备要·草部·白蔹》作"热"。

② 痈：原作"瘭"，据《本草备要·草部·马鞭草》改。

花，穗如车前草，类蓬蒿而细。根白而小。用苗、叶。

谷精草 本谷余气而成，得天地中和之气。味辛，微苦，气温。能入足厥阴肝及足阳明胃［按］此辛能散结，温能通达。凡风火齿痛，喉痹血热，疮疡痛痒，肝虚目翳涩泪，雀盲至晚不见，并疳疾伤目，痘后星障，服之有效。且退翳明目，功力驾于白菊，而去星明目，尤为专剂时珍曰：谷精体轻性浮，能上行阳明分野，凡治目中诸病，加而用之，甚良。明目退翳，似在菊花之上也。收谷后，荒田中生。取嫩秧，花如白星者良。

青葙子 即野鸡冠花子。《备要》又言即草决明。味苦微寒，无毒。入足厥阴肝。凡人一身风痒，虫疥得蚀，口唇青色，青盲翳肿，多缘热盛风炽所致亦有不尽风热者，此则专就风热言。书言服此目疾皆愈，唇青即散，三虫①皆杀，风痒即绝，无非因其血热除寒能胜热、血脉和而病自愈。但瞳子散大者切忌以能助火。类鸡冠而穗尖长，捣用。

决明子 气禀清阳，味咸苦甘，微寒，无毒。能入肝经，除风散热。凡人目泪不收，眼痛不止，多属风热内淫，以致血不上行，当即为驱逐。用此若能泄热，咸能软坚，甘能补血。力薄气浮，又能升散风邪，故为治目收泪、止痛要药，并可作枕治头风。但服之太过，搜风至甚，反招风害，故必合蒺藜、甘菊、枸杞、生地、女贞实、槐实、谷精草相为补助，则功更胜。状如马蹄，俗呼马蹄决明。捣碎用。恶火麻仁。

蓼实 辛，温。温中明目，耐风寒，下水气时珍曰：古人种蓼为蔬，收子入药，今惟酒曲用其汁耳。以香蓼、青蓼、紫蓼为良。更有赤蓼、木蓼、水蓼、马蓼。

马勃 辛，平，轻虚。清肺解热，散血止嗽。喉痹咽痛吹喉中良，鼻衄失音。外用傅诸疮良。生湿地朽木上，状如肺肝，紫色虚软，弹之粉出。取粉用。

木鳖子 苦，温，微甘，有小毒。利大肠，治泻痢疳积，瘰

---

① 虫：原作"盅"，据《本草求真·泻剂·泻热》改。

病疮痔，乳痈蜂毒，消肿追毒，生肌除黚音旱，黑斑。专入外科。核扁如鳖，绿色。拣去油者，能毒狗。《求真》云：木鳖本有二种，一名土鳖，有壳；一名番木鳖，无壳。木鳖味苦居多，略带甘平。诸书皆言性温，以其味辛故耳。究之性属大寒，狗食即毙。人若误用，中寒口噤，多致不救。故其功用专在外治，总不可入汤剂。番木鳖即马钱子，功用大同，而寒烈之性尤甚。狗性太热，用此大寒内激，使之相反，立见毙耳。止入外科，用时除去油。

凤仙花 又名金凤花 甘温而清。活血消积，治腰胁引痛不可忍研饼，晒干为末，空心酒服三钱。又治蛇伤擂酒服效。根叶苦甘辛，散血通经，软坚透骨。治杖扑肿痛《叶庭器方》：捣叶如泥，涂肿破处，干则又上，一夜血散即愈。冬月收取干者，研末，水和涂之，鸡鱼骨哽《危氏方》：用根捣烂，噙咽，骨自下，鸡骨尤效。即以温水漱口，以免伤齿为妙，误吞铜铁方同上。子名急性子，微苦而温。治难产积块，噎膈骨哽凡咽中骨哽欲死者，白凤仙子研水一大呷，以竹筒灌入，咽其物即软，不可着牙，妨伤齿也。透骨通窍时珍曰：凤仙子，其性急速，故能透骨软坚，疱人烹鱼肉哽者，投数粒，即能软烂。缘其透骨，最能损齿，多食亦戟人喉。

阿芙蓉 即罂粟花之津液也。一名鸦片，一名阿片。出于天方国罂粟结青苞时，午后以大针刺其外，或三五处，次早津出，以竹刀刮取，入瓷器阴干用之。气味与粟壳相似，而酸涩更甚。用阿芙蓉一分，粳米饭捣作三丸，通治虚寒百病。凡泻痢脱肛、久痢虚滑，用一二分，米饮送下，其功胜于粟壳。又痘疮行浆时，泄泻不止，用四五厘至一分，未有不止。但不可多服，忌酸醋，犯之断肠；又忌葱蒜浆水。奈今以为房术之用，无论病证虚实，辄为轻投纵欲，以致肾火愈炽。吁！误矣。

莨菪 一名天仙子 气味苦寒，无毒。治齿痛出虫，肉痹拘急。久服轻身，使人健行，走及奔马，强志益力，通神见鬼。多食令人狂走《本经》。疗癫狂风痫，癫倒拘挛《别录》。安心定志，聪明耳目，除邪逐风，变白，主疟癖。取子洗晒，隔日空腹，水下一指捻。亦可小便浸令泣尽，暴干同上服，勿令子破，破则令人发狂藏器。炒焦研末，治下部脱肛，止冷痢。主蛋牙痛，咬之虫出甄权。烧熏虫牙，及洗阴汗大明。叶似菘蓝，茎叶皆有细毛，花白色，子壳作罂状，结实扁细若粟米大，青黄色，六七月采子，晒干用。

蒴藋 一名堇草，又一名接骨 酸，温，有毒。主治风瘙瘾疹，湿痒冷痹、可作汤熏洗。其草有似陆英、芹菜之类。

卷二十四

目　录

本草木部

茯苓　色白入肺，味甘入脾，味淡渗湿。上渗脾肺之湿，下伐肝肾之邪。其气先升清肺化源后降下降利水。凡人病因水湿而见气逆烦满，心下结痛，呃逆呕吐，口苦舌干，水肿淋结，忧患惊恐，及小便或涩或多者诸病皆从水湿所生而言，服此有效故治亦从水湿生义。故入四君，则佐参、术以渗脾家之湿；入六味则使泽泻以行肾邪之余，最为利水除湿要药。书曰：健脾，即水去而脾自健之谓也。又曰：定魄肺藏魄，即水去而魄自安之意也。且水既去则小便自开，安有癃闭之虑？水去则内湿已消，安有小便多见之患？水去则胸膈自宽，而结痛烦满不作；水去则津液自生，而口苦舌干悉去。惟水衰精滑，小便不禁，非由水湿致者，切忌，恐其走表泄气故耳。苓有赤、白之分。赤入小肠，白入膀胱；白者微补，赤则止泻〔批〕白者，入肺、膀①胱气分；赤者，入心、小肠气分。湿、热，一气一血，自不容混如此。至皮专治水肿肤胀，以皮行皮之义。大块坚白者良系松根灵气结成。恶白蔹，畏地榆、秦艽、龟甲、雄黄，忌醋。

茯神　功与茯苓无异，但神抱心以生，苓则不从心抱，故苓则能入脾与肾，而神则多入心。书曰：服此开心益智，安魂肝藏魂定魄肺藏魄，无非入心，导其痰湿，故能使心与肾交通之谓耳的解。心木，书名黄松节，味苦性温，能治诸筋挛缩，偏风㖞斜，心掣健忘汪昂曰：方用心木一两，乳香一钱，石器炒研，名松节散。每服二钱，木瓜汤下。治一切筋挛疼痛。乳香能伸筋，木瓜能舒筋也。亦是入血渗湿之意。取苓有心者是汪昂曰：以其抱心，故能治心也。去皮及中木用。

琥珀　甘淡性平。承曰：茯苓生于阴而成于阳，琥珀生于阳而成于阴。脂入土而成宝，合以镇坠等药，则能安魂定魄。色赤能入心肝二经血分，合以辛温等药，则能消瘀破瘕，生肌合口。其味

---

①　膀：原作"滂"，据文义改。

甘淡，上行合以渗利等药，则能治淋通便。燥脾补土经曰：饮食入胃，游溢精气，上输于脾，脾气散精，上归于肺，通调水道，下输膀胱。凡渗药皆上行而后下降，且能明目退翳即退翳之效，逐鬼杀魅即安魂魄之效，是水去热除，安镇之意。但此性属消磨，则于真气无补；气属渗利，则于本源有耗。惟水盛火衰者，用之得宜；若火盛水涸，用之不能无虑血淤而小便不利者宜用，血少而小便利者，反致燥急之苦①。松脂入土，年久结成，或枫脂结成，以摩热拾芥者真市人多煎鸡子及青鱼胆伪之，摩热亦能拾芥，宜辨。芥，即禾草。用柏子仁末，入瓦锅同煮半日，捣末用。

松节 松之骨也。坚劲不凋，故取其苦温之性，以治骨节间之风湿丹溪曰：能燥血中之湿。杵碎浸酒良史国公药酒中用之。松脂苦甘性燥，祛风去湿，化毒杀虫，生肌止痛。养生家炼之服食，今熬膏多用之。松毛酿酒煮汁代水，亦治风痹脚气松毛苦温，可生毛发，宜敷冻疮及风湿诸疮。《从新》云：松脂感太阳之气而生，燥可去湿，甘能除热，故外科取用极多。性温而燥，血虚者勿服。水煎百沸，白滑方可用。

松花 甘温。润心肺，益气止血，除风。亦可酿酒，须及时取用，不堪久停。善糁诸痘疮伤损，并湿烂不痂。多食，发上焦热病。

柏子仁 辛温平润。书言四脏皆补，究之属心药耳。盖香虽能补脾，而实可以通窍入心；润虽可以补肝益肾，而实可以宁神定智；甘虽足以和胃固中，而实足以益血而神守。是以风湿可除，惊痫可疗，邪魅可辟，皮肤可泽，惟见神恬气适，耳聪目明，而无枯槁燥塞之患矣。然性多润滑凡仁皆润，阴寒泄泻者，切忌。气多香泄，体虚火盛者，亦忌。蒸热暴干自裂，入药炒研去油用。畏菊花。

侧柏叶 苦涩微寒《本草》微温。养阴滋肺而燥土，最清血分，为补阴要药。止吐衄崩淋、肠风尿血痢血、一切血证；去冷风

---

① 苦：原作"者"，据《本草求真·泻剂·泻湿》改。

湿痹、历节风痛肢节大痛，昼静夜剧，名白虎历节风，亦风寒湿所致，**涂汤火伤**捣烂水调涂，生肌杀虫，炙鬐冻疮，汁乌髭发。取侧者丹溪曰：多得月令之气，随月建方取，或炒或生，肉桂、牡蛎为使。恶菊花，宜酒万木皆向阳，柏独西指，受金之正气，坚劲不早凋，多寿之木，故元旦饮椒柏酒以辟邪。《求真》云：侧柏叶大，能伐胃，虽有止血凉血之功，而气分与血分无情，不过使金气以制木，借炒黑以止血耳。《从新》云：柏有数种，惟根上发枝数茎、蒙茸茂密名十头柏，又名佛手柏者为真。

肉桂 气味纯阳，辛甘大热，直透肝肾血分，大补命门相火相火，即两肾中之真火，先天之祖气也。人非此火不能有生，故水谷入胃，全借此为蒸腐，益阳消阴赵养葵云：益火之原，以消阴翳，八味地黄丸是也。凡沉寒痼冷，荣卫风寒，阳虚自汗，腹中冷痛，咳逆结气，脾虚恶食，湿盛泄泻时珍治寒痹风湿，阴盛失血，泻痢惊痫，皆取辛温散结之力也。古方治小儿惊痫及泄痢病，宜五苓散以泻内火，渗土湿，内有桂，抑肝风而扶脾土，引利水药入膀胱也，血脉不通，死胎不下肉桂辛散，能通子宫而破血调经，目赤肿痛，因寒因滞而得者宜之。盖因气味甘辛，其色紫赤，有鼓舞血气之能，性体纯阳，有招导引诱之力。昔人云：此体气轻扬，既能峻补命门，复能窜上达表，以通荣卫的解。非若附子，气味虽辛，复兼微苦，自上达下，止固真阳，而不兼入后天之用耳。故凡病患寒逆，既宜温中，及因气血不和，欲其鼓舞痘疮不起必用，则不必用附子。惟以峻补血气之内，加肉桂以为佐使，如十全大补、人参养荣之类，即是此意。但精亏血少，肝盛火起者，切忌。桂出岭南，色紫肉厚、体松皮嫩、辛甘者佳。得人参良。忌生葱、石脂。锉入药，勿见火。出交趾者难得，浔州者亦可。其毒在皮，须去皮用。

桂心 本于肉桂，去外粗皮，取当中心者，为桂心。味甘辛热，专温荣分之里药。凡九种心痛、腹内冷痛、疝癖等证，皆能奏效。以其所治在心，故治亦在里，而不在躯壳之外。

桂枝 系肉桂枝梢。其体轻，其味辛，其色赤故入心，有升无降，故能入肺而利气，入膀胱化气而利水。且能横行手臂，调和荣卫，治痛风胁风，止烦出汗，驱风散邪，为解肌第一要药时珍曰：麻黄遍彻皮毛，桂枝透达荣卫。故书言无汗能发，有汗能收。然其汗之能发，止是因其卫实荣虚，阴被阳凑，故用桂枝以调其荣，荣调则卫气自和，而风邪莫容，遂自汗而解，非若麻黄能开腠理，以发其汗也；其汗之能收，只因卫受风伤，不能内护于荣，荣气虚弱，津液不固，故有汗发热而恶风。其用桂枝汤为治，取其内有芍药，入荣以收阴；外有桂枝，入卫以除邪，则汗自克见止，非云桂枝能闭其汗孔也。

枸杞子　甘寒性润。祛风明目，强筋健骨，补精壮阳。然究因于肾水亏损，服此甘润，阴从阳长，水至风熄，故能明目强筋。是为滋水之味，故又能治消渴时珍曰：子则甘平而润，性滋补，而不能退热，止能补肾润肺，生精益气，此乃平补之药，所谓精不足者，补之以味也。今人因见色赤，妄谓枸杞补阳，其失远矣。出甘州，红润少核者良。酒润捣用。根名地骨皮，叶名天精草，苦甘而凉，清上焦心肺客热。代茶止消渴。〔批〕景岳云：用之以助熟地，甚妙。

地骨皮　甘淡而凉。降肺中伏火，泄肝肾虚热，能凉血而补正气。故内治五内邪热热淫于内，治甘寒。地骨一斤，生地五斤，酒煮服，治带下，吐血尿血捣鲜汁服，咳嗽消渴清肺；外治肌热虚汗，上除头风痛，中平胸胁痛清肝，下利大小肠。疗在表无定之风邪，传尸有汗之骨蒸李东垣曰：地为阴，骨为里，皮为表。地骨皮泻肾火，牡丹皮泄包络火，总治热在外，无汗而骨蒸。知母泄肾火，治热在内，有汗而骨蒸。四物汤加二皮，治妇人骨蒸。朱二允曰：能退内潮，人所知也；能退外潮，人实不知。病或风寒散而未尽，作潮往来，非柴、葛所能治，用地骨皮走表又走①里之药，消其浮游之邪，服之未有不愈者，特表明之。时珍曰：枸杞、地骨甘寒平补，使精气充足，而邪火自退。世人多用苦寒，以芩、连降上焦，知、柏降下焦，致伤元气，惜哉！予尝以青蒿佐地骨退热，累有殊功。甘草水浸一宿用。肠滑者，忌枸杞子。中寒者，忌地骨皮。掘鲜者，同鲜小蓟

---

① 走：原作"表"，据《本草求真·泻剂·泻火》改。

煎浓汁浸，收泪甚效。

山茱萸 辛温酸涩。补肾温肝入二经气分，固精秘气，强阴助阳，安五脏，通九窍《圣济》云：如何涩剂能通窍？《经疏》云：精气充则九窍通利。〔昂按〕山茱通九窍，古今疑之。得《经疏》一言，而意旨豁然。始叹前人识见深远，不易测识，多有如此类者。即《经疏》一语而扩充之，实可发医人之慧悟也。深矣，暖腰膝，缩小便。治风寒湿痹温肝故能逐风，鼻塞目黄肝虚邪客则目黄，耳鸣耳聋肾虚则耳鸣耳聋，皆固精通窍之功。王好古曰：滑则气脱，涩剂所以收之。仲景八味丸用之为君，其性味可知矣。〔昂按〕《别录》、甄权皆云能发汗，恐属误文。酸剂敛涩，何以反发？仲景安亦取发汗之药以为君乎？李士材曰：酸属东方，而功多在北方者，乙癸同源也。最恶桔梗、防风、防己。以酒润之，去核取皮用。核能滑精，不可用。

酸枣仁 甘酸而润。生则能导虚热，故疗肝热好眠，神昏燥倦之证；熟则收敛津液，故疗胆虚不眠，烦渴虚汗之证志曰：按《五代史·后唐》利①石药验云：酸枣仁睡多生使，不得睡炒熟。陶云：食之醒睡，而经云疗不得眠。盖其子肉味酸，食之使不思睡；核中仁服之，疗不得眠，正如麻黄发汗，根节止汗也。本肝胆二经要药，因其气香味甘，故又能舒太阴之脾时珍曰：今人专以为心家药，殊味此理。〔按〕肝虚则阴伤而心烦，魂不能藏肝藏魂，是以不得眠也。故凡伤寒虚烦多汗，及虚人盗汗，皆炒熟用之，取其收敛肝脾之津液也。归脾汤用以滋荣气，亦以荣气得养，则肝自藏魂而弥安，血自归脾而卧见矣。其曰：胆热好眠可疗，因其胆被热淫，神志昏冒，故似好眠。其证仍兼烦躁，用此同茶疗热，热疗则神清气爽，又安有好眠之弊乎？但仁性多润，滑泄最忌。纵使香能舒脾，难免润不受滑矣。附记以补书所未及。炒研用炒久则油干不香，碎久则气味俱失，便难见功。恶防己。

杜仲 辛甘微温。能补腰脊，为筋骨气血之需。以其色紫入

---

① 利：《本草纲目·木部·酸枣》作"刊"，当是。

肺，为肝经气药。盖肝主筋，肾主骨，肾充则骨强，肝充则筋健。屈伸利用皆属于筋，故入肝而补肾，子能令母实也。且性辛温，能除阴痒，去囊湿，痿痹痛软必需，脚气疼痛必用，［按］庞元英《谈薮》，一少年新娶后，得脚软病，且疼甚。医作脚气治，不效。路铃孙琳诊之，用杜仲一味，寸断片折，每以一两，用半酒半水一大盏，煎服三日，又三日全愈。琳曰：此乃肾虚，非脚气也。杜仲能治腰膝痛，以酒行之，则为效容易矣。胎滑梦遗切要。若使遗精有痛，用此益见精脱不已，以其气味辛温，能助肝肾旺气也；胎因气虚而血不固，用此益见血脱不止，以其气不上升，反引下降也。功与牛膝、地黄、续断相佐而成，但杜仲性补肝肾，能直达下部筋骨气血，不似牛膝达下，走于经络血分之中；熟地滋补肝肾，竟入筋骨精髓之内；续断调补筋骨，在于曲节气血之间之为异耳。独怪今世安胎不审气有虚实，辄以杜仲、牛膝、续断等药引血下行，在肾经虚寒者，固可用此温补以固胎元。若气陷不升，血随气脱而胎不固者，用此则气益陷不升，其血必致愈脱无已。出汉中，厚润者良。去粗皮，锉，或酥或酒或蜜炙，或姜或盐或酒炒，在人随证活变。恶黑参。

女贞子　女贞、枸骨，载之本草已属不同。如冬青，即今俗呼冻青树者；女贞，即今俗呼蜡树者；枸骨，即今俗呼猫儿刺者。冬青、女贞，花繁子盛，累累满树，冬月鸲鹆①喜食。木肌皆白，叶厚而柔长，绿色面青背淡，形色相似。但女贞则叶长四五寸，子黑色；冬青则叶微团，子红色之为异耳。今人不知女贞即属蜡树，仅以女贞茂盛，呼为冬青，致令两物同名。枸骨树，若女贞肌白叶长，青翠而厚，叶有五刺，子若冬青绯红，以致混将是物，亦列女贞项下。究之三物合论，在冬青苦甘而凉，书虽言补肝强筋，补肾健骨《简集方》：冬至日取冻青树子，盐酒浸一夜，九蒸九晒，瓶收，每日空心酒吞七十粒，卧时再服，而补仍兼有清②；女贞

①　鸲鹆（qúyù 渠玉）：鸟，能模仿人说话，亦称"八哥儿"。
②　清：原作"青"，据《本草求真·补剂·平补》改。

气味苦平，［按］书称为补虚上品，可以滋水黑发。如古方之用旱莲草、桑椹子同入以治虚损，然亦须审脾气坚厚，稍涉虚寒，必致作泄；枸骨气味苦平，［按］书有言能补腰膝，及治劳伤失血用枸骨数斤，去刺，入红枣二三斤，熬膏蜜收，亦是补水培精之味，但性多阴不燥，用于阴虚则宜，而于阳虚有碍。枝叶可以淋汁煎膏，以涂白癜风，脂亦可以为黐粘雀。三药气味不同，至就其子红黑以推，大约色红则能入肝补血，色黑则能入肾滋水。色红则能入血理血，故于失血、血瘀有效；色黑则能补精化血，故于乌须黑发有功。然色红而润，其性阴兼有阳；色黑而润，其性纯阴不杂，故书有言，女贞补中安脏，而又议其阴寒至极。凡此似同而异，在人平昔细为考核，免至临歧亡羊耳。冬月采佳，酒浸蒸润，晒干用。

楮实 味甘气寒。虽于诸脏阴血有补，得此能润筋壮骨，是指其阳旺阴弱；得此阴血有补，故能使阳不胜而助，非云阳痿由于阳衰，得此可以助阳也。若以纯阴之品可以补阳，则于理甚不合矣。况书又言：脾胃虚人禁用，久服令人骨痿。岂非性属阴寒，虚则受其益，过则增其害之谓乎？软坚之说未尝不是。取浸水中不浮者，酒蒸用。

桑白皮 辛甘性寒。善入肺中气分，泻火利水，除痰泄气。缘气与水与痰，止属病标，其气逆不利与水饮胶结，未有不因火结而成罗谦甫曰：是泻肺中火邪，非泻肺气也。火与元气不两立，火去则气得安矣。久而不治，则瘀结便秘、喘嗽胸满、唾血口渴、水肿胪胀，靡不兼见。桑白皮辛甘而寒，能于肺中治火利水，俾火去而水自消，水去而火即灭，而气因尔而治时珍曰：桑白皮长于利小水，乃实则泻其子也。故肺中有水气，及肺火有余者，宜之。《十剂》云：燥可去湿，桑白皮、赤小豆之属是也。但性寒而裂其裂亦作寒裂，肺虚、火衰水涸、风寒作嗽者，切忌。为线可缝金疮，刮去皮取白。或恐泻气，蜜炙，用续断、桂心为使。忌铁。桑乃箕木之精，其木能开关利水；扎把燃火，则能去风除痹，故煎药熬膏宜用。治能除热，养阴止渴，乌发黑发《月令》云：四月宜饮桑椹酒，能理百种风。又椹可以汁熬烧酒，藏之经年，味力愈佳。桑耳散血除瘀，破癥攻痕。桑叶清肺泻胃，凉血燥湿，去风明目。

桑椹　甘凉色黑。入肾而补水，利五脏关节，安魂镇神，聪耳明目，生津止渴炼膏，治服金石药热渴，利水消肿，解酒乌髭。晒干为末，蜜丸良。取极熟者，滤汁熬膏，入蜜炼稠，点汤和酒并妙。入烧酒，经年愈佳。每日汤点服，亦治瘰疬，名文武膏，以椹名文武实也。

桑叶　甘寒，手足阳明之药大肠、胃。凉血刀斧伤者，为末干撒，亦妙燥湿，去风明目采经霜者，煎汤洗眼，去风泪；洗手足，去风痹。桑叶、黑芝麻等分，蜜丸，名扶桑丸，除湿去风，乌髭明目。以五月五日、六月六日、立冬日采者佳。一老人，年八十四，夜能细书，询之，云：得一奇方，每年九月二十三日，桑叶洗目一次，永绝昏暗。末服止盗汗严州有僧，每就枕，汗出遍身，比旦，衣被皆透，二十年不能疗。监寺教采带露桑叶，焙干为末，空心米饮下二钱，数日而愈。代茶止消渴《求真》云：桑叶能清肺泻胃①。

桑寄生　感桑精气而生，味苦而甘，性平而和，不寒不热，号为补肾补血要剂。缘肾主骨，发主血。苦入肾，肾得补则筋骨有力，不致痿痹而酸痛；甘补血，血得补则发受其灌荫，而不枯落。凡内而腰痛、筋骨笃疾、胎堕，外而金疮、肌肤风湿，皆借此为主治。出桑树生者真须自采，或连桑叶者，皆可用。和茎叶细锉，阴干，忌火。若杂树所出，性气不同，恐反有害。

栀子　苦寒。轻飘象肺，色赤入心，泄心肺之邪热，使之屈曲下行，从小便出，而三焦之郁火以解，热厥心痛以平丹溪曰：治心痛当分新久。若初起因寒因食，宜当温散；久则郁而成热，若用温剂，不助痛添病乎？古方多用栀子为君，热药为之向导，则邪易伏。此病虽日久，不食不死，若病止恣食，病必再作也，吐衄、血淋、血痢之病以息最清胃脘之血，炒黑末服；吹鼻治衄。治心烦懊恼不眠，五黄古多用栀子、茵陈五淋，亡血津枯，口渴目赤，紫癜白

---

① 胃：原脱，据《本草求真·泻剂》补。

癫，疱髓疮疡皮腠，肺所主故也。生用泻火，炒黑止血，姜汁炒，止烦呕。内热用仁，表热用皮《求真》云：惟其气浮而升，故仲景用以吐上焦之痰滞，且能治心肺之火。惟其味苦而降，故丹溪用以降内郁之邪，并泻肝肾膀胱之热。

猪苓 苦，泻滞痰利窍；甘，助阳入膀胱、肾经。升而能降，开窍发汗，利便行水，与茯苓同而不补。治伤寒温痰大热《经疏》曰：大热利小便，亦分治之意，懊恼消渴，肿胀淋浊，泄痢痎疟疟多由暑，暑必兼湿，经曰：夏伤于暑，秋为痎疟。然耗津液，多服损肾昏目肾水不足则目昏。多生枫树下，块如猪屎，故名马屎曰通，猪屎曰苓，苓即屎也。古字通用。肉白而实者良。去皮用时珍曰：猪苓取其行湿，生用更佳。〔批〕茯苓入气而上行，此则入血而下降。古人云：清利小便，无若此快。故滋阴药中，止用泽泻而不用猪苓。

黄柏 苦寒微辛，沉阴下降。泄膀胱相火足太阳引经药，补肾水不足，坚肾润燥，除湿清热，疗下焦虚，骨蒸劳热阴虚生内热，诸痿瘫痪，目赤耳鸣肾火，消渴便闭，黄疸水肿，水泄热痢，痔血肠风，漏下赤白皆湿热为病，诸疮痛痒，头疮口疮。杀虫安蛔。久服伤胃，尺脉弱者禁用若①虚火上炎，服此苦寒之剂，有寒中之变。时珍曰：知母佐黄柏滋阴降火，有金水相生之义。古云：黄柏无知母，犹水母之无虾也。盖黄柏能制命门、膀胱阴中之火；知母能清肺金、滋肾水之化源。丹溪曰：君火者，人火也，心火也，可以水灭，可以直折，黄连之属可以制之；相火者，天火也，龙雷之火也，阴火也，不可以水湿制之，当从其性而伏之，惟黄柏之属可以降之。川产肉厚色深者良。生用降实火，蜜炙则不伤胃，炒黑能止崩带。酒制治上，蜜炙治中，盐制治下炙末乳调，能治冻疮。《求真》云：黄柏，性禀至阴，味苦性寒，独入少阴泻火，入膀胱泻热。果尺脉洪大有力，可炒黑暂用，使湿热顺流而下，阴火因而潜伏，则阴不受煎熬，非谓真阴虚损，服此即有滋润之力也。故实热实火

---

① 若：原作"苦"，据《本草备要·木部·黄柏》改。

则宜，虚者无益有损。

枳壳　苦酸微寒。功专下气开胸，利肺开胃，故治风寒食滞、热积湿停、咳嗽胸满、便闭痰癖、癥结呕逆、水肿胁痛、泻痢痔肿、肠风湿痹等证。至书有云枳壳益气明目，似属诳诞。但人脏腑本贵清利，清利则气自益，而目自明。枳壳体大气散的解，较之枳实，功虽稍逊，而利气宽胸，谓之益气，非其宜乎王好古曰：枳壳佐以参、术、干姜则益气，佐以硝、黄、牵牛则破气，此《本经》所以言益气，而复言消痞也！但多用则能损胸中至高之气。虽束胎瘦胎，亦有进用枳壳之味昔湖阳公主难产，方士进瘦胎饮，用枳壳四两、甘草二两，五月后，日服一钱。洁古改以枳术，名束胎丸。然必气实可投，若使气虚而用，则不免有虚虚之祸矣寇宗奭谓：瘦胎、束胎二药，予甚不然。盖孕妇全赖血气以养胎，血气充实，胎乃易生。彼公主奉养太过，气实有余，故可服之，若概施则误矣。时珍曰：八九月胎气盛而壅滞，用枳壳、苏梗以顺气，胎前无滞，则产后无虚也。气弱者，大非所宜矣。陈者良。麸炒用。

枳实　气味与枳壳苦酸微寒无异，但实小性酷，下气较壳最迅，故有推墙倒壁之功。不似枳壳体大气散，而仅为利肺开胸宽肠之味耳。是以气在胸中则用枳壳，气在胸外则用枳实；气滞则用枳壳，气坚则用枳实。虽古有云：枳壳治气，枳实治血。然气行则血自通，究皆利气之品，而非通血之剂，故同白术则可调脾，同大黄则可推荡时珍曰：盖自飞门至魄门，皆肺主之，三焦相通，一气而已。若气虚痞满而用枳实、枳壳，则与抱薪救火者无异皮厚而小为枳实，壳薄虚大为枳壳。

厚朴　辛苦。同枳实、大黄，即承气汤，于实满能泻；同苍术、橘皮，即平胃散，于湿满能除；同解利药，治伤寒头痛；同泻痢药，于肠胃能厚。大抵气辛则散，故于湿满则宜；味苦则降，故于实满则下。今人不解，误以书载厚朴温中益气及厚肠胃数语，不论虚实辄投。讵知实则于气有益，虚则于气反损；实则肠胃可厚，虚则肠胃反薄震亨曰：习以成俗，皆谓之补，哀哉。至云破血杀虫，亦是气行而血自通，味苦而虫自杀之意。朴，即榛树皮，以肉厚紫色者良。去粗皮，姜汁炒用即干姜为使意。恶泽泻、硝石、寒水石。忌豆，犯之动气。

槟榔 辛苦而温。能泻至高之气，下行至极。盖味苦主降，性如铁石之重故尔。是以无坚不破，无胀不消，无食不化，无痰不行，无水不下，无气不除，无虫不杀，无便不开凡开二便药内，多有用此。凡里急后重同木香用、岚瘴疠疟如达原饮，治疫用此，并水肿脚气、酒醉不醒，无不因其苦温辛涩之性，以为开泄、行气、破滞岭南瘴地多以槟榔代茶。然非瘴之地，不可常服，恐泄真气耳。鸡心尖长，劈之作锦纹者良。

大腹皮 弘景曰：向阳者为槟榔，向阴者为大腹 辛热性温，比槟榔不同。盖槟榔性苦沉重，能泻有形之滞积；腹皮其性轻浮故能入腹，能散无形之积滞。故痞满膨胀、水气浮肿、脚气壅逆者宜之。惟虚胀禁用，以其能泄真气也。子似槟榔，腹大形扁治功与槟榔同。取皮酒洗后，以豆汁洗过，晒干，煨，切用思邈曰：鸩鸟多栖其树，故宜洗净。

槐实 即槐角。味苦酸咸，气寒无毒。入手、足阳明大肠、胃，及入足厥阴肝。凡因肝经热郁而致风眩烦闷、痔血肠风，并阴疮湿痒、目泪不止者，宜此。以其气纯阴，为凉血要药，故能除热散结清火也。至书所云能疏肝经风热者，非是具有表性，得此则疏，实因热除而风自息之意。去单子及五子者，铜锤捶碎，牛乳拌，蒸三月上巳采，入牛胆中，干百日，食后吞一枚。明目补脑，发白还黑，肠风痔血尤宜服之。槐花味苦独胜，凉大肠血分。凡大小便血及目赤肿痛、舌衄，并皆用之舌衄，炒研①渗之。若虚寒无火，切忌。陈者良。

苦楝子 一名金铃子 苦寒，有小毒。能入肝舒筋，导小肠膀胱之热。因引心包相火下行，通利小便，为疝气要药。亦治伤寒热狂热厥、腹痛心痛，杀三虫，疗疡疥《夷坚志》：消渴证有虫耗其津液者，取根皮浓煎，加少麝服，下其虫而渴自止。脾胃虚寒者忌

---

① 研：《本草求真·血剂·凉血》作"研"，当是。

之。川产良。酒蒸寒因热用，去皮取肉，去核用。用核则捶碎，浆水煮一伏时，去肉用。茴香为使。《求真》云：川楝有雌雄二种。雄根赤色，无子，大毒，忌火；雌根白色，子多，微毒，去青留白。一味酒煎投服，杀虫，可治中蛊，即时吐出。治疝，煎汤洗。

蔓荆子　辛苦微温。主治太阳膀胱，兼理足阳明胃、足厥阴肝。缘太阳风邪内客，而致巅顶头痛脑鸣太阳脉络于脑；肝属风藏，风既内犯，则风必挟肝木上津①，而致泪出不止目为肝窍；筋借血养，则血被风犯，而致筋亦不荣，齿亦不坚齿者，骨之余。上龈属足阳明胃，下龈属手阳明大肠。风热上攻则痛也；有风自必有湿，湿与风搏，此胃亦受湿累，而致肉痹筋挛。由是三气风寒湿交合，则九窍口、鼻、耳、目、二阴蔽塞，而病斯剧。蔓荆体轻而浮，既可治筋骨间寒热，而令湿痹拘急斯去，气升而散；复能祛风除寒，而令头面虚风之证悉治；且使九窍皆利，白虫能杀，是亦风寒湿热俱除之一验耳。但气虚、血虚等证忌用。去膜，酒蒸炒，或打碎用。恶乌头、石膏。

石楠叶　味辛而苦。辛有发散之能，苦有坚肾之力。止可以言祛风而补阴之说，亦止因苦坚肾而肾不泄，因辛散风而阴不受其蹂躏也的解。若竟以为补阴滋水，于理有碍，而尚可云补火，妇人久服思男乎汪昂曰：按，石楠叶补阴祛风则有之，然味辛不热，不助相火，亦未闻邪淫方中用石楠叶者。《别录》思男之说，殆不可信。出关中。炙用。五加皮为使。恶小蓟。

辛夷　辛温气浮。功专入肺，解散风热，缘入鼻气通天，肺窍开鼻，鼻主肺，风热移于脑，则鼻多浊涕而渊，风寒客于脑则鼻塞。经曰：脑渗为涕。胆液不澄则为浊涕，如泉不已，故曰鼻渊鼻渊不尽外感。在长洲张璐指为阳明伏火，会稽景岳指为督火发，海盐楚瞻指为肾经亏损。要在相证施治。头痛面黚、目眩齿痛、九窍不利，皆是风热上攻。辛夷芳香，上窜头目，兼逐阳分风邪，诸证自愈。但辛香走窜，血虚火炽，及偶感风寒，不闻香臭者，

---

① 津：《本草求真·散剂·散湿》作"侵"。

并禁。即木笔花。去外皮毛，微炒。恶石脂，畏黄芪、菖蒲、蒲黄、黄连、石膏。

郁李仁　辛苦而甘。入脾经气分，性降，下气行水，破血润燥。治水肿癃急，大肠气滞，关格不通。用酒能入胆，治悸，目张不眠。然治标之剂，多服渗人津液。去皮尖，蜜浸，研。

金樱子　生者酸涩，熟者甘涩。当用于其将熟之际，得微酸甘涩之妙。取其涩可止脱，甘可补中，酸可收阴，故能善理梦遗、崩带、遗尿，且能安魂定魄，补精益气，壮筋健骨。此虽收涩佳剂，然无故熬膏频服，而令经络坠道阻滞，非为无益，反致增害震亨曰：经络坠道，以通畅为平和，而昧者取涩性为快，熬金樱膏为煎食之，自作不靖，咎将谁属。似榴而小，黄赤有刺。取半黄者热则纯甘，去刺、核熬膏，甘多涩少。

诃子　味苦酸涩，气温无毒。虽有收脱止泻之功，然苦味居多，服之使气下泄，故书载能消痰降火，止喘定逆杲曰：肺苦气上逆，急食苦以泄之，以酸补之。诃子苦重泻气，酸轻不能补肺，故嗽药中不用，且于虚人不宜独用震亨曰：诃子下气，以其味苦而性急。气实者宜之；若气虚者，似难轻服。如补肺则必同于人参，补脾则必同于白术，敛肺则必同于五味，下气则必同于橘皮。至于嗽痢初起最忌，以其止有劫截之功东垣云：嗽药不用者，非矣。但咳嗽未久者，不可骤用。服此能调胃和中，亦止消膨去胀，使中自和，并非脾胃虚弱，于中实有补也。波斯国人行舟，遇大鱼涎滑数里，舟不能行，投诃子，其滑即化番船今多用此以防不虞，则其化涎消痰概可见矣。出番船及岭南，色黑肉厚者良。酒蒸，去核用肉。但生清肺行气，熟温胃固肠。

乌药　辛温香窜。上入肝肺，下通肾经。如中风中气，膀胱冷结，小便频数，反胃吐食，泄泻霍乱，女人血气凝滞，小儿蛔蛔，外而疮疖疥疬，并凡病之属于气逆而见胸腹不快者，皆宜用此。功与木香、香附同为一类，但木香苦温，入脾爽滞，每于食积则宜；香附辛苦，入肝胆二经，开郁散结，每于忧郁则妙；此则逆邪横胸，无处不达，故用以为胸肠逆邪要药，气行则风自散耳故不须治风。若气虚内热而见胸膈不快者，不宜乌药止可以除冷气。根有车毂纹形而连珠者，良。酒浸一宿，或煅研用。

五加皮　辛，顺气而化痰；苦，坚骨而益精；温，祛风而胜湿。逐肌肤之瘀血，疗筋骨之拘挛肾得其养，则妄水去而骨壮；肝得其养，则邪风去而筋强。治五缓虚羸、阴痿囊湿、女子阴痒湿生虫、小儿脚弱，明目愈疮。酿酒尤良王纶曰：风病饮酒，能生痰火，惟五加浸酒益人。茎青，节白，花赤，皮黄，根黑，上应五车之精。芬香，五叶者佳。远志为使。恶玄参。

椿樗白皮　苦燥湿，寒胜热，涩收敛，入血分而涩血，去肺胃之陈痰。治湿热为病，泻泄久痢，崩带肠风，滑遗便数，有断下之功痢疾滞气未尽者，勿遽用。勉强固涩，必变他证。去疳䘌，樗皮尤良时珍曰：椿皮入血分而性涩，樗皮入气分而性利。凡血分受病不足者，宜椿皮；气分受病有郁者，宜樗皮。《乾坤生意》治疮肿下药，用樗皮水研，服汁取利，是其验矣。香者为椿，肌实而赤，嫩苗可茹；臭者为樗，肌虚而白，主治略同。根东引者良。去粗，或醋炙、蜜炙，炙用。忌肉面。

榆白皮　甘滑下降，入大小肠、膀胱经。行经脉，利诸窍，通二便，渗湿热，滑胎产或胎死腹中，服汁可下，下有形留着之物。治五淋肿满《备急方》捣屑作粥食，小便利、喘嗽不眠嵇康《养生论》：榆令人瞑，疗疥癣秃疮，消赤肿妒乳乳痈汁不出，内结成肿，名妒乳。和陈醋滓调，日六七易，效。《十剂》曰：滑可去着，冬葵子、榆白皮之属是也。有赤、白二种，去粗皮，取白用采皮为面，荒年当粮可食。香剂以之调和，黏滑胜于胶漆。

秦皮　味苦气寒，色青性涩。功专入肝以除热，入肾以涩气。凡因风而见湿痹、惊痫、目瘴，宜此苦燥、苦降之味以除；因脱而见崩带、肠澼、下痢，宜此收涩寒气以固。如仲景白头翁之用秦皮苦涩之类白头翁、黄柏、黄连、秦皮等分。但气寒伤胃，不宜于胃虚少食之人。出西土，皮有白点，渍水碧色，书纸不脱者真。大戟为使。恶吴茱萸。

海桐皮　辛苦而温。能入肝经血分，祛风除湿，行经络，达病所。是以腰膝脚痛能疗；赤白泻痢能止；虫牙风痛，煎汤嗽之能愈；疳蚀疥疮，磨汁涂之能消；目赤肤翳，浸水洗之能退，一皆风祛湿散之力。用者须审病自外至则可，若风自内成，未可妄用。出岭南，皮白坚韧，作索不烂。

蕤仁 一名曰援，音同蕤 甘温《别录》：微寒。入心、肝、脾三经。消风散热，益水生光三经皆血脏也。血得其养，则目疾平。凡目病在表，当疏风清热；在里属肾虚，血少神劳，宜补肾养血神安。远视为肾水亏，近视为火不足。治目赤肿痛，眦烂泪出；亦治心腹邪热，结气痰痞今人惟用疗眼。陈藏器曰：生治足肿，熟治不眠。丛生，有刺，实如五味圆扁、有纹、紫赤，可食。取仁浸，去皮，米研用一云：汤浸去皮尖，劈作两片，芒硝、木通、通草同煎，一伏时取出，研膏入药。〔批〕〔按〕蕤仁既能清热，其性必兼寒，自病不因寒热夹虚者，勿用。

蜜蒙花 因冬不凋，花开蒙蜜，故名。甘而微寒。功专入肝，除热养荣。盖肝开窍于目，目得血而能视，虚则清盲肤翳，热则赤肿眵泪，目中赤脉，及小儿痘疮余毒，疳气攻眼，得此甘能补益，寒能除热，肝血足而诸证无不愈矣。然味薄于气，佐以养血之药，则更有力。取蜀中产者良。酒浸一宿，候干蜜拌，蒸晒三次。

芙蓉花 辛平性滑涎黏，清肺凉血散热，止痛消肿排脓，治一切痈疽肿毒有殊功用芙蓉花、或叶、或皮、或根生捣，或干研末，蜜调，涂四围，中间留头，干则频换。初起者即觉清凉，痛止肿消；已成者即脓出，已溃者即易敛。疡科秘其名为清凉膏、清露散，皆此物也。或加赤小豆末，或苍耳烧存性，为末，加入亦妙。即木莲也。有红、白、黄数种，千叶者最耐寒而不落，不结实。

山茶花 甘微辛寒。色赤入血分，治吐衄肠风。麻油调末，涂汤火伤用红者，为末，入童便、姜汁或酒调服，代郁金。

木槿 苦凉。活血润燥，治肠风泄血，痢后热渴。作饮服，令人得睡。川产者，治癣疥癜疮有虫，用川槿皮，肥皂水浸，时时擦之；或浸汁磨雄黄亦妙。用根皮，花亦可用。有红、白二种。

杉木　辛温。去恶气，散风毒。治脚气肿满、心腹胀痛，洗毒疮。有赤、白二种。赤仙斑如野鸡者，作棺尤贵。性直，烧炭最发火药。

乌臼木　苦凉，性沉而降。利水通肠，功胜大戟，疗疔肿，解砒毒极能泻下，凡患肿毒、中砒毒者，不拘根、皮、枝、叶，捣汁多饮，得大利即愈。虚人忌之。子可作烛，即俗称木子树是也。

水杨柳　苦平。痘疮顶陷，浆滞不起者，用枝煎汤浴之此气凝血滞，或风寒外束而然，得此①暖气透达，浆随暖而行，再用助气血药更效。枝煎汁，治黄疸。

皂角　辛咸性燥。功专通窍驱风，故凡风邪内入、身关紧闭、口噤不语、胸满喉痹、腹盅胎结、风痰癫喘、肿满坚痞囊结等证，用此吹之导之，则通上下之窍；煎之服之，则治风痰喘满；涂之擦之，则能散肿消毒，以去面上风气；熏之蒸之，则通大便秘结；烧烟熏之，则治臁疮湿毒。然种类甚多。形如猪木，名为牙皂，较之大皂稍有不同。大皂则治湿痰更优，牙皂则治风痰更胜也。一种皂角刺〔批〕皂角刺即天丁也，气味辛温，功治略同，但其锋锐，直透患处，溃散痈疽，及妒乳风疠恶疮。皂子治大便燥结，煅存性用以辛能润之之义，由结本非火结，故辛则能以润之也。恶麦冬，畏人参。皂角以肥厚多脂者良。炙酥烧灰用。

肥皂荚　生于六阳之盛，成于秋金之月，气味辛温，有毒，不减皂荚、皂刺之性。凡因肠胃素有垢腻秽恶，发于外则为瘰疬、恶疮、肿毒；泄于下则为肠风，下痢脓血，俱可用此，以其力能涤垢除腻，洁脏净腑故也。且能澡身洗面，及疗无名痈肿《集成》云：恶疮，用生肥皂，火煅存性，用油腻粉调敷。奇疡恶毒，用生肥皂，去子弦及筋，捣烂，酽醋和敷，立效。其子亦治大肠风秘，及头面霉疮有效。其仁须炒研用，庶于肾气不伤。

棕榈　苦能泄热，涩可收脱，烧黑能止血红见黑则止，不可烧过。棕榈、侧柏、卷柏烧存性，饭丸。止远年下血。亦可煎服。治吐

---

① 此：原作"气"，据《本草备要·木部·水杨柳》改。

衄下痢，崩带肠风，失血过多者。初起未可遽用。年久败棕尤良，与发灰同用更良。

茶茗 大者为茗，小者为茶〔批〕早采为茶，晚采为茗。清明前者上，谷雨前者次之，此后皆老茗耳。茶禀天地至清之气，得春露以培，生意充足，纤芥滓秽不受。味甘气寒，故能入肺清痰利水，入心清热解毒，垢腻能涤，炙煿能解，并治食积不化属滞属湿、头目不清属热、痰涎不消、二便不利、消渴不止、及便血、吐血、衄血、血痢、火伤目疾等证。解酒食油腻，烧炙之毒，服之皆效。《汤液》云：茶苦寒下行，如何是清头目？《蒙筌》曰：热下降则上自清矣。但热服则宜，冷服聚痰，多服少睡损神，久服瘦人伤精。至于空心饮茶，既直入肾削火，复于脾胃生寒阳脏服之无碍，阴脏服之不宜。陈细者良，粗者害人。

吴茱萸 辛苦燥热，微毒。专入厥阴肝气分，散寒除胀。东垣云：浊阴不降，厥气上逆，甚而胀满，非吴茱萸不可治也。多用损人元气，故吞酸吐酸等证俱用。至如咽喉口舌生疮，以茱萸末醋调，贴两足心，一夜便愈者，以热下行也。兼入脾胃，以除胸中寒冷；又脾经血分湿痹，令其表里宣通，而无拒闭之患。又兼入肾而治膀胱受湿，阴囊作疝，久滑冷泻，阴寒小腹作疼，及脚气水肿，并口舌生疮，除虫杀虫诸证皆作阴寒论，要皆气味辛燥所致。但走气动火，久服令人目昏发疮以温肝经燥血故，血虚有火者尤忌。陈者良，泡去苦烈汁用。止呕，黄连水炒；治疝，盐水炒；治血，醋炒。恶丹参、硝石茱萸叶辛、苦、热，治大寒犯脑头痛，以酒拌叶，袋盛蒸热，更互枕熨之，痛止为度。

川椒 辛热纯阳时珍曰：其味辛而麻，其气温以热。禀南方之阳，受西方之阴，无处不达。上入于肺，发汗散寒；中入于脾，暖胃燥湿消食；下入于命门，补火治气逆冷气上逆。凡因火衰寒痼而见阴衰溲数、阴汗精泄、齿动目暗、经滞癥瘕、蛔痛鬼蛀血毒皆效上清决曰：凡人吃饭伤饱、觉气上冲、心胸痞闷者，水吞川椒即散，以其能通三焦、引正气、下恶食、消宿食也。此虽与胡椒同为一类，但胡椒止温胃除寒逐水，此则兼入肾补火杀蛊，而于逐水不甚专也。出四川、肉厚皮皱者是；秦产名秦椒，味辛过烈。闭口者有毒杀人。微炒去汗，捣去里面黄壳，取红用。得盐良。使杏仁，畏款冬、防风、附子、雄黄、麻仁、凉水。子名椒目，苦辛，专行水道，不行谷道，能治水蛊除胀定喘，及肾虚耳鸣。

胡椒 辛热纯阳，暖胃快膈，下气消痰。治寒痰食积，肠滑冷痢，阴毒腹痛，胃寒吐水，牙齿寒热作痛同盐火煅，擦牙良。杀一切鱼、肉、鳖、荤许云切，食料宜之。但此止有除寒散滞之功，非同桂附有补火益元之效，况走气动火，多食损肺，发疮痔脏毒、齿痛目昏。山胡椒味辛大热，治心腹痛，破滞气，俗用有效。

毕澄茄 辛温。下气消食，去皮肤风、心肠间气胀、一切冷气痰澼、霍乱吐泻腹病、膀胱肾气冷痛，暖脾胃，止呕吐哕逆。与胡椒一类二种，向阳者为胡椒，向阴者为澄茄。一云嫩胡椒。

苏木 甘咸辛凉。入三阴血分，行血去瘀，发散表里风气宜与防风同用。治产后血晕《肘后方》煮汁服，海藏方加乳香，酒服良、胀满欲死、血痛血痹、经闭气壅、痈肿扑伤，排脓止痛，多破血，少和血。出苏方国，交趾亦有。忌铁苏木功同红花，性稍寒凉，疏泄。产后恶露已尽，大便不实，均应禁用。忌铁。

沉香 辛苦性温，体香色黑。落水不浮，故能下气坠痰；气香能散，故能入脾调中；色黑体阳，故能补火，暖精壮阳。凡心腹痛疼、禁口毒痢、癥癖邪恶、冷风麻痹、气痢气淋冷字、气字宜审属虚寒者，俱可用。古方四磨饮、沉香化气丸、滚痰丸用之，取其降泄也；沉香降气散用之，取其散结导气也；黑锡丸用之，取其纳气归元也。但降多升少，气虚下陷者切忌。色黑中实沉水者良教曰：沉于水下者为上，半沉者次之。不可见火。香甜者性平，辛辣者热。入汤剂，磨汁用；入丸散，纸裹置怀中，待燥碾之。忌火。

檀香 气味辛温，熏之清爽可爱形容殆尽。凡因冷气上结、饮食不进、气逆上吐、抑郁不舒，服之能引胃气上升力升上行，且能散风辟邪，消肿住痛力主外散。功专入脾与肺，不似沉香，力专主降而能引气下行也。但此动火耗气，阴虚火盛者切忌。取皮洁而色白者佳。色紫者为紫檀，气寒味咸，专入血分。

降真香 焚之能降诸真，故名 辛温。辟恶气怪异，疗伤折金疮，止血定痛，消肿生肌周真逐贼被伤，血出不止，敷花蕊石散不效，军士李高用紫金藤散掩之，血止痛定，明日结痂无瘢，曾救万人。紫金藤，即真香之最高者也。

丁香 辛温纯阳。细嚼力直下达，能泄肺、温①胃、暖肾，非若缩砂蜜功专温肺和中、木香功专温脾行滞、沉香功专入肾补火，而于他脏则止，兼而及之也。凡一切呃逆翻胃、霍乱呕哕、心腹冷疼，并痘疮灰白诸证皆就胃寒论，服此逐步开关，直入丹田"逐步开关"四字形容殆尽，使寒去阳复，胃开气缩，不致上达而为病矣。此为暖胃补命要剂，故逆得温而逐，而呃自可止。若止用此逐滞，则木香较此更利，但此热证忌用。有雄雌二种，雌即鸡舌香，力大；若用雄，去丁盖乳子。畏郁金、火。

乳香 即熏陆香。香窜，性温不润。凡血因气逆、血凝而不通，以致心腹绞痛；毒因气滞血聚而不散，以致痛楚异常，乳香窜入心，既能使血宣通，而筋以伸杨瘦清云：凡人筋不伸者，敷药宜加乳香，其性能伸筋；复能入肾温补，使气与血互相通活，俾气不令血阻，血亦不被气碍，故云功能生血。究皆行气活血之品耳，非如没药气味苦平，功专破血散瘀，止有推陈之力，而无致新之妙。是以书载乳香功能活血调气，托里护心用入疮孔，能使毒气外出，不致内攻也，生肌止痛，治心腹诸痛，口噤耳聋口噤烧烟以熏，痈肿折伤，癫狂治癫狂，用灵仙、辰砂、乳香、枣仁酒下，恣饮沉醉，听睡，或加人参内，称名宁志膏。但痈疽已溃，及脓血过多者，不可妄投，恐其复开走泄之路也。出诸番，如乳头明透者良。性黏难研，水飞过，用钵坐热水研之，或用灯心同研则易细。市人多以枫香伪售，勿用。

没药 苦平兼辛，能补心胆与肝。乳香气味辛温，既能行气活血，又有没药之苦以破其瘀，则推陈致新，自有补益之妙宗奭

---

① 温：原作"湿"，据《本草求真·散剂·温散》改。

曰：没药大概通滞血，血滞则气壅血瘀，气壅血瘀则经络满急，经络满急故痛且肿。凡打扑跌仆，皆伤经络，气血不行，瘀壅作肿痛也。古方乳香必同没药兼施生肌散每每相兼而用，谓其可止疼痛，义由此也。〔批〕没药通壅滞，则血行气畅而痛自止，然痛由血虚者勿服。出南番，色赤类琥珀者良。治同乳香。

枫脂香 即是胶香 苦辛。活血解毒，止痛生肌。治吐血咯血，齿痛风疹，痈疽金疮。外科要药。色白薇黄，能乱乳香，功颇相近枫脂结成，性最疏通，外科用以透毒。以齑水煮过，入冷水中揉扯数十次，晒干用。

冰片 辛香气窜，无往不达汪昂曰：予幼时，曾闻家叔建侯云：姜性如何？叔曰：体热而用凉，盖味辛者多热，然风热者必借辛以散之，风热散则凉矣。此即《本草》所云"冰片性寒"之义同，未有发明之也。能治一切风湿不留在内，引火热之气自外而出。然必风病在骨髓者宜之，若风在①血脉肌肉间，用之反能引风直入骨髓，如油入面。故凡外入风邪变而为热，仍自外解得宜；若使火自内生而用此为攻逐，其失远矣。昔王纶云：世人误以冰片为寒，不知辛散性甚似凉耳。诸香气皆属阳，岂有香之至极而尚可云寒者乎？凡惊痫痰迷、火郁不散、九窍不通如耳聋、鼻息、喉痹、舌出、骨痛、齿痛之类，目赤肤翳冰片外点，止属劫药，如姜末、烧酒洗眼之意。若误认为寒而朝夕常点，遂致积热入目，而增昏障之害。故曰："眼不点不瞎者"，此也，审属风寒，病应外解用乳调点以拔火邪，从治法也。他如疮疡痈肿，热郁不散，亦当用此发达。或令入油煎膏，或研末吹掺。出南番。老杉，脂白如冰，作梅花片者良。但市人每以樟脑代充。

樟脑 性禀龙火，辛热香窍②。能于水中发火，其焰益炽。能通关列窍，中恶卒死，可用樟木烧烟熏之。并能除湿杀虫，置鞋中去脚气。方书每和乌头为末，醋丸，弹子大，置于足心，火烘

---

① 在：原作"花"，据《本草求真·散剂·驱风》改。
② 窍：《本草求真·散剂·温散》作"窜"。

汗出为效。且能熏衣箧，辟蛀虫。出韶郡诸山。以樟木蒸汁，煎炼结成樟脑，升打得法，能乱冰片。

苏合香 味甘气温。出于天竺、昆仑诸国，安南三佛斋亦有之。能辟恶杀鬼。凡温疟、蛊毒、痫痓，并治痰积气厥，山岚瘴湿，袭于经络，寒于诸窍者昔文正公气羸多病，宋真宗面赐药一瓶，令空腹饮之，可以和气血，辟外邪。公饮之，大觉安健，次日称谢。上曰：此苏合香酒也，每酒一斗，入苏合香丸一两同煮，极能调和五脏，却腹中诸病，每冒寒夙兴，则饮一杯而安。[按]香皆能辟恶除邪。此合诸香之汁，煎就而成。其通窍逐邪，杀鬼通神，除魔绝疟祛蛊，宜其然矣。以箸挑起，悬丝不断者直①。血燥气弱勿用。

安息香 系西戎及南海波斯国树脂，其香如胶饴，其气馨，其味苦而兼甘，其性平。凡香物皆燥，惟此香而不燥；香物皆烈，惟此窜而不烈，洵佳品也。以此祀神，则异香满室，而神若依；以之常熏，则恶气悉绝，而心肺皆沁，神气通畅。故治传尸痨瘵、霍乱呕逆、蛊毒恶浸、梦魇鬼交等证，俾其邪辟正复。所以苏合香丸、紫雪丹、七香丸同沉香、木香、丁香、藿香、八角、茴香各三钱，香附子、缩砂、蜜炙甘草各五钱，为末，蜜丸，以治小儿肚痛，亦皆用此，以其独得香气之正也。但元气虚损、阴火旺者切忌。烧之能集鼠者真。

血竭 系南番树木之液。味甘而咸，性平色赤。味甘虽能和血收口，止痛生肌，然味咸则消，却能引脓。性专入肝经血分破瘀，凡跌扑损伤，气血搅刺，内伤血聚，并宜同酒调服通气。乳香、没药虽主血病，而亦兼入气分；此则专入血分，但性最急迫，引脓甚利，不可多服。以染透指甲烧灰不变色者佳。同众药捣用则作飞尘。得密佗僧良以烧灰不变色者佳。血病无积瘀者，不必用。

阿魏 辛平一云：温。入脾胃，消肉积，杀细虫，去臭气谚云：黄芩无假，阿魏无真。刘纯云：阿魏无真却有真，而止臭是为真。解蕈菜自死牛马肉毒，治心腹冷痛、疟痢疟痢多由积滞而起，

---

① 直：《本草求真·散剂·温散》作"真"。

传尸疳痨疰蛊。出西番。木脂熬成，极臭。试取少许，安铜器一宿，沾处白如银汞者真人多以胡蒜白赝①之。用鉢研细，热酒器上煼过入药《求真》云：辛平②而温，且极臭烈。入脾胃消痞，除秽杀虫。胃虚气弱人禁用。

芦荟 大苦大寒。功专清热杀虫，凉肝明目，镇心除烦。治小儿惊痫五疳，传䘌齿湿癣甘草末和敷，吹鼻杀脑疳鼻痒。小儿脾胃虚寒作泻者，勿服。出波斯国，木脂也。如黑锡，味苦色绿者真此药入口能令人吐逆。

胡桐泪 苦能杀虫，咸能入骨软坚，大寒能除热。治咽喉热痛磨扫取涎，齿䘌风疳，瘰疬结核。苏颂曰：古方稀用，今口齿家多用，为要药。出凉州、肃州，乃胡桐脂入土得斥卤之气结成，如小石片，木泪状，如膏油系树脂流出者，专入胃，兼入肾。〔批〕此药大苦大寒，以为引吐，不宜多服，恐吐不止。

芜荑 味辛而苦时珍曰：芜荑有大小两种，小者即榆荚也。揉取仁，酝为酱，味尤辛。人多以物相和，不可不择去之，入药皆用大芜荑，别有种，气温无毒。功专燥脾去风，化食杀虫。缘虫生于人腹，多因湿滞风寒，惟用此煎服，兼用暖胃益血理中之类，乃可杀之。合辛散等药，亦能去风除湿，使气血调和，肢节安养，而无瘫痪痿痹之候。形类榆荚，陈久气膻者良。

没石子 味苦性温，色黑，功专入肾固气。凡梦遗精滑、阴痿齿痛、腹冷泄泻、疮口不收、阴汗不止、虚火上浮、肾气不固者，取其苦以坚肾，温以暖胃健脾，黑以入肾益气补精，俾气按纳丹田，不为走泄，则诸病自愈。但味苦性降，多用恐气过下，不可不慎气虚下陷者忌。出外番。颗小纹细者佳。炒研用。虫蚀成孔者，拣去。忌铜铁。

卫矛 一名鬼箭羽 苦寒时珍：酸涩。破陈血，通经落胎，杀虫祛祟。干有三羽，叶似野茶。酥炙用。

---

① 赝：原作“膺”，据文义改。
② 平：原作“云”，据《本草求真·杂剂·杀虫》改。

漆　辛温有毒。功专行血杀虫，消年深坚结之积滞丹溪曰：漆性急而能补，用之中节，积滞去后，补性内行，人不知也，破日久凝结之瘀血能化瘀血为水，续筋骨绝伤损伤必有瘀血停滞。治传尸劳瘵，瘕疝蛔虫。炒令烟尽入药，或烧存性用。半夏为使。畏川椒、紫苏、鸡子、蟹漆得蟹而成水。〔批〕《求真》云：漆，辛温毒烈，无积血者切忌。火伤荣血，损胃气。

巴豆　辛热，有大毒。生猛而熟少缓，可升可降，能止能行，开窍宣滞，去脏腑沉寒，为斩关夺命之将，破痰癖血瘕，气痞食积，生冷硬物所伤，大腹水肿，泻痢惊痫，口㖞耳聋，牙痛喉痹缠喉急痹，缓治则死，用解毒丸：雄黄一两，郁金一钱，巴豆十四粒，去皮油，为丸，每服五分，津咽下。雄黄破结气，郁金散恶血，巴豆下稠涎，然系厉剂，不可轻用。或用纸拈蘸巴豆油，燃火刺喉，或捣巴豆，绵裹，随左右纳鼻中，引出恶涎紫血即宽。鼻虽少生疮，无碍。其毒性又能解毒杀虫，疗疮疡、蛇蝎诸毒，峻用大小劫病，微用亦可和中通经烂胎王好古曰：去心、皮、膜、油，生用，为急治水谷道路之剂。炒去烟，令紫黑，用为缓治消坚磨积之剂，可以通肠，可以止泄，世所不知也。时珍曰：一妇年六十余，溏泄五载，犯生冷油腻肉食即作痛，服升涩药，泄反甚，脉沉而滑。此乃脾胃久伤，积冷凝滞，法当以热下之，用蜡匮巴豆丸五十粒，服二日，不利而愈。自是每用治泄痢，愈者近百人。一名刚子雷教曰：紧小色黄者为巴，三棱色黑者为豆，小而两头尖者为刚子，刚子杀人。时珍曰：此说殊乖。盖紧小者为雌，有棱及两头尖者是雄，雄者更峻。须用之得宜，皆有功力。不去膜则伤胃，不去心则作呕。或用壳、用仁、用油，生用、炒用、醋煮，烧存性用。研去油，名巴豆霜。芫花为使。畏大黄、黄连、凉水中其毒者，以此解之。或黑豆、绿豆汁亦佳。得火良。油作纸拈燃火，吹息，或熏鼻，或刺喉，能出恶涎恶血，治中风中恶，痰厥气厥，喉痹不通，一切急病大黄、巴豆同为峻下之剂，但大黄性寒，腑病多热者宜之；巴豆性热，脏病多寒者宜之。故仲景治伤寒传里多热者，多用大黄；东垣治五积属脏者，多用巴豆，与大黄同服，反不泄人。

大风子　辛热有毒。取油治疮癣疥癞，有杀虫劫毒之功丹溪曰：粗工治大风病，佐以大风油，殊不知此物性热，有燥痰之功而伤血，至有病将愈而先失明者。出南番。子中有仁，白色，久则油黄，不可用。入丸药，压去油《求真》云：毒烈之性不可多服，惟用外敷，不入内用，其功或不没也。

荆沥　甘平。除风热，化痰涎，开经络，行血气。治中风失音，惊痫痰迷，眩运烦闷，消渴热痢，为去风化痰妙药。气虚食少者忌之《延年秘录》云：热多用竹沥，寒多用荆沥。丹溪云：虚痰用竹沥，实痰用荆沥，并宜姜汁助送，则不凝滞。牡荆俗名黄荆，截取尺余，架砖上，中间火炙，两头承取汁用。

竹沥　甘寒而滑，消风降火，润燥行痰，养血益阴竹之有沥，犹人之有血也，故能补阴清火，利窍明目。治中风口噤，痰迷大热，风痫癫狂，烦闷消渴，血虚自汗。然寒胃滑肠，有寒湿者勿服《经疏》云：中风要药。凡中风，未有不因阴虚火旺，痰热壅结所至。如果外来风邪，安得复用此寒滑之药治之哉？丹溪曰：痰在经络、四肢、皮里、膜外者，非此不能达行。又曰：味甘性缓，能除阴虚之有大热者。寒而能补，胎后不碍虚，胎前不损子。世人因本草"大寒"二字弃而不用，然人食笋至老，未有因寒而病者。沥，即笋之液也，又假火而成，何寒如此之甚也！《治法》云：竹沥和米煮粥，能治反胃。竹类甚多。淡竹肉薄，节间有粉，多汁而甘，最良；篁竹坚而节促，皮白如霜；苦竹本粗叶大，笋味苦，入药性，此三种功用略同。竹茹节刮取青皮，竹沥如取荆沥法。姜汁为使姜能除痰，且济其寒。又有一种薄壳者名甘竹叶，最胜。〔批〕竹沥极能补阴，长于清火，性滑流利，走窍逐痰。凡中风痰阻，气道不得升降，得此流利经络，使痰热去则气道通。

竹茹　甘而微寒。开胃土之郁，清肺金之燥，凉血除热。治上焦烦热皮入肺，主上焦，温气寒热，噎膈呕哕胃热，吐血衄血清肺凉胃，齿血不止，醋浸含之，肺痿惊痫散肝火，崩中胎肿凉气。《求真》云：竹茹味甘而淡，气寒而滑。凡邪热客肺，肺金失养，以致烦渴不宁、膈噎呕逆、恶阻呕吐、吐血衄血等证，皆宜服此。

取竹刮去外皮，用二层。如麻缕者良。

淡竹叶　辛淡甘寒，凉心暖脾，消痰止渴，除上焦风邪烦热叶生竹上，故治上焦。仲景治伤寒发热大渴，有竹叶石膏汤，乃假其辛寒以散阳明之邪热也。咳逆喘促，呕哕吐血，中风失音，小儿惊痫大要总属清利之品，故能暖脾凉心，解除胃热。竹生一年，嫩而有力者良，凉心尤妙。

竹叶　味苦甘寒。入心胃二经。清心涤烦热，止嗽化痰涎。李士材曰：竹种最多，惟大而味甘者为胜，必生长甫及一年，嫩而有力。竹能损气，故古人以笋为刮肠篦。李士材曰：专通小便，兼解心烦。走而不守，不能益人，孕妇忌之。［按］淡竹叶，士材先生列于草部，必是草本与竹叶不同。

天竺黄　甘而微寒。凉心经，去风热，利窍豁痰，镇肝明目。功同竹沥而性和缓，无寒滑之患。治大人中风不语、小儿客忤惊痫为尤宜①。出南海，天竺之津气结成即竹内黄粉。片片如竹节者真。今肆中多骨灰、葛粉杂入，不可不辨。

雷丸　味苦而咸，性寒小毒。本竹余气所结，得霹雳而生，故有雷丸之号。功专入胃，除热消积化虫。凡湿热内郁，癫痫狂走，汗出恶风，虫积殆甚，腹大气胀，虫作人声者，服之有效虫在肝，令人恐怖，眼中赤壅；虫在心，令人心烦发燥；在脾，使人劳热，四肢肿急；在肺，使人咳嗽气喘。以其禀性纯阴，兼味至苦，感其霹雳，故能去邪魅也。但无虫积，不可妄用。皮黑肉白者良，若肉紫黑者杀人。大小如栗，竹刀刮去黑皮，甘草水浸一宿，酒拌蒸或泡。用厚朴、芫花为使。恶葛根。

赤柽柳叶　一名西河柳　甘咸而平。消痞解酒，利小便，疗诸风，解诸毒。近又以治痧疹，热毒不能出，外用为发散末服四钱，治痧疹不出，喘嗽闷乱。沙糖调服，治疹后痢，此透疹之药。冬用枝梗，夏秋用枝叶，以一钱煎服，疹即出。

狗骨　即猫儿刺　甘，微苦凉。益肝肾用木皮浸酒服，补腰脚，

---

① 宜：原脱，据《本草备要·木部·天竺黄》补。

令健，生津止渴用叶代茶甚妙，祛风用枝叶烧灰淋汁，或煎膏涂白癣风。有刺，俗名老鼠刺，又名八角茶。

枸橘叶　辛温。治下痢脓血后重同草薢等分，烧存性，研，每茶调二钱，喉疮，消肿导毒《奇疾方》：咽喉生疮，层层如叠，不痛，日久有窍，出臭气，废饮食。用枸橘叶煎汤连服，必愈。一名臭橘树叶并与橘同，但干多刺。三月开白花，青蕊不香，结实大如弹丸，形如枳实而壳薄。人家多收种为藩篱，或收小实，伪充枳实及青橘皮售之，不可不辨。

枇杷叶　苦辛。清肺和胃而降气，气下则火降痰消气有余便是火，火则生痰。治热咳、呕逆、口渴时珍曰：火降痰顺，则逆者不逆，呕者不呕，咳者不咳，渴者不渴矣。一妇肺热久咳，身如火炙，肌瘦将成劳。以枇杷叶、款冬花、紫菀、杏仁、桑皮、木通等分，大黄减半，蜜丸樱桃大，食后、夜卧各含化一丸，未终剂而愈。叶，湿重一两、干重三钱者为气足，拭净毛毛射肺，令人咳。治胃病，姜汁炙；治肺病，蜜炙。胃寒呕吐及风寒咳嗽者，忌之。〔批〕走阳明则止呕下气，入太阴则定渴①消痰。长于下气，气降则火清痰顺也。

柞木　一名凿子木　苦平。下行利窍，为难产催生圣药不拘横生倒产、胎死腹中，用大柞木枝一尺，洗净，大甘草五寸并寸折，以新汲水三升半，同入新瓦瓶内，以纸三重紧封，文武火熬至一升半，温饮一小盏，便觉下开豁。如渴，又饮一盏至三四盏，下重便生，更无所苦。兼治鼠瘘黄疸烧末水服。此木坚忍，可为凿柄。横生逆产，用旧凿柄，须年深月久、多经斧敲卷转者，尤为妙极。服之神效，诚难产之圣药也。

本草果部

大枣　味甘气温，色赤肉润，为补脾胃要药。大枣甘能补中，温能益气。脾胃既补，则十二经脉自通，九窍利九窍：口、耳、鼻、目、前后二阴，四肢和也；正气足，则神自安。凡心腹邪气、

---

① 渴：疑作"嗽"。

心下悬急者，得此则调，得补则气力强，肠胃清。身中不足，及病见肠澼者，用此则安。甘能解毒，故于百药中，得甘则协，且于补药中风寒发散。内用为向导，则能于脾助其升发之气仲景治奔豚，用大枣滋土以平肾；治水饮胁痛，用大枣益土以胜水。但多食损齿齿属肾，土燥克水，气实中满切忌甘令中满，大建中汤减饧枣，与甘草同例。北产肥润者良，金华南枣亦佳。杀乌、附，忌葱、鱼同食。

生枣 辛热。多食令人热渴膨胀，损脾元，助湿热。枣为脾之果，脾病宜食之李士材曰：经言果为脾果，脾病宜食之。又曰：脾病毋多食甘，毋乃相戾耶。不知宜食者，指不足之脾也，如脾虚泄泻之类；毋多食者，指有余之脾也，如中满肿胀之类①。学者所贵乎变通也。小儿疳病及齿痛痰热之人，亦不宜食。

李子 苦酸微温。曝食去痼热，调中，去骨节间劳热，肝病宜之。时珍曰：李味甘酸。其苦涩者，不可食；不沉水者有毒，不可食。多食令人胪胀，发虚热。李有绿李、黄李、紫李、牛李、水李，并甘美堪食。今人用盐曝、糖藏、蜜煎为果，惟曝干白李有益。核不中用。有野李，味苦，核仁入药。

李根白皮 大寒。治消渴，止心烦，逆奔豚气《药性论》云：苦李根皮，味咸，炙黄入药。而仲景治奔豚汤中，用其李根白皮，则甘苦二种皆可用耶。

桃 辛酸，甘热，微毒，多食令人有热。作脯食，益颜色。肺之果，肺病宜食之。时珍曰：生桃多食令人膨胀，及生痈疖，有损无益桃品甚多，易于栽种，且早结实。五年宜以刀劙②其皮，出其脂液，可多延数年。桃树生虫，煮猪头汁，浇之即止。《求真》云：桃与鳖同食，则使人心痛不休，与服白术人则忌。桃性固热，生食而桃不化，其热益甚，安得有利无害。

桃奴 苦，微温，有小毒。杀百鬼精物，五毒不祥，疗中恶腹痛。吐血，诸药不效者，烧存性，研末，米汤调服，有验。此

---

① 类：原作"内"，音近而讹，据文义改。
② 劙（lí离）：割。

是桃实着树经冬不落者，正月采之，结实者良。亦可烧存性用。

桃仁　苦重于甘思邈辛，孟诜温，厥阴血分药心胞、肝。苦以泄血滞，甘以缓肝气而生新血成无己曰：肝者，血之源。血聚则肝气燥，肝苦急，急食甘以缓①之，通大肠血秘，治热入血室冲脉，血燥血痞，损伤积血，血痢经闭，咳逆上气血和则气降，皮肤血热燥痒，蓄血发热如狂破诸经之血瘀，润大肠之血燥。肌有血凝，而燥痒堪除；热入血室，而谵言可止。血不足者，禁用。如行血，连皮尖生用；润燥，去皮尖炒用，俱研碎，或烧存性。用双仁者，有毒，不可食。香附为使。〔批〕《求真》云：桃为五木之精，故能镇辟不祥，主辟邪。味苦而辛，能杀小虫；气薄味厚，沉而下降，泻多补少，散而不收。用之过当，则下血不止，损伤真阴。

桃花　苦平。下宿水，除痰饮，消积聚，利二便，疗风狂范纯佑女丧夫，发狂，夜断窗棂，登桃树食花，几尽，自是遂愈。以能泻痰饮滞血也。以攻决为利，但可施于气实之证。三月三日采花拣净，以绢袋盛，悬檐下阴干。干叶者勿用。

桃叶　能发汗凡伤寒风痹，发汗不出，以火煅地，用水洒之，干桃叶厚二三寸，席卧温覆，取大汗，敷粉极燥，即瘥。麦麸、蚕砂皆如此用法。桃为五木之精，其枝、叶、花、仁，并能辟邪。味苦平，能杀虫。《食医心镜》：桃仁煮粥，治鬼疰咳嗽。生桃食多生痈疖。采桃心入药妙。

杏　酸热，有小毒。生食多伤筋骨，曝脯食止渴，去冷热毒。心之果，心病宜之。巴豆杏出关西，壳薄而仁甘美，点茶食之，味如榛子。

杏仁　辛苦，甘温而润。辛则散邪，苦则下气，润则通秘，温则宣滞行痰。凡肺金感受风寒，喘嗽咳逆，胸满便秘，烦热头痛，与蛊毒疮疡，狗毒面毒，锡毒金疮，无不宜之。〔按〕《医余》云：索面、豆粉近杏仁则烂，是杏仁能消其积也。狗咬伤疮，寇氏方用烂嚼杏仁以涂之，即愈，是杏仁能解狗毒也。诸疮肿痛，

① 缓：原作"暖"，据《本草纲目·果部·桃》改。

用杏仁去皮，研滤取膏，入轻粉、麻油调搽，神效，是杏仁能治疮疡毒也。目中翳遮，但瞳子不破，《圣济录》用杏仁三升去皮，面裹作三包，糠火煨熟，去面研烂，压去油，每用一钱，入铜绿一钱，研匀点之，是杏仁治目翳也。东垣论杏仁与紫菀，均属宣肺、除郁、开溺，而一主于肺经之血紫菀，一主于肺经之气杏仁。杏仁与桃仁俱治便秘，而一治其脉浮气喘，便秘于昼而见杏仁；一治其脉①沉狂发便秘，于夜而见桃仁。冯楚瞻论杏仁、栝楼均属除痰，而一从腠理中发散，故表虚者最忌杏仁；一从肠胃中清利，故里虚者切忌栝楼。诸药貌虽相同，而究有分辨。但用杏仁治便秘，须用陈皮以佐，则气始通杲曰：脉浮者属气，用杏仁、陈皮；脉沉者属血，用桃仁、陈皮。肺与大肠为表里，贲门在胃口之上，上主往来；魄门即肛门，主收纳，为气之通道，故并用陈皮佐之。去皮尖，炒研。发散，连皮尖研。双仁者，杀人。得火良，恶黄芪、黄芩、葛根。

乌梅 酸涩而温。敛肺涩肠庄肃公痢血，陈应之用乌梅、胡黄连、灶下土等分为末，茶调服即愈，治久泻久痢、气逆烦满、反胃、骨筋取其酸收，止崩带血崩不止，用乌梅肉七枚，烧存性为末，米饮服。盖血得酸则敛，得寒则止，得苦则涩故也，软筋骨酸入筋，伏诸虫虫得酸则伏，生津止渴时珍曰：人之舌下有四窍，两窍通胆液，食梅则津生者，类相感应也，除死肌、恶肉、恶痣乌梅肉，烧存性，研敷恶肉上，一夜立尽。多食损齿伤筋。诸证初起者忌用。

白梅 治痰厥僵仆，牙关紧闭取肉揩擦牙龈，涎出即开。盖酸先入筋，齿软则易开。若用铁器搅开，恐伤其齿，惊痫喉痹；敷乳痈肿毒，刺入肉中嚼烂罨之即出。疮中努肉，捣饼贴之即收。青梅熏黑为乌梅稻灰汁淋蒸则不蠹。孟诜云：乌梅十颗，汤煮去核，纳肛中，通大便，盐渍为白梅时珍曰：梅花于冬而实于夏，得木之全气，故最酸。胆为甲木，肝为乙木。人舌下有四窍，两通胆液，故食酸则津生。食梅齿齼②者，嚼胡桃即解。衣生霉点者，梅叶煎汤洗之，捣洗

---

① 脉：原作“服”，据《本草求真·泻剂·下气》改。
② 齼（chǔ 楚）：牙齿接触酸味时的感觉。

葛衣亦佳。刀箭伤肤，研烂敷之，血即止。凡梅性酸收痛，有当发散者，误食之，必反为害。〔批〕《求真》云：青梅开胃通胆，生津止渴。其味酸，故主酸收之病。多食，凝血滞气，非偏枯不仁等证所宜。

葡萄 甘酸而温。治筋骨湿痹，能益气力，强志，逐水，利小便。治淋时气，痘疮不出，食之，或研酒饮甚效。葡萄甘而不饴，酸而不酢，冷而不寒，味长汁多，除烦解渴；又酿为酒，甘于曲柏，善醉而易醒。多食令人烦闷眼暗。〔批〕《求真》云：甘咸而温，能摄精气，归宿肾脏，功用与五味子相近。

栗 咸温益气。厚肠胃，补肾气，令人耐饥。生食治腰脚不遂。肾之果也，肾病宜食之。曝干食，即下气补益。火煨去汗，亦杀水气。生食则发气，煮、蒸、炒熟食则壅气。凡患风水人不宜，食咸能生水也。小儿不可多食，生则难化，熟则滞气，膈食生虫，能解羊膻。《求真》云：栗中瓣生嚼，可罨恶刺，出箭头，敷瘰疬肿毒痛。栗壳煮汁，能治反胃消渴。栗根酒煎，能治偏坠肾气，能下气解毒也。《求真》云：肾气虚损，腰脚软弱，胃气不充，肠鸣泄泻，服栗治无不效。须风干连液吞咽为佳。时珍曰：风干之栗，胜于日曝；火煨油炒，胜于蒸煮。

陈皮 辛能散，苦能燥能泻，温能补能和，同补药则补、泄药则泄、升药则升、降药则降，为脾肺气分之药脾为气母，肺为气龠，凡补药、泄药必佐陈皮以利气。调中快膈，导滞消痰大法治痰，以健脾顺气为主。洁古曰：陈皮、枳壳利其气而痰自下，利水破癥，宣通五脏，统治百病，皆取其理气燥湿之功人身以气为主，气顺湿除则百病散。《金匮》云：能解鱼毒、食毒。多服久服，损人元气。入补养药则留白，入下气消痰药则去白圣济云：不去白，反生痰。去白名橘红，兼能除寒发表皮能发散皮肤。核治疝痛，叶散乳痈皆能入厥阴，行肝气，消肿散毒。腰肾冷痛，橘核炒，酒服良。《十剂》曰：宣可去壅，生姜、橘皮之属是也。广中陈久者良，故名陈皮陈则烈气消，无燥散之患。半夏亦然，故同名二陈汤。治火痰咳，童便浸晒；治痰积，姜汁炒；治下焦，盐水炒，取核去皮用。《求真》云：橘皮同生姜则能止呕，同半夏则豁痰，同杏仁则治大肠气闭，同桃仁则治大肠血闭。至其利气，虽有类于青皮，但气味辛温，则入脾肺而宣壅，不如青皮专入肝而疏泄也。

青皮 辛苦而温，色青气烈。入肝胆气分，疏肝泻肺柴胡疏上焦肝气，青皮平下焦肝气，凡泄气药皆云泄肺，破滞消坚，除痰消痞。治肝气郁积，胁痛多怒，久疟结癖入肝散邪，入脾除痰，疟家必用之品，故清脾饮以之为君，疝痛乳肿。最能发汗皮能达皮，辛善发散。有汗及气虚人禁用。陈皮升浮，入脾肺至高；青皮沉降，入肝胆至低。炒之以醋，所谓肝欲散，急食辛以散之，以酸泄之，以苦降之也。橘之青而未黄者，醋炒用古方无用者，宋以后，始与陈皮分用。《求真》云：青皮本于橘生未熟者，未经寒暑，燥气不消，故其性烈。色青，入肝；味苦，下气，仍兼有辛气在内，故主疏泄，而能发汗也。

橘 甘酸而温。止消渴，开胃，除胸中膈气。甘者润肺，酸者聚痰时珍曰：橘皮下气消痰，其肉生痰聚饮，表里之异如此。橘、柚、柑三者，相类而不同。橘实小，其瓣味微酢，其皮薄而红，味辛而苦；柑大于橘，且瓣味甘，其皮稍厚而黄，味辛而甘；柚大小皆如橙，其瓣味酢，其皮最厚而黄，味甘而不甚辛，如此分之，即不误矣。橘皮纹细、色红而薄，内多筋脉，其味苦辛；柑皮纹粗，色黄而厚，内多白膜，其味辛甘；柚皮最厚而虚，纹更粗，色黄，内多膜无筋，其味甘多辛少。橘皮性温，柑柚皮性冷。广中者为胜，江西者次之。柑皮犹可用，柚皮则悬绝矣。《求真》云：橘瓤与皮性味悬殊。橘皮辛而苦，有散痰理气之功；瓤则甘而酸，有助痰作饮滞气之害。至书言能治消渴，开胃，并除胸中膈气，此为内热亢极，胃气不寒者而言。若水亏脾弱，发为咳嗽，日用恣啖，必有生痰助气之弊。

柑 甘寒。利肠胃中热毒，解丹石暴渴，利小便。时珍曰：柑，南方果也。其树无异于橘，但刺少耳。柑皮亦能下气调中，去白，焙研，入盐饮之，能解酒毒、酒渴。比橘皮色黄而稍厚，里稍粗，而味不苦。橘皮，苦、辛、温；柑皮，辛、甘、寒，形虽似，而气味不同。橘可久留，柑易腐败。柑树畏冰雪，橘树略可，此柑橘之异也。

橙俗名香圆　苦、甘、酸、辛而平。下气消食，快膈化痰，解酒毒，去肠胃中恶气，散愤懑之气，愈痰气咳嗽。无滞而虚者禁用。洗去酸汁，切片，和盐蜜煎食。止恶心，行风气，疗瘿气，发瘰疬，杀鱼蟹①毒。皮苦，辛温，散肠胃恶气，消食下气。糖作橙丁，甘美，消痰下气，和膈宽中，解酒毒，多食发虚热。叶用葱白捣，贴太阳穴，治头风痛。

柚　酸寒。消食解酒毒，去肠胃中恶气，疗妊妇不思食、口淡。皮，甘、辛、平。消食快膈，散愤懑之气。化痰下食宜食，不入药。时珍曰：柚树叶皆似橙，其实有大小二种。小者如柑、如橙；大者如瓜、如斗。有围及尺余者，亦橙之类也，皮厚而粗，其味甘，其气臭，其瓣坚而酸恶不可食。

柿干古"柿"字　甘平性涩，脾肺血分之果。健脾涩肠，润肺宁嗽，而消宿血。治肺痿热咳，咯血反胃有人三世病反胃，得一方柿干，同干饭日日食，不饮水，遂愈，肠风痔漏肺与大肠相表里，脏清则腑热亦除。《泊宅编》云：柿干烧灰饮服二钱，治下血。柿霜用大柿去皮捻扁，日晒夜露至干，纳瓶中，待生霜乃取出，今人谓之②柿饼，其霜谓之柿霜，生津化痰，清上焦心肺之热，治咽喉口舌疮痛。俱忌蟹。生柿性寒，与蟹同食，令人腹痛作泄。柿蒂味苦气平，止呕逆《济生》治呃逆，专取柿蒂之涩以敛内蕴之热，丁香、生姜之辛以散外郁之寒。《备要》云：古方单用柿蒂治呃逆，取其苦温降气。《济生》加丁香、生姜，取其开郁散寒，亦从治之法。

佛手柑　辛、苦、酸，温。入脾肺二经。理上焦之气而止呕，进中州之食而健脾。陈久者良。根叶功用略同。《纲目》云：下气，降心头痰水。煮酒饮，治痰气咳嗽；煎汤，治心下气痛，甚效。

金橘　酸、甘，温。下气快膈，止渴解醒，辟臭，皮尤佳。其味酸甘，而芳香可爱，糖造、蜜煎皆佳。

木瓜　酸涩而温。入脾肺血分，敛肺和胃，理脾伐肝，化食

---

①　蟹：原作"解"，据文义改。
②　今人谓之：原作"令人调之"，据《本草纲目·果部·柿》改。

酸能敛，敛则化，与山楂同止渴酸能生津。气脱能收，气滞能和。调荣卫，利筋骨，去湿热，消水肿。治霍乱转筋筋急者，得之即舒；筋缓者，遇之即利。湿痹可以兼攻，脚气惟兹最要，泻痢脚气，腰脚无力。多食损齿骨，病癃闭酸收太甚。郑奠一曰：木瓜乃酸收之品，世用治水肿腹胀，误矣。有大寮舟过金陵，爱其芬馥，购数百颗置之舟中，举舟人皆病溺不得出，医用通利药，罔效。迎予视之，闻四面皆木瓜香，笑谓诸人撤去此物，溺出矣，不必用药也。于是尽投江中，顷之，溺皆如旧。陈者良香薷饮中用之，和脾去湿，补肌生金。忌铁。时珍曰：今人但切片晒干入药。明时宣州岁贡乌烂虫蛀木瓜，亦取其陈久无木气，如栗子去木气之义。

山楂古字作樝　酸、甘、咸，温。健脾行气，散瘀化痰，消食磨积消油腻腥膻之积，与麦芽消谷积者不同。凡煮老鸡、硬肉，投数枚则易烂，其消肉积可知。发小儿痘疹，止儿枕作痛恶露积于太阴，少腹作痛，名儿枕痛。沙糖调服。多食令人嘈烦易饥，反伐脾胃生发之气破泄太过，中气受伤。凡服人参不相宜者，服山楂即解，一补气一破气也。有大小二种。小者入药，一名棠球子，去皮核用一去核，亦有力化食磨积。时珍曰：山楂化饮食，消肉积、癥瘕、痰饮、痞满、吞酸、滞血、痛胀，化血块、气块，活血，亦治食积黄肿腹胀。核吞之，化食磨积，治癞疝。

林檎　酸，甘，温。下气消痰，治霍乱肚痛。消渴者宜制食之。多食发热及冷痰涩气，令人唾时珍曰：淋檎即奈之小而圆者，其味酸者即楸子也。树生虫，埋蚕蛾于下，或以洗鱼水浇之，即止。

杨梅　酸，甘，温。止渴，和五脏。能涤肠胃，除烦溃恶气。烧灰服，断下痢甚验。杨梅五月熟，有红、白、紫三种。红胜于白，紫胜于红，颗大而核细，盐藏、蜜渍、糖腌皆佳。然热，微毒，久食令人发热，损齿及筋。忌生葱同食。《求真》云：杨梅体赤入心，味酸入肝，甘入脾，书载为心家血分之果，兼入肝脾心胞，能收敛浮热。然性温，多食则动血致衄。

梨　成于秋，花皆白，得西方金气之最。味甘微酸，气寒无毒。功专入肺与胃，凡胸中热结热嗽，痰咳便秘，狂烦，咽干喉痛，中风失音，反胃不食反胃有因热成，有因寒致，不可不辨，并汤火伤疮，切片贴。痈疽目瘴，丹石热气，一切属于热成者，惟食梨数枚，即能转重为轻，消弭于无事《总录》：反胃转食，药物不下，用大雪梨一个，以丁香十五粒，刺入梨内，纸裹煨热。《圣惠方》治小儿风热，昏懵燥闷，不能食，用消梨三枚，切破同粳米煮粥以食之，甚效。然必元气素实，大便素坚方可。宗奭曰：梨多食动脾，少则不及痛，用梨者当斟酌之。惟病久烦渴人，食之甚佳，终不能却疾。若使元气虚弱，误啖多致寒中；金疮乳妇亦忌，恐血得寒益凝耳。捣汁熬膏良，加姜汁蜜制，清痰止嗽。用莱菔与梨相间收藏，则不烂。丹溪曰：梨者，利也，流不行之谓也。人知其清火消痰，不知其散风之妙。生可清六腑之热，熟可滋五脏之阴。实火宜生，虚火宜熟。

枇杷子 味甘而酸，色黄，脾家果也。极熟则止渴下气，润五脏；生食则助肝伐脾，令人中满泄泻。但熟时佐以解酒热最宜。中寒气壅忌用。

橄榄 甘涩而温，肺胃之果。清咽生津，除烦醒酒，解河豚毒投入煮佳，及鱼骨哽如无橄榄，以核磨水服。橄榄木作舟捕鱼，拨着即浮出，物之相畏有如此者。核烧灰，敷蛀疳良。一名青果，开胃下气，解一切鱼鳖毒。以核研末，急流水调服。

白果 一名银杏 甘苦而温，性涩而收。熟食温肺益气色白属金，故入肺，定痰哮，敛喘嗽，缩小便，止带浊；生食降痰解酒，消毒杀虫花夜开，人不得见。性阴，有小毒，故能消毒杀虫。多食则收令太过，令人壅气胪胀，小儿发惊动疳食千枚者死，浆泽手面，浣油腻时珍曰：去痰浊之功，可以类推。〔批〕《求真》云：生用涤痰除垢，熟食多则气壅胀闷。

石榴皮 酸涩而温。能涩肠，止泄痢下血煅末服，崩滞脱肛泄痢至于脱肛者，以石榴皮、陈壁土，加明矾少许，浓煎熏洗，再用五倍子炒研，敷，托而上之。洗水汁黑如墨，乌髭方、绿云油用之。切勿犯铁器。《客座新闻》云：一人患腹胀，夏成诊之，曰：饮食如常，非水肿虫胀，乃湿热生虫之象也。以石榴、椿树东引根皮、槟榔各五钱，空心服，腹大痛，泄虫长尺余，遂愈。时珍曰：石榴受少阴之气，而荣于四月，盛于五月，实于盛夏，熟于新秋。丹花赤实，其味甘酸，其气温涩，其木火之象，故多食损肺齿，而生痰涎。酸者则兼收敛之气，故入断下崩中之药。或云：白榴皮治白痢，赤榴皮治赤痢，亦通。凡服食药物人，忌食石榴榴花千叶者，治心热吐血。又研末吹鼻，止衄血立效，亦敷金疮出血。

枳椇子　一名木蜜　甘平。止渴除烦，润五脏，解酒毒葛根解酒，而发散不如①枳椇。屋外有枳椇树，屋内酿酒多不佳。赵以德治酒毒、房劳、病热者，加葛根于补气血药中，一贴微汗，反懈怠，热如故，知气血虚，不禁葛根之散也，必得枳椇方可。偶得干者，加入即愈。《东坡集》云：揭颖臣病消渴，饮食水数斗，饭亦倍进，小便频数，服消渴药日甚。延张肱诊之，笑曰：君几误死。取麝香、当门子，以酒濡湿，作十许丸，枳椇子煎汤吞之，遂愈。问其故，肱曰：消渴、消中，皆脾弱肾败，土不制水而成。今颖臣脾脉极热，胃脉不衰，皆由酒果过度，积热在脾，所以多食多饮。饮多，泄不得不多，非消非渴也。麝香坏酒果，枳椇能胜酒，故假二物以去其酒果之毒也。俗名鸡距，以实拳曲如鸡距，蜀呼为棘枸。经霜黄赤，甚甘。其叶入酒，酒化水。杨州货卖名蜜屈立，子如小指，长数寸，屈曲相连。

胡桃　味甘气热，皮涩皮敛肺定喘，固肾涩精，今药中罕用。昂谓：若用之当，胜金樱、莲须也肉润。皮汁青黑，属水入肾，通命门，利三焦，温肺润肠，补气养血。佐补骨脂，一木一火，大补下焦胡桃属木，破故纸属火，有木火相生之妙。古云：黄柏无知母，破故纸无胡桃，犹水母之无虾也。三焦通利，故上而虚寒喘嗽洪辑幼子病痰喘，梦观音令服人参胡桃汤，服之而愈。明日，剥去皮，喘复作，仍连皮用，信宿而瘳，盖皮能敛肺也。胡桃、葱白、姜、茶等分，捣煎，能散寒发汗，下而脚腰虚痛能补肾，内而心腹诸痛，外而疮肿之毒能调中和荣，皆可除也。然动风痰，助肾火连

---

①　如：原作"知"，据《本草备要·果部·枳椇子》改。

皮同烧酒细嚼三枚，能久战，有痰火积热者，少服。油者有毒，故杀虫治疮。壳外青皮压油，乌髭发。润燥养血，去皮用敛涩，连皮用。

龙眼肉 气味甘温，有似大枣，但此甘味更重，润气尤多，于补气之中温则补气又有补血之力润则补血，故能益脾长智脾益则智长，养心保血血保则心养，为心脾要药。是以心思劳伤而见健忘、怔忡、惊悸，暨肠风下血，俱治。盖血虽属心生，而亦赖脾以统。思虑而气既耗，则非甘者不能补；思虑而神更损，则非润者不能济。龙眼甘润兼有，既能补脾固气，复能保血不耗，则神气自尔长养，而无惊悸、健忘之病矣。但此味甘体润，凡中满气壅，肠滑泄痢，大忌。桂产者佳。粤东者性热，不堪入药。

荔枝肉 味甘而酸。气温能入脾助气甘入脾，入肝益血养荣酸入肝，然于血虚火衰则宜，若使病非虚弱，及素火盛，服之反致助火发热，而有衄血、齿痛之病李时珍曰：荔枝气味纯阳，其性甚热，鲜者食多即龈肿口痛，或衄血也。病齿䘌，及火病人尤忌之。《开宝本草》言其性平，苏氏谓“多食无伤”，皆谬说也。〔按〕《物类相感志》云：食荔枝多则醉，以壳浸水，饮之即解。此即食物不消，还以本物消之之意。核味甘气温，专入肝肾，散滞辟寒。治胃脘痛，妇人血气痛煅存性，五钱，香附一两为末，每三钱，盐汤或米饮下。双核形似睾丸，尤治癫疝卵肿，以其形类相似，有感而通之义也治疝气如斗，用荔枝炒黑，与茴香、青皮各炒为末，用酒送下。痘疮不起，用壳煎汤服，盖取壳性温补内托之意。然要皆属性燥，用当酌证。建产者良。〔批〕荔枝连壳烧，研，可止呃逆。

榧实 甘温微苦，体润而滑。止属润肺解热杀虫之品有虫积者，宜上旬日日食之，食至一斤，虫乃绝。凡一切肺燥、咳嗽不宁、腹中不和、五痔恶毒，并小儿黄瘦、便秘不解等证，服之最宜。丹溪曰：榧子，肺家果也。炒食香酥甘美，多食又引火入肺，大肠受伤。杀寸白虫。忌鹅肉，反绿豆，能杀人。

海松子 甘温。润肺温胃，散水除风，治咳嗽松子一两，胡桃二两，炼蜜和服，治肺燥咳嗽，**虚秘**同柏子仁、麻仁，熔蜡为丸，名三仁丸。出辽东、云南，松须五鬣。

落花生 味甘而辛，体润气香。书言：香可舒脾，辛可润肺，食则清香可爱，适口，助茗最为得宜。但体润质滑，施于燥实之人则可，若体寒湿滞，中气不运，多食亦有滑肠之弊。藤生落花于土中而结实，故名。炒食佳。

莲子 气禀清芳，味得中和，甘温而涩，脾之果也。中和则上下安养，君令臣恭，而无不交之患冯兆张曰：〔按〕莲花出污泥而不染，生生不息，节节含藏，中含白肉，内隐清心，根、须、花、果、叶、筋、皮、心皆为良药。禀芬芳之气，合稼穑之味，为脾之果。脾为中黄，所以交媾水火，会合金木者也。土旺则四脏皆安，而莲子之功大矣。故能补心与肾有莲子清心饮，及通十二经络血脉，且其味涩，则能使气不走，故治梦遗，崩带失血白浊遗精，用石莲肉、龙骨、益智仁等分为末，每服二钱，空心饮汤送下。味涩①则肠胃固，亦治五更洞泄同菟丝子、五味子、山茱萸、山药、车前子、肉豆蔻、砂仁、橘红、芡实、人参、补骨脂、巴戟天，治脾肾俱虚，五更溏泻。大便燥者勿服。去心、皮蒸热，焙干用。得茯苓、山药、白术、枸杞良。莲心味苦性寒，能治心热，故产后血渴者最宜。石莲色黑，入水则沉，入卤则浮，煎盐用此试卤。味苦性寒，清心除烦，开胃进食，能治噤口热毒、淋浊诸证，然必本于莲实老于莲房，坠入污泥，经久坚黑如石者方佳。若使出自粤东，产于树上，大苦大寒，不宜入药。〔批〕李士材曰：石莲乃九月经霜后，坚黑如石，堕水如泥者。

莲蕊须 甘温而涩，功与莲子略同，但涩性居多。能清心通肾，益血固精，乌须黑发，止崩住带，如三因固精丸、巨胜子丸并皆用之。凡欲勤精薄而见滑脱不禁，当用此秘涩。但不似龙骨寒涩，有收阴、定魂定魄之妙；牡蛎咸涩微寒，兼有化坚解热之功；金樱徒有止涩之力，而无清心通肾之理耳。忌地黄、蒜、葱。

---

① 涩：原作"满"，据《本草求真·收涩·温涩》改。

莲花苦甘温，镇心益色，驻颜轻身，可贴天泡湿疮。莲房苦涩温，治血胀腹痛，及产后胞衣不下。酒煮服，止血崩、血溺。陈者良。入肝经血分，消瘀散血，与荷叶同功。

莲藕 出污泥而不染。其根通达诸窍，联绵诸络，允为交媾黄宫、通调津液之上品。味甘性寒，入心脾血分，冷而不泄，涩而不滞。凡产后血积烦闷、酒后烦渴藕汁蜜和服、盛怒血淋以灰发二钱，藕汁调服、痛胀霍乱、虚渴、失血血痢，并金疮折伤、酒毒蟹毒捣烂，热酒调服，属热属瘀，服之立解若非热非瘀，服之增病，以其有破血止热之力也。煮熟甘温，益胃补心实肠，久服令人心欢，并捣涂折裂冻疮热捣涂患处。孟诜曰：产后忌生冷，独藕不忌，谓其能散瘀血也。噤口痢服之能止，结粪自下、胃气自开者，亦以热除血解而言冷痢噤口者忌服。熟服止泻实肠者，以其有温补之力也。益脾补心也，以其味甘入胃，多孔象心之谓也时珍曰：藕生于卑污，而洁白自若，质柔而穿坚，居下而有节，孔窍玲珑，丝纶内隐；生于嫩弱，而发为茎、叶、花、实，又复生芽以续生生之脉。四时可食，令人心欢，可谓灵根矣。故其所主者，皆心脾血分之疾，与莲之功稍不相同云尔。澄粉亦佳，安神益胃。藕节味涩，解热毒，消瘀血，止吐、衄、淋、痢，一切血证和生地汁、童便服。藕皮凉血散瘀宋大官作血鮓，误落藕皮，血遂涣散不凝，不用以破血，多效。俱忌铁。

荷叶 其味虽苦，其气虽平，然生水土之下，污秽之中，挺然独立，实有长养生发之气，故昔人谓其色青，属木；其形仰，主上行；其中空，主生发；其象震，主入胆，为东方胆木必用之药。故洁古枳术丸，用荷叶烧饭为丸，取其以为升发脾胃之气。东垣清震汤治头面风痛等证，取其以为升发风寒之具。闻人规治痘疮，风寒外袭，变黑倒靥，取其以为温肌散邪之自。《证治要诀》用此烧灰单服，以治阳水浮肿，取其温以行水之意。至入脾胃，须用其蒂，取其味厚独胜他处。但服荷叶过多，令人瘦劣，非可常用。〔批〕能散瘀血，留好血，吐衄崩淋，损伤散瘀，洗肾囊风。紫背者尤良。

芡实　味甘补脾甘入脾，味涩固肾涩固脱。惟其味甘补脾，故能利湿，而使泄泻腹痛可治补脾同山药、茯苓、白术、人参、莲肉、薏苡仁、扁豆；惟其味涩固肾用芡实一味捣末熬，金樱子煎，和丸服之，补下元，益人，谓之水陆丹，故能闭气，而使遗带小便不禁皆愈伤损精气，小便遗数精滑，用秋石、芡实、茯苓、莲肉各四两为末，枣和丸，梧子大，每服三十丸，空心盐汤送下。功与山药相似，然山药之阴，本有过于芡实，而芡实之涩，更有甚于山药；且山药兼补肺阴，而芡实则止于脾肾，而不及于肺。用或蒸熟捣粉，或连壳同服。

甘蔗　甘寒和中。助脾除热润燥，止渴治消渴消痰，解酒毒，利二便《外台》方嚼咽或捣汁，治发热、口干、便涩。治呕哕反胃《枚①师方》：蔗汁、姜汁和服，大便燥结李士材曰：甘蔗入肺胃二经，和中而下逆气，助脾而利大肠，亦能除热止渴，治膈噎，解酒毒。白沙糖生津解渴，除嗽消痰；红糖功用相仿，和血乃其独长。红白二种，皆蔗汁煎成，多食能损齿生虫，作汤下小儿丸散者，误矣。时珍曰：蔗，脾之果也。其浆甘寒，能泻火热。《素问》所谓甘温除大热之意。煎炼成糖，则甘温而助湿热，所谓积湿成热也。《求真》云：沙糖经火煅炼，性转为温，色变为赤，故能行血化瘀。产妇血晕，与酒冲服，取其除血消瘀也。然性温则消则下，虚热过服，有损齿消肌之病；味甘主缓主壅，痰湿过服，有恋膈胀满之弊。白糖主治相似，然紫入血，而白入气，久食反有热壅上膈之虞。书言能以清热，似非正论。

荸脐　一名乌芋，一名地栗　甘微寒滑。益气安中，开胃消食，除胸中实热、噎膈、消渴、黄疸，破积攻坚金锁丸中治五膈，用黑三棱者，即此物也，止血大便下血，用荸脐捣汁大半钟，好酒半钟，空心温服，三日见效治痢下痢赤白，五月五日，取完好荸脐洗净，于瓶中入好烧酒浸之，封固，遇患取一二枚细嚼，空心酒下，住崩乌芋一岁一个，烧存性，研末，酒服之疗疮小儿口疮，用此烧灰末

---

① 枚：当作"梅"。

渗，解毒发痘痘疮干紫不能起发，同地龙捣烂，入白酒酿，绞服即起，清声醒酒，能毁铜合铜钱食之则钱化，解金石毒。生食性冷，过食令人腹胀气满，患脚气，并孕妇忌之。

菱　一名芰，音妓，俗名菱角　甘寒。安中消暑，止渴解酒。有两角、三角、四角、老嫩之殊《武陵记》以三角、四角者为芰①，两角者为菱。菱花随月而转，犹葵花之向日。捣烂澄粉食，补中延年。生食性冷利，多食损阳气，过食腹胀，可暖姜酒，服之即消《求真》云：菱角种类虽多，气滞则一。书言其安中消水，止渴解酒，及红泻白补，生降熟升之说，然亦止供食品，而于治疗则无。总之，味甘性寒，助湿增滞者也。

西瓜　甘寒。解暑除烦，利便醒酒，名天生白虎汤西瓜、甜瓜②皆属生冷，多食伤脾助湿。《卫生歌》云：瓜桃生冷宜少食，免致秋来成疟痢。瓜性寒，晒之尤寒。嵇含赋云：瓜晒则寒，油煎则冷，物性之异也。《求真》云：西瓜色赤味甘，能引心胞之热下入膀胱而出，令人心胸顿冷，烦渴冰消。故治太阳阳明中暍，及热病大渴等证。然多食必滞膈，或致泻痢肿胀。脾胃虚人忌服。

诸果有毒　凡果落地，有虫缘过者，食之令人患九漏。果双仁者，有毒杀人。瓜双蒂者、沉水者，有毒杀人。果忽有异常者，根下必有毒。

本草谷部

粳米　粳，硬也。糯，糯也。〔批〕粳，音庚　甘凉。得天地中和之气，和胃补中，色白，入肺除烦清热，煮汁止渴仲景白虎汤、桃花汤、竹叶石膏汤，并用之，以清热，补不足。张潜《粥记》：粥能畅胃气，生津液。每晨空腹食之，所补不细。〔昂按〕今人终日食粥，不知其妙。迨病中食之，觉与脏腑相宜，迥非他物之所能及也。粳，乃稻之总名，有早、中、晚三收。晚者，得金气多，性

---

① 芰：原作"菱"，据《本草备要·果部·菱》改。
② 瓜：原作"水"，据《本草备要·果部·西瓜》改。

凉，尤能清热北粳凉，南粳温；白粳凉，红粳温。新米，食之动气。陈廪米冲淡可以养胃，煮汁、煎药，亦取其调肠胃，利小便，去湿热，除烦渴之功《集成》云：陈米饭紧作团，火煅存性，麻油、腻粉调，傅一切恶疮百药不效者。米泔洗米，第二次者清而可用，清热，止烦渴，利小便，凉血。炒米汤益胃除湿。不去火毒，令人作渴。

谷芽　甘，温。快脾开胃，下气和中，消食化积。功同麦芽，而性不损元味甘气和，具生化之性，故为温中健脾之圣药。炒用。

糯米《本草》名稻米，［按］《诗》：黍、稷、稻、粱、禾、麻、菽、麦，名八谷，此稻与禾所以异乎甘温。补脾肺虚寒，坚大便，缩小便，收自汗同龙骨、牡蛎为粉，能收汗，发痘疮解毒化脓。然性黏滞难化，病人及小儿最忌。凡素有痰热风病，及脾病不能转输，最能发病成积。米泔，食鸭肉不消者，顿饮一盏即消。稻秆，治黄病如金色者，煮汁浸之，仍以谷芒炒黄为末，酒服。《求真》：稻米味甘性平。诸书有言性温、性寒、性凉之不同。然究属阴物，性黏滞而不爽，服之令人多睡，身软无力，四肢不收。小猫食之，脚屈不能行；马食之，足重难移；妊妇杂肉食之，令子不利。至书有云补中益气，止虚寒泄泻，缩小便，收自汗，皆是性黏不利，留滞在中，上壅不下之故，止可谓之缓中，不可谓之温中。中虚宜服，虚寒不宜服也。然糖与酒则热者，因于造酿而始温也。

饴糖　气味甘温。补脾润肺，化痰止嗽。建中汤用此，为补中暖脾。盖米麦本脾胃之谷，凡脾虚而肺不润者，用此甘缓以补脾气之不足，兼因甘润以制肺燥之有余，故能化痰止嗽。然糖经炼成，湿而且热，中满气逆、实痰实火者不宜。小儿食多损齿生虫。牵白者，不入药吐逆、酒病、牙疳，并忌。

粥　糯米、秫米、麦米　甘温益气。治脾胃虚寒，泄痢吐逆，小儿痘疮。色白糯米、秈米、粟米、粱米，甘温益气，养脾胃，利小便，止渴烦《卫生宝鉴》云：糯米粥气薄味淡，阳中之阴也，所以淡渗下行。《医通》云：一人病淋，素不服药。余令专啖粟米粥，绝去他味。旬余减，月余瘥。此五谷治病之理也。又《粥记》云：每晨起，食粥一大碗，空腹胃虚，谷气便益，所补不细，又极柔腻，与肠胃相得，最为饮食之妙诀。斋和尚①说：山中僧每将旦一粥，甚系利害，如不食则终日觉脏腑燥涸。盖粥能畅胃气，生津液也。东坡帖云：夜饥甚，吴子野劝食白粥。云能推陈致新，利膈益胃。粥既快美，粥后一觉，妙不可言也。有一种痰饮之人，不宜食之嘉言曰：粥饮之，化为痰甚易。余每晨食粥甚觉合宜，夜膳近粥即不爽快，正以粥易成痰。早晨行阳二十五度，不致成痰，即得粥之益；晚间行阴二十五度，即易成痰，则受粥之害。一物也，早晚宜否之异如此，亦见修养家过午不食，为有理也。

大麦 甘、咸，微寒。补虚劣，壮血脉，益颜色，实五脏，益气调中，除热止泄，疗消渴，化②谷食。石蜜为使。面，平胃宽胸，下气消积，疗胀近食，凉血止渴宗奭曰：大麦性凉滑腻。有人患缠喉风，食不能下，用此面作稀糊，令咽以助胃气而平。大麦奴，解热疾，消药毒。

穬麦 甘，微寒。补中除热，久服令人多力健行。

野麦 古名雀麦 甘平。充饥滑肠。曰舂去皮，作面蒸食，及作饼食，皆可救荒。

大麦芽 咸，温。能助胃气上行而资健运，补脾宽肠，和中下气，消食除胀，散结祛痰寒能软坚，化一切米、面、果食积，通乳下胎《外台》方：麦芽一升，蜜一升，服，下胎神验。薛立斋治一妇人丧子，乳胀③几欲成痈，单用麦芽一二两炒，煎服立消。其破血散气如此。《良方》云：神曲亦善下胎，皆不可轻用。久服消肾气王好古曰：麦芽、神曲，胃虚人宜服之，以伐戊己，腐熟水谷。李时珍曰：无积而服之，消人元气，与白术诸药，消补兼施，则无其害也。决矣。用豆蔻、砂仁、乌梅、木瓜、芍药五味为使。李士材曰：古

---

① 斋和尚：疑指"妙齐和尚"。
② 化：原脱，据《本草从新·谷部》补。
③ 胀：原作"眼"，据《本草备要·谷菜部·大麦芽》改。

人惟取穬麦为芽，今人多用大麦者，非也。以谷消谷，有类从之义，无推荡之功，胃虚停谷者宜之。然有积化积，无积消肾气，堕胎。

小麦　味甘微寒。养心除烦，利溲止血。时珍曰：《素问》：麦属火，心之谷也。郑玄属木，许慎属金。《别录》云"养肝"，与郑说合；思邈云"养心"，与《素问》合。当以《素问》为准。　[按]麦，秋种夏熟，备受四时之气。南方地暖下湿，不如北产之良。仲景治妇人脏热证，悲伤欲哭，状若神灵，用大枣汤。大枣十枚，小枣一升，甘草一两，每服一两，亦补脾气。《圣惠①方》小麦饭②，治烦热、少睡、多渴。

小麦面　甘温时珍曰：新麦性热，陈麦平和。补虚养气，助五脏，厚肠胃，陈者良南方地暖下湿，便能壅气作渴，助湿发热。北产者为佳。《求真》云：小麦面并能敷痈肿损伤，散血止痛，止吐衄血，以其体黏性濡也。是以脾虚无湿无热，服之最宜；而有湿有热，服之最忌。脾虚无寒无湿，食之得补；脾虚有寒有湿，服之不能无害也食宜略入醋，则气不发。畏汉椒、萝白。寒食面寒食日，纸袋盛，悬风处，年久不坏，则热性亦去，入药为尤良，用白面一斤，外再以面半斤，水调稠厚，赶③成薄片二块，将前面包合于内，周围捏紧，于清明正日蒸熟，挂透风处阴干，用面包藏，勿经女手，愈久愈效。面筋，甘凉，解热和中，劳热人宜煮食之今人多以油炒，则性热矣。

麦粉　甘凉。合五脏，调经络。醋熬成膏，消一切痈肿，汤火伤。时珍曰：麦粉乃是麦面洗面筋，澄出浆粉，今人浆衣多用之，古方鲜用。按《积善堂方》云：乌龙膏治一切痈肿发背，无名肿毒。初发掀热未破者，取效如神。用隔年麦粉，愈久者愈佳，以锅炒之。初炒如饧，久炒则干，或黄黑色，冷定研末，陈米醋调成糊，熬如黑漆，瓷罐收之。用时摊纸上，剪孔贴之，即如水冷，疼痛即止。少顷

---

① 惠：原作"会"，据《本草备要·谷菜部·小麦》改。

② 饭：原作"饮"，据《本草备要·谷菜部·小麦》改。

③ 赶：通"擀"，碾压。

觉痒，干亦不能动。久则肿毒自消，药力亦尽，如脱落，甚妙。此方屡用有验，药易而功大，济生者，宜收藏之。

蒸饼 甘平。消食养脾胃，和中化积滞，活血止汗，利三焦，通水道《爱竹谈薮》云：宋宁宗为郡王时，病淋，日夜凡三百起。国医罔措，或举孙琳治之。用蒸饼、大蒜、淡豉三物捣丸，令以温水下三十丸。曰：一日进三服，病当减三之一，明日亦然，三日病除。已而果然。或问其故，琳曰：小儿何缘有淋？只是水道不利，三物皆能通利故耳。陈久者良。时珍曰：小麦面修治食品甚多，惟蒸饼其来最古，是醇糟发成单面所造，丸药所需，且能治痰，《本草》不载，亦一缺也。惟腊月及寒食日蒸之，至皮裂，去皮悬之风干。临用以水浸涨，擂烂滤过，和脾胃及三焦药，易消化。且面已过性，不助湿热。其以果菜、油腻诸物为馅〔批〕馅，音限者，不堪入药〔按〕此即无馅包子。

浮小麦 即水淘浮起者 咸凉。止虚汗盗汗、劳热骨蒸汗为心液，麦为心谷，浮者无肉，故能凉心。麦麸同功。焙用。

麦麸 甘寒。醋拌蒸，能散血止痛，熨腰脚折伤、风湿痹痛、寒湿脚痛，互易至汗出良麦之凉全在皮，故麦去皮即热。凡疮疡痘疮、溃烂不能着席者，用麦麸装褥卧，以性凉而软，诚是妙法也。谷属金，而糠之性热；麦属阳，而麸之性凉。先儒所谓物物具一太极也。小麦秋种夏熟，受四时气足，兼有寒热温凉，故麦凉曲温、麸冷面热，宜其然也。江南麦花夜发，故发病；江北麦花昼发，故宜人。《活人书》治阳毒温毒，热极发狂发斑、大渴倍常者，用麦奴丸〔批〕麦奴一服，汗出或微利即愈。方用小麦奴、梁上尘、釜底煤、灶突墨，同黄芩、麻黄、硝黄等分，蜜丸。盖取火化者从治之义也。麦乃心之谷，属火，而奴则麦实将成，为湿热所蒸，上黑霉者，与釜、灶突同一理也。

稷 甘平。益气和中，安脾利胃汪讱庵曰：稷蒿属高大如芦，世之所谓芦稷者，实既香美，性复中和，干又高大，所以能为五谷之长，而先王以之名官也。《本草》乃指芦稷为蜀黍，其名义亦不伦矣。此实从来之误，敢为正之，以质明者。又芦稷最能和中，煎汤温服，治霍乱吐泻如神。余尝病腹中啾唧，经两月，有友人见招，饮以芦稷烧酒一醉，而积疴畅然，性之中和，又可见矣。茎高丈许，状如芦荻而内实。叶亦如芦，穗大如帚。粒大如椒，红黑色；米性坚实，黄赤色。其谷浸水，色红，可以红酒。

黍稷《求真》云　黍稷形状似粟，但粟穗则丛聚攒簇，黍稷之粒则疏散成枝。黍与黍稷分别，黏者为黍，而不黏者则为黍稷之稷。与芦稷为二稷也。黍稷味甘性寒，作饭疏爽，香美可爱；服之可以清热凉血，解暑止渴，故治痈疽、背发、瘟疫之证。但多食则有冷气内发。又能解苦匏毒，试烧之，则匏藤必死。忌同附子服。

黍　甘温。益气补中苏颂曰：黏者为秫，可以酿酒，北人谓为黄米，亦曰黄糯；不黏者为黍，可食，如稻之粳糯也。时珍曰：此误以黍为稷，以秫为黍也。盖稷之黏者为黍，粟之黏者为秫，粳之黏者为糯。《别录》本文著黍、秫、糯、稻之性味功用甚明，而注者不谙，往往谬误如此。今俗不知，分别通呼秫与黍为黄米矣。久食令人多烦热罗愿曰：黍者，暑也。以其象火，为南方之谷，最黏滞，与糯米同性，其气温暖，故功能补肺，而多食作烦热，暖筋骨也。

粱　甘黄粱平，白粱、青粱微冷。益气和中，除烦止渴，霍乱下痢，利大小便诸粱比之他谷最益脾胃，而黄粱尤得土气之中和也。粟之大者为粱。

粟　咸淡微寒。补虚损，开脾胃，益丹田，利小便，治反胃热痢。粱之小者为粟北人谓之小米。《求真》云：粟米寒能疗热，咸能入肾，淡能渗湿。粟为谷类，又能养脾胃也。但生者硬而难化，熟者滞而难消，故书言：雁食则足重难飞。与杏仁同食，则作吐泻。

秫《从新》云：即黄米　甘，微寒。治肺疟，阳盛阴虚，夜不得眠，及食鹅鸭成癥，妊妇下黄汁。去寒热，利大肠。粱米、粟米之黏者为秫。

玉高粱　甘平。调中开胃。苗高四五丈，六七月间开花成穗，如秕麦状。苗心别出一苞，如棕鱼形，苞上出白须垂垂。久则苞折子出，颗颗攒簇。子亦如大棕子，黄白色，可炒食之。炒折白花，如炒折糯壳之状俗呼为观音豆。

荞麦面　甘寒。降气宽肠，治肠胃沉积《求真》云。味甘入肠，性寒泻热，气动而降，能使五脏滓滞皆炼而去也。炒焦，热水冲服，以治绞肠痧。醋调，涂小儿丹毒俱妙。[按]《本草》治泄痢带浊，傅痘疮溃烂，汤火灼伤。脾胃虚寒勿服。作面和猪羊肉食，令人须眉脱落。

苦荞麦　甘，苦，温，有小毒。多食伤胃，发风动气，能发诸病。黄疾人尤当禁之。

稗　辛，甘，苦，微寒。作饭食，益气宜脾，故曹植有"芳菰精稗"之称。

黑大豆　甘寒，色黑。属水似肾，肾之谷也豆有五色，各入五脏，故能补肾镇心肾水足则心火宁，明目肾水足则目明，利水下气古方治水肿，每单用，或加他药，散热祛风炒熟酒沃饮其汁，治产后中风危笃，及妊娠腰痛，兼能发表。《千金》云：一以去风，一以消血结，活血《产书》云：熬令烟绝，酒淋服，下产后余血解毒苏颂曰：古称大豆解百药毒，试之不然，又加甘草，其验乃奇，消肿止痛。捣涂一切肿毒，煮食稀痘疮。紧小者良小者名马料豆，每晨盐水吞，或盐水煮食，补肾。畏五参、龙胆、猪肉，忌厚朴犯之动气。得前胡、杏仁、牡蛎、石蜜、猪胆汁良。《求真》云：黑大豆味甘性平，色黑体润，形象似肾，本为肾谷，而黑豆则尤通肾，加以盐引，即直入也。服此力能补肾，故令人泽肌补骨，止渴生津。又能入肾去水，故身面浮肿、水痢不止、痘疮湿烂，得此则消；又能制风，故头项强痛、卒中失音，得此则除；又能下气，故脚气攻心、胸肋卒痛，服之则效；又能解热，故热毒攻眼；乳岩发热，服之则愈；又能活血解毒，故治便血赤痢、折伤堕坠、风毒疮疥、丹毒蛇虫，加甘草，则解百药毒。然体润性壅，多服令人身重时珍曰：豆有五色，为黑豆属水，性寒属肾。藏器曰：大豆生平，炒食极热，煮食甚寒，作豉极冷，造酱及生黄卷则平，牛食之温，马食之冷。一体之中，用之数变。

大豆黄卷　甘平。治湿痹筋挛膝痛，破恶血，除胃中积热，消水病胀满。以黑大豆为柏牙，生五寸长，便干之，名为黄卷。于用之时熬过，服食所须。

黄大豆　甘温。宽中下气，利大肠，消水胀肿毒。多食壅气生痰，动嗽身重，发面黄疮疥。《求真》云：炒食甘壅而滞，生食宽中，下气利肠。误食毒物，生捣研水吐之。吐者，浓煎汁饮。试内痈，生与嚼之，甜而不恶心者，即上部结有痈脓也。涂痘后痈凡痘毒生在要处，恐致带疾，令其母嚼烂生黄豆，敷之即消，另生他处。豆油，辛甘热，微毒，涂疮疥，解发疽。秸烧灰，点恶痣，去恶肉。

蚕豆《从新》云　甘，涩，温。补中益气，涩精实肠。多食则发胀汪颖曰：甘，辛，平。快胃，和脏腑。《从新》云：此物补而闭涩，极易作胀。所谓快与和，安在哉？《求真》云：味甘性温，疏利脏腑。误吞铁针及金银者，同韭菜煮食，自大便出。多服滞气。

豇豆　甘，咸，平。理中益气，补肾，健脾胃，和五脏，调荣卫，生精髓，止消渴、吐逆、泄痢、小便数。时珍曰：豇豆微曲，如人肾形，所谓豆为肾谷者，宜以此当之。昔人补肾，每日空心煮豇豆，入盐食之，盖得此理。其豆有红、白、紫、赤、斑驳数色，可菜，可果，可谷，备用最多，豆中上品。《求真》云：豇豆性甘平，能生胃津，止渴，凡吐逆泄痢、小便频数、中草莽毒，煮汁饮即解，皆得甘以调剂也。水肿忌，补脾气不宜多服。

赤小豆　甘酸思邈：咸冷，色赤，心之谷也。性下行，通小肠，利小便心与小肠相表里，行水散血，消肿排脓，清热毒。治泄痢脚气昔有患脚气者，用赤小豆袋盛，朝夕践踏之，遂愈。同鲤鱼煮汁食，能消水肿，煮粥亦佳，傅一切疮疽鸡子白调末傅之，性极黏，干则难揭，入苎根末则不黏。宋仁宗患痄腮，道士赞能取赤小豆四十九粒，咒之，杂他药，傅之而愈。中贵任承亮亲见，后任自患恶疮，傅永投以药，立愈。问之，赤小豆也。承亮始悟道士之咒伪也。后过豫章，见医治胁疽甚捷，任曰：莫非赤小豆耶？医惊拜曰：用此活三十余口，愿勿复言，止渴解酒，通乳下胎。然渗津液，久服令人枯瘦《十剂》曰：燥可去湿，桑白皮、赤小豆之属是也。［按］二药未可言燥，盖取其行水之功。然以木通、防己为通剂，通、燥二义似重。故本集改热药为燥剂，而以行水为通剂。以紧小而赤黯色者入药，其稍大而鲜红淡色者，并不治病。〔批〕今肆中半粒红、半粒黑者，是相思子，并非赤豆，勿用。

绿豆 甘寒，行十二经。清热解毒一切草木金石、砒霜毒皆治之，利小便，止消渴，治泄痢。连皮用其凉在皮粉，扑痘疮溃烂良一士民诵观音经甚诚，出行折一足，哀叫菩萨，梦僧授一方：绿豆粉新铫炒紫色，井水调，厚敷纸贴，杉木扎定，其效如神。士材曰：绿豆属木，通于厥阴，解毒之功过于赤豆，但功在绿皮，去之即壅气矣。胃寒者不宜食。凡用以解毒，宜连皮生研，水服。《求真》云：止有除热解毒之功，而无补益滋助之力，且与榧子相反，同食则杀人。筑枕夜卧，能明目疏风。

绿豆粉 甘，凉，平。解热益气，解酒食诸毒。须以绿色黏腻者为真。

绿豆芽 性味虽凉，多食亦能动冷气。

白扁豆 甘温而香，色白薇黄，脾之谷也。香能舒脾，温可去湿。脾土既寒，则水道自通清升浊降，三焦不混通利三焦，而太阴暑湿之邪自尔克消，故能止渴止痢土强湿去，正气自旺。多食壅气。子粗圆、色白者佳。入药连皮炒研用，亦有浸去皮及生用者。李士材曰：扁豆和脾，能化清降浊，故有消暑之功。皮如栗色者，不可入药。

刀豆 甘平。温中下气，利肠胃，止呃逆，益肾补元。有人病呃逆不止，声闻邻里，或令其取刀豆子烧存性，白汤调服二钱，即止。此亦取其下气归元也。

碗豆 一名寒豆 甘平。调荣卫，益中平气。又云食之动气消渴。淡煮食之良。治寒热，除吐逆，止泻痢，利小便，除胀满，下乳汁，杀鬼毒，解乳石毒。其性属土，故脾胃中用之。

白豆 俗呼饭豆 味平。补五脏，暖肠胃，益气和中，调十二经脉之气，杀鬼气。作酱、作腐极佳。《求真》云：味甘平。即饭豆中之小豆者也。如绿豆而长，四五月间种之。炒熟食益人。

淡豆豉 专入心肺 本黑豆蒸罨而成，味苦气寒陈藏器曰：豆性平，炒熟热，煮食寒，作豉冷，似属苦降下行之味，而无升引上行之力。然经火蒸罨，味虽苦而气则馨，气虽寒而质则浮，能升能散，故得葱则发汗，得盐则引吐，得酒则治风，得韭则治痢，得蒜则止血，炒熟又能止汗。凡邪在上，而见烦躁头痛、满闷懊恼、不眠、发斑呕逆者，合栀子能引邪上吐，不致陷入，而成内结之证。然必江右制者，方堪入药。[按]古制豉法，用黑大豆水浸一宿，淘净蒸熟，摊匀蒿覆，候上黄衣，取晒箕净，水拌干湿得所，安瓮中筑实，桑叶盖，厚泥封，晒七日，取出曝一时，又水拌入瓮。如此七次，再蒸去火气，瓮收用。

豆腐 甘，咸，寒，有小毒。宽中益气，和脾胃，消胀满，下大肠浊气，清热散血。凡作腐，入莱菔汁则不成，故莱菔能解腐毒。豆皮解热，能除斑豆瞖蒙。淡豉，苦能发热，腐能胜焦。肾气为腐，心气为焦。豉蒸罨而成，故为腐。《求真》云：豆腐能泻胃火，过服生寒动气。杖疮青肿，及烧酒醉死，切片煮热，通身贴之，冷即频换。豆芽充蔬，须防发疥动气。

胡麻 即服麻，一名巨胜子。种出大宛，故曰胡麻 甘平。补肺气，益肝肾，润五脏，填精髓，坚筋骨，明耳目，耐饥渴可以辟谷，但滑肠。与白术并用为胜，乌髭发，利大小肠，逐风湿气刘河间曰：麻木兼可治风。又曰：治风先治血，血活则风散。胡麻入肝益血，故风药中不可缺也。郑奠一用蓖虱胡麻，佐苦参、蒺藜，治大风疥癞，屡有愈者也，凉血解毒。生嚼，傅小儿头疮。服之令人肠滑。精气不固者，亦勿宜服。皮肉俱黑者良。九蒸九晒，可以服食。麻油疗疮滑胎，熬膏多用之凉血解毒，止痛生肌。

蓖虱胡麻 一名亚麻 甘，微温。治大风疮癣郑奠一常用以佐苦参、蒺藜，治大风疥癞，屡有愈者。其色似粟。气恶，不堪食，止可入药。亦宜九蒸九晒用。

大麻仁 即作布之麻，俗作火麻 甘平滑利。脾胃大肠之药，缓脾润燥。治阳明病，胃热汗多而便难，破积血，利小便，通乳催生。又木谷也，亦能治风。极难去壳，帛里置沸汤，待冷悬井中一夜，晒干，就新瓦上挼去壳，捣用。畏茯苓、白薇、牡蛎。

润五脏，通大肠，宣风利关节，催生，疗产难。陈士良曰：多食损血脉，滑精气，痿阳事。妇人多食，即发带疾，以其滑利下行，走而不守也。

薏苡仁 甘淡微寒而属土，阳明药也胃。甘益胃，土胜水，淡渗湿。泄水所以益土，故健脾，治水肿湿痹，脚气疝气，泄痢热淋；益土所以生金，故补肺清热色白入肺，微寒清热，治肺痿肺痈，咳吐脓血以猪肺蘸苡仁末服；扶土所以抑木，故治风热筋急拘挛厥阴风木主筋，然治筋骨之病，以阳明为本，阳明主润宗筋。宗筋，主束骨而利机关者也。阳明虚，则宗筋纵弛。故经曰：人痿独取阳明。又曰：肺热叶焦，发为痿躄。盖肺者，相傅之官，治节出焉。阳明湿热，上蒸于肺，则肺热叶焦，气无所主而失其治节，故痿躄。薏苡理脾，而兼清热补肺经。筋寒则急，热则缩，湿则纵，然寒湿久留，亦变为热。又有热气熏蒸，水液不行，久而成湿者。薏苡去湿要药，因寒因热皆可用也。《衍义》云：因寒筋急者，不可用。恐不然。但其力和缓，用之须倍于他药。杀蛔堕胎，炒熟微研。李士材曰：苡仁得地之燥，禀秋之凉，故能燥脾湿，善祛肺热。大便燥结，及因寒转筋，妊娠禁用。《求真》云：此止清热利水之味，若津枯便秘，阴寒转筋，孕妇不宜妄用，以其性专下泻也。

御米壳 即罂粟壳 酸涩，微寒。敛肺涩肠而固肾。治久嗽泄痢，遗精脱肛，心腹骨节诸痛东垣云：收涩固气，能入肾，故治骨病尤宜。嗽、痢初起者忌用丹溪曰：此是收后药，要先除病根。一名丽春花，红、黄、紫、白，艳丽可爱。凡使壳，洗去蒂及筋膜，取薄皮，醋炒或蜜炒用性紧涩，不制多令人吐逆。得醋、乌梅、陈皮良。罂中有米极细，甘寒润燥，煮粥食，治反胃，加参尤良。

神曲 辛散气，甘调中，温开胃，化水谷，消积滞。治痰逆癥结，泄痢胀满，回乳炒研，酒服下胎产后血晕，末服亦良，亦治目病《启微集》云：生用能发其生气，熟用能敛其暴气。造曲法：以五月五日，六月六日，用白面百斤，赤豆末、杏仁泥各三升，青蒿、苍耳、红蓼汁各三升，以配青龙、白虎、朱雀、玄武、腾蛇、勾陈六神，通和作饼，麻叶或楮叶包罯，待生黄衣晒收。陈者良。炒用。

小麦曲 甘温。消谷止痢，平胃调中，下气，破癥结。

大麦曲 甘温。消食和中，下生胎，破血。

面曲米曲 甘温。消食积、酒积、糯米积。研末，酒服立愈。

红曲 甘温。色赤入荣而破血，燥胃消食，活血和血。治赤白下痢，跌打损伤，产后恶露不尽李时珍曰：人之水谷入胃，中焦湿热熏蒸，游溢精气，化为营①血，此造化自然之妙也。红曲以白米饭杂曲母，湿热蒸罨②，即变为真红，此人窥造化之巧者也。故治脾胃荣血，得同气相求之理。红入米心、陈久者良。〔昂按〕红曲温燥，能腐生物使熟，故鱼肉鲑用之，不特取其色也。

酱 咸，冷。利除热，止烦满，杀百药，及热汤火毒、一切鱼肉菜蔬蕈毒。酱汁灌入下部，治大便不通。面酱咸，豆酱甜。豆油大麦酱、麸酱皆咸。甘酱灌耳中，治虫蚁入耳；涂猘犬咬，及汤火伤未成疮者。砒霜毒，调水服即解。《求真》云：豆酱本豆蒸罨，加盐与水，经日晒火熬而成，然味咸性冷，火不胜水，仍为解热解毒、泄火之剂，过服生痰动气。陈久者佳。

醋—名苦酒 酸温。散瘀解毒，下气消食食敛缩则消矣，开胃气令人嗜食。《本草》未载，散水气。治心腹血气痛磨木香服，产后血晕以火淬醋，使闻其气，癥结痰癖，疸黄痈肿外科敷药多用之，取其敛壅热、散瘀解毒。〔昂按〕贝母性散而敛疮口，盖能散，所以能敛；醋性酸收而散痈肿，盖消则内散，溃则外散，收处即是散处，两者一义也，口舌生疮含漱，损伤积血和面涂，能散之，杀鱼、肉、菜、蕈、诸虫。多食伤筋收缩太过，醋无所不入，故制药多用之。米造，陈久者良。寇宗奭曰：食酸则齿软者，齿属肾家，酸属肝，木气强水气弱故也。

酒 辛者能散，苦者能降，甘者居中而缓，厚者热而毒，淡者利小便。用为向导，可以通行一身之表，引药至极高之分。热

---

① 营：原作"脓"，据《本草纲目·谷部·红麴》改。
② 罨（ǎn俺）：覆盖。

饮伤肺，温饮和中。少饮则和血行气，壮神御寒，遣兴消愁，辟邪逐秽，暖水藏，行药势；过饮者伤神耗血亦能乱血，故饮之身面俱赤，损胃烁精，动火生痰，发怒助欲酒是色媒人，致生湿热诸病。醇而无灰、陈久者良。畏枳椇、葛花、赤豆花、绿豆粉、咸卤得咸则解，水制火也。

烧酒 时珍曰：烧酒纯阳，毒物也。面有细花者为真。与火同性，得火即燃。其味辛甘，升扬发散；其气燥热，胜湿祛寒。故能开怫郁而消沉积，通膈噎而散痰饮，治泄痢而止冷痛。然过饮败胃伤胆，丧心损寿，甚则黑肠腐胃，顷刻杀人，戒之，慎之。若大暑月饮之，汗出而膈快身凉；赤目洗之，泪出而肿消赤散，此乃从治之意焉。又曰：酒糟有曲柏之性，能活血行经止痛，故治损伤有功。

本草菜部

韭 辛温微酸，肝之菜也。入血分而行气，温脾益胃，助肾补阳一名草钟乳，言温补也，止泻痢而散逆冷，固精气而暖腰膝，散瘀血，逐停痰。治吐衄损伤，一切血病捣汁，童便服，噎膈反胃能消瘀血，停痰在胃口，致反胃及胃脘痛，解药毒食毒、狂犬蛇虫毒。多食昏神。忌蜜、牛肉。[昂按] 今人多以韭炒牛肉，其味甚佳，未见作害。经曰：毒药攻邪，五谷为养，五畜为益，五菜为充，五果为助，气味合而服之，以补精益气。五菜，韭、薤、葱、葵、藿也；五果，桃、李、枣、杏、栗也。

韭子 辛甘而温。补脾肾，助命门，暖腰膝。治筋痿遗尿，泄精溺血，带白白淫经曰：足厥阴病则遗尿，思想无穷，入房太甚，发为筋痿，及为白淫。韭子同龙骨、桑螵蛸，能治诸病，以其入厥阴，补脾肾命门。命门者，藏精之府也。蒸，暴炒，研用。烧烟熏牙虫下部有火而阴气不固者，勿服。

葱 生辛散，熟甘温陶弘景曰：白冷青热，伤寒汤中不得用青。外实中空，肺之菜也。肺主皮毛，其合阳明大肠，故发汗解肌，以通上下阳气仲景白虎汤、通脉四逆汤并加之，以通脉回阳，散目睛白睛属肺，利耳鸣，通二便时珍曰：葱管吹盐入玉茎中，治小便不通，及转脬危急者，极效。治伤寒头痛，时疾热狂，阴毒腹痛阴证厥逆，用葱白安脐上，熨之。气通则血活气为血帅，故治吐血衄血、便血痢血《食医心镜》：葱煮粥食，治赤白痢，薤粥亦良、折伤血出火煨研封，止痛无瘢、乳痈风痹，通乳安胎。通气，故能解毒，杀药毒、鱼肉毒、蚯蚓毒、猘犬①毒，诸物皆宜，故曰菜伯，又曰合事草。取白连须用，亦有用青者。同蜜食杀人，同枣食令人病。多食神昏须落，虚气上冲《百乙方》②：患外痔者，先宜木鳖煎汤熏洗，以青葱涎对蜜调傅，凉如水。《独行方》：水病足肿，茎叶煮汤渍之，日三五度佳。

大蒜 张骞③使西域，始得种入中国，故一名葫 辛热。开胃健脾，通五脏，达诸窍凡极臭极香之物，皆能入窍，去寒滞，解暑气，辟瘟疫，消痈肿捣烂，麻油调傅，破癥积，化肉食，杀蛔虫蛊毒。治中暑不醒捣和地浆，温服，鼻衄不止捣贴足心，能引热下行，关格不通捣纳肛中，能通幽门。敷脐能达下焦，消水，利大小便。切片，灼④艾灸音九一切痈疽、恶疮肿核，独头者尤良李迅⑤曰：痈疽艾灸胜于用药，缘热毒中膈，上下不通，必得毒气发泄，然后解散。初起便用独头大蒜，切片灸之，三壮一易，百壮为率。但头顶以上，切不可灸，恐引气上，更生大祸也。《纲目》曰：《精要》谓头上毒不得灸，此言过矣。头为诸阳所聚，艾宜小如椒粒，炷宜三五壮而已。然其气熏臭，多食生痰动火，散气耗血，损目昏神五荤皆然，而蒜尤甚。许氏《说文》⑥：五荤热食发淫，生啖增恚，故释氏戒之。释家以大蒜、小蒜、兴渠、慈葱、茖葱为五荤。慈葱，冬葱也；茖

---

① 犬：原作"火"，据《本草备要·谷菜部》改。
② 百乙方：即《百一方》。
③ 骞：原作"蹇"，据文义改。
④ 灼：原作"铄"，据《本草备要·谷菜部》改。
⑤ 李迅：原讹作"李延"，据《本草从新·菜部》改。
⑥ 许氏说文：《本草备要·谷菜部》作"《楞严经》云"，当是。考《楞严经》有："阿难！一切众生，食甘故生，食毒故死。是诸众生求三摩提，当断世间五种辛菜。是五种辛，熟食发淫，生啖增恚"句。

葱，山葱也；兴渠，西域菜，云即中国之蒝。道家以韭、薤、蒜、胡蒝、芸苔为五荤。芸苔，油菜也。忌蜜李士材曰：大蒜用最多，功至捷，外涂皮肉，发泡作疼，则其入肠胃而搜刮，概可见矣。〔批〕消谷化食，辟鬼驱邪。破痃癖多功，灸恶疮必效。捣贴胸前，痞格致资外功之益；研涂足底，火热有下引之奇。

薤　一名蕌子，音叫　辛苦温滑。下气调中，散血生肌，泄下焦大肠气滞，治泄痢下重王好古曰：下重者，气滞也。四逆散加此以泄滞。〔按〕后重亦有气虚血虚、火热风燥之不同、胸痹刺痛仲景用栝楼薤白白酒汤、肺气喘急，安胎利产，涂汤火伤和蜜捣用。《肘后方》中恶卒死者，用薤汁灌鼻中，韭汁亦可。取白用。忌牛肉滑利之品，无滞勿用。《求真》云：此通气滑窍，助阳佳品也。功用有类于韭，但韭止入血行气及补肾阳，此则专通寒滞及滑窍耳。

胡蒝　一名芫荽　辛温香窜，内通心脾，行滕理，达四肢，散风寒，通小腹及心窍，利大小肠，除风热头痛，消停滞谷食，辟一切不正之气①。痧疹痘疮不出，煎酒喷之时珍曰：诸疮皆属心火，荣血内摄于脾，心脾之气，得芳香则运行，得臭恶则壅滞耳。《直指方》云：痘疹不快，宜用胡蒝酒喷周身，勿喷头面。凡床帐上下左右皆宜悬之，以御汗气及一切秽气。小儿虚弱及天时阴寒，宜用。如儿壮实及春夏晴暖，加以白曲助虐，以火益火，胃中热炽，毒血蓄聚，变成黑陷，不可不慎也。多食久食，损人精神。病人不宜食胡蒝、黄花菜目翳不退，用胡蒝塞鼻中即去。

生姜　辛温。行阳分而祛寒发表，宣肺气而解郁调中，畅胃口而开痰下食。治伤寒头痛、伤风鼻塞辛能入肺，通气散寒、咳逆呕哕有声有物为呕，有声无物为哕，有物无声为吐，其证或因寒、因热、因食、因痰、气逆上冲而然。生姜能散逆气，呕家圣药、胸壅痰隔、寒痛湿泄。消水气，行血痹产后血上冲心，及污秽不尽，煎服亦良，通神明，去秽恶，救暴卒凡中风、中气、中暑、中恶、暴卒等证，姜汁和童便饮效。姜汁开痰，童便降火也。杀半夏、南星、

---

① 　之气：原作"气之"，据《本草备要·谷菜部》乙转。

菌蕈①、野禽毒野禽多食半夏，故有毒。生姜能解之，辟雾露山岚瘴气早行含之。食兼酒则患目发痔积热使然。疮痛人食之则生恶肉。姜皮辛凉，和脾行水，治浮肿胀满以皮行皮，五皮散用之。东垣曰：夜不食姜者，夜主合而姜主关也；秋不食姜者，秋主收而姜主散也。妊妇多食姜，令儿歧指，象形也。秦皮为使，恶黄连、黄芩、夜明砂糟姜内入蝉蜕，虽老无筋。生姜之用有四：制半夏、厚朴之毒；发散风寒；与枣同用，益脾胃元气，温中去湿；与芍药同用，温经散寒要热去皮用，要冷留皮用。

姜汁 辛温而润。治噎膈反胃同韭汁、梨汁、竹沥、童便、人乳、蜂蜜、驴尿、地粟汁、蔗浆、藕汁等，出入酌用，救卒暴凡中风、中气、中暑、中恶、暴卒等证，姜汁和童便饮效。姜汁开痰，童便降火也，疗狐臭频涂，搽冻耳熬膏涂，贴风湿痹痛和黄明胶熬。

煨姜 用生姜惧其散，用干姜惧其燥，惟此略不燥散。凡和中止呕，及与大枣并用，取其行脾胃之津液而和荣卫，最为平安。老姜洗净，用湿纸裹，火内煨，外皮微焦，中心深黄色则透矣。切片用。

干姜 辛热。逐寒邪而发表温经，燥脾湿而定呕消痰。同五味，利肺气而治寒嗽，开五脏六腑，通四肢关节，宣诸络脉。治冷痹寒痞、反胃下痢腹痛、癥瘕积胀，开胃扶脾，消食去滞。母姜晒干为干姜，白净结实者良如惧其散，炒黄用，或炒微焦。元素曰：干姜大辛大热，阳中之阳。其用有四：通心助阳一也；去脏腑沉寒痼冷二也；发诸经之寒气三也；治感寒腹痛四也。多用则耗散元气，辛以散之，是壮火食气故也。李时珍曰：干姜出自江西与襄，均人造之，结白净实者为均姜，今讹传之为军姜，又曰白姜〔批〕军姜：白姜。

黑姜 辛苦大热。除胃冷而守中辛则散，炮则稍苦，故止而不移，非若附子走而不守，去脏腑沉寒痼冷，能去恶生新，使阳生阴长，故吐衄下血炮黑，止吐衄诸血，红见黑即止也，有阴无阳者，

---

① 菌蕈：原作"菌姜"，据《本草备要·谷菜部》改。

亦能引血药入气分而生血，故血虚发热、产后大热者宜之此非有余之热，乃阴虚而阳无所附也。忌用表药、寒药。炮姜能入肝，引血药生血，故与补阴药同用，而热自退。乃热因热用，从治之法，故亦可治目睛久赤。引以黑附，能入肾而祛寒湿，能回脉绝无阳，通心助阳，而补心气苦入心。干姜炮黑为黑姜。[按] 姜味大辛，辛能僭上好古曰：服干姜以治中者，必僭上，宜大枣辅之，亦能散气走血辛散最能动血，损阴伤目。凡阴虚有热者勿服，妊妇尤忌。《求真》云：炒黑，其性更纯，味变苦咸，力主下走。黑又止血，辛热之性虽无，而辛凉之性尚在。故能去血中之郁热而不寒，止吐血之妄行而不滞。多寒者可多用，血热者不过三四分，为向导而已。

山药 古名薯蓣 色白入肺，味甘归脾，入脾肺二经，补其不足，清其虚热阳不足则内热，补阴故能清热。固肠胃，润皮毛，化痰涎，止泻痢渗湿，故化痰止泄。《百一方》：山药半生半炒，米饮下，治禁口痢。肺为肾母，故又益肾强胃，治虚损劳伤王复云：八味丸用之以强阴。脾为心子，又能益心气子能令母实，治健忘遗精[昂按] 山药性涩，故治遗精泄泻，而诸家俱未言涩。生捣，傅痈疮，消肿硬山药能消热肿，盖补其气则邪滞自行。丹溪云：补阳气。生者能消肿，便是也。色白而坚者入药。李士材曰：山药甘平，益气长肌，安神退热，补脾除泻痢，补肾止遗精。蒸透用性缓，非多用不效，不宜同面。〔批〕山药补脾肺之阴，故能润皮毛，长肌肉。

零余子 山药藤上所结子 甘温。功用强于山药，益肾强腰脚，补虚损。食之不饥。

莱菔 俗作萝卜 辛甘，属土。生食升气，熟食降气。宽中化痰，散疼消食丹溪曰：气升则食自降。治吐血衄血、咳嗽吞酸，利二便，解酒毒，制面毒、豆腐积昔有人病，梦红裳女子引入宫殿，小姑歌云：五灵楼阁绕玲珑，天府由来是此中。惆怅闷怀言不尽，一丸莱菔火吾宫。一道士云：此犯大麦毒也。女子心神，小姑脾神。《医经》：莱菔制麦毒。遂以药并莱菔治之，果愈。腐浆见莱菔则难收。生捣治噤口痢、止消渴，涂跌打汤火伤。多食渗血，故白人髭发服何首乌、地黄者忌之。生姜能制其毒。夏月食其菜数斤，秋不患痢。冬月以菜数斤，摊瓦屋上，任霜雪打压，至春收之，煎汤饮，治痢得效。有人避难入石洞中，贼烧烟熏之，口含莱菔一块，烟不能毒。嚼汁擂水饮之亦可。王荆公以患偏头痛，捣莱菔汁仰卧，左痛注右鼻，右痛注左鼻，或两鼻齐注，数十年患二注而愈。〔批〕《求真》云：莱菔生则克血、消痰、治痢，熟则生痰助湿。

莱菔子　辛入肺，甘走脾，长于利气。生能升，熟能降。生升则吐风痰，散风寒，宽胸膈，发疹痘；熟降则定痰喘咳嗽，调下痢后重，止内痛利气也。丹溪曰：莱菔子治痰，有冲墙倒壁之功。《食医心镜》：研碎，汤煎服，治气嗽痰喘，吐脓血。虚弱者服之，气喘难布息。莱菔菜，辛甘温，功用略同，亦甚消伐。〔批〕《求真》云：莱菔子醋调研，傅痛肿即消。

白芥子　辛温入肺，通行经络，温中开胃，发汗散寒，利气豁痰，消肿止痛痰行则肿消，气行则痛止。为末，醋调傅，消痛肿。治咳嗽反胃，痹麻脚气，筋骨诸痛痰阻气滞。久嗽、阴虚火亢人禁用丹溪曰：痰在肋下，及皮里膜外，非此不能达，古方控涎丹用之，正此义也。北产者良。煎汤不可过熟，熟则力减。芥菜子豁痰利气，主治略同。

蔓菁子即芜菁　苦辛。泄热解毒，利水明目古方治目用之最多。治黄疸捣服腹胀捣研滤汁饮，或吐或痢，腹中自宽，得汗愈，癥瘕积聚，小儿血痢蜜和汁服，一切疮疽凡疮疽捣敷皆良。醋调敷秃疮，盐捣敷乳痈。冬取根皮。敷蜘蛛咬毒陈藏器曰：蔓菁圃中无蜘蛛。李时珍曰：蔓菁子可升可降，能汗、能吐、能下，能利小便、明目解毒。其功甚伟，世罕知用，何哉。根，捣敷阴囊大如斗；末服解酒毒；和芸苔菜根油菜也捣汁，鸡子清调，涂诸热毒单盐捣，不用芸苔亦可。实热相宜，虚寒勿服。叶利五脏，消食下气，治嗽。

芸苔　辛温。散血消肿。捣，贴乳痈丹毒孙思邈曰：捣贴丹毒，随手即消，其效如神。动痰发疮，即油菜道家五荤之一。芸苔子、叶同功，其用长于行血，滞破结气，故古方多用以消肿散结，治产后一切心腹气血痛，诸游风丹毒，热肿疮痔子打油，善治痈疽，及涂痔漏中虫。淹①肉生虫，以此油涂之即灭。

马齿苋 一名九头狮子草 酸寒。散血解毒，祛风杀虫。治诸淋疳痢《海上方》捣汁，合鸡子白服，治赤白痢，血癖恶疮多年恶疮傅两三遍即瘥。烧灰煎膏，涂秃疮湿痛，小儿丹毒捣汁饮，以滓傅之，利肠滑产。叶如马齿，有大小二种。小者入药，性至难燥，去茎用。忌鳖同食。子明目，治青盲，及目中出泪，或出脓。

蕨 甘，寒，滑。去暴热，利水道，令人睡，补五脏不足，气壅筋骨间毒气、冷气。人多食腹胀；小儿食之，脚弱不能行。

甜瓜蒂 苦寒。阳明胃药，吐风热痰涎，上膈宿食吐去上焦之邪，经所谓"其高者因而越之，在上者涌之，木郁达之"是也。越以瓜蒂、淡豉之苦，涌以赤小豆之酸，吐去上焦有形之物，则木得舒畅，天地高而万物通矣。当吐而胃弱者，代以参芦。朱丹溪曰：吐中就有发散之义。张子和曰：诸汗法，古方多有之，惟以吐发汗世罕知之。故予尝曰：吐法兼汗以此也。［昂按］汗、吐、下、和，乃治疗之四法，仲景瓜蒂散、栀豉汤并是吐药。子和治病用吐尤妙。丹溪治许白云大吐二十余日，治小便不通，亦用吐法，甚至四物、四君以引吐，成法具在。今人惟知汗、下、和，而吐法绝置不用。遇邪在上焦及法吐者，不行通越，及结塞而成坏证，轻病致重，重病致死者多矣。时医背弃古法，枉人生命，可痛也夫。治风眩头痛，懊憹不眠，癫痫喉痹，头目湿气，水肿黄疸或合赤小豆煎，或吹鼻中，取出黄水，湿热诸病。上部无实邪者禁用能损胃耗气，语曰：大吐亡阳，大下亡阴。凡取吐者，须天气清明、巳午以前，令病人隔夜勿食，卒病者不拘。时珍曰：瓜蒂乃阳明经除湿热之药，故能引去胸脘痰涎、头目湿气、皮肤水气、黄疸湿热诸证。凡胃弱人，及病后、产后用吐药，皆宜加慎，岂独瓜蒂为然！甜瓜蒂以团而短者良。去瓜皮，取蒂约半寸许，曝极干，临时研用。

甜瓜 甘、寒、滑，有小毒。止渴除烦热，利小便，通三焦壅气。暑月食之永不中暑。甜瓜即今俗呼番瓜，性冷，多食发黄

---

① 淹：疑作"腌"，当是。

疸，令人虚羸、损阳气、下利。脚气痛人食之，永不除根。凡瓜有两鼻两蒂者杀人。忌水渍与酒人有因于暑热脓血恶痢，痛不可忍，须以水浸甜瓜数枚，食之即愈。

瓜子仁　甘寒。治腹内结聚，破溃脓血，最为肠胃脾壅要药。炒食，补中宜之。清肺润肠，和中止渴，止月经太过。研末去油，水调服。凡用晒干，研成粉，纸压去油，西瓜子仁同。

萱草　味甘而气微凉。能去湿利水，除热通淋，止渴消烦，开胸宽膈，令人心平气和，无有忧郁，故曰：萱草可忘忧时珍曰：萱草今东人采其花，干而货之，名为黄花菜。又曰：萱属水性，下走阴分，一名宜男。《求真》云：即鹿葱，苗如葱叶，烹食可以适口。

百合　甘淡，微寒。专入心肺，能敛气养心，安神定魄朱二允曰：百合之甘敛，胜于五味之酸收，为清邪除热利湿之品润肺宁心，清热止嗽，利二便，止涕泪。凡余热未靖、坐卧不安、咳嗽不已朱二允曰：久嗽之人，肺气必虚，虚则宜敛、涕泣不止涕泣，肝肺热也。经曰：肺为涕，肝为泪，心为汗，脾为涎，肾为唾、胸浮气胀属热者、如有鬼神等证宜之仲景用以治百合病，亦清心安神之意。但初嗽者，不宜遽用。能通二便，中寒下陷者忌之。花白者入药。

芹菜　地出有水有旱，其味有苦有甘、有辛有酸。张璐言：旱芹得清阳之气而生，气味辛窜，能理胃中湿浊；水芹得湿淫之气血生，气味辛浊。《纲目》言：旱芹气味甘寒，能除心下烦热；水芹气味甘平，能治女子赤沃。两说绝不相类。讵知旱芹种类，或有得于阳气之厚，故味多辛而燥；得于阳气之微，故味苦而多湿。水芹种类，得于阳气之最，则气虽浊而仍清；得①于阴气之胜，则味既苦而且浊。不得谓水芹尽属阴类，旱芹尽属阳类也。惟察辛多于苦，则芹多燥而不凉；苦胜于辛，则芹多寒而不温。辛胜于苦，则治当如《本经》所云，能治女子赤沃，俾浊湿去，胃气清，而精血有赖，令人肥健嗜食；苦胜于辛，其质黏滑，则治当如《唐本》所云，能治痈肿马毒，又安能入脾以助食、入阴

---

① 得：原作"则"，据《本草求真·食物·芹菜》改。

以助精、入肝以保血乎？但芹在水，须防有虫在于叶间春夏之交，多有蜇蝎、虺蛇在于此处遗精，视之不见，令人为患，面青手青，腹满如妊，痛不可忍，作蛟龙痛，须服硬饧二三斤，吐出便瘥。其根白盈尺者，曰马靳，食之令人发疮疥，以其湿热之气最盛也。和醋食之损齿。有鳖瘕人不可食。

胡萝卜　始于元时，胡地而至，形似萝卜，故名。能宽中下气，及散肠胃滞气。盖因味辛则散，味甘则和，质重则降。萝卜甘辛微温，其质又重，故能宽中下气，而使肠胃之邪与之俱去也。第书有言补中健食，非是中虚得此则补、中虚不食得此则健，实因邪去而中受其补益之谓耳。蒿不可食，子似莳萝，可作食料。

芥菜　性辛而热。凡因阴湿内壅，痰气闭塞，服此除痰通气，故能使耳聪目明。若使脏素不寒，止因一时偶受寒湿，而气不得宣通，初服稍快，久则积温成热，其目愈觉不明，而诸痔、疮疡以起诜曰：煮食动气与风，生食发丹石毒。宁源曰：有疮疡、痔疾、便血者，忌之。孙思邈曰：同兔食成恶邪，同鲫鱼食发水肿。至于食芥而泪即堕，是亦泪为肝液，木受辛克，而液自下耳陆佃云：望梅生津，食芥堕泪，五液之自外至也；慕而垂涎，丑而汗出，五液之自内生也。大叶者佳。细而有毛者，害人。

茼蒿　一名蓬蒿。味辛而甘，性温气浊。凡相火内炽而燥者，服之令人气满、头昏目眩、心烦舌强，是气温助火也。若使素禀火衰，又能消痰利水，安脾和胃养心，是即《千金》所言能安心气之说也。总之，凡物辛温，施于阴脏无火则宜，施于阳脏为大忌耳。

蕹菜　气味甘平。干柔如蔓，中空如葱，以之横地，节节生根，为南方奇蔬。又言专解野葛毒，生捣服之尤良。取汁滴野葛苗，当时即死。捣汁和酒服，能治难产，其性通滑可知。是以脾胃虚寒、大便滑脱忌服。

白菘菜　经冬不凋，故以"菘"称；因色青白，故以"白"号。《本草》言其性温，《大明》言其性凉。盖凉则是，而温则非也。时珍曰：气虚胃冷人多食，则恶心吐沫；气壮人则相宜。诜曰：发风冷内虚人不可食，有热人食不发病。则其性冷又属可知颂曰：

有小毒，不可多食，多则以生姜解之。瑞曰：夏至前食，发气动疾，有足疾者忌之。即据《别录》载能通利肠胃，除解胸中烦渴；萧炳载能消食下气，治瘴气，止热气嗽，冬汁尤良；《宁源》载能和中利大小便，并列丹方，载治小儿赤游赤游行于上下，至心则死，菘菜捣傅则止、飞丝入目白菜揉烂，帕包，滴汁数点入目自出、漆毒生疮用白菘菜捣烂，涂之即退，亦何莫不是气凉之故。茎圆厚者，名白菜；茎扁而白，黄嫩脆美者，为黄芽菜也。〔批〕《备要》谓其甘平。

苋菜　味甘，气寒，质滑，其性冷利。能治热结血痢蛊毒恭曰：赤苋辛寒。弘景曰：大苋、细苋并冷利，疗赤下而不堪食。震亨曰：红苋入血分善走，故与马苋同能下胎，或煮食之，亦能令人易产。多食则令人动气烦闷。与鳖同食，则生鳖瘕。予治肝经风热，上攻眼目，赤痛生翳，遮障不明，青盲赤眼，并宜服之。为末，每服方寸匙。〔批〕甘，冷利，除热，通九窍，利肠滑胎。

菠棱　出自西域颇棱国误呼菠薐。书言利肠胃，盖因滑则通窍。菠薐质滑而利，凡久病大便不通，及痔漏闭塞之人宜之。又能解热酒毒，益①因塞②则疗热。菠薐气既冷，凡因痈肿毒发，并因酒湿成毒者须之，且毒与热未有不先由胃而始及肠，故药多从甘入。菠薐既滑③且冷，而味又甘，故能入胃清解，而使其热与毒尽从肠胃而出。性冷滑，多食令人脚弱发腰痛，动冷气北人多食肉面，食此则平；南人多食鱼鳖水米，食此则冷。

苦菜　禀气至阴，其味苦寒。经言能治五脏邪气者，邪气客于心也；胃疸渴热中痰者，热在胃也；肠澼者，热在大肠也；恶疮者，热瘀伤血肉也。苦寒总除诸热，故主之也。热去则神自清，故久服安心益气、聪明少卧也。耐饥耐寒、轻身不老者，总言其热去阴生，心安气益也。此与苦苣同为一物，而形色稍异，治与苦苣同。脾胃虚者切忌。

---

① 益：《本草求真·食物·菠》作"盖"。
② 塞：《本草求真·食物·菠》作"寒"。
③ 滑：《本草求真·食物·菠》作"清"。

苦荬　味冷无毒。疗面目黄，强力止困。傅蛇虫咬，良；又汁傅疔肿，毒根即出。蚕妇食之，坏蚕蛾。夏月宜食，苦荬能益心和血通气也。病痔者宜之。

白苣　有似莴苣叶有白毛，折有白汁。味苦，气寒，无毒。开胸利膈，通肠滑胃。然冷气人食之，其气益冷。产后食之，寒入小肠，而痛甚迫。与酪酥同食，则能生虫为害。〔批〕利五脏间胸膈壅气，解热毒酒毒，止渴利肠。

莴苣　由于白莴国来，故以"莴"名。味苦，气冷，微毒莴苣虫不敢近，蛇虺触之，则目瞑不见物；人中其毒，以姜汁解之。紫莴苣有毒，入烧炼用。江南人盐晒压实，以备方物，名莴苣荀。通经达络，利水通道，解毒杀虫。凡病因热湿，而见胸膈填胀、眼目昏暗、乳汁不通、小便闭塞等证，宜之。子能下乳利水，并治阴肿、痔漏下血、伤损作痛，功与莴苣菜略同炒用。

蒸菜　即莙达菜。味苦而甘，大寒，体滑，微毒禹锡曰：气平。捣汁饮能治时行壮热，及解风热诸毒。夏月以菜作粥，或捣汁，亦能解热治毒，止痢、止血、生肌。捣叶以傅禽兽诸伤炙①疮。此皆以寒疗热之法耳。若使脾虚人服之，则有腹痛之患；气虚人服之，则有动气之忧；与肠滑人服之，则有泄泻之虞。茎烧灰，淋汁洗衣，洁白如玉。

匏瓠　形有大小，有长短；味有甜苦《锦囊》曰：长大如东瓜者名瓠，矮似西瓜者名匏，腰细头锐者名葫芦，柄直底圆者名瓢子。为菜瓠，有苦甜二种：甘者大，苦者小。又曰：或以鸡粪壅之，甘或变为苦耳；性有平有寒甘多平，苦多寒；其用有利有害。利则不但可作器用时珍曰：壶匏之属，既可烹，晒又可以为器。大者可以瓮盖，小者可为瓢樽；为腰舟可以浮水，为笙可以奏乐；肤瓠②可以养豕，犀瓣可以烧烛，其利溥矣，且能下水降气，利水通达，以治淋闭疸黄、面目浮肿之证腹胀黄肿，用亚腰壶连子烧存性，每服一个，

────────────

① 炙：《本草求真·食物·芹菜》作"灸"。
② 瓠：原作"瓢"，据《本草求真·食物·匏瓠》改。

食前温酒下，不饮酒者，白汤下，十余日见效。又用汁滴鼻内，即来黄水。患虚胀者食之，永不得瘥。苦者尤伤胃气。子能入肾，诸般齿病，及目翳鼻塞齿龈①或肿或露，齿摇疼痛，用八两同牛膝四两，每服五钱，煎水含漱，日三四次。鼻塞血翳胬②肉，用子煎汁以治。

败瓢　苦平。治消胀杀虫，痔漏下血，崩中赤白带下。李时珍曰：瓢乃匏壶破开为之者，当以苦瓢为佳，年久者尤良。中满鼓胀，用三五年陈者一个，以糯米一升作酒，待熟，以瓢于炭灰上炙热，入酒浸之，如此三五次，将瓢烧存性，研末，每三钱酒下，神效。

南瓜　一名金瓜　味甘气温，体润质滑。食则令人气胀湿生。凡素患脚气，最属不宜，服则湿生气壅；黄疸、湿痹，若与羊肉同食，则病尤见剧迫。惟有太阴燥土口渴舌干服，差见其有益耳。

茄子　性禀地阴，外假阳火，皮赤肉白，阳包乎阴，花实香紫。故治寒热脏劳，或散血止痛，宽肠利气。然味甘气寒，质滑而利，多有动气、生疮损目、腹痛泄泻之虞。孕妇食之，尤见有害。李延飞曰：秋后食此损目。《生生编》云：女人服此，能伤子宫。宗奭曰：令人食此，动气发疮及痼疾。蒂治肠风下血及擦癜风时珍曰：治癜风用茄蒂烧灰，同硫黄末擦之，取其渗血也；花治金疮牙痛烧灰涂痛处；根及枯根叶皆治冻疮皴裂，煮汤渍③之。《备要》云：茄根亦散寒之品，散血消肿。史国公药酒方用白茄根为君，外科以马尿浸之，日晒，炒为末，点牙即落。

胡瓜　一名黄瓜　气味甘寒。能清热利水，故治咽喉肿痛，杖疮火眼，汤火灼伤，小儿热痢，皆取其甘寒解毒之意。脏寒人食之，能动气发热作疟，发脚气生疮；小儿过食，作泄生疳。

苦瓜　即锦荔枝。味苦，寒，无毒。除邪热，解劳乏，清心明目。子味苦而甘，内脏真火，益气壮阳。

越瓜　即梢瓜。味甘性寒。能解酒毒，利小便。烧灰，傅吻

---

① 龈：原作"龄"，据《本草求真·食物·匏瓠》改。
② 胬：原作"努"，据《本草求真·食物·匏瓠》改。
③ 渍：原作"溃"，据《本草求真·食物·茄子》改。

疮及阴茎热疮。若多食，令人心痛腹痛、泄泻癥结、脚气①不能行。天行病后食之，能发病。与胡瓜之性恍惚相似，皆为通肠助冷之品也。小儿尤不可食。〔批〕《备要》云：能暗人耳目。观驴马食之，即烂眼可知。

丝瓜 性寒，味甘体滑。其瓜经络贯串，房隔连属。凡风痰湿热、蛊毒血积留滞经络，发为痈疽疮疡、崩漏肠风、水肿等证，服之有效。以其通经达络，无处不至。但过服亦能滑肠作泄。叶捣汁生服，可解一切蛇伤之毒，滓罨患处亦佳。

冬瓜 味虽甘淡，性甚冷利。消肿定喘《杨氏家藏方》治十种水气浮肿，用大冬瓜一枚，切盖去瓤，以赤小豆填满，将盖合签定，以纸筋泥固济，干，用糯糠两大箩，入瓜在内，煨至火尽，取出切片，同赤小豆焙干为末，糊丸，每服七十丸，煎冬瓜子汤下，日三服，小便利为度，止渴，及治痈肿热毒切片傅上，热则易之，压丹石毒。惟脏腑有热者最宜。若虚寒肾冷，久病滑泄，及水衰体瘦气弱，服之则水气益泄，而有厥逆、滑脱、燥渴之虞矣。子能补肝明目凡药中所用瓜子者，即是此物。瓜皮可作面脂以色白故。

酱瓜 瓜本寒物，经酱腌晒专入肠胃，兼入肾，气不堪温。书言味咸而甘，性寒有毒，利肠胃，止消渴，不可多食。其说非谬。盖以酱经蒸罨，湿热内积，毒自不免；瓜性甘寒，加以酱入，则寒反得下达。渴热之证，得此则消；肠胃之燥，得此则润。且其长于利口，而致日服不厌，则湿又得内积而成，寒又得因是而生，故又戒其不可多食。

甘薯 甘平，无毒。补虚乏，益气力，健脾胃，强肾阴。功同山药。

土瓜 一名番薯，一名地瓜 味甘气寒，无毒。治消渴内痹、瘀血月闭、寒热酸痛，益气愈聋。疗诸邪气，热结鼠瘘②，散痈肿留血，止小便数遗不禁，除黄疸，行乳汁，通经水。此瓜蔓生嫩

---

① 气：《本草求真·食物·越瓜》作"弱"。
② 瘘：原作"瘘"，据《本草纲目·草部·王瓜》改。

时可食。根如栝楼，有红、白、黄数种，可以充饥，亦可澄粉用，生食亦佳。

芋子 辛，平，滑，有小毒。宜与姜同煮，换水再煮，方可食之。宽胃口，通肠闭。和鱼者食，甚下气调中。梗擦蜂螫良。土芋甘平，有小毒。煮熟食，厚肠胃，止嗽热。生研水服，解诸药毒，当吐出恶物。

诸竹笋 味甘微寒，无毒诸笋皆发冷血及气。消渴，利水道，利膈下气，化热消痰，爽胃。苦竹笋气味苦甘寒，治不睡，去面目并舌上热黄，消渴明目，解酒毒，除热气，利水道，利气化痰能治气逆，以苦主下降也。干者烧研入盐，擦牙疳。篁竹笋消渴风热，发气胀。淡竹笋味甘寒，消痰，除热狂壮热，头痛头风，及眩仆惊悸；多食令人发迷闷、脚气。青笋味甘，止肺痿吐血、鼻衄五痔。箭竹笋新可食，作笋干佳，但甘而难化，不可与小儿食。桃竹笋味苦，有小毒，六畜疮中生蛆，擂碎纳之，蛆尽出。刺竹笋味甘苦，有小毒，食之落人发。酸笋味酸凉，无毒，作汤食，止渴解醒利膈。时珍曰：笋虽甘美，滋味爽人，而滑利大肠，无益于脾胃，俗谓之刮肠篦，惟同肉煮食则无害。性冷难化，生姜、麻油可解笋同羊肝食，令人目盲。旬外为竹，旬内为笋，故从竹从旬，作笋非。冬笋味甘温，生于秋冬，不出土者也。阳气未泄，故能通血脉，利九窍，治吐血衄血，及产后心腹滞血痛。小儿痘疹不出，取笋尖同米煮粥食，即能起发。

茭笋 甘冷而滑。去烦热，止渴除目黄，利大小便，止热淋。杂鲫鱼为羹食，开胃口，解酒毒，压丹石毒。滑中不可多食。

芦笋 气味甘温。能治噎膈、烦闷不食。《备要》云：小苦而冷。治膈间客热，止渴、利小便，解河豚及诸鱼蟹毒，并解诸肉毒。

石花菜 甘咸寒滑。去上焦浮热，发下部虚寒。有红、白二色，根上有细齿，一种稍粗而似鸡爪，谓之鸡脚菜，味更佳。

石耳 甘平。久食益颜色，至老不改，令人不饥，大小便少，明目益精，亦治泻血脱肛。石耳五两，炒白矾一两，陀僧半两，为末蒸饼，丸，米饮下。

紫菜 甘寒而咸。治热气烦塞①咽喉，煮汁饮之。病瘿瘤、脚气人宜食。时珍曰：亦石衣之属，多食令人腹痛发，吐白沫，饮热醋少许即消。

海粉 甘寒而咸。清坚顽②热痰，消瘿瘤积块景岳云：热痰能清，湿痰能燥，坚痰能软，顽痰能消。可入煎药，亦可入丸药。治热烦，养阴气。

木耳 生非一木，良枯莫辨濯曰：蕈耳，古槐、桑树上者良；柘木者次之；其余树木多动风气，发痼疾，令人肚下急，损经络背膊，闷人。藏器曰：木耳，恶蛇、虫从下过者有毒；枫木上生者，令人笑不止；采归色变者有毒；夜有光，欲烂不生虫者并有毒。须生捣冬瓜蔓汁解之。书载能治痔疮妭③肿、崩中漏下④用此炒黑为末，酒调，方寸匙服、眼流冷泪用木耳烧存性，木贼一两，为末，每用二钱，以清米泔煎服、血注脚疮用桑耳、楮耳、牛屎菇各五钱，胎发灰，男用女，女用男，三钱，研末，油和涂之，或干涂、血痢下血用木耳炒研五钱，酒服、一切牙痛等证用荆芥等分，煎汤频洗。然性禀阴湿，生于枯木⑤，徒有衰精冷肾之害，而无温脾益胃之功也。《本经》言其益气不饥，轻身强志，恐誉词耳。地耳甘寒明目。

香蕈 食中佳品。凡菇禀土热毒，惟香蕈味甘性平，大能益胃助食，及理小便不禁。盖此本于桑楮诸木所出，得受桑楮余泽而成也有种出于深山烂枫木上，小于菌而薄，黄黑色，味甚香美。然此性极滞濡，中虚服之有益；中寒与滞，食之不无滋害。取冬产肉厚、细如钱大者良。松蕈治溲浊不禁。

蘑菇 本于桑楮诸木，埋于土中，浇⑥以米泔而生。味甘气寒《正要》曰：有毒。李时珍曰：无毒，色白，柔软中空，状如未⑦开

---

① 塞：原作"寒"，据《本草从新·菜部》改。
② 顽：原作"烦"，据《本草从新·菜部》改。
③ 妭：原作"掀"，据《本草求真·食物·木耳》改。
④ 下：原作"丁"，据《本草求真·食物·木耳》改。
⑤ 木：原作"不"，据《本草求真·食物·木耳》改。
⑥ 浇：原作"洗"，据《本草求真·食物·蘑菇》改。
⑦ 未：原作"禾"，据《本草求真·食物·蘑菇》改。

玉簪花；又有形如羊肚蜂窠眼，故别其名曰羊肚菜。味甘如鸡，故别其名为鸡腿菇。皆与香蕈诸菇同为一类，但香蕈色白而平，蘑菇则色白而寒也。香蕈能益胃气不饥，及治小便不禁；蘑菇则能理气化痰，而于肠胃亦有功也。然皆体润性滞，多食均于内气有阻，而病多发，不独蘑菇为然也。

竹菇　甘，咸，寒。治一切赤白痢。和姜、酱食之。生朽竹根节上，状如木耳，色红。惟苦竹生者有毒。

土菌　甘，寒，有毒。藏器曰：冬春无毒，夏秋有毒。有蛇、虫从下过者，夜中有光者，欲烂无虫者，煮之不熟者，煮讫照人无影者，上有毛、下无纹者，仰卷赤色者，并有毒，杀人。中其毒者，地浆及粪汁解之。

本草禽部

鸡　属巽属木故动风。其肉甘温，补虚温中日华曰：黑雌鸡补产后虚劳。马益卿曰：妊妇人用牡鸡，取阳精之全于天也。崔行功曰：妇人产死，多是富贵扰攘，致产妇惊乱故耳。屏人静产，更烂煮牡鸡汁作粳米粥与食，自然无恙。鸡汁性滑而濡，不食其肉，恐难化也。俗家每产后即食鸡啖卵，壮者幸无事，其弱者因而致疾矣。袭云林曰：四五年老母鸡，取汤煮粥食，能固胎。时珍曰：鸡虽属木，分而配之，则丹雄鸡得离火阳明之象，白雄鸡得庚金太白之象，故辟邪者宜之；乌雄鸡属木，乌雌鸡属水，故胎产宜之；黄雌鸡属土，故脾胃宜之；而乌骨者，又得水木之精气，故虚热者宜之。鸡在卦属巽，在星应昂，无外肾而亏小肠，凡人家无故群鸡夜鸣者，谓之荒鸡，主不祥；若黄昏独啼者，主有天恩，谓之盗鸡①，主不祥者，杀之即已。小儿五岁以上，食鸡生蛔虫。《求真》云：鸡属巽而动风，外应乎木，内通乎肝，得阳气之最早，故先寅而鸣。鸣心鼓翅，火动风生之象也。故阴虚火盛者不宜，至于妇人小产胎动，尤不宜食，动气损血也。乌骨者良。

---

① 鸡：《本草纲目·禽部·鸡》作"啼"。

鸡血　味咸性平。主疗痿痹，中恶腹痛。解丹毒、蛊毒、盐卤毒，及小儿惊风便结，亦能下乳，俱宜以热血服之。马咬伤人，宜以热血浸之。

鸡冠血　治白癜风，经络风热。涂囟颊，治口歪不正。卒灌之，治缢死欲绝，及小儿卒惊客忤。和酒服，发痘最佳。涂诸疮癣，蜈蚣、蜘蛛、马啮等毒。治百虫入耳，宜以热血滴之。

雄鸡肝　味甘、微苦而温。治小儿疳积，眼目不明，并肝经虚热实热，取其肝以入肝之义起阴补肾，治心腹痛，风虚目暗。时珍曰：微毒。《内则》云：食鸡去肝，为不能利人也。

鸡子　甘平。镇心，安五脏，益气补血，清咽开音，散热定惊，止嗽止痢醋煮食，治赤白久痢，利产安胎胞衣不下者，吞卵黄二三枚，解发刺喉，令呕即下。多食令人滞闷。哺鸡①蛋壳细研，麻油调搽疽毒，神功。《求真》云：鸡性禀生化最初之气，兼清浊而为体。卵清微寒，性专治热解毒；卵黄微温，性专利产安胎。

鸡肫皮　一名鸡内金，一名脆胫，音皮鸱　甘，平，性涩，鸡之脾也。能消水谷，除热止烦也。通②小肠膀胱，治泄痢便数，遗尿血崩，带下肠风，膈消反胃，小儿食疟。男用雌，女用雄。

鸡屎醴　微寒。下气消积，利大小便。《内经》用治蛊胀腊月取雄鸡屎白收之，醋和，涂蚯蚓、蛇、蜈蚣咬毒。米炒治米瘕。

乌骨鸡　甘平。鸡属木，而骨黑者属水。得水木之精气，故能益肝肾，退热补虚，治虚劳消渴，下痢禁口煮汁益胃，带下崩中，肝肾血分之痢。〔批〕最辟妖邪，安五脏，善通小便，理烦蒸。鬼卒击死者，用其血涂心下效晙军志夏侯宏③提得一小鬼，问所持何物，曰：杀人以此矛戟中心腹者，无不辄死。宏曰：治此有方否？鬼曰：以乌鸡血傅之即瘥。〔批〕宜白乌骨鸡。骨肉俱黑者良。舌黑者，骨肉俱黑。男用雌，女用雄女科有乌鸡丸，治百病。

---

① 鸡：原作"离"，据《本草从新·禽兽部》改。
② 通：原脱，据《本草备要·禽兽部·鸡》补。
③ 夏侯宏：《搜神记》作"夏侯弘"，当是。

反毛鸡　治反胃。以一只煮烂去骨，入人参、当归、食盐各半两，再同煮烂，食之至尽。

凤凰蜕　研末磨瘴翳。伤寒劳复，熬令黄黑为末，热汤和服，取汗出即愈。此即抱出卵壳也。

鸭　甘平，微咸。入肺肾血分，滋阴补虚，除蒸止嗽，利水道，治热痢。白毛黑骨者，为虚劳圣药，取金肃水寒之象也葛可久有白凤膏。老者良，酒或童便煮。卵，甘咸微寒，能滋阴，除心腹膈热。盐藏食良。时珍曰：鸭，水禽也，故治水。重阳后则肥腯味美，清明后生卵，则内陷不满治水，利小便，宜用青头雄鸭，取水木生发之象。治虚劳热毒，宜用乌骨白鸭，取金水寒肃之象。鸭血，味咸微凉，善解诸毒，凡中金银、丹石、砒霜、盐卤毒者，俱宜服此解之。若野葛毒杀人至死，热饮之，入口即解。若溺水死者，灌之即活。蚯蚓咬疮，涂之即愈。《求真》云：鸭肉气味甘温，逼火而生，唛水而长，未出卵时，先得火气，故不惮冰雪；偏喜淫雨，故能温中补虚，扶阳利水。但①雌则微温，而雄则微冷，不可不辨。

夜明砂　即天鼠屎也。其屎因食蚊虫而化，蚊虫善食人血，砂即蚊虫之眼，故能入肝经血分而活血，为治目盲障翳之圣药肝之窍在目。凡目生障翳，多经肝有血积，以致上攻于目，其或见为惊疳疟魃、血气腹痛，得此辛以散邪，寒以胜热，则血自活，而病可愈矣《本草》称下死胎。以其蚊善食血吴鹤皋曰：古人每用虻虫、水蛭治血积，以其善吃人血故耳，故即以食血者治其血耳。并能烧烟辟蚊同鳖甲烧。淘净焙用。恶白薇、白蔹。

五灵脂　即北地寒号虫鸟矢也时珍曰：寒号乃候时之鸟也，五台诸山甚多。其状如小鸡，四足，有两翅。夏月毛采五色，自鸣若曰：凤凰不如我；至冬毛落如鸟雏，忍寒而号曰：得过且过。其矢恒集一处，气甚臊恶，粒大如豆。采之有如糊者，有黏块如糖者。人亦有砂石集而货之。凡用以糖心润泽者为真。其气腥秽难闻，故能入

---

①　但：原作“俱”，据《本草求真·补剂·平补》改。

血凝臭秽之处而疗其病；其味苦酸而辛，故能入心与肝而泄其滞。凡心中血气刺痛、妇人产后少腹儿枕块痛，及痰挟血成窠囊、血凝作痛、目翳往来不定等证，皆为血分行气必需之药。若女中血崩、经水过多、赤带不止，宜半炒半生，调酒服之；亦治气逆癫痫，及解虫毒药毒。但此气味俱厚，辛膻不堪。《纲目》指为甘温，张氏谓非正论，改为性寒，不为无见，故仅可治有余之滞。若使气血不足服之，大损真气。腥更使人动吐，所当避也。酒飞，去砂石，晒干入药。行血宜生，止血宜炒。恶人参。

　　雉　由异气所感，灵蛇所变《埤①雅》云：蛇交雉则生蜃，蜃为雉，入大水则化蛟。经云：蛇遗卵于地而为蛟，其卵遇雷则入地，不遇雷则仍为雉，不得山川之气，遂其飞腾，则得沧溟之气，恣其吞吐，是与虹蜺出没无异。时珍云：雉属离，鸡属巽。故凡鸡煮则冠变，雉煮则冠红。飞必先鸣，食多虫蚁。此虽食品之贵，食可补中益土雉应胃土，及治蚁瘘下痢。然性热有毒，故书言其八九至十一月可食，春夏不可食，以雉食虫蚁，及与蛇交，变化有毒也。发痔、发疮、发痢，与家鸡子同食，令人发痊，周身疼痛。盖雉食虫蚁有毒，兼性暴烈有火也。〔批〕酸甘微寒，补中，益气力，止泄痢，治蚁瘘。

　　雁　白而小者为雁，大者为鸿，苍者为野鹅，亦曰䳘②鸟。雁有四德：寒则自北而南，止于衡阳，热则自南而北，归于雁③门，信也；飞则有序而前鸣后和，礼也；失偶不再配，节也；夜则群宿而一奴巡更，昼则衔芦以避矰缴④，智也。故雁谓之信鸟，人不宜食。道家谓之天厌。味甘气平，其性通利血气，故能补劳瘦，逐风挛取肉炙熟以贴。多食长毛发生须，久服壮筋骨助气。取雁南

---

　　①　埤（pí 皮）：原作"俾"，据文义改。《埤雅·释鱼·蜃》："世云雉与蛇交而生蜃。"

　　②　䳘（gē 哥）：鸿雁。

　　③　雁：原作"属"，据《本草求真·食物·雁》改。

　　④　矰缴（zēngzhuó 增卓）：即"矰缴"。猎取飞鸟的射具。"缴"为系在短箭上的丝绳。矰，通"赠"。

来时瘦不可食，北向时乃肥，可取之。〔批〕骨，烧灰，和米泔，沐头长须；头上白毛；疗小儿痫；自落翎毛，小儿佩之辟惊痫；屎白，治炙疮肿痛，和人津涂之。

鹅　膏，味甘寒，无毒。灌耳，治①卒聋，润皮肤，合面脂令人悦白涂皴裂，消痈肿，解矾石毒。肉，甘平无毒白鹅辛凉无毒，苍鹅有毒发疮肿。鹅肉性冷，多食令人霍乱，发痼疾。嫩鹅毒，老鹅凉，利五脏，解五脏热。服丹石人宜之，煮汁止消渴苍鹅食虫蚁，主治射工毒。白鹅不食虫蚁，止渴为胜，发风发疮莫此为甚。火熏者尤毒。臎尾肉也涂手足皴裂，纳耳中治聋及聤②耳。血，味咸平，微毒，中射工毒者饮之，并涂其身，解药毒。胆，味苦寒，无毒，解热毒及痔疮初起，频涂自消。卵，味甘温无毒，补中益气，多食发痼疾。涎，治咽喉谷贼误吞稻芒，着咽喉中，鹅涎灌之即愈。毛，能治射工水毒，辟小儿惊痫。烧灰酒服，治噎疾。掌上黄皮，烧研，搽脚趾缝湿烂；焙研，油调涂冻疮良。屎，绞汁服，治小儿鹅口疮自内生出可治，自外生入不可治。用食草白鹅清粪滤汁，入沙糖少许搽之，或用雄鹅粪眠倒者烧灰，入麝香少许涂之。苍鹅屎敷虫蛇咬毒。

鹧鸪　性畏露，早晚稀出，夜栖于木，叶蔽其身。性好洁时珍，常食乌头、半夏苗。气味甘温，但有小毒，食之者须防咽喉、头脑肿痛，犯此宜用生姜、甘草解之。又言服此能解岭南野葛菌子，并温疟久病欲死、蛊气欲死。或是无毒得此则犯，有毒得此则解之意也乎蛊亦畏鹧鸪。脂膏涂冻疮，令不龟裂。自死者勿食。同竹笋食则小腹胀。

竹鸡　味甘平，无毒。解野鸡毒，杀腹中诸虫。煮炙食之，又解山菌毒状如小鸡，无尾。谚云：家有竹鸡啼，白蚁化为泥。盖好食蚁也。

斑鸠　肉，味甘平，无毒。补肾明目，补肺益气。久病虚损

---

① 治：原在"灌耳"之前，据《本草纲止·禽部·鹅》乙转。
② 聤：原作"暐"，据《本草纲目·禽部·鹅》改。

人食之补气，令人不噎鸠性不噎。血，热饮可解蛊毒。屎，同夜明砂等分为末，吹聤耳出脓疼痛。

鸽　味咸气平，性禀金水，故能入肾入肺，为久病虚羸要药。凡人肺肾受伤，多缘精亏气弱，服此味咸温平，故能补益精气。又治一切皮肤恶疮，及癞风、瘰疬、疡风等证，煮热酒服，无不咸宜。惟白者最良。卵，能预解痘毒用白鸽卵一对，入竹筒封置厕中半月，以卵和辰砂三钱，丸如绿豆大，每服三十丸，三豆饮下，毒从大小便出也。血，解诸药百虫毒。屎名左盘龙，野鸽者尤良，味辛温，微毒，治人马疥疮，炒研敷之；驴马饲之；消肿及腹中痞块，消瘰疬诸疮，疗破伤风及阴毒垂死者，亦能杀瘵蛊。

野鸭　一名凫　肉，味甘凉，无毒。补中益气，平胃消食，除十一种虫，身上有诸小热疮，但多食之即瘥。治热毒风，及恶疮疖，杀腹脏一切虫，治水气浮肿。血，解桃半虫毒，热饮探吐。《求真》云：凫肉肥而不脂，美而易化。九月以后，立春以前，服之味美，他时不及。性能补中利水也。

蝙蝠　咸平。治目瞑痒痛，明目，夜视有精光，疗五淋，利水道。煅存性用。燕避戊己，蝠伏庚申。

鸧鸹　甘平。治五痔，止血。炙食一枚，治呃噫下气，亦治老嗽。目睛和乳汁研，滴目中，令人目明，能见霄外之物。

鹦鹉　时珍曰：鹦鹉绿者出陇蜀，而滇南、交、广近海地，尤多红鹦鹉，紫赤色，白鹦鹉出海外诸国。性尤慧，俱丹喙钩吻，长尾赤足，金睛深目，上下目睑皆能眨动，舌如婴儿，其趾前后各一。性畏寒，寒则发颤而死，饲以余甘子可解。或云摩其背则喑，雄者喙变丹，雌者喙黑不变。

孔雀　咸凉，微毒。能解药毒、蛊毒。血，生饮亦解虫毒。尾，有毒，不可入目，令人昏翳。时珍曰：熊太古言，孔雀与蛇交，故血、胆皆伤人。而《异物志》言：其肉与血能解大毒。似不相合，盖犹雉与蛇交时即有毒，而蛇伏蛰时即无毒之意乎？

雀　甘温。冬三月食之，起阳道，壮阳益气，暖腰膝，缩小便。治血崩滞下。老而斑者为麻雀，小而黄者为黄雀。正月以前、十月以后宜食之，取其阴阳静定未泄也，故卵亦取第一番者。士材曰：雀卵，味酸温，入肾经，强阴茎，而壮热补精髓而多男。屎，名白丁香，苦温微毒，治疝瘕积胀痃癖，及目翳弩①肉，痈疽疮疖，咽噤齿龋。阴人使雄，阳人使雌。腊月采得，去两伴附着者，钵中研细，以甘草水浸一宿，去水炒干用。时珍曰：雀食诸谷，皆易消化，所治诸证，皆取其能消烂之义也。

燕窝　乌衔海粉作窝，悬于石崖，得阳和风日之气而成。海粉本属咸寒，得乌衔于风高之处而为甘平，洵可入肺生气，入肾滋水，入胃补中，补不致燥，润不致滞，为至平至美之味。虚劳，药不难进，或咳唾红痰，每兼冰糖煮食，往往获效。《从新》云：甘淡平大。养肺阴，化痰止嗽，补而能清，为调理虚损劳瘵之圣药。一切病之由于肺虚不能清肃下行者，用此皆可治之。开胃气，止劳痢，益小儿痘疹。海粉性寒，而为燕所吞吐则暖；海粉味咸，而为燕所吞吐则甘。其形质尽化，故可以消痰开胃。凡有乌、白、红三色，乌色品最下，白者愈痰疾，红者最难得。盖燕属火，红者尤其津液也可入煎药，或煮汁服。今人用以煮粥，或用鸡汁煮之，虽甚可口，然乱其清补之本性，岂能已疾耶？更有用水、糖同煮，则甘壅矣，岂能助肺金清肃下行耶？燕肉不可食，损人神气。

杜鹃　《荆楚岁时记》云：杜鹃初鸣，先闻者主别离，学其声令人吐血，登厕闻之不祥。厌法，但作狗声应。

百舌　即反舌也。炙食，治小儿久不语，能杀虫。

鹭鸶　咸平。益脾补气，治虚瘦。时珍曰：白鹭，水鸟也。林棲水食，群飞成序，洁白如雪，头细脚青，顶有长毛十数茎，如丝。炙食良。

鹊　甘寒。消结热，治消渴、石淋，去风及大小肠滞，并四肢烦热，胸膈痰结。入药用雄。

喜鹊窠　多年者，烧之水服，疗颠狂鬼魅及蛊毒，仍呼祟物

---

①　弩：疑作"胬"。

名号。

白鹤血 咸平。益气力，补虚乏，去风益肝。脑和天雄、葱实服之，令人目明。卵预解痘毒，多者令少，少者令不多。每用一枚煮，与小儿食之。

鸬鹚 骨烧灰水服，治鱼骨哽、骨头哽及噎。烧研酒服。

鸩 毛有大毒，入五脏烂，杀人<small>时珍曰：此鸟食蛇及橡，食蛇入口即烂，其屎溺着石，石皆黄烂；饮水处，百虫吸之皆死。惟得犀角即解其毒。</small>

凡鸟雌雄 其翼左覆右者是雄，右覆左者是雌。又烧毛作屑，纳水中沉者是雌，浮者是雄。

诸鸟有毒 凡鸟自死目不闭①、自死足不伸、白鸟玄首、玄鸟白首、三足四距、六指四翼、异形异色，皆不可食，食之杀人。

本草兽部

猪 水畜。咸寒。味虽隽永，食之能润肠胃，生津液，丰肌体，泽皮肤<small>时珍</small>，为补肉补形之要味。然性属阴物<small>《别录》</small>云：猪肉闭血脉，弱筋骨，虚人不可久食。陶弘景曰：猪为用最多，惟肉不可食。孙思邈曰：久食令人少子，发宿病，筋骨碎痛乏气。孟诜曰：久食杀药，动风发痰。韩懋曰：凡肉皆补，惟猪肉无补，凡脏气纯阳，火盛水衰，服则以水济火，血脉周流，自有丰体泽肤之妙；若使脏体纯阴，少食或未见损，多食必有阻滞、痿弱、生痰、动风、作湿之虞<small>时珍曰：惟多食则助热生痰，动风作湿。</small>况风寒初感，血脉有碍，其于猪肉，固不可食；久病初愈血复，其于猪肉，更不宜服<small>时珍曰：伤风寒及病初起之人，为大忌耳。汪昂云：伤寒忌之者，以其补肌固表，油腻缠黏，风邪不能解散也；病初愈忌之者，以肠胃久枯，难受肥浓厚味也。</small>［又按］猪肉生痰，惟风痰、寒痰、湿痰忌之。若老人燥痰干咳，更须肥浓以滋润之，不可执泥于猪

---

① 目不闭：原作"目闭"，据《本草纲目·禽部·鸟》改。

肉生痰之说①也。猪之为用最多，其在心血，气味咸平，合以朱砂，能治惊痫癫疾取其心以入心，血以通血之意。肝血合以夜明砂作丸，能治雀目夜不能睹肝藏血，其窍在目，取肝以入肝之意。肺合薏苡，能治肺虚咳嗽取肺以入肺。肚合黄连等药为丸，能令脾胃坚强时珍曰：猪，水畜而属胃土，故方药用之补虚，以胃治胃。猪肾气味咸冷，不能补肾精气，止可借为肾经引导时珍曰：猪肾性寒，不能补命门精气，方药所用，借其引导而已。《别录》调理肾气，通膀胱，理字、通字最为有理。肾有虚热者宜之，若肾气虚寒者，非所宜矣。今人不达此理，往往食猪肾为补，不可不审。肠合黄连为丸，能治肠风脏毒《奇效方》。胆汁味苦气寒，质滑润燥，泻肝和阴，用灌谷道以治大便不通，且能明目杀疳，沐发光泽成无己曰：仲景以猪胆汁和醋灌谷道中，通大便神效。盖酸苦益阴润燥而泻便也。猪脬能治梦中遗溺，疝气坠痛，阴囊湿痒，玉茎生疮时珍曰：猪胞所主皆下焦病，亦以类从尔。昔有一妓病转脬，小便不通，腹胀如鼓，数月垂死。一医用猪脬吹胀，以翎管安上，插入阴孔，捻脬气吹入，即大尿而愈。此法载在罗天益《卫生宝鉴》中，知者颇少，亦机巧妙用也。猪脂气味甘寒，力能凉血润燥，行水散血，解毒杀虫，利肠滑产止咳。猪乳气味甘咸而寒，能治小儿惊痫小儿体属纯阳，其惊痫亦生于风热。猪乳气寒，以寒治热，谓之正治。猪蹄同通草煮汤，能通乳汁。猪脊髓味甘平，补虚脊劳痛，益骨髓，除蒸热，然总视其物之气质，以治人身之病耳。肉反黄连、桔梗、乌梅犯必泻痢。〔批〕脑髓治头风，损男子阳道。

猪尾血　即猪尾尖之处，剖刮而出者。凡人血不活，用辛温以为搜剔，则血益燥而不活。惟猪本阴物，血更属阴味，以至阴之物而治至阴之血，热必得一活动以为疏剔，则血不为热凝。惟猪通身皆窒，食饱即卧，其活止在一尾，而尾尖则又活中之至活者也。费建中治痘，凡逢毒盛而见干红晦滞、紫艳干燥之象，轻则用桃仁、地丁、红花、赤芍，重则用猪尾尖血，取一盏、二盏

---

① 说：原作"讯"，据《本草求真·补剂·滋水》改。

入药，兼佐冰片，开泄①腠理，通达内外，诚发千古未发之秘也费建中治痘，血瘀气滞，用大黄一两，青皮一钱半，桃仁四钱，红花钱半，赤芍钱半，木通八分，荆芥钱半，葛根钱半，生地两半，牛蒡二钱，白项地龙二十一条，紫花地丁一两五钱，蝉蜕六分，山楂一两五钱，芦根三两，名必胜汤。〔批〕必胜汤，此是势急之际，用以大剂。若毒势未急，或分作三剂以投。若血瘀之极，必加猪尾血；大渴不已，加石膏。总在相证酌治耳。瘀血一治，一身之血与之俱活矣。雄者佳。

犬肉 味咸性温，属土有火，故歹人履地，虽睡心醒。其肉食之，能令脾胃温暖，且脾胃温则五脏皆安，故又能补绝伤、壮阳道、暖腰膝、益气力、补血脉、厚肠胃、实下焦、填骨髓也。色黄者益脾，色黑者益肾。两肾能助阳事。但肉炙食能令人消渴，妊妇食之，令子无声。热病后及中满证服，更能杀人。畏杏仁。狗宝结成在腹中者专攻反胃，善理疗痘屎中粟米，起痘治噎。

羊肉 甘热。属火补虚劳，益气血，壮阳道，开胃健力，通气发疮《十剂》曰：补可去弱，人参、羊肉之属是也。东恒曰：人参补气，羊肉补形。凡味同羊肉者，皆补血虚，阳生则阴长也。〔批〕《求真》云：羊肉气味甘温，然体润肉肥，故能入脾补阴，泽肤丰体。东恒载：能补形。此一句已尽其大概，不必拘泥"壮阳、补气、健力"等说，牵引混指。青羊肝，苦寒苏颂曰温，色青补肝而明目肝以泄为补，羊肝丸治目疾加黄连。胆，苦寒，点风泪眼，赤障白翳腊月入蜜胆中，纸套笼住，悬檐下，待霜出，扫取点眼。又入蜜胆中，蒸之候干，研为膏，每含少许，或点之，名二百味草花膏，以羊食百草、蜂采百花也。时珍曰：肝窍开于目，胆汁减则目暗。目者，肝之外候，胆之精华也，故诸胆皆治目疾。肺，通肺气，止咳嗽，利小便。角堪明目杀虫。胆，能明目去翳。肾，可助阳。胲，除翻胃。[按] 羊食毒草，凡疮家及痼疾者，食之即发，宜忌。胲结成在羊腹中者。胫骨入肾而补骨，烧灰擦牙良时珍曰：羊胫灰也，

① 泄：原作"拽"，据《本草求真·血剂·凉血》改。

以磨镜。羊头骨可以消铁，误吞铜铁者，胫骨三钱，米饮下。羊血，解金银、丹石、砒硫一切诸毒。〔批〕产后血晕闷绝，生①饮羊血一杯即活。乳，甘温，补肺肾虚，润胃脘大肠之燥，治反胃消渴，口疮舌肿含漱，蜘蛛咬伤有浑身生丝者，饮之瘥。肉肝青杀羊良，胆青羯羊良，乳白羝羊良。骨煅用。反半夏、菖蒲，忌铜器牡羊曰羖、曰羝，去势曰羯，子曰黑羊，五月曰羜。同荞麦、豆酱食，发痼疾。同醋食，伤人心。

牛肉　牛有黄牛、水牛之分，故黄牛性温，而水牛性平。〔批〕牛属土，黄为正色，治能补土固中，益气止渴。功同黄②。白水牛喉，可治反胃吐食，肠结不通除两头，去脂膜，醋浸炙末，每服一钱，陈米饮下。髓，补中填骨髓，久服增年。筋，补肝强筋，益气力，能续绝伤。乳，味甘，微寒，润肠胃，解热毒，补虚劳，亦治脾胃枯槁，噎膈反胃。酥酪醍醐，皆牛羊乳所作，滋润滑泽，宜于血热枯燥之人。牛胆，入石灰于内，悬挂风处百日，治金疮良。水牛肉，甘平，治消渴，止哕泄，安中益气，养脾胃，补虚，强筋骨，消水肿，除湿气。时珍曰：牛病死者有大毒，令人疔暴亡。牛自死者、黑牛白首者、独肝者，有大毒，食之杀人，人乳服之可解。煮牛肉，入杏仁、芦叶易烂。同猪催食，则生寸白虫。

牛黄　甘凉。牛有病在心肝胆之间，凝结成黄，故还以治心肝胆之病《经疏》云：牛食百草，其精华凝结成黄，犹人之有内丹，故能散火消痰解毒，为世神物。或云③牛病乃生风④者，非也。清心解毒，利痰凉惊，通窍辟邪。治中风入脏、惊痫口噤心热则火自生焰，肝热则木自生风，风火相搏，胶痰上壅，遂致中风不语，利痰气而无滞，入筋骨以搜风东垣曰：牛黄入肝治筋病中风，入脏加脑、麝，入骨追风。中腑、中经者，误用之，反引风入骨，如油入面，莫

---

① 生：原作"主"，据《本草从新·禽兽部》改。
② 黄：后疑脱字。
③ 云：原作"去"，据《本草从新·禽兽部》改。
④ 风：《本草从新·禽兽部》作"黄"。

之能出，小儿百病皆胎毒痰热所生。儿初生时未食乳，用牛黄三五厘，合黄连、甘草末蜜调，冷咽之良，发痘堕胎善通窍。牛有黄必多吼唤，以盆水承之，伺其出，迫喝即堕水，名生黄，如鸡子大，重叠可揭。轻虚气香者良观此则非病，乃生黄矣。杀死角中得者角黄，心中者心黄，肝胆中者肝胆黄。成块成粒，总不及生者，但磨指甲上，黄透甲者为真骆驼黄极易得，能乱真。得牡丹、菖蒲良聪耳明目。人参为使。恶龙骨、龙胆、地黄、常山产陕西者最胜，广中者力薄。《求真》云：牛黄味苦性凉，入心肝二经，取其长于清心平木。惟小儿纯阳，病多胎热痰热，命在须臾者，用此多有回生之功。脾胃虚寒者忌用。

马肉 辛，苦，冷，有毒。除热下气，长筋骨，强腰脊，壮健强志，轻身不饥。以纯白牡者为食《日华》曰：只堪煮食，舍此难消。渍以清水，搦洗血尽乃煮，不然则毒不出，患疔肿。中其毒者，饮芦根汁，食杏仁可解。时珍曰：马以西北者为胜，东南者劣弱。马应月，故十二月而生，其年以齿别之。马之眼光照人全身者，其齿最少，光愈近，齿愈大。马食杜蘅善走，食稻则足重。以猪槽饲马，石灰泥马槽，马汗着门，皆令马落驹。马有夜眼在足膝上，故能夜行。

白马溺 辛寒。杀虫，破癥积，治反胃祖台之《志怪》云①：昔有人与奴皆患心腹痛病，奴死，剖之，得一鳖，尚活，以诸药投口中，不死。有人乘白马观之，马溺堕鳖，而鳖缩，遂以灌之，即化成水。主服马溺而愈。

白马通 微温。止吐血、下血、金疮出血。傅顶止衄血。和猪脂，涂马咬人疮，及马汗入疮、死马骨刺伤人毒。马屎曰通，牛屎曰洞，猪屎曰零。

驴溺 辛寒。杀虫。治反胃噎膈须热饮之。张文仲《备急方》云②：昔患反胃，奉御调治，竟不能疗。一卫士云，服驴溺即效。遂

---

① 云：原作"去"，据文义改。
② 云：原作"去"，据文义改。

服二合，只吐一半，再服二合，食粥便定。宫中患反胃者，五六人同服之，一时俱瘥。

驴肉　甘凉。解心烦，止风狂，补血益气。治远年劳损。煮汁空心服，疗痔引虫。乌驴者良。

骡　时珍曰：骡大于驴，而健于马，其力在腰，其后有锁骨不能开，故不孳乳。其类有五：牡驴交马而生者，骡也；牡马交驴而生者，为駃騠音决题；牡牛交驴而生者，为䮫騾音谪蒙；牡驴交牛而生者，为驼䯚音它陌；牡牛交马而生者，为駏驉，今俗通呼为骡矣。骡性顽劣，肉辛苦温，有毒，不益人。孕妇食之难产。

阿胶　味甘，气平，质润，专入肝经养血。何书又言除风化痰？盖以血因热燥，则风自生。阿胶得阿井纯阴之济水〔批〕阿井乃济水伏流，其性趋下，用搅浊水则清，故治瘀浊及逆上之痰，又得纯黑补阴之驴皮宗奭曰：驴皮煎胶，取其发散皮肤之外也。用乌者取乌色属水，以制热则生风之义。如乌卵、乌鸡之类皆然，气味俱阴，既入肝经养血，复入肾经滋水。水补而热自制，故风自尔不生藏器曰：诸胶皆主风，止泄补虚，而驴皮主风为最。又胶润而不燥，性既能润肺，复能趋下降浊，使痰不致上逆耳。至于治痔漏肠风、衄血血淋下①痢痢因热成，暨经枯崩带、胎动痈肿，亦因血枯燥，伏热而成，故能得滋而解。此为血分养血润燥、养肺除热要剂。古人云：阿胶养神，人参益气〔批〕杨士瀛曰：阿胶养神，人参益气，正谓此也。以黑光带绿，至夏不软者良。削炒成珠，或面炒、蛤粉炒去痰、蒲黄炒止血，或酒化、水化为用。以山药为使，恶大黄。牛胶功与阿胶相似陈自明云：补虚用牛皮胶，去风用驴皮胶。时珍云：阿胶难得，真牛皮胶亦可权用。其性味皆平补，宜于虚热。若鹿角胶则性味热补，非虚热者所宜，不可不详辨也，治能养血祛风，然总不如阿胶养血治风之为最耳。

黄明胶　即牛皮胶　甘平，补阴。治诸血证及痈疽，润燥通大便，功近阿胶李时珍曰：真阿胶难得，牛皮胶亦可权用。其性味皆平

----

① 下：原作"上"，据《本草求真·补剂·平补》改。

医钞类编

二四一二

补，宜于虚热之人。张仲景治泻痢，牛胶与黄连、黄蜡并用。陈藏器曰：诸胶皆能疗风，补虚止泄，驴皮主风为最。《经验方》云：痈疽初起，酒顿黄明胶四两，服尽，毒不内攻。《唐氏方》加穿山甲四片，烧存性用。昂谓：此方若验，胜于服蜡矾丸也。

虎骨 味辛微热，号为西方之兽，通气于金。风从虎，虎啸风生，风属木，虎属金，木为金制，故可入骨搜风。五味惟辛为散，而骨又能入骨散风，故能强筋健骨，定痛辟邪，治风痹拘挛疼痛，惊悸癫痫，犬咬骨鲠。虎虽死，犹屹①立不扑②，其气力皆在前胫，故胫骨尤胜时珍曰：凡辟邪，治惊痫、瘟疟、头风，当用头骨；治手足风，当用胫骨；治腰脊风，当用脊骨。各从其类也。凡虎骨以黄色者为佳，捶去髓，酒、醋、炭火炙黄，各随方法，以雄虎为胜药。箭伤者骨黑，有毒，伤人。虎睛为散，竹沥下，治小儿惊痫夜啼。酒浸炙干用，能治狂邪。虎肚能治反胃取生者存滓秽，勿洗，新瓦煅存性，为末，入平胃散一两，每服三钱，效。汪昂曰：虎肚丸只宜于食膈，至若寒膈、气膈、痰膈恐难见功也。虎爪系小儿臂，辟邪杀鬼。虎牙治犬咬。虎威骨如乙字，长一寸，在胁两旁，破血取之；尾端亦有，不及胁骨；带之临官，令人有威。

虎肉 酸平，作土气味，不佳。治恶心欲呕，益气力，止多唾。食之治疟，辟三十六种精魅，入山，虎见畏之。

豹肉 酸温，微毒。安五脏，补绝阳，壮筋骨，令人猛健。冬食利人。豹胎至美，为八珍之一。皮不可藉睡，令人神惊。毛入疮有毒。

犀角 苦、酸、咸，寒。凉心泄肝，清胃中大热，祛风利痰，辟邪解毒。治伤寒时疫、发黄发斑、吐血下血、蓄血谵狂、痘疮黑陷，消痈化肿，定惊明目。妊妇忌之能消胎气。时珍曰：五脏六腑皆禀气于胃，风邪热毒必先干之，饮食药物必先入胃。犀角之精华所聚，足阳明胃药也。故能入阳明，解一切毒，疗一切血及惊狂、斑

---

① 屹：原作"矻"，据《本草求真·散剂·驱风》改。
② 扑：《本草求真·散剂·驱风》作"仆"。

痘之证。抱朴子云：犀食百草之毒及棘，故能解毒。饮食有毒，以角搅之则生白沫。性大寒，非大热，勿轻服。乌而光润者胜，角尖犹胜鹿取茸，犀取尖，其精气尽在是也。现成器物多被蒸煮，不堪入药。入汤剂，磨汁用；入丸散，锉细，纸裹纳怀中，待热捣之，立碎《归田录》云：人气纷犀。升麻为使，忌盐。〔批〕《求真》云：以热掌摸之，香者真。李时珍曰：犀有山犀、水犀、兕犀三种，又有毛犀似之。毛犀即旄牛也。山犀居山林，人多得之。水犀出入水中，最为难得，并有二角，鼻角长而额角短，皮有珠甲，而山犀则无之。兕犀即犀之牸①者，止有一角在顶，文理细腻，不可入药，盖牯角文大，而牸文细也。犀角纹如鱼子形，谓之粟纹；纹中有眼，谓之粟眼，黑中有黄花者为正透，黄中有黑花者为倒透，花如椒豆斑者次之。乌犀纯黑无花者为下品，花中复有花者为重透，并名通犀，乃上品也。犀、兕是一物，古人多言兕，后人多言犀。又有一种牦牛，一名毛犀，其角亦可乱犀，但无粟纹，亦可用，而功不及犀也。

羚羊角　苦咸微寒。羊属火，而羚羊属木，入足厥阴肝、手太阴、少阴经肺、心。目为肝窍，此能清肝，故明目去障；肝主风，其合在筋，此能祛风舒筋，故治惊痫搐搦，骨痛筋挛；肝藏魂，心主神明，此能泄心肝邪热，故治狂越辟谬，梦压惊骇；肝主血，此能散血，故治瘀滞恶血，血痢肿毒；相火寄于肝胆，在志为怒经曰：大怒则形气绝，而血则郁于上，此能下气降火，故治伤寒伏热，烦懑气逆，食噎不通。羚之性灵，而精在角，故又辟邪而解诸毒。〔昂按〕痘科多用以清肝火，而《本草》不言治痘。出西地，似羊而大，角有节、最坚劲，能碎金刚石与貘骨貘音麦，能食铁。夜宿防患，以角挂树而栖角有卦纹者真。一边有节而疏，乃山驴、山羊，非羚也。多两角，一角者胜。锉研极细，或磨用又云：捣筛极细，更研万匝，免括人肠。〔批〕凡牛羊诸角，杀死者听之皆有声，自死角则无声。

---

① 牸（zì字）：雌性牲畜。

鹿茸　甘、咸，气温，禀纯阳之质，含发生之气，号为山兽，性淫而游山，夏至得阴气而角解，阴生阳退之象也。至于大于鹿者为麋。麋是泽兽，居阴，性淫而游泽，冬至得阳气而角解，阳生阴退之象也。阴阳相反如斯。故鹿气味纯阳，其茸能于右肾补其精气不足，大为补精暖血之剂。是以补髓养血，强筋健骨，故治腰肾虚冷、遗精崩带等证。麋虽属阴，而茸又属阴中之阳，故能入于左肾，补其血液不足，且诸皆发督脉之背鹿鼻常反向尾，能通督脉。其华在角，取以补命门、补精补气，皆以养阳也。督为肾脏外垣，外垣既固，肾气内充，命门相火不致妄动，血气精津，得以凝聚。故鹿茸又云能补督脉之真阳，麋茸能补肾脉阴中之阳，不可不辨。但鹿茸与麋，世罕能辨。大抵其质粗壮，脑骨坚厚，毛色苍黧而杂白毛者，则为麋茸；形质差瘦，脑骨差薄，毛色黄泽而兼白毛者，则为鹿茸。麋鹿虽分有二，然总不外填补精髓，坚强筋骨，长养血气，而为补肝滋肾之要药也鹿一牡常御百牝，可见肾气有余而足于精者也，故有助阳扶精之妙。鹿角初生，长二三寸，分歧如鞍，红如玛瑙，破之如朽木者良。酥涂微炙用。〔批〕《纲目》云：先以酥薄涂匀于火焰上灼之，候毛尽微炙。不以酥，则火焰烧茸。亦有用酒炙，及酒蒸焙用者，各随本方。茸有小白虫，视之不见，嗅恐虫入鼻《痘①疹定论》云：麋茸小而又瘦，不入药用。《痘疹定论》云：鹿乃纯阳之兽，值夏至一阴始生，即解角养茸。茸之始长，一日大如栗，三日大如茄，五日上即开丫，七日又开一丫，九日又长一丫，十一日又长一丫，八丫俱备，高有三尺许。俗云八丫角鹿。鹿茸、茄茸最上外皮有黄毛，中有一包紫红血，得之最难收拾。余在边外蒙古射鹿，得一茄茸。余与买来就用锅烧滚水二大碗，将茸泡于滚水中，随即取出，迎风吹之，俟其稍凉，又入原锅滚水中，再炮半刻，又取出，迎风吹之，如是七八次，其茸中之紫血方坚实如角。后带归京都，用以灌痘浆，其效如神。若不煮炮，生则臭烂；若煮炮不得其法，则茸中紫血炮破

---

① 痘：原作"豆"，据文义改。《痘疹定论》，清·朱纯嘏撰。

流出。此蒙古收拾鹿茸之法，可谓尽善尽美。肆中所卖干茸，外有黑皮，坚硬，而中却无坚实之茸，皆因煮炮不得法，急于一次炮熟，煎熬大急，炮破，流出紫血，故中空无茸，或间有半茸者。鹿有两种：一种梅花鹿，身小，白点明显，南方有，北方多；一种马鹿，身长，大如川马，身上白点在毛内隐约，亦似梅花鹿，但不甚明显，北方多，及川陕云贵俱有，但不及关东、黑龙江、西北之沙漠最多，或三五十，或七八十成群，蒙古围而射之，以充庖厨，鲜食更美。

鹿胶 鹿角煎熬。补阳益阴，强精活血，通督脉，补命门。但力缓味甘，不能如茸之力峻。盖茸有交通阳维之功阳维起于诸阳之会，而维持诸阳，胶有缘合冲脉之用冲脉起于胸中，为诸脉之海。胶非借桂同用以通其阳，则不能除寒热惊痫；胶非假龟胶同用，不能达任而治羸瘦腰痛任脉行腹部之中行，为阴脉之总司；胶非假地黄、当归同投，不能引入冲脉而治妇人血闭胎漏。至若胶治伤中绝劳，即茸所谓能主漏下、恶下也；胶之能以补中益气，即茸所谓能以益气强志也；胶之能以轻身延年，即茸所谓以能生齿不老也。然惟平脏服之得宜，若使纯阴无阳，服此反能泥膈，不免有腹胀饱满之弊。生角味咸气温茸之粗者为角。凡含血之物，肉易长，筋次之，骨最难长，故人二十岁骨髓方坚。麋鹿角未两月长至二十余斤，凡骨之生，无速于此，草本亦不及之。头为诸阳之会，钟于头角，岂与凡血比哉，生能散热行血，消肿辟恶以咸气能入肾软肾，温能通行散邪；热能入肾补虚，强精活血。角霜连汁煎干，书载能治脾胃虚寒便血，取其温而不滞。若以煎过胶者代充，其胶既去，服之奚益？鹿胎、鹿肉、鹿筋，力能补阳。若麋胎、麋肉、麋筋，则反损阳而伤阴矣，可不慎欤？鹿胎须以色淡形瘦者为是，若色深形肥，则为麋胎矣；若色皎白，其胎下唇不若鹿之长于上唇，则为獐胎。其他兽胎，总与鹿胎不侔。鹿筋亦须辨，骨细者为是，若粗即是麋筋，不可妄用。鹿有三宝：鹿茸一也，鹿角胶二也，鹿角霜三也。又有七珍：鹿舌一也，鹿尾二也，鹿筋三也，鹿肝四也，鹿骨髓五也，鹿双腰及肠、胃、血六也，鹿肉七也，〔批〕

鹿血治阴痿，止腰病，吐衄崩带，气痛欲绝，补虚益精，解痰毒、药毒。其中有鹿外肾全副，应列于三宝之内，以仲秋初旬未交之先得之大，能补助阳道。老人修合补药，煮熟，研烂为丸，竟能生之，何必羡海狗肾乎？惜方书不载，故详及之本《痘疹定论》。〔批〕鹿乃八月始交孕，至次年五月而生。书言六个月即生，谬也。

麝香 辛温香窜。开经络，通诸窍，透甲骨，暖水脏。治卒中，诸风诸气，诸血诸痛，痰厥惊痫严用和云：中风不醒者，以麝香清油灌之，先通其关。东垣曰：风病在骨髓者宜之，若在肌肉，用之反引风入骨，如油入面。时珍曰：严氏言风病必先用，东垣谓必不可用，皆非通论。若经络壅闭、孔窍不利者，安得不用为引导以开通之耶？但不可过耳。[昂按] 据李氏之言，似仍以严说为长。《广利方》中恶客忤垂死，麝香一钱，醋和灌之，癥瘕瘴疟，鼻窒耳聋，目翳阴冷。辟邪解毒，杀虫堕胎，坏果败酒。治果积酒积东垣曰：麝香入脾治肉，牛黄入肝治筋，冰片入肾治骨，研用。凡使麝香，用当门子尤妙。忌蒜，不可近鼻，防虫入脑麝见人捕之，则自剔出其香为生香，尤难得。其香聚处，草木皆黄。市人或挼荔枝核伪之。[按] 麝走窜飞扬，内透骨髓，外彻皮毛。丹溪云：五脏之风，忌用之，以泻卫气。证属虚者，概勿施用，必不得已，亦宜少用。劳怯人及孕妇不宜佩带。麝香正在阴茎前皮内①，别有膜袋裹之。市人得真香，一子分作三四子，刮取血膜，杂以余物，裹以四足膝皮而货之。彼人言但破开一片，毛共在里中者为胜〔批〕欲辨真伪，须于火炭上烧之。有油滚出而成焦黑者，此即肉类，属真；若化白灰者，此为木类，属伪。

獭肝 有在山在水之别。山獭出广宜州溪洞性禀纯阳，其性最淫牝兽知而逃避，遇妇人跳跃来抱，牢不可破。獭无偶，则常抱木而枯，故肾茎可治阳虚阴痿精寒。能取其一枚，价值数斤金。若以妇人摩热，则茎跃然而动。水獭以水为生，水性最灵。獭亦多慧，性最嗜鱼。鱼之精气，皆聚于肝，故獭亦得诸鱼之气而聚于肝也。

---

① 内：原作"肉"，据《本草纲目·兽部·麝》改。

凡肝诸畜皆有定数，惟獭一月一叶，间有退叶，因其渐落复生故耳。獭味性寒，惟肝性温，味咸微毒，专入肝肾，补虚除劳，俾五脏安和，邪气自却，而鬼蛀虫毒因得退除矣。葛洪言尸疰尸疰，五疰之一，病则使寒热沉沉，默默不知病之所苦，无处不恶，积月累年，淹淹至死，后复传于他人，乃至灭门，觉有此候，惟取獭肝一具，阴干为末，水服方寸匙，日三，以瘥为度。如无獭肝，獭爪亦可。小儿鬼疰，及诸鱼骨鲠，烧灰酒服。故仲景治冷劳、崔氏治蛊疰，皆有獭肝丸之用。肉甘咸寒，治骨蒸劳热、血脉不行、荣卫虚涩，及女子经络不通、血热、大小肠秘，疗疫气。

腽肭脐 即海狗肾，系西番兽物。足似狗而鱼尾，今东海亦有，味甘而咸。其肾即兽之脐，投于睡熟犬边，犬即惊跳。腊月浸置水内不冻，其性之热，殆可见矣。故书载治宿血痃癖尪羸，取其咸能入血软坚，温能通行消散也。用以佐房术者，取咸温入肾补虚、固精壮阳道也*时珍曰：精不足者补之以味*。大抵与苁蓉、锁阳之功相近，亦可同糯米、法面酿酒服之。此药虽置器中，长年温润，然能入水不冻。若云功近苁蓉、锁阳，润虽相若，气实不等。但脾胃挟有寒湿者亦忌，以湿故，恐相碍也。酒浸，纸裹炙香，锉捣，或于银器中，以酒煎熬，合药用*时珍曰：以汉椒、樟脑同收则不坏*。

刺猬皮 其皮如刺，因以刺名；其兽属胃而入胃，因以猬号*宗奭曰：猬皮治胃逆，开胃气有功*。其字从虫从胃，深有理焉。能治五痔阴蚀，以其湿热下注，得此味辛入肠，金属大肠，故能以破其血耳。亦治噎膈反胃《济普①》治反胃，用猬皮烧灰服，或煮汁，或五味淹炙食，以猬属兽，兼味辛苦，故能散邪泄热，使其胃气调和而不上逆故耳。但食肉切宜除骨，若误食则令人瘦劣。似鼠而圆，大②褐色，攒毛，外刺如栗房，煅黑存性用。

兔肉 人言可治虚劳，多食不忌，不知兔肉性寒，久食绝人

---

① 济普：疑作"普济"。

② 大：《本草求真·泻剂·泻湿》作"火"。

血脉，损元气阳事，令人痿黄，故时珍载之以为凉血解热利肠之剂藏器曰：兔尻有孔，子从口出，故妊妇忌之，非独为缺唇也。大抵久食绝人血脉，损元气阳事，令人痿黄。八月至十月可食，余月伤人神气。兔死而眼合者杀人。况虚劳证，脾肾两虚，医者用药挽救，亦难两全，若复加兔肉甘寒，又安能力补脾胃而为虚劳要药乎？今人不察，动用兔肉治疗，以致阳气日虚，而阴气日竭。余因先慈曾患虚劳，服药将愈，后食兔肉而病复发，故特拈出，以为妄食兔肉者戒。李时珍曰：兔肉甘寒，凉血解热毒，利大肠。兔至冬月龁木皮，已得金气而气内实，故味美；至春食草麦，而金气衰，故不美也。今俗以饲小儿，云令稀痘，亦因其性寒而解热耳。故又能治消渴，压丹石毒。若痘已出，及虚寒者戒之。

兔屎　即望月砂。兔禀太阴之精，复饵谷草明目之药，是以屎能明目，以除目中浮翳，且劳瘵、五疳、痔漏、蛊食、痘疮等证皆宜。亦由热结毒积而成，得此寒以解热，辛以散结，圆以象目，故能服之有功时珍曰：兔屎能解毒杀虫，故治目疾。疳劳、疮痔方中往往用之。诸家本草并不言及，亦缺漏者也。若阴气上乘，目障不清，未可用。

猫　性禀阴赋，机窍地支，故其目夜视精明，而随时收放其睛可定时，子午卯酉如一线，寅申巳亥如满月，辰戌丑未如枣核也。其鼻端常冷，惟夏至一日则暖，畏寒而不畏暑；善跳跃而嗜腥生，不熟食而能消化生物，一皆风火用事。故书谓其性温，肉味则甘而酸，用治鼠瘘虚损则可，以治鼠瘘内①实，则能助湿发热。取尾长腰短、目如金银，及上腭多棱者良。

狼鼠矢　甘而微寒。治伤寒劳复发热，男子阳易腹痛时珍曰：鼠矢有小毒，食中误食，令人目黄成疸。两头尖者为雄鼠矢。鼠胆明目；汁滴耳中，治三十年老聋陶弘景曰：鼠胆随死辄消，不易得也。鼠肉治儿疳鼠瘘河间曰：鼠性善穿，而治疮瘘，因其性为用也。

野猪肉　甘平。治癫痫，补肌肤，益五脏。炙食治肠风泻血。

---

① 内：原作"肉"，据《本草求真·食物·猫》改。

一云：微动气，青蹄者，不可食。

豪猪肉 甘寒，有毒，多膏。利大肠。不可多食。发风，令人虚羸。

麂肉 甘平。五痔病，煠熟，以姜、醋进之，大有效。

獐肉 甘温。补五脏，益气力。浸酒，有祛风之功。食之胜羊，多食令人消渴。

猪獾 甘酸平。长肌肉。治上气虚乏，咳逆劳热和五味煮食。宗奭曰：野兽中，惟猪獾最甘美，益瘦人，水胀久不瘥垂死者，作羹食之，下水大效。《圣惠方》用粳米、葱、水作粥食，服丹石动热，下痢赤白久不瘥煮肉露一宿，空腹和酱食，一顿即瘥。

狗獾 甘酸平。补中益气，宜人。小儿疳瘦，杀蛔虫，宜啖之，功与猪獾同。

狼 俗呼毛狗。咸热。补益五脏，厚肠胃，填骨髓。腹有冷积者，宜食之。

山羊肉 甘热。食之肥软益人。治冷劳山岚疟痢，妇人赤白带下山羊有二种：一种大角者，一种细角者，边有节，节亦疏大，不入药用。

熊胆 苦寒。凉心平肝，明目杀虫。治惊痫五痔涂之即瘥。通明者佳。性善辟尘，扑尘水上，投胆少许，则豁然而开。治实热之证，虚者禁用。

熊掌 食之可御风寒，益气力。掌肉实而难胹①〔批〕胹，音而，熟也，烂也，得酒、醋、水三件同煮，熟即大如皮。

象皮 象肉壅肿，以刀刺之，半日即合。治金疮不合者，用其皮灰，亦可熬膏入散，为合金疮之要药，长肌肉之神丹。烧灰合油，傅下疳，神效。

象胆 能辟尘明目，与熊胆同功。象胆干之，有青竹文斑，其味微带甘。

---

① 胹（ér而）：通"胹"，煮，煮烂。《楚辞·招魂》："肥牛之腱，胹若芳些。"

象牙　味甘性寒。［按］象性刚猛，而牙则善脱，故凡皮肉间有形滞物，及邪魅惊悸风痫，并恶疮内有毒未拔者，服之立能有效。以其具有脱性，故能以脱引脱耳李时珍曰：时人知燃犀可见水怪，而不知沉象可驱水怪。是以痈肿不解，用牙磨水服，并锉末蜜调，涂即效；诸铁竹木刺入肉，刮削煎汤，温服即愈；诸骨鲠入于喉，刮下薄片，频服即吐。

诸肉有毒　牛独肝，黑牛白头，牛马生疔死，羊独角，黑羊白头，猪羊心肝有孔，马生角，白羊黑头，六畜自死首北向，马无夜眼，白马青蹄，六畜自死口不闭，猘犬、肉犬有悬蹄，六畜疫病疮疥死，鹿白臆，鹿文如豹，诸畜带龙形，兽歧尾，诸兽赤足，诸畜肉中有米星，兽并头，禽兽肝青，诸兽中毒箭死，脯沾屋漏，米瓮中肉脯，六畜肉热血不断，祭肉自动，诸肉经宿未煎，六畜五脏着草自动，脯曝不燥，生肉不敛水，六畜肉得咸酢不变色，肉煮不熟，肉煮熟不敛水，六畜肉落地不沾尘，肉落水浮，肉汁器盛闭气，六畜肉与犬，犬不食者，乳酪煎脍，以上并不可食，食之杀人、病人，令人生痈肿疔毒。

解诸肉毒　中六畜肉毒，以六畜干屎末、黄柏末、伏龙肝末、赤小豆烧末、东壁土、白扁豆末，水服可解。马肉毒，芦根汁、甘草汁嚼杏仁，饮美酒。马肝毒，猪骨灰、牡鼠屎、狗屎灰、人头垢、豆豉并水服。牛肉毒，猪脂化汤，猪牙烧灰，水服甘草汤。独肝牛毒，以人乳服之。狗肉毒，杏仁研水服。羊肉毒，甘草汤。猪肉毒，杏仁研汁、猪屎绞汁、韭菜汁、朴硝煎汁、大黄汤、猪骨灰，调水服。药箭肉毒，大豆煎汁，盐汤。诸肉过伤，本畜骨灰水服，生韭汁、芫荽煎汁。食肉不消，还饮本汁即消，食本兽脑亦消。服食牛马肉生疔，泽兰根擂水，猪牙灰水服，生菖蒲擂酒，甘菊根擂水，甘草煎汤取汁服。

本草鳞部

龙骨　甘涩微寒。入手足少阴心肾、手阳明太阳①、足厥阴

---

①　太阳：《本草备要·鳞介鱼虫部》作"大肠"。

肝。能收敛浮越之正气，涩肠益肾，安魂镇惊，辟邪解毒，治多梦纷纭、惊痫疟痢、吐衄崩带、遗精脱肛、大小肠利，固精，止汗定喘气不归元则喘，敛疮，皆涩以止脱之义。白色锦纹舐之，粘舌者良人或以石圹灰伪之。酒浸一宿，水飞三度用，或酒煮、酥炙、火煅，亦有生用者。又云：水飞晒干，黑豆蒸过用否则着人肠胃，晚年作热。忌鱼及铁。畏石膏、川椒。得人参、牛黄良许洪云：牛黄恶龙骨，而龙骨得牛黄更良，有以制伏也。龙在东方之神，故其骨多主肝病，肾主骨，又益肾也。〔批〕龙骨功与牡蛎相同，但牡蛎咸涩入肾，有软坚化痰、清热之功。此属甘涩入肝，有收敛止脱、镇惊安魂之妙。

龙齿 涩凉。镇心安魂。治大人痉癫壮热，小儿五惊十二痫《卫生宝鉴》：白龙齿安魂，虎睛定魄。龙属木主肝，肝藏魂；虎属金主肺，肺藏魄也。修治同龙骨酥炙用。王叔微云：肝藏魄，能变化，魂飞不定者，治之以龙齿。然收敛太过，非久病疟脱者，切勿妄投。

白花蛇 甘咸而温。蛇善行数蜕，如风之善行数变。花①蛇又食石南食石南藤、花、叶。石南辛苦治风，故能内走脏腑，外彻皮肤，透骨搜风，截惊定搐。治风湿瘫痪，犬风疥癞《开宝本草》云：治中风，口眼歪邪，半身不遂。《经疏②》云：前证定缘阴虚血少，内热而发，与得之风湿者殊科，白花蛇非所宜也，宜辨。凡服蛇酒药，切不可见风。出蕲州。龙头虎口，黑质白花，胁有二十四方纹，腹有念珠斑，尾有佛指甲，虽死而眼光不枯。他产则否。头尾有毒，各去三寸。亦有单用头尾者，酒浸三日，去尽皮骨，大蛇一条，只得净肉四两。一名褰鼻蛇。诸蛇鼻向下，独此鼻向上，以此得名。时珍曰：蛇类甚多，不能枚举。所憎之物，则襄荷、庵茼、蛇芮草、鹅粪，所畏之药则雄黄、雌黄、羖羊角、蜈蚣。误触莴菜则目不见物，炙以桑薪则足可立出。蛇蟠人足，淋以热

---

① 花：原作"化"，据《本草备要·鳞介鱼虫部》改。
② 疏：原作"蔬"，据文义改。

尿，或沃以热汤则自解。蛇入人窍，灸以艾炷，或辣以椒末则自出，或以艾炷灸蛇尾，或割破其尾，塞以椒末。内解蛇毒之药，则雄黄、贝母、大蒜、薤白、苍耳；外治蛇蛊之药，则大青鹤虱、苦苣、菫菜①、姜黄、干姜、黑豆叶、黄荆叶、蛇含草、大粪、鹅粪。〔批〕走窜有毒。惟真有风者宜之，若类中风属虚者，大忌。

乌梢蛇　功用同白花蛇，而性善无毒。性善，不噬物，眼光至死不枯。以尾细能穿百钱者佳。七钱至一两者为上，十两至一镒②者中，大者力减。去头与皮骨，酒煮酥炙用。

蛇蜕　味甘而咸，气平无毒。主治小儿惊痫风毒等证。盖此具有四能：一则性善辟恶，凡邪魅蛊毒不敢近，以其饮风吸露，气极清虚故也；二则性能驱风，凡惊痫癫扑、偏正头风、喉舌诸疾皆能除，以其性极走窜，力能驱风故也；三则性能杀虫，凡恶毒、痔漏、疥癣，无不用之即效，以其属毒物，以毒攻毒故也；四则能去皮肤之疾，凡眼目翳膜，胎衣不下，得此即为解脱，以其气以类聚，即从其类以除也。色白如银者佳。皂荚水洗净，或酒、或醋、或蜜浸炙黄，或烧灰存性，或盐泥固煅，各随本方。

蚺蛇胆　蚺，音髯　蚺禀己土之气，胆属甲乙风木，气寒有小毒，其味苦而带甘。凉血明目，疗疳杀虫，主厥阴太阴之病肝木脾土。肉极腴美，主治略同。取胆粟许，置水上，旋行极速者真胆上旬近头，中旬近心，下旬近尾处，能护心止痛，受刑时嚼之，杖多不死。人多以猪胆、虎胆伪之，虽水中能走，但迟耳。

穿山甲　一名鲮鲤　咸寒善窜喜穿山，专能行散，通经络，达病所某处病用某处之甲，更良。入厥阴、阳阴肝胃。治风热冷痹，通经下乳，溃肿溃痈，止痛排脓，和伤发痘元气虚者慎用，风疟疮科须为要药以其穴山寓水，故能出入阴阳，贯穿经络，达于营分，以破邪结，故用之以为使也。以其食蚁，又治蚁瘘〔批〕瘘，音漏。有妇人项下忽肿一块，将延至头，偶刺破，出水一碗，疮久不合。有

---

① 菜：原作"荽"，据《本草品汇精要·草部》改。
② 镒（yì义）：古代重量单位，合二十两。

道人曰：此蚁瘘也，缘饭中误食蚁得之。用穿山甲烧存性为末，傅之即愈。痈伤已溃者忌服。如鼍而短，似鲤有足，尾甲力更胜。或生，或烧，酥炙，醋炙，童便炙，油煎土炒，随方用，〔批〕山甲总因善走之功，而为行气破血之药，力猛有毒，虚人勿服。

鲤鱼 甘平。下水气，利小便。治咳逆上气，脚气黄疸，妊娠水肿古方治水肿有鲤鱼汤、鲤鱼炙。刘河间曰：鲤之治水，鸭之利水，所谓因其气相感也。骨烧灰，疗鱼骨鲠。鲤鱼脊上两筋及黑血，有毒。溪涧中者，毒在脑，俱不可食。时珍曰：诸鱼在水无一息之停，皆能动风动火，不独鲤也鳞烧灰，能行滞血。古方用治血气崩漏带下。胆苦寒，益志明目点眼俱佳。鳞烧灰存性，治产后血滞。

乌鳢鱼 甘寒，有小毒。治妊娠水气，湿痹，面目浮肿，下大小便，壅塞。作鲙与脚气风气人食，良。即七星鱼，夜朝北斗，与蛇通气。有疮者不可食，不益人。《求真》云：鳢鱼肉伏土胜水，人患水气病，可与冬瓜、葱白煮食。

鳢鱼胆 凡胆皆苦，惟鳢鱼胆甘《求真》云：鳢鱼胆腊月可收取，泻心脾热，治喉痹。喉痹将死者，点入即瘥。病深者水调灌之。俗名乌鱼头有七星，夜朝北斗，有自然之礼，故谓之鳢。

鲫鱼 甘温。诸鱼属火，独鲫属土。土能制水，故有和胃实肠、行水之力作脍食，治脚气及上气。忌麦冬、芥菜、沙糖、猪肝。冬月肉厚子多，其味尤美。多食动火。

黄颡鱼 甘平，微毒。煮食，消水肿，利小便。烧灰，治瘰疬久溃不收敛，及诸恶疮。无鳞之鱼也，不益人，发疮疥。反荆芥。

石首鱼 甘平。开胃消食。治暴痢肠胀《菽园杂记》曰：痢疾最忌油腻生冷，惟白鲞相宜，以其无脂不腻，而能消宿食，理肠胃也。即干白鲞鱼，首中有石，故名〔昂按〕今人多以石首鱼鳔，合破故纸等药为丸，名鱼鳔丸，云暖精种子，而本草全未之及，何也。〔批〕炙食能消瓜成水。

河豚 甘温。补虚，去湿气，理腰脚，去痔疾，杀虫。河豚有大毒，味虽珍美，修治失法，食之杀人。

比目鱼 甘平。补虚，益气力。多食动气。

沙鱼 甘平。作鲙补五脏。背上有鬣，腹下有翅，味并美。皮烧灰水服，解食鱼中毒，及鱼鲙成积不消。

鳝鱼 甘温。补五脏，除风湿。尾血疗口眼歪斜和少麝香，左歪涂右，右歪涂左，止即洗去。《千金》云：鳖血、鸡冠血和伏龙肝，并治口歪，滴耳治耳痛，滴鼻治鼻衄，点目治痘后生翳时珍曰：鳝善穿穴，与蛇同性，故能走经络，疗风邪，及诸窍之病。风中血脉，用血主之，从其类也。[按]风病人不宜食，食之则动风，屡试屡验，人所未知。时珍曰：一种蛇，变者名蛇鳝，有毒害人。以缸贮水，夜以灯照之，蓄数百头。其蛇变者，必项下有白点，通身浮水上，即弃之。多食发诸疮。大者有毒杀人。

鳗鲡 甘平。去风杀虫。[按]虫由风生，故风字从虫。治骨蒸劳瘵，湿痹，风瘙阴户蚀痒皆有虫。张鼎云：其骨烧烟蚊，化为水，熏竹木，辟蛇虫，置衣箱辟诸蠹。补虚损有病瘵者相染，已死数人，乃取病者钉之棺中，弃于流水，永绝传染。渔人异之，开视，见一女子尚活，取置渔舍，多食鳗鲡，病愈，遂以为妻。《圣惠方》：鳗鲡淡，炙食，治诸虫，心痛多吐，冷气上攻，满闷。小者可食，重四五斤及水行昂头者、四目者、背有白点无腮者，皆不可食。《求真》云：阔嘴者为鳗，尖嘴者为鲡，皆禀土中阴气以生，味甘气寒。其形类蛇，常与蛇同穴，故有小毒。善走窜，故能祛肝肾穴窍风热，杀瘵虫。此鱼有雄无雌，夜常与鳢照影，故附鳢而间生鳗子。

海螵蛸 一名乌贼骨 咸走血，温和血，入肝肾血分，通血脉，祛寒湿。治血枯《内经》：血枯治之以乌贼骨，血瘕血崩，血闭腹痛，环脐阴蚀肿痛烧末酒服，疟利疳虫，目翳泪出，聤耳出脓性能燥脓收水。为末，加麝少许掺入，厥阴少阴肝肾经病。出东海，一名黑鱼腹中有黑，书字逾年乃灭。常吐黑水，自罩其身，人即于黑水处取之。取骨鱼卤浸，炙黄用。恶附子、白及、白蔹。能淡盐，味咸入血，性涩能收，故有软坚止滑之用。[批]《求真》云：乌贼骨禀水中之阳气，味咸气温，入肝活血，入肾除寒逐湿。

乌贼鱼 气味酸平，其味珍美，食则动风与气。治能益气强志，通妇人月经，可知其性属阴，故能入肝补血，入肾滋水通经也。今南北通用，惟血枯阴燥，服之有益，而敛阴秘阳。若虚寒服之，则能动风与气，泄泻腹痛也。

鲥鱼 生江中者，大而色青，味极甘美；生海中者，小而色赤，味则稍薄，皆为席中所尚。置于暗室中，能生光，血非常鱼可比。性温无毒，食能补中益气，而无发毒之虑。较之于鲢则性稍和，然惟夏时则有，余月则无。多食亦发疖痼。鳞用香油熬，涂汤火伤效。《从新》云：甘平，补虚劳。鲥鱼冒网而不动，护其鳞也。不宜烹煮，惟以笋、苋、芹、荻之属，连鳞蒸食乃佳。其鳞与他鱼不同，石灰水浸过晒干，层层起之，以作女人花钿，甚良。

鲢鱼 性最急迫，闻水即跳，与诸鱼性绝不同。味甘性热，且食诸鱼之遗，故书载能补中益气，而又载其多食则有助长湿热变、生渴热疥疮之病。鱼有皂白二种，皂者头大，白者腹腴，皆与鳙鱼之性相似，而非食品所贵。

鳙鱼 形状似鲢而实不同。盖鲢首细而白，鳙则首大而黑也；鲢则水动而跃，鳙则水即动而不跃也。且鲢之美在腹，而鳙之美在头；鲢之性动而燥，鳙之性则稍亚于鲢也 时珍曰：鳙为鱼之下品，故有庸常之号。究其主治，在鲢能补中益气 鲢性跳跃而上，气主上出，故于气分则补，而鳙能温胃益人。多食皆能发疮、发热 藏器曰：只可供食品，别无功用。

鲩鱼 俗名草鱼 食品味长。江湖与池皆有，以草为饲，常与青鲢混杂，故名曰鲩，又名曰鲲。第在池中，则味甘温无毒。时珍言：暖中和胃，乃即是此物。若在江湖所蓄，则饲非尽青草，常有秽恶混食。故书又言：食能发疮。但鱼性多温，无论在池在湖，施于阳脏之人，则自发热动燥；施于阴脏之人，不惟其燥全无，且更有温和之力矣。胆味苦寒，能治一切竹木刺在喉中，以酒化二三枚，温服取吐，即出。

鲦鱼　一名餐鱼　江湖小鱼耳。时珍曰：长仅数寸，形狭如扁，状似柳叶，鳞细而整，洁白可爱，性爱群游，洵小鱼中之最善者也。味甘，性温，无毒。据书言：其主治，有曰暖胃止泻，是其性温之力；又曰煮食已忧，得非性爱群游，而能使人之忧自己乎？

鳜鱼　味甘，性平，小毒。性最疏利，凡腹内具有恶血、小虫，服此最效，故于劳瘵最宜。但此有须刺十二，以应十二月之数。若人误受鳜害，则惟取榄核磨水以解，以鱼最畏橄榄也。尾贴小儿，软疖佳。胆治骨鲠、竹木刺入咽喉，不拘大人小儿，或入腹刺痛，服之皆出腊月收大鳜鱼胆，悬北檐下阴干。遇鲠者，用皂子大，酒碎温服，得吐则骨鲠随涎出，未出再服，以出为度，酒随量饮，无不出者。如无鳜鱼胆、鲩鱼、青鱼胆、鲫鱼胆亦可用。

白鱼　味甘气平。形窄腹扁，鳞细，头尾向上，肉有细刺武王白鱼入舟即此。功专入肺利水，开胃下气。但此性亦滑利，炙食差。可书云补肝明目、调五脏、理十二经络者，时珍亦谓此属溢美之辞，未足深信，当以《开宝》之注为正。

青鱼　味甘，性平，色青经曰：状似鲩而背青。能入肝通气，入脾利水，故治湿热下注而见脚气疼肿，湿热上蒸而见眼目不明，以此好啖蚬螺，蚬螺能利水，故此亦能利水，以除脚气目昏之病服术人忌之。然治脚气必须兼韭白同投，则内始有温和之力。鲊味与服石人相反不可合生胡荽、生葵菜、豆藿、麦酱同食。头中枕骨状如琥珀，磨水可治心腹卒痛，亦可作篦，作饮器解蛊。眼睛汁注目，能夜视。

青鱼胆　苦寒，色青。入肝，开窍于目，故胆有点目治翳之功。目睛生汁，注眼能黑夜视物，以其好啖螺蚬，螺蚬能明目也。又味苦气寒，能凉血热。又主涂痔疮，擦火疮，吹喉痹，功与熊胆同。腊月收，阴干用。

鲨鱼　即南方赤涧中之小鱼，非海中鲨鱼也。海中鲨鱼，本名鲛鱼；溪涧鲨鱼因居沙中，吹沙而游，咂沙则食，故以鲨名。味甘，气平，无毒。究其主治，止曰暖中益气。因其味甘性平而然，服之可使中气温和，无有亏损。非云中气虚极，必得此鱼以作治疗也。

银鱼 即鲙残鱼《博物志》云：吴主食鱼鲙，弃其余于水，化为鱼。气味甘平，不入治疗。据书止言出于松江、浙江。大者不过三四寸，身圆无鳞，洁白如银。小者尤胜，鲜食最美，曝干亦佳。作羹食之，可以宽中健胃，而无油腻伤中之患。

石斑鱼 属毒物。凡服之者，患头痛作泄。盖此生于南方溪涧水石之处，长数寸，白鳞黑斑，浮游水面，闻人声则划然深入。其鱼有雌无雄，二三月与蜥合于水上，其胎毒人。又与蛇交。南方有土蜂，土人杀此鱼，标于树上引鸟食，而土蜂尽退。是以服之而致有诸病之作耳。但肉食之差可，而子及肠尤甚。今时捕鱼者，多杂此鱼卖与人食，须宜慎之。

鲛鱼 即海中之鲨鱼。生于南海，背皮粗错，可饰刀鞘。其肉作鲙鲜活切片，沃以五味，生食为脍，能补五脏，功亚于鲫。盖鲫补脾利水，想此亦属利水之品，故有功亚于鲫之说也。皮治尸疰蛊毒，烧灰解鯸鮧①鱼毒。

鳅鱼 即泥鳅。伏于泥中，得土阴气以养，性动而优，故能入土补脾，暖中益气。得水则浮而出，涸则入泥而不见，故能下人而治病。

鳜鱼 甘平。食之止呕，暖中益胃。

鲈鱼 甘平，有小毒。补五脏，益筋骨，和肠胃，治水气。作鲙与鲊尤良，曝干甚香美。中其毒者，以芦根汁解之。

鱵鱼② 甘平。食之无疫。大小形状并同银鱼，但喙尖有一细黑骨如针为异耳。

鲍鱼 张璐言：其鱼腥秽，止可淡曝，而不可以盐煮，干则形如肉块。性温无毒，入肝散血，治女子血枯经闭，能涤除垢腻。今庖人用以煮肉，脂沫尽解，是一症也。

---

① 鯸鮧（hóuyí 喉仪）：即河豚。

② 鱵（zhēn 真）鱼：亦称"针鱼"。

柔鱼　酸平。似乌贼而无骨，气味亦与乌贼相若。益气强志，通月经。珍美较胜，越人重之。

鲸鱼　甘平。补五脏，益筋骨，和脾胃。多食宜人，作鲊尤宜，曝干香美，亦不发病。

鲂鱼①　甘温。开胃气，利五脏，去胃风，消谷作。脍食助脾气，功与鲫同。疳痢人勿食。

荷皮鱼　甘咸，有小毒，不益人。治男子白浊膏淋，玉茎涩痛。尾有毒，螫人。

海参　甘温。补肾益精，壮阳疗痿。潍县一医云：参皆兼补，海参得名亦以能温补也。人以肾为海，此种生北海咸水中，色又黑，以滋肾水，求其类也。辽海产者良。有刺者名刺参，无刺者名光参。

海马　甘温。暖水脏，壮阳道，消瘕块。治疔疮肿毒，妇人难产，及血气痛。种亦虾属，雌雄勿离，首类②马，身似虾，浮于水面。时珍曰：雌雄成对，其性温暖，有交感之义。故产难及阳虚房中方术多用之。虾亦壮阳，性应同之。

虾　甘温。托痘疮，下乳汁，吐风痰中风证，以虾半斤，入姜、葱、酱拌水煮，先吹③虾，次吃汁，以鹅翎探引，吐出痰涎，须当随证用药，壮阳道。作羹食，治鳖瘕。其性跳跃，风火易动，发疮动气，性易涸阴。虚火动者尤忌。

海虾　甘咸平。治飞尸蛔虫、口中疳䘌、龋齿头疮，去疥癣、风痒湿痒，疗山蚊子入人肉。初食疮发则愈。俗名瓜虾。

海蛇　俗名海蜇。生于东海，状如血䱐，大者如床，小者如斗，无眼目、腹胃，以虾为目，虾动蛇沉，故曰水母目，又曰水母。形浑然凝结，其色红紫，无口眼；腹下有物如悬絮，群虾附之，咂其涎沫，浮沉如飞。为潮近拥，则虾去而蛇不得归，人因

---

① 鲂（fáng 房）鱼：淡水鱼。

② 类：原脱，据《本草求真·补剂·补火》补。

③ 吹：《本草备要·鳞介鱼虫部》作"吃"。

割取，浸以灰矾，去其血汁，而色遂白。厚为蛇头，其味更胜。究其主治，大约多能下血消瘀，清热解毒，而气亦不甚温。盖缘此属血类，血味多咸，咸则能入肾，血藏于肝。海蛇形如血蛇，则蛇多入于肝；蛇产于水，背属水，则蛇又多入肾故也。是以劳损积血，得此则消；小儿丹疾火伤，得此则除；河鱼之疾，得此则疗。但忌白糖同淹，则蛇随即消化而不能久藏，以土克水故耳。

本草介部

龟板　甘咸微寒，东北方之气，乃阴中至阴之物。入足少阴肾经，性兼有神，故能入心以通肾远志补火以通心阳，龟板补水以通心阴。凡阴虚血弱、劳热骨蒸蒸及于骨，必得至阴骨药以治、腰脚酸疼、老疟痞块老疟必有痞块、癥瘕崩漏、泻痢五漏、难产、小儿囟门不合等证骨证必藉骨理，服此皆效。时珍云：龟鹿灵而寿。龟首常藏向腹，能通任脉任脉行腹，故取其腹以通心、补肾、补血，皆养阴也；鹿鼻常反向尾，能通督脉督脉行背，故取其角补命、补精、补气，皆养阳也。龟与鳖甲相类，但鳖甲色青应木，走肝入肾以除热；龟甲色黑应水，通心入肾以滋阴。然皆至阴大寒，多用必伤脾土，肾虽虚而无热者勿用。龟大自死者良。酥炙，或酒炙、醋炙、猪脂炙，煅灰用。恶人参。龟尿以猪鬃棕毛刺龟鼻，其尿自出走窍透骨，染须发，治哑声若寒痰塞肺声哑者忌服。龟肉甘酸而温，作羹大补。不可合猪肉、菰米、苋、瓜食。

龟胶　经板煎就，气味益阴，故《本草》载板不如胶。以板炙酥煅用，气味尚淡，犹茸力能补阳。茸经水熬成胶，其性亦缓故耳。故补阴分之阳督脉，用胶不如用茸；补阴分之阴任脉，用板不如用胶。然必审是阳脏于阴果属亏损，得此浓云密雨以为顿解，则阳得随阴化，而阳不致独旺，否则阴虚仍以熟地为要，服之阴既得滋，而阳仍得随阴而不绝也。用自死败龟得阴全气洗净捣碎，浸三日，用桑火熬数昼夜，其胶始成今人熬膏，止在釜中煎一昼夜，曷能成胶。

绿毛龟　甘酸平。通任脉，助阳道，补阴血，益精气治痿弱。

今蕲州以充方物养之者，取自溪涧，畜水缸中，饲以鱼虾，冬则除水，久久生毛，长四五寸，毛中有金线，脊骨有三棱。底中如象牙色，其大如五铢钱者真。

玳瑁甲 甘寒。解岭南北药毒，破癥结，消痈毒，止惊痫，解烦热，疗心风，行气血，利大小肠，解痘毒，镇心神，急惊客忤，伤寒热结，狂言。与肉同功。入药磨汁用，生者性味全也，既经汤火即不堪用，与生熟犀义同。玳瑁生海洋深处，状如龟鼋，而壳稍长，背有甲十二片，黑白斑文，相错而成。

鳖甲 咸寒属阴，色青入肝。治劳瘦骨蒸，往来寒热，温疟疟母疟必暑邪。类多阴虚之人，疟久不愈，元气虚赢，邪陷中焦则结为疟母。鳖甲能益阴除热而散结，故为治疟要药，腰痛胁坚，血瘕痔核咸能软坚，经阻产难，肠痈疮肿，惊痫斑疹，厥阴血分之病时珍曰：介虫，阴类，故皆补阴。或曰：本物受金与土，故入脾肺而治诸证。色绿、九肋、重七两者为上。醋炙。若治劳，童便炙，亦可熬膏。鳖肉凉血补阴，亦治疟痢，煮作羹食，加生姜、沙糖，不用盐、酱，名鳖糖汤。恶矾石。忌苋菜、鸡子鳖色青，故走肝益肾而除热；龟色黑，故通心入肾而滋阴。阴性虽同，所用略别。鳖胆味辣，可代椒解腥。鳖阴类，无耳以目为听；纯雌无雄，以蛇及龟为匹。鳖甲以不经汤煮为佳。肉冷而难消，脾虚者大忌。

鼍①甲 酸温，微毒。日华曰：无毒。时珍曰：鼍甲所主之证，多属厥阴，其功止在平肝木，治血杀虫也。《千金方》治风颠②有鼍甲汤，亦治阴疟，功同鳖甲。酥炙，或酒炙用。畏芫花、甘遂。

鼋③甲 甘平。炙黄，酒浸。治瘰疬，杀虫，逐风，恶疮痔漏，风顽疥瘙，功同鳖甲。鼋，大鳖也。甲虫惟鼋最大，肉有五色，而白者多，人捕食之。甘平，微毒。

---

① 鼍（tuó 驮）：亦称"扬子鳄"。
② 颠：《备急千金要方·风癫第五》作"癫"。
③ 鼋（yuán 元）：大鳖。

蟹 咸寒。除热解结，散血通经，续筋骨筋绝伤者，取蟹黄、足髓熬，纳疮中，筋即续生。骨节脱离者，生捣热酒调服，渣涂半日，骨肉谷谷有声即好，涂漆疮能败漆。然寒胃动风，蟹爪随胎产难，及子死腹中者，服蟹爪汤即出。其螯烧烟，能集鼠于庭中。蟹毒者，捣藕节，热酒调服。腌蟹中入蒜则不沙，性寒有毒，孕妇忌之。此物极动风，风痰人不可食。不可同柿及荆芥食，有毒，害人。冬瓜、紫苏、蒜、豉、芦根、木香诸汁，皆可解之。

牡蛎 咸以软坚化痰，消瘰疬结核、老血痕疝；涩以收脱，治遗精崩带，止嗽敛汗，固大小肠；微寒以清热补水，治虚劳烦热、温疟赤痢，利湿止渴，为肝肾血分之药王好古曰：以柴胡引之，去胁下硬；茶引之，消颈核；大黄引，消股间肿。以地黄为使，益精收涩，止小便利；以贝母为使，消积结。盐水煮一伏时，煅粉用，亦有生用者。贝母为使。恶麻黄、辛夷、吴茱萸。得甘草、牛膝、远志、蛇床子良海气化成，纯雄无雌，故名牡。火煅，童便炒亦可。虚热者宜之，有寒者忌之。

蛤粉 即海内水蚌壳，煅而为粉也。与江海淡水蚌壳不同，功与牡蛎相似，但此止有敛涩化坚解热之力时珍曰：寒制火，而咸润下，故能降焉；寒散热，而咸走血，故能消焉。坚者，软之以咸，取其属水而性润也；湿者，燥之以渗，取其经火化而利小便也，故能消痰止嗽治肿。昔宋徽宗宠妃患此，李防御觅得市人海蚌蛤，蛤粉少加青黛，以淡荠水加麻油数滴调服而愈，亦是敛肺清热之意，无他治也昔滁州酒库攒司陈通患水肿，垂死，诸医不治。一妪令以大蒜十个，捣如泥，入蛤粉为丸，食前白汤下，服尽，小便下数桶而愈。肉咸冷，解酒热。文蛤皆有紫斑纹，较此蛤蜊壳稍厚，性味主治颇近，但此性兼利水止渴除烦，并治血热崩中带下，总取其寒咸涤饮之义成无己曰：文蛤之咸，走肾以胜水气，如仲景伤寒太阳病，用水劫益烦，意欲饮水反不渴；及金匮渴欲饮水不止，反胃吐后，渴欲饮水而贪饮者，皆用文蛤汤以治。海蛤系海内烂壳，混杂沙泥，火煅为粉，亦属利水消肿止嗽之品，然总不类牡蛎，功专收涩固脱解热为事也。牡蛎、蛤利、文蛤并出海中，大抵海物酸寒，功用略同。江湖蛤蚌无咸水浸渍，但能清热利湿，不能软坚。

蚌粉 咸寒。解热燥湿，化痰消积，明目疗疳。治反胃，心胸痰饮米饮调服，除痰饮咳嗽蚌粉新瓦炒红，入青黛少许，用淡斋水滴麻油数点，调服二钱，止痢并呕逆，涂痈肿醋调，搽阴疮湿疮痱痒。肉咸冷，除热止渴，去湿解酒，明目去赤。治下血、血崩、带下、痔瘘。时珍曰：蚌与蛤同类而异形。长者通曰蚌，圆者通曰蛤。故蚌粉与海蛤粉同功，治病之要，只在清热行湿而已。

蛏 甘温补虚，主冷痢。煮食去胸中邪热烦闷，治妇人产后益损天行。海后不可食。《求真》[①] 云：蛏乃海中小蚌耳。闽人以田种之。其肉可充海错，性体属阴，故能解热涤烦，治妇人虚热。火盛者宜之；虚冷者服之，动气泄泻。

车渠壳 甘咸大寒，安神镇宅，解诸药毒及虫螫。同玳瑁等分磨，人乳服之极验。时珍曰：车渠，大蛤也。壳内白皙如玉，亦不堪贵。番人以饰器物，谬言为玉石之类，或云玉中亦有车渠，而此蛤似之也。车渠作杯注酒，满一分不溢，试之果然。

瓦楞子 即蚶壳 甘咸。消血块，散痰积煅红，醋淬三次为末，醋膏丸，治一切气血癥瘕。消老痰致效，破血癖殊灵，咸走血而软坚也。

淡菜 甘温。治虚劳伤惫，精血衰少，及吐血久痢，肠鸣腰痛，产后血结，腹内冷痛。治癥瘕，润头发，崩中带下。时珍曰：淡菜生海藻上，故治瘿与海藻同功。常时烧食，即苦不益人。与小米先煮熟，后除去毛，再入萝卜，或紫苏、或冬瓜同煮更妙。

田螺 味甘大寒。利湿清热，止渴消渴醒酒，利大小便能引热下行。熊彦诚病前后不通，肠胀如鼓，众医莫措。遇一异人，曰：此易耳。奉施一药，即脱靴入水，探得一大螺。曰：事济矣。以盐和壳捣碎，帛系脐下一寸三分，曾未安席，奢然暴下。归访异人，无所见矣。董守约以脚气攻注，或教捶数螺击两股，便觉冷气趋下至足，既亦安。治脚气黄疸，噤口毒痢用螺少加麝捣饼，烘热，贴脐下，引

---

① 求真：原作"求珍"，据文义改。

热下行，自然思食，目热赤痛入盐化取汁点之。搽痔疮、狐臭。烧研，治瘰疬、癣疮。

海螺 肉甘冷。目痛累年，生螺取汁洗之，或入黄连末在内，取汁点之。治心腹满痛，和气清神，主肠风痔漏。时珍曰：螺，蚌属也。有红螺、青螺、蓼螺、紫贝螺。

螺蛳 一名蜗蠃 甘寒。明目下水，止渴醒酒，解热，利大小便，消黄疸水肿，治反胃痢疾，脱肛痔漏。

螺蛳壳 治痰饮积，及胃脘痛，反胃膈气，痰嗽鼻渊，脱肛痔疾，疮疖下疳，汤火伤时珍曰：螺乃蛤蚌之属，大抵与蚌粉、蛤粉、蚶蚬之类同功，合而观之，自可神悟也。泥中及墙壁上年久者良。火煅用。

海蛳 咸寒。结瘰疬结核，胸中郁闷不舒。比螺蛳身细而长，壳有旋纹六七屈，头上有厴。初春蜒起，碇海崖石壁，海人设网以下，一掠而取。治以盐、酒、椒、桂。

石决明 一名千里光。得水中阴气以生，其形如蚌而扁。味咸气寒，无毒。入足厥阴肝经除热，为磨翳消障之品。缘热炽则风必生，风生则血被风阻而瘀以起，久而固结不解，故用此咸寒软坚，逐瘀清热祛风。《本事》真珠母丸与龙齿同用，取其清散肝经积热也。亦治骨蒸劳热、五淋汪昂曰：能清肝肺故也。为末，调热酒中，可解酒酸。研细水飞点目，能消外障；痘前眼翳，可同谷精草等分研细，猪肝蘸食即退。七孔、九孔者良。盐水煮，面裹煨熟，为末水飞。恶旋覆。

珍珠 即蚌所生之珠也。珠禀太阴精气而成，故中秋无月，蚌即无珠也。其功用多入阴经，其色光明，其体坚硬，大小无定，要以新完未经钻缀者为尚。味甘微咸，气寒无毒。入手少阴心经、足厥阴肝经。盖心虚有热，则神气浮游；肝虚有热，则目生翳障目为肝窍，除二经之热，故能镇心明目也。珠藏于泽，则川自媚，涂面令人润泽颜色，至于疗毒痈肿；长肉生肌，尤臻奇效。但体最硬，研如飞面，方堪服食，否则伤人脏腑，外掺肌肉作疼。蚌蛤无阴阳牝牡，须雀化成，故珠专一于阴精也。

蛤蚧　咸平。补肺润肾，益精助阳。治渴通淋，定喘止嗽肺痿咯血，气虚血竭者宜之能补肺，益水上源。时珍曰：补肺止渴，功同人参；益精扶羸，功同羊肉。《经疏》曰：咳嗽由风寒外邪者，不宜用。出广南。首如蟾蜍，背绿色，斑点如锦纹。雄为蛤鸣声亦然，因声而名，皮粗口大，身小尾粗；雌为蚧，皮细口尖，身大尾小。雌雄相呼，屡日乃交，两两相抱，捕者掰之，虽死不开。房术用之甚效，不论牝牡者，只可入杂药，口含少许，奔走不喘者真，药力在尾见人捕之，则自啮断其尾。尾不全者不效。凡使去头足雷敩曰：其毒在眼，用须去眼，洗去鳞内不净及肉毛，酥炙，或蜜炙，或酒浸焙用。肆间多以龙子混之，但龙子剖开，而心多赤斑，皮专助阳火。蛤蚧则缠束多对，通身白鳞，兼温肺气，故肺虚喘乏最宜。

本草虫部

蜂蜜　亦名石蜜、岩蜜　草本精英，含露气以酿成。生，性凉能清热；熟，性温能补中。甘而和，故解毒；柔而滑，故润燥。甘缓可以去急，故止心腹、肌肉、疮疡诸痛；甘缓可以和中，故能调荣卫、通三焦、除众病、和百药故丸药多用之，而与甘草同功。止嗽治痢解毒润肠。最治痢疾，姜汁和服甚佳，明目悦颜。同薤白捣，涂汤火伤。煎炼成胶，通大便秘。然能滑肠，泄泻与中满者忌用。以白如膏者良汪颖曰：蜜以花为主。闽广蜜热，川蜜温，西蜜凉。安宣州有黄连蜜，味小苦，点目热良。西凉有梨花蜜，色白如脂。用银石器，每蜜一斤，入水四两，桑火慢熬，掠去浮沫，至滴水成珠用。忌葱、鲊、莴苣同食［昂按］同葱食杀人。而莴苣，蜜渍点茶者颇多，未见有作害。岂渍过则无患乎？亦药忌亦有不尽然者乎。黄蜡甘温，止痛生肌，疗下痢蜜汁柔，性润，故滑肠胃。蜡质①坚性涩，故止泄痢，续绝阳［按］蜜蜡皆蜂所酿成，而蜜味至甘，蜡味至淡，故今人言无味者，谓之嚼蜡。时珍曰：蜡

---

①　质：原作"故"，据《本草备要·鳞介鱼虫部》改。

乃蜜脾底也。取蜜之后，炼过，滤入水中，候凝，取之色黄者，俗名黄蜡。煎炼极净，色白者为白蜡，与虫造白蜡不同。〔批〕蜜采百花之英，合雨露之气酿成，其气清和，其味甘美，虚实寒热之证无不相宜。惟大肠虚滑之人虽热，蜜亦在禁例。

露蜂房　甘平，有毒。治惊痫瘛疭，附骨痈疽根在脏腑和蛇蜕、乱发烧灰，酒①服。［按〕附骨疽不破，附骨成脓，故名。不知者误作贼风治。附骨疽痛处发热，四体作热作寒，小便赤，大便秘而无汗，泄热发散则消；贼风痛处不热，亦不发寒热，觉身冷，欲得热熨则少宽，时有汗，宜风药治之。涂瘰疬成瘘音漏。炙研，猪脂和涂，止风虫牙痛煎水含漱。时珍曰：阳明药，功取其以毒攻毒，兼杀虫之功耳，敷小儿重舌烧灰和酒，敷舌下，日数次，起阴痿烧灰，傅阴上。取悬于树，受风露者，炙用治痈肿，醋调涂。洗疮，煎用。此树上大黄蜂窠也，所在皆有，大者如瓮，小者如桶。十二月采之，入药炙用，其用以毒攻毒。痈疽溃后禁之。《求真》云：露蜂房味苦咸辛，气平有毒。以其辛能散结，苦能泄热，咸能软坚，故治惊痫虫毒、痈疽瘰疬、痔痢、风虫牙等证，皆取其攻毒散结杀虫，并得云露之寒及蜕脱之义。去外粗皮，酒浸炒用。

僵蚕　辛咸微温。僵而不腐，得清化之气，故能治风化痰，散结行经蚕病风则僵，故因以治风，能散相火逆结之痰。其气味俱薄轻浮，而升入肺、肝、胃三经，治中风失音，头风齿痛，喉痹咽肿炒为末，姜汤调下一钱，当吐出顽痰，丹毒瘙痒皆风热为病，瘰疬结核，痰疟血病，崩中带下风热乘肝，小儿惊疳，肤如鳞甲由气血不足，亦名胎垢，煎汤浴之。下乳汁，灭瘢痕。若诸证由于血虚，而无风寒客邪者，勿服。糯米泔浸一日，待桑涎浮出，漉起焙干，拭净肉毛口甲，捣用。恶桑螵蛸、茯苓、茯神、桔梗、萆薢。蚕茧甘温，能泄膀胱相火，引清气上朝于口，止消渴蚕与马并属午，为离，主心。作茧退藏之际，故缫丝汤饮之，能抑心火而治消

---

① 酒：原作"洒"，据《本草从新·虫鱼鳞介部》改。

渴也。痈疽无头者，烧灰酒服服一枚出一头，二枚出二头。自死者名白僵蚕。蚕病风死，其色自白，死而不朽，曰僵蚕。有两三翻，惟头翻、色白条直、食桑叶者良。治中风失音，去皮肤风痒，化风痰，消瘰疬，拔疔毒，灭瘢痕，即蚕之病风者，用以治风，取其气相感耳。

原蚕砂 蚕食而不饮，属火性燥。燥能去风胜湿经曰：燥胜风。燥属金，风属木也。其砂辛甘而温，炒黄浸酒，治风湿为病，支节不随，皮肤顽痹，腰脚冷痛，冷血瘀血史国公药酒中用之。炒热，熨患处亦良冠氏曰：醇酒三升，拌蚕砂五升，蒸热铺暖室席上，令患冷风气痹①人②，以患处就卧，厚覆取汗。不愈，间日再作。须防昏闷。麻油调傅，治烂弦风眼目上下胞属脾，脾有风湿，则虫生弦烂。用新瓦炙为末，少加雄黄、麻油调傅，治蛇串疮。有人食乌梢蛇，浑身变黑，渐生鳞甲，见者惊缩。郑奠一令日服晚蚕砂五钱，尽一二斗，久之乃退。晚蚕矢也，淘净晒干。

原蚕蛾 咸温，有小毒。壮阳事，止泄精尿血，暖水脏，治暴风。蚕蛾用第二番，取其敏于生物也。性淫，出茧即媾，至于枯槁乃已，故强阴益精用之。入药，炒去翅足用。原者，再也，谓再养者。古方蚕纸烧灰，酒水任下，能治邪祟发狂悲泣。

蛙 甘寒。南人食之，呼为田鸡。时珍曰：蛙产于水，与螺、蚌同性，故能解热毒，治水气，但系湿化之物，其骨性复热，食之小便苦淋。小蛙多食，令人尿闭，脐下酸痛；有至死者，擂车前水饮可解。治浑身水肿，或单腹胀，以一二枚，去皮炙食之即消。虾蟆瘟病，捣汁水调，空腹顿饮极效。又一种黑色者，名水鸡，功用同。

桑螵蛸 即桑枝上螳螂子也。一生九十九子，用一枚伤百命，勿轻用之。禀秋金之阴气，得桑木之津液。味咸而甘，气平无毒。入足少阴肾、足太阳膀胱。盖人以肾为根本，男子肾经虚损，则

---

① 气痹：原作"痹气"，据《本草求真·散剂·平散》乙转。

② 人：原作"脾"，据《本草求真·散剂·平散》改。

五脏气微，或阴痿梦寐，失精遗溺。螵蛸咸味属水，内合于肾，肾得之而阴气生长，故能愈诸疾及益精生子。肾与膀胱为表里，肾得所养则膀胱自固，气化则能出，故利水道通淋也宗奭治小便数，用桑螵蛸、远志、龙骨、菖蒲、人参、茯神、当归、龟甲醋炙各①一两，为末，卧时人参汤调下而愈。女子疝瘕、血闭、腰痛，皆肝肾二经为病，咸能入血软坚，是以主之。甘能补中，故主伤中益气。肾足则水自上升，克与心交，故能养神也。至书既言功专收涩，又云利便能涩能利，义由是矣。产桑枝者佳宗奭曰：如无桑上者，即用他树者，以炙桑白皮佐之。桑白皮行水，以接螵蛸就肾经也。酒炒用。畏旋覆花。其母名螳螂，主治小儿惊搐，并出箭镞入肉时珍曰：古方风药多用螵蛸，则螳螂治风，同一理也。又《医林集要》出箭镞，用螳螂一个，巴豆半个，同研傅伤处，微痒且忍，极痒乃撼拔之，以黄连贯众汤洗拭，石灰傅之。〔批〕肾气既固，则水道安常，故又能缩小便。炙，饲小儿，能止夜尿。

山蛤　在山石中脏蛰，似虾蟆而大，色黄，能吞气饮风露，不食杂虫，山人亦食之。治小儿劳瘦及疳疾最良。

蜗牛　咸寒，有小毒。治小儿脐风。撮曰：利小便，消喉痹，止鼻衄，通耳聋。治诸肿毒痔漏，制②蜈蚣、蝎虿毒，研烂涂之。时珍曰：蜗牛所主诸病，大抵取其解热消毒之功。生地泽、草树间，形似小螺，白色头，有四黑角，行则头出，惊则首尾俱缩入壳中。

蝉蜕　蝉乃土木余气所化，饮风露而不食，其气清虚而味甘寒，故除风热。其体轻浮，故发痘疹。其性善蜕，故退目翳，催生下胞。其脱为壳，故治皮肤疮疡瘾疹与薄荷等分为末，酒调服。其声清响，故治中风失音。又昼鸣夜息，故止小儿夜啼。蝉类甚多，惟大而色黑者入药。洗去泥土，翅足浆水煮，晒干用攻毒全用。蚱蝉治小儿惊痫夜啼，杀疳去热，出胎下胞时珍曰：治皮肤疮

---

① 各：原作"者"，据《本草求真·补剂·滋水》改。
② 制：原作"至"，据《本经逢原·虫部》改。

疡风热，当用蝉蜕；治脏腑经络，当用蝉身。各从其类也。《心鉴》治小儿夜啼，用蝉蜕十九个，去前截，用后截为末，分四服，勾藤汤灌之。《普济方》用蝉蜕下半截为末，一字，薄荷汤入酒少许调下。若用上半截，则复啼也。〔批〕味甘气寒，体气轻虚，入肝散风兼行皮肤。

蜓蚰螺 咸寒。制蜈蚣蝎毒、肿毒燋热、热疮肿痛，与蜗牛同功。蜈蚣畏蜓蚰，不过所行之路，触其身即死。

百药煎 酸，咸，微甘。时珍曰：百药煎功与五倍子不异，但经酿造，其体轻虚，其性浮收，且味带余甘。治上焦心肺、咳嗽痰饮、热渴诸病，含噙尤为相宜。修治用五倍子一斤为粗末，以真茶一两浓煎汁，入酵糟四两，擂烂拌和，器盛，置糠缸中罯之，待发起如发麦状，即成矣。捏作饼丸，晒干用。皮工用以染皂。《求真》云：制法有桔梗、甘草各一两，酵糟只用二两。亦治下焦血脱，肿毒金疮，喉痹口疮，以黑能入下焦故也。

五倍子 咸酸。其性涩能敛肺，其性寒能降火。生津化痰，止嗽止血郑赞寰曰：焙，研极细，以自己嗽口水调，敷脐上，治盗汗如神解酒，疗消渴泄痢，疮癣五痔，下血脱肛，脓水湿烂，子肠坠下。散热毒，消目肿煎水洗之，敛口疮热散，疮口自敛。其色黑，能染须丹溪曰：倍子属金，与水噙之，善吐顽痰，解热毒。黄昏咳嗽，乃火浮肺中，不宜用凉药，宜五倍、五味敛而降之。嗽由外感、泻非虚脱者禁用。生盐肤木上，乃小虫食汁，遗种结球于叶间故主治之证，与盐肤子叶同功。壳轻脆而中虚，可以染皂或生，或炒用。凡用五倍子染须，以倍子研末，铜锅炒，勿令成块，如有烟起，即提下搅之，从容上火慢炒，直待色黑为度。〔批〕内服敛肺泻火，除热止嗽固脱；外用祛风湿杀虫。入药，或生或炒用。

白蜡 甘温，属金。生肌止血郑赞寰曰：汪御章年十六，常患尿血，屡医不效。予以白蜡加入凉血滋肾药中，遂愈。定痛补虚，续筋接骨，外科要药。与合欢皮同入，长肌肉膏中用之神效。此小虫所作。其虫食冬青树汁，久而化为白脂，粘敷树枝，至秋刮取，滤置冷水中，则凝聚成块，碎之，如白石膏而莹彻。今人以之和油烧烛，未试其果可服否。《求真》云：蜡本有二：一出于蜂蜜之滓而成，其蜡有黄有白；一出于树之蜡，其蜡由木之虫而得，故又名虫白蜡。二者气味不同，性亦微别。蜜蜡味淡性平，本由蜜成，蜜本润物，而蜡亦润，故能主润脏腑经络，而有绝续补伤生肌之妙。蜡止存蜜糟粕，其性最涩，故又能止泻绝痢。虫蜡系蜡树所产，蜡树属金，性最坚强，虫食其叶而成。味甘气温，甘益血补中，温能通经络，止痛生肌，补虚绝续，与桑螵蛸同有补虚之意，可为外科圣药。

斑蝥 辛寒，有毒。外用蚀死肌，敷癣恶疮；内用破石淋，拔瘰疬疔肿杨登甫云：瘰疬之毒，莫不有根，大抵治以斑蝥、地胆为主，制度如法，能令其根从小便出，如粉片、血块、烂肉，此其验也。以木通、滑石、灯心等导之。斑蝥捕得，屁射出，臭不可闻，故奔走下窍，直至精溺之处，能下败物，痛不可当，用须斟酌，下猘犬毒九死一生之候，急用斑蝥七枚，去头、翅、足，糯米炒黄，为末，酒煎，空心下，取下小狗三十枚，如数少再服。又方，用糯米一勺，斑蝥二十一枚，分三次炒至青烟为度，去蝥取米为粉，冷水入清酒少许，空心下，取利下毒物，如不利再进。愈后忌闻钟声、鼓声。复发则不可治。服之肚痛急者，靛汁或黄连水解之，溃肉肌肉近之则烂，堕胎。豆叶上虫，黄黑斑文。去头足，糯米炒熟，生用则吐泻。人亦有用米取气，不取质者。畏巴豆、丹参，恶甘草、豆花斑蝥、蚖青、葛上亭长、地胆，四虫形色不同，功略相近。食芫花为蚖青，青绿色尤毒；春生，食葛花为亭长，黑身赤头；夏生，食豆花为斑蝥，斑色；秋生，冬入地为地胆，黑头赤尾。陶隐居云：乃一物而四时变化者。苏恭云：非也，皆极毒，须慎用。《求真》云：其性下走而不上，溃肌坠胎，大毒之品。

红娘子 苦平而有小毒，不可近目。治心腹邪气阴痿，益精强志，通血闭，行瘀血，主瘰疬，散目中结翳，疗猘犬毒。入药去翅足，以糯米或面炒黄，去米、面用。

鼠妇 即地虱 酸温。利小便，久疟寒热，风虫牙痛，撮口惊风，鹅口疮，痘疮倒靥。仲景治久疟，大鳖甲丸中用之。

䗪虫　咸寒，有毒。仲景治久病积结，有大黄䗪虫丸，以其有破坚下血之功也。此虫生鼠壤土中及屋下，状似鼠妇，而大者寸余，形小似鳖，无甲而有鳞，小儿多捕以负物为戏《从新》云：去血积，搜剔极周；主折伤，补接至妙。煎含而木舌冰消，水服而乳浆立至。虚人有瘀，斟酌用之。《求真》云：䗪虫专入肝，即土鳖也。生于土中，善攻隙穴。以刀断之，中有汁如浆，斗接即连，复能行走，故治跌扑损伤，续筋接骨，并治一切血证。阴干，临时研入。畏皂荚、菖蒲、屋游。

　　蜘蛛　微寒，有毒。蜈蚣、蜂虿螫人。取置咬处，吸其毒。畏雄黄。蛛入饮食，不可食。

　　蝎　辛甘，有毒。色青属木，故治诸风眩掉皆属肝木，惊痫搐掣，口眼歪邪白附、僵蚕、全蝎等分为末，名牵正散，酒服二钱，甚效，疟疾风疮，耳聋带疝，厥阴风木之病东垣曰：凡疝气带下，皆属于风，蝎乃治风要药，但宜加减用之。汪机曰：破伤风宜以全蝎、防风为主。类中风、慢惊属虚者，禁用。全用去足，焙，或用尾，尾力犹紧。形紧小者良人被伤者，涂蜗牛即解。蝎入肝，为风家要药。全用者谓之全蝎，但用尾谓之蝎梢。

　　壁钱　无毒。又云有毒，咬人至死。以桑柴灰煎汁，调白矾末傅之，妙。鼻衄及金疮出血不止，捺取虫汁，注鼻中及点疮上。急疳牙蚀腐臭，以壁虫同人中白等分，烧研贴之。喉痹乳蛾，用壁钱七个，内要活蛛二枚，捻作一处，以白矾七分一块化开，以壁钱惹矾，烧存性，出火毒，为末，竹管吹入，立时就好。忌热肉、硬物。俗名蟢子也。

　　窠幕　治小儿呕逆，取二七枚，煮汁饮之。产后咳逆，三五日不止欲死者，取三五枚，煎汁呷之，良。又止金疮诸疮，出血不止，及治疮口不敛，取茧频贴之。止虫牙痛。即蟢子窠，俗呼此为壁钱也。

　　蜈蚣　辛温，有毒。入厥阴肝经，善走能散，治脐风撮口炙末，猪乳调服，惊痫瘰疬，蛇癥能制蛇疮甲趾甲内恶肉突出，俗名鸡眼睛。蜈蚣焙，研，傅之，以南星末醋调，傅四围，杀虫古方治挃嗽多用之堕胎。取赤足黑头者，火炙，去头足尾甲，将荷叶火煨用，或酒炙。畏蜘蛛、蜒蚰不敢过所行之路，触着即死、鸡屎、桑皮、盐中其毒者，以桑汁、盐、蒜涂之。被咬者，捕蜘蛛置咬处，自吸其毒，蜘蛛死，放水中吐而活之。

水蛭　即马蟥　咸苦，微寒，有毒。逐恶血瘀血血闭，破血癥积聚，利水道，堕胎。咸走血，苦胜血。水蛭之咸苦，以除蓄血，乃肝经血分药，故能通肝经聚血。此物最难修治。采得用米泔浸一宿，曝干细锉，以微火炒，色黄乃熟。不尔，入腹生子为害，惟以田泥或擂黄土水，饮数升则尽出。畏石灰、食盐。

虻虫　苦，微寒，有毒。逐瘀血，破血积坚痞癥瘕，及喉痹结塞，消积脓，堕胎。虻虫唼牛马血者，伺其腹满掩取，干之。仲景治蓄血用虻虫，乃肝经血分药也。去翅、足炒用。恶麻黄
《求真》云：微苦微咸，有毒。治一切血结诸病，以苦泄结，咸能走血也。非气实有蓄血者，勿轻与。

蟾酥　即蟾蜍俗名癞虾蟆。眉间内白汁。味辛气温，有毒。能拔一切风火热毒之邪，使之外出。盖邪气着人肌肉，郁而不解，或见为疔毒发背，阴疮阴蚀，痘疬恶疮，故必用辛温以治。盖辛主散，温主行，使邪尽从汗发，不留内入，而热自可除。但性有毒，只可外治取效如发背未成者，用活蟾蜍系疮上半日，蟾必昏愦，置水中救其命；再易一个，三易则毒散矣。势重者，剖蟾蜍，合疮上，不久必臭不可闻，再易二三次即愈。蟾蜍气味辛寒，凡癥瘕积块，风犬咬伤，小儿疳积，瘟疫发斑，疮疽发背，用之与酥略同，以其辛有发散之能，寒有逐热之功。外傅固见神功，内服除去头足腹内肠垢，亦能去积除热时珍曰：蟾蜍，土之精也。上应月魄而性灵异，穴土食虫，又伏山精，制蜈蚣，故能入阳明经退虚热，行湿气，而为疳病、痈疽、诸疮要药也。总皆其有外拔内攻之力，勿轻用也。蟾蜍以油单纸裹眉裂之，酥出纸上，阴干用。蟾蜍焙干，去皮、爪，酒浸，去肉用今人于端午日捕取风干，以黄泥固济，煅存性用。

　　白颈蚯蚓　蚓土德，而星应轸水。其性咸寒，故能清热。下行，故能利水。治瘟病大热狂言，大腹黄疸，肾风脚气苏颂曰：脚气必须用之为使。白颈者乃老蚯蚓，治大热。捣汁，井水调下，入药或晒干为末，或盐化为水，或微炙，或烧灰，随各本方中其毒者，盐水解之。张将军病蚯蚓咬毒，每夕蚓鸣于体，浓煎盐水，浸身数遍而愈。蚯蚓泥即蚯蚓屎甘寒，泄热解毒，治赤白久痢，敷小儿阴囊热肿、肿腮丹毒。

　　五谷虫　即粪蛆　寒。治热病谵音占，妄语妄，毒痢作吐，小儿疳积疳疮。漂净晒干，或炒或煅，为末用。一方用虾蟆数十只，打死置坛内，取谷虫入内食尽，淘除秽恶，取谷虫焙干。小儿疳积腹大，脚弱翳膜，遮睛热结，谵语，毒痢作呕，服之皆效。《求真》云：谷虫味苦性寒，专入肠胃，出于粪中，取其入腹消积，俾其不伤正气也。

　　人虱　咸平，微毒。畏水银、银朱、百部、菖蒲。眼毛倒睫者，拔去毛，以虱血点上数次即愈。脚指鸡眼，先挑破，取黑白虱各一枚，置于上，缚之，数用自愈。

　　蜣螂　咸寒，有毒。蜣螂以土包粪，转而成丸，取屎丸而推却之，故俗名推丸。有大小二种：大者身黑而光腹，昼伏夜飞，见灯则来，宜入药用；小者身黑而暗，昼飞夜伏，不堪用。惟牛马胀结，以三十枚研，水灌之，绝佳。蜣螂乃手足阳明、足厥阴之药，故所主皆三经之病，治小儿惊痫为第一。去足，火炙，勿置水中。

　　蝼蛄　味咸气寒，俗名土狗。书言：将此分为上下左右四截，以上截治肿，则上消；以下截治肿，则下消；左截治肿，则左消；右截治肿，则右消。又云：自腰以上以治，则能拔水上行，而使二便皆涩；自腰以下以治，则能使便立下。妇人难产，亦可依此以治。又能解痈肿瘰疬肉刺，生捣汁涂，刺肿皆消。为末吹喉，治骨哽。涂贴患处，能拔箭镞入肉。总因性善攻穴，其性急迫，故能如此取效也。颂曰：今方家治石淋导水，用蝼蛄七个，盐二两，新瓦上焙干研末，每酒服一钱即愈。取雄用，去翅、足炒，虚人戒之。或云：用火烧地赤，置蝼蛄于上，任其跳死，覆者雄，仰者雌也。

本草人部

发 一名血余 发者，血之余。味苦微寒，入足少阴、厥阴肾肝。补阴消瘀，通关格，利二便。治诸血疾能去心窍之血，故亦治惊痫，血痢血淋，舌血煅末，茅根汤服鼻血烧灰吹鼻，转胞不通烧灰服，小儿惊热合鸡子黄煎，为汁服，鸡子能去风。合诸药煎膏，凉血去瘀长肉发属心，禀火气而上生；眉属肝，禀木气而侧生；须属肾，禀水气而下生。或曰：发属肝，禀木气而上生；眉属金，禀金气而横生。金无余气，故短而不长至老，金气纯则眉长矣。[昂按]肺主毛，毛亦短而不长者也，何以独无所属乎？毛既为肺之合①，自当属肺属金，眉当属肝属木，以其侧生象木枝也。此乃臆说，附质明者。经曰：肾者，精之处也，其华在发。王冰注曰：肾主髓。脑者，髓之海。发者，脑之华。脑髓减则发素。时珍曰：发入土，千年不朽。以火煅之，凝为血质；煎炼至枯，复有液出；误吞入腹，化为瘕虫；煅烧服饵，令发不白。故《本经》有"自还神化"之称。用皂荚水洗净，入罐固，煅存性用胎发尤良，补衰涸。头垢，治淋及噎膈劳复。时珍曰：头上曰发，属足少阴、阳明；耳前曰鬓，属手足少阳；目上曰眉，属手足阳明；唇上曰髭，属手阳明；颏下曰须，属足少阴、阳明；两颊曰髯，属足少阳。其经气血盛，则美而长；气多血少，则美而短；气少血多，则少而恶；气血俱少，则其处不生；气血俱热，则黄而赤；气血俱衰，则白而落。男子肾气外行则有须，女子、宦人则无须，而眉发不异也。《求真》云：血余味苦微温。书言其能补肾壮气，然总属通关开窍、凉血散瘀生新之品，不如地、茱、参、芪为补精补气之最。若胃虚人用之，多有吐泻之弊。

人牙 咸温，有毒。治痘疮倒靥痘疹出不快而黑陷者，猿猪血调下一钱服，凉药而血涩倒陷者，麝香调酒服。时珍曰：欲其窜入肾经，发出毒气，盖劫剂也。若伏毒在心，不省人事，气虚色白，痒塌

---

① 合：原作"令"，据《本草备要·人部》改。

无脓，以及热痱紫泡之证，只宜补虚解毒。苟误服此，郁闷声哑，反成不救。煅退火毒，研细，水飞用。时珍曰：两旁曰牙，当中者曰齿。肾主骨，齿者骨之余也。女子七月齿生，七岁齿龀；三七肾气平而真牙生；七七肾气衰，齿槁发素。男子八月齿生，八岁齿龆；三八肾气平而真牙生；五八肾气衰，齿槁发堕。

人乳 气味甘润。书言此为阴血所化，生于脾胃，摄于冲任，未受孕则下为月水，既受孕则留而养胎，已产则变赤为白，上为乳汁以养小儿，乃造化之元微也。服之益气血，补脑髓，所谓以人补人也。若大人服之，则能止渴，泽肤润燥，目得血能视。凡赤涩多泪，可用黄连浸点，实为补虚润燥要剂。取无病妇人乳水时珍曰：人乳无定性，其人和平，饮食冲淡，其乳必平；其人暴燥，饮酒食辛，或有火性，其乳必热。凡服乳须热饮。至若晒曝为粉，入药内尤佳，顿如摊粉皮法取用，名为乳丹丸。但脏寒胃弱作泄者，不宜多服有孕之乳，谓之忌奶，小儿饮之，多成吐泻疳魃①之病，最为有毒也。

口津唾 甘咸平。治疥肿疥癣。五更未语者，频涂擦之。又明目退翳，消肿解毒，辟邪粉水银。时珍曰：人舌下有四窍，两窍通心气，两窍通肾液。心气流入舌下，为神水；肾液流入舌下，为灵液。故修养家咽津纳气，谓之清水灌②灵根。人能终日不唾，则精气常流，颜色不槁。若久唾则损精气，成肺病，皮肤枯涸。故曰：远唾不如近唾，近唾不如不唾。人有病则心肾不交，肾水不止，故津液干而精气耗也。《难经》云：肾主五液。入肝为泪，入肺为涕，入脾为涎，入心为汗，自入为唾也。唾津乃人之精气所化，人能每旦漱口擦齿，以津洗目，及常时以舌舐拇指甲，揩目，久久令人光明不昏，又能退翳。凡有云翳，每日令人以舌舐，真气熏及，自然毒散翳退也。凡人魇死不得叫呼，但痛咬脚跟及拇指甲际，多唾其面，徐徐唤之自省，盖鬼畏唾故也。

---

① 魃（bá 拔）：原作"魅"，据《本草求真·补剂·滋水》改。
② 灌：原作"罐"，据《本草从新·人部》改。

紫河车 即胞衣，一名混沌皮 甘咸性温。本人之血气所生，故能大补气血。治一切虚劳损极，恍惚失志，癫痫。以初胎及无病妇人者良，有胎毒者害人以银器插入，焙煮，不黑则无毒。长流水洗极净，酒蒸焙干，研末，或煮烂捣碎入药如新瓦炙者，反损其精汁，亦可调和煮食李时珍曰：崔行功《小儿方》云：胎衣宜藏天德月德吉方，深埋紧筑。若为猪狗食，令儿癫狂；蝼蚁食，令儿疮癣；鸟雀食，令儿恶死；弃火中，令儿疮烂；近社庙、井①、灶、街巷，皆有所忌。此亦铜山西崩，洛钟东应，自然之理。今人以之炮炙入药，虽以人补人，然食其同类，独不犯崔氏之戒乎？以故本集如天灵盖等，概不入录。

人魄 时珍曰：此是缢死人，其下有物如麸炭，即时掘取便得，稍迟则深入矣，不掘则必有再缢之祸。盖人受阴阳二气，合成形体魂魄，聚则生，散则死，死则魄降于地，魂升于天。魄属阴，其精沉沦入地，化为此物。亦犹星陨为石，虎死目光坠地化为白石，人血入地为磷为碧之意也。用以镇心安神魄，定惊怖癫狂。磨水服之。

初生脐带 时珍曰：胎在母腹，脐连于胞，胎息随母，胎出母腹，脐带既剪，一点真元，属之命门丹田。脐干自落，如瓜脱蒂。故脐者，人之命蒂也。以其当心肾之中，前直神阙，后直命门，故谓之脐，脐之为言齐也。烧末服，止疟，解胎毒，傅脐疮。

人气 下元虚冷，日令童男女，以时隔衣进气脐中甚良。凡人身体骨节痹痛，令人更互呵熨，久之经络通透。又鼻衄金疮嘘之，能令血断。

童便 一名还元水，饮自己溺，名轮回酒 咸寒时珍曰：温。能引肺火下行，从膀胱出，乃其旧路。降火滋阴甚速，润肺散瘀咸走血。治肺痿出血，吐衄损伤凡跌打损伤，血闷欲死者，劈开口以热尿灌之，下咽即醒。一切金疮受杖并宜用之，不伤脏腑，用他药恐无瘀者，反致以误人也，胞胎不下皆散瘀之功。凡产后血运，败

---

① 井：原作"并"，据《本草纲目·人部·人胞》改。

血入肺，阴虚久嗽，火蒸如燎者，惟此可以治之晋褚澄《劳极论》云：降火甚速，降血甚神。饮人溺，百无一死；服寒凉药，百无一生。取十二岁以下童子少知识，无相火，不食荤腥酸咸者佳。去头尾，取中间一节清澈如水者用，当热饮。热则真气尚存，其行自速；冷则惟有咸寒之性。入姜汁行痰、韭汁散瘀更好，冬月用汤温之李士材曰：炼成秋石，真元之气渐失，不及童便多矣。《普济方》治目赤肿痛，用自己小便乘热抹洗，即闭目少顷，此以真气退其邪热也。

秋石 味咸气温。据书载能滋阴润脏，退蒸软坚。治劳止嗽，通溺利便，涩精固气。且云经火炼煅去其咸寒，转为温补，温而不燥，润而不滞，清不损元，降不败胃，为滋阴降火之圣药为精炎两衰而用。然愚窃谓补处少而清处多，温处少而寒处多温止由于火煅，而非溺中浊气，具有温补之性也。虚劳火重，服此似不甚碍以其具有清火之性耳，间有微功，亦非补中正剂。若使气薄，火衰水泛，纵经煅炼，终不免有虚虚之祸。秋时收童便，每缸用石膏七钱，桑枝搅澄，倾去清液。如此二三次，乃入秋露水搅澄，如此数次，秽净咸减，以重纸铺上，晒干，刮去在下重浊，取轻清者为秋石。再研入罐，铁盏盖定，盐泥固济，升打，升起盏上者名秋冰。味淡而香，乃秋之精英也。

人中黄 甘寒。入胃。清痰火，削食积，大解五脏实热。治天行热狂，痘疮血热，黑陷不起。内甘草末入竹筒，塞孔，冬月浸粪缸中，至春取出，洗，悬风处阴干，取甘草用亦有用皂荚末者，竹须削去青皮。一云即粪缸，多年黄垽，煅存性用。李士材曰：味苦寒。伤寒非阳明实热，痘疮非紫黑干枯，均禁。制人中黄法：用竹筒两头留节，刮去青皮，开一孔，将甘草末装满，仍用木屑塞口，熔松香封固，绳扎紧，于腊月初一投厕缸中，一月足取起一云冬月浸缸中，至春取出，水灌洗，然后劈开竹筒，将甘草末晒干，收贮听用。

金汁 味苦气寒。置于土中，时久得其土气最厚，故能入胃，大解热毒。凡湿热时行，毒势冲迫，势危莫制者，用此灌之，下咽稍减。以其气味相投，故能直入其窠，以破其毒耳的解。初生小儿周时之内，毒气方张，用此服一二分，既能化毒，且能免后痘疹，此最灵验。但禀体气寒，体瘦色白者，不可误用，恐其反夺天真。灌花用此最良。用棕皮绵纸，上铺黄土，淋粪滤汁，入新瓮，以碗固覆，埋土中一年，清如泉水，全无秽气用。年久者弥佳。

人中白　咸凉。降火散瘀。治肺瘀鼻衄刮人中白，新瓦火上逼干，调服即止，劳热消渴，痘疮倒陷，牙疳口疮。即溺垽，煅，研用以蒙馆童子便桶、山中老僧溺器取下者尤佳。丹溪曰：人中白能泻肝火、三焦火并膀胱火，从小便中出，盖膀胱乃其故道也。时珍曰：能降相火，消瘀血，咸能润下走血故也。

校注后记

　　《医钞类编》是清代翁藻所编撰的一部医学类书，刊行于道光十年（1830）。其初刻原版毁于大火，印本罕见。光绪年间，许振祎恐《医钞类编》失传，于是嘱托友人李文石、刘葆真、陈瑶岑对其家藏《医钞类编》的初刻本重校付梓，使《医钞类编》得以流传于世。

　　《医钞类编》现仅存清光绪二十一年乙未（1895）奉新许氏重刊本。本次整理以此为底本，采用他校、本校、理校等点校方法，参照《医宗金鉴》《本草求真》《本草纲目》《寓意草》等著作中的相关内容进行校勘注释。

　　《医钞类编》是一部大型医学类书。自《黄帝内经》始，下迄于清，搜罗宏富，保存了大量珍贵医学文献资料。全书涉及古代文献资料达三百余部，至今仍有一定的学术研究价值和临床实用价值。翁藻在收集、筛选古代文献的过程中，花费了大量心血。他根据个人的理解，对历代文献进行针对性节录。因此，翁藻在引用他书时，不是抄录原文，而是经过一番化裁，有时甚至融二三家之说为一体，别开生面，与原文有较大的差异。

　　《医钞类编》全书共二十四卷（二十六册），其中卷二、卷二十四分上、下两部分。书前序文三篇，分别是重校刊者许振祎《医钞类编》序、浏阳刘人熙重刻《医钞类编》叙、翁藻叙。其后有凡例，阐明本书总体特征。后附《医钞类编》总目录。每卷正文内容前均附分卷目录。卷一为运气、脉要、经穴图考；卷二上为脉要、名医杂著、尚论四时、药性方剂、医门八法、六经定法、伤寒总略；卷二下为名医方论、新著四言脉诀、医诗；卷三至卷二十二为各门病证，每门病证先录历代医家之论，后附医案、翁藻验案，再列药方，方末列简便方；卷二十三及二十四上、下为本草。全书特点如下：

1. 博采约取，汇总要领

《医钞类编》内容极其丰富，上自《黄帝内经》，下至明清时期医家著作均有采录。作者认为，诸名家之书，汗牛充栋，泛览为艰。于是采用博采约取的方式，择取历代名贤精要之论加以类编，使读者既开阔了视野，又把握了要领。如本书以运气、脉要、经穴图考贯为首卷，而后类编各证，将每证列为一门，先取名贤确切重要之说为纲领总论，而脉候次之，再逐条分列诸名家之论，继则择古今证治医案各列标题，分条摘录，以备参考。其本门应用之方，全部罗列在医论之后，使读者依病审脉，依脉辨证，依证检方，依方定药，对中医药理论了如指掌。

2. 类编歌诀，便于记诵

古今医书，卷帙繁多，要想一一记诵，融会贯通，非常困难。翁藻同乡张闰楊编撰了《古今医诗》一书，收录了自《内经》到清代诸家的医书、医案百余种，去粗取精，删繁就简，以七言韵语类编而成，便于初学者诵记。《医钞类编》在卷二下类编了《古今医诗》三百五十首，以期医者记诵，收到事半功倍的效果。如"十干配脏腑诗"：甲胆乙肝丙小肠，丁心戊胃己脾乡，大肠庚金辛属肺，壬水膀胱癸肾藏。

3. 择录医案，以备参考

中医医案是历代医家临床实践经验的结晶。在各门病证中，翁藻择取古今证治医案，并列标题附于各论之后，以备后人临证参考，如吐血门辑录了吐血暴证治验、吐血阴亏火旺治案等十五则医案。全书辑录清初医家喻昌《寓意草》医案达四十余例。最为珍贵的是附录医案中辑有翁藻治案，这是研究翁藻临证经验和学术思想的宝贵资料。

4. 依证检方，依方定药

卷三至卷二十二为各门病证，每门病证先论诸家医论，后列本门应用之方。每门选方，精而不杂，如暑病门方辑录《金匮要略》《太平惠民和剂局方》等医书中人参白虎汤、苍术白虎汤等经典医方二十九首，陈述方剂的组成、主治、煎服方法及诸家论述。

5. 类编验方，简便易行

对于杂治、祟病、怪病、急救，在民间有很多非药物性的治疗方法。这些治法，从传统医学理论的角度很难解释，但在医疗实践中却效果显著。翁藻在书中类编了坊间所刻《方便集》及夏子益奇病等方，详载于二十卷中并列于二十二卷外科后。此外，各门病证所列方剂最后还列有简便方，以求简便易行，具有较高参考价值。

6. 临证各科，有所侧重

卷三至卷二十为各科病证，在类编前代诸贤典籍精要论述时皆有所侧重，可见作者是在博览群书后，结合自己经验体会，进行了择优选录。如：

养生：翁藻认为，汪昂《勿药元诠》一书，论述的养生功法虽属外功，但却可以却疾延年，有益无损，简便易行，偶尔尝试，效果明显。于是在卷二十之末，节录《勿药元诠》养生之法，以备后人研习。

本草：翁藻认为，黄宫绣《本草求真》是最完善的本草学著作，考察其所载药品的气味、形质、功能，无不按实考明，逐一注解，且持论精确。因此，在卷二十三及卷二十四上、下及批注中大量引用其论。

瘟疫：翁藻推崇吴又可所著《温疫论》，认为该书精理名言皆发前人所未发。清代医家刘奎编撰的《松峰说疫》一书，继承了《温疫论》的大部分学术思想，同时又加以发挥和补充。因此，在瘟疫门主要类编了《松峰说疫》相关内容，并摘录于后。

幼科：古称难治，又名哑科，如果不是医理精通、认证正确、细心体察之人，很难精通此术。《幼幼集成》一书参考群论，存是去非，尤其是对惊风及小儿滥用药物提出了自己独到的见解。翁藻崇尚其说，将《幼幼集成》一书内容，类编于幼科各门之末。痘疹为婴幼儿必有之证。翁藻认为，《痘疹定论》一书究本穷源，议论精透，处方用药深得中和之妙。因此，痘疹门以《痘疹定论》为宗，间或类编幼科其他著作。

7. 伤寒总略，便于查阅

伤寒各证分见于六经各篇之中，临证时医者须通览全书，依据病证检索方剂，方可应用。本书作者为了便于临证医生运用伤寒之法、检索伤寒之方，在卷二下另辑伤寒总略，分别列举伤寒各证及所用方剂，便于临证查阅。如《医钞类编》曰："发热，翕翕而热者，表也，羌活冲和汤。蒸蒸而热者，里也，轻者大柴胡汤，重者承气汤。半表半里者，表里俱热而轻于纯在里也，小柴胡汤。"

方名索引

十四画

十五画

总 书 目

I

本 草

方 书

卫生编

袖珍方

仁术便览

古方汇精

圣济总录

众妙仙方

李氏医鉴

医方丛话

医方约说

医方便览

乾坤生意

悬袖便方

救急易方

程氏释方

集古良方

摄生总论

辨症良方

活人心法（朱权）

卫生家宝方

寿世简便集

医方大成论

医方考绳愆

鸡峰普济方

饲鹤亭集方

临症经验方

思济堂方书

济世碎金方

揣摩有得集

呕斋急应奇方

乾坤生意秘韫

简易普济良方

内外验方秘传

名方类证医书大全

新编南北经验医方大成

临证综合

医级

医悟

丹台玉案

玉机辨症

古今医诗

本草权度

弄丸心法

医林绳墨

医学碎金

医学粹精

医宗备要

医宗宝镜

医宗撮精

医经小学

医垒元戎

医家四要

证治要义

松厓医径

扁鹊心书

素仙简要

慎斋遗书

折肱漫录

丹溪心法附余

IV

叶氏女科证治

妇科秘兰全书

宋氏女科撮要

茅氏女科秘方

节斋公胎产医案

秘传内府经验女科

儿　科

婴儿论

幼科折衷

幼科指归

全幼心鉴

保婴全方

保婴撮要

活幼口议

活幼心书

小儿病源方论

幼科医学指南

痘疹活幼心法

新刻幼科百效全书

补要袖珍小儿方论

儿科推拿摘要辨症指南

外　科

大河外科

外科真诠

枕藏外科

外科明隐集

外科集验方

外证医案汇编

外科百效全书

外科活人定本

外科秘授著要

疮疡经验全书

外科心法真验指掌

片石居疡科治法辑要

伤　科

伤科方书

接骨全书

跌打大全

全身骨图考正

眼　科

目经大成

目科捷径

眼科启明

眼科要旨

眼科阐微

眼科集成

眼科纂要

银海指南

明目神验方

银海精微补

医理折衷目科

证治准绳眼科

鸿飞集论眼科

眼科开光易简秘本

眼科正宗原机启微